结构性心脏病的介入诊断与治疗

主　编　马　路　朱　航　牛丽丽　代政学
副主编　杨玉恒　张天龙　喻丽华　吴超联　张金萍
主　审　王广义

科学出版社

北　京

内 容 简 介

本书共分五篇27章介绍结构性心脏病的介入诊断与治疗。第一篇：基础与临床（第1～5章）介绍了心脏与大血管的解剖形成、心脏的断面解剖与临床影像诊断、心导管检查与心血管造影术、介入诊疗的麻醉管理、超声心动图在结构性心脏病诊疗中的应用，以及结构性心脏病与肺动脉高压。第二篇（第6～15章）：介绍了先天性心脏病介入诊疗，疾病包括卵圆孔未闭、房间隔缺损、室间隔缺损、动脉导管未闭、冠状动脉瘘、先天性肺血管狭窄、肺动静脉瘘、主动脉窦瘤破裂等，详细阐述了介入治疗的适应证和禁忌证、操作方法及要点和并发症的防治。第三篇：瓣膜病的介入诊疗（第16～23章）阐述了经皮球囊肺动脉瓣成形术、经皮球囊主动脉瓣成形术、经皮主动脉缩窄球囊血管成形术、经皮球囊二尖瓣成形术、经导管二尖瓣缘对缘修复术、经皮球囊三尖瓣缘对缘修复术，以及经导管瓣膜置换术。第四篇：心肌病的介入诊疗（第24～25章）详细阐述了梗阻性肥厚型和扩张型心肌病的介入诊疗。第五篇（第26～27章）介绍了结构性心脏病心律失常与心力衰竭的介入诊疗。

本书结合基础研究成果与最新的循证医学证据，参阅了国内外介入诊疗的指南与专家共识，引据大量参考文献编写而成，从理论到技术操作，知识全面系统，适合临床医师、介入科医师、科研人员和医学院校师生参考阅读。

图书在版编目（CIP）数据

结构性心脏病的介入诊断与治疗 / 马路等主编. -- 北京：科学出版社，2025. 1. -- ISBN 978-7-03-079635-6

Ⅰ. R541.05

中国国家版本馆CIP数据核字第20242ML334号

责任编辑：郭 颖 / 责任校对：张 娟
责任印制：师艳茹 / 封面设计：龙 岩

科 学 出 版 社 出版
北京东黄城根北街 16 号
邮政编码：100717
http://www.sciencep.com
三河市春园印刷有限公司印刷
科学出版社发行 各地新华书店经销
*
2025 年 1 月第 一 版 开本：787×1092 1/16
2025 年 1 月第一次印刷 印张：21 3/4 插页：8
字数：510 800
定价：198.00 元
（如有印装质量问题，我社负责调换）

马　路　北京朝阳中西医结合急诊抢救医院、首都区域重点专科心血管病中心学术带头人，马路名医工作室主任；解放军总医院第六医学中心老年心血管科主任医师；北京中医药大学硕士生导师，老年心血管专业医学博士（导师王士雯院士），中西医结合专业博士后（导师陈可冀院士），国家药品监督管理局心血管化学药物、中药及民族药物审评专家。参加进口药物普拉格雷、利伐沙班、阿哌沙班、伊伐布雷定、维立西呱等；国产维拉帕米迟释片、巴替非班注射液；国家创新药注射用盐酸椒苯酮胺；参松养心胶囊及血塞通注射液等50余种中西药的评审。参与国家心力衰竭新药研究审批标准、心血管病新药研究运动平板试验等标准的制定。临床擅长心血管疾病及疑难杂症的中西医结合治疗、冠心病及心律失常的介入治疗、心力衰竭的干细胞治疗。主持军队、省部级课题7项。主编《老年冠心病的介入诊断与治疗》《老年心律失常的介入诊断与治疗》《新编内科诊疗学》等专著10余部。发表论文80余篇。获军队医疗成果二等奖1项，三等奖2项。

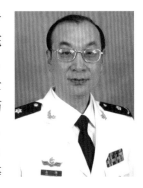

朱　航　解放军总医院心血管病医学部结构性心脏病科副主任，副主任医师，副教授，意大利圣多纳托医学研究医院访问学者，南开大学医学院、南方医科大学、解放军医学院研究生导师，中华医学会心血管内科分会大血管组委员，中国人体健康科技促进会结构性心脏病委员会副主任委员，全军介入质控委员会委员，长期从事结构性心脏病及肺血管疾病的微创介入治疗，完成相关手术5000余台，具有丰富的结构性心脏病与肺血管疾病介入手术经验。完成全球首例远程超声机器人引导下卵圆孔未闭封堵术、全球首例肺动脉栓塞激光消蚀术、全球首例肺动静脉瘘全降解封堵器植入术，设计研发全球首例混合现实（Mixed Reality）+5G全息投影技术指导下远程静脉滤器植入术。参与撰写《卵圆孔未闭相关卒中预防中国专家指南》《经动脉心血管介入诊治中含碘对比剂相关不良反应防治的中国专家共识》。设计实施全军首例虚拟现实技术结合远程介入机器人卫勤救治演习、全军首例混合现实影像技术与超声机器人远程救治演习。主持国家自然科学基金等，国家、军队及省部级课题6项，主编专著5部，发表论文60余篇，其中SCI期刊收录20余篇。荣立个人三等功1次。

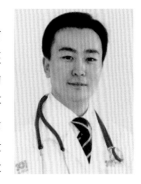

牛丽丽 医学博士，教授，主任医师，北京朝阳中西医结合急诊抢救医院心血管病中心主任，原北京军区总医院心血管中心副主任，知名专家，研究生导师，中国医师协会心血管内科医师分会血栓防治专业委员会委员，北京医师学会心血管内科专科医师分会理事，北京医学会鉴定专家，《中国循证医学杂志》副主编，《中华内科杂志》、《中华全科医师杂志》审稿专家。从事心血管内科临床工作近 40 年，擅长心血管危重疑难疾病诊治，带领团队挽救无数患者生命，对冠心病、高脂血症、高血压病、心律失常、心力衰竭等疾病的诊治有丰富的临床经验，尤其擅长心血管内科疾病的合理用药。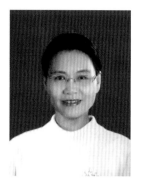
善于心血管疾病介入干预前、中、后的综合评估治疗。注重二级预防管理。多次获军队科技进步二、三等奖。主编及副主编学术专著 10 余部，发表学术论文 60 余篇。

代政学 中央军委机关保健处保健室主任，主任医师。主要从事军队重点保健对象的健康管理工作，担任心血管专业组组长。较早从事心血管疾病介入治疗工作，在结构性心脏病介入诊疗方面有较深造诣，参与国家"十二五"重点课题及国家自然科学基金课题数项，承担全军保健课题数项，获得省部级科技进步二等奖和军队医疗成果奖多项，在国内外 SCI 及重点期刊发表论文百余篇，参编专著 4 部。多次担任美国心脏协会（AHA）、美国经导管心血管治疗大会（TCT）、中国经导管心血管治疗大会（CIT）、北京长城心脏病及西京国际心血管会议主持及发言。现任中国胸心血管麻醉学会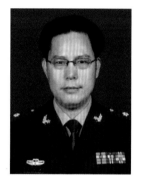
急救复苏分会委员，中国医药信息学会心功能分会常务委员，国家核心期刊《心脏杂志》常务编委。

王广义 解放军总医院心血管病医学部结构性心脏病科主任医师、教授，先天性心脏病及结构性心脏病、肺栓塞及肺动脉高压介入专业主任。

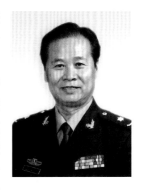

中国人体健康科技促进会结构性心脏病专业委员会名誉主任委员，全军心血管疾病介入诊疗质量控制委员会先心病及结构性心脏病介入工作组顾问，国家卫健委及军队先天性心脏病介入培训基地负责人及导师，国家药品监督管理局医疗器械评审专家，亚太心脏联盟结构性心脏病分会常委。*Chinese Medical Journal* 等杂志审稿专家，《中国介入心脏病学杂志》等杂志编委。中国先心病介入治疗学术沙龙发起人，是先天性心脏病及心脏瓣膜病、急性及慢性肺动脉栓塞、肺动脉高压诊断治疗及介入治疗的国内知名专家。

其领导的解放军总医院结构性心脏病、肺栓塞及肺动脉高压专业团队，1986 年在国内首先开展了"经皮肺动脉瓣及二尖瓣狭窄球囊扩张术"。2016 年中国首例"在影像融合指导下经皮左心耳封堵及卵圆孔未闭（PFO）同时封堵术"。2022 年 3 月全球首次应用"准分子激光技术完成肺动脉栓塞微创介入手术"。2023 年全球首例"全降解封堵器封堵肺动静脉瘘"。其引领的解放军总医院结构性心脏病专业团队完成了各种结构性心脏病（瓣膜狭窄扩张术、瓣膜植入及置换术、心肌病心内膜活检、心肌梗死后室间隔穿孔封堵术），冠心病，外周血管，肺栓塞及肺高压介入手术万余例，均取得良好效果。2006 年承担了国家"十一五"肺动脉高压诊治研究课题。

主编或参编著作 18 部，发表 SCI 期刊论文 150 余篇，获专利 8 项，2009 年被中国经导管心血管治疗大会（CIT）授予"介入心脏病学推广普及奖"。

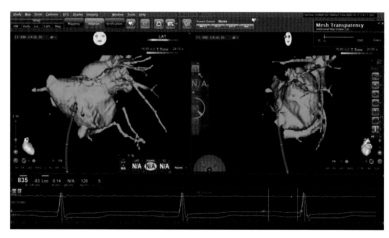

彩图 1　射频消融导管消融瘘口边缘

应用射频消融导管对瘘口边缘进行消融，从而确保瘘口稳定，抑制其再闭塞

摘自：闫朝武.全球首例射频房间隔造口术（CURB 术式）治疗左心衰竭获得成功.严道医声网 2020-10-13 19：16

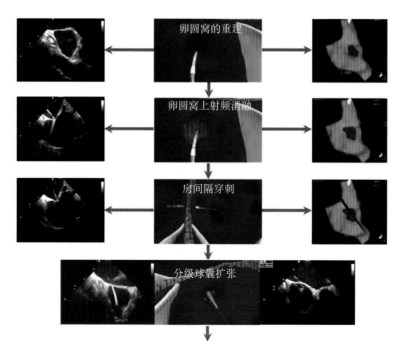

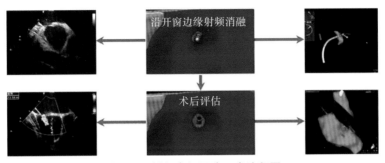

彩图 2 射频房间隔造口术流程图

其原理是采用分级球囊扩张术进行精准的个体化造口，采用经导管射频消融使瘘口保持长期稳定开放

彩图 2 和彩图 3 摘自：Yan C，Wan L，Li H，et al. First in-human modified atrial septostomy combining radiofrequency ablation and balloon dilation [J]. Heart，2022，108（21）：1690-1698. doi：10.1136/heartjnl-2022-321212

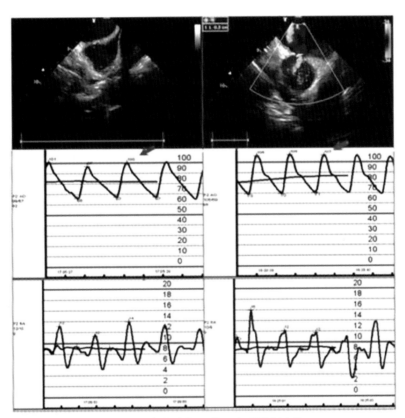

彩图 3 射频房间隔造口术后即刻疗效

造口术后，患者低血压即刻改善，主动脉（AO）收缩压从 99mmHg 升高至 106mmHg（红色箭头所示）。患者临床症状大幅好转，胸闷、头晕症状消失。注：左侧，术前；右侧，术后

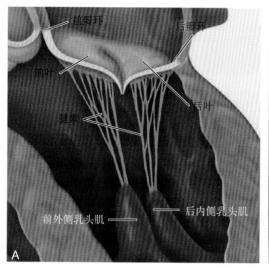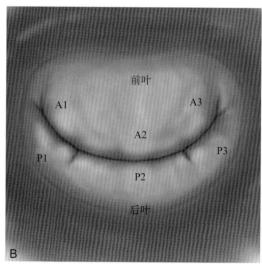

彩图 4　二尖瓣复合体的结构和功能

A.二尖瓣复合体结构,主要包括二尖瓣环、二尖瓣叶、腱索、乳头肌、左心房和左心室;B.二尖瓣外科视角示意图,二尖瓣前叶宽大,后叶狭长,二尖瓣前、后瓣叶心房面光滑,对合面粗糙,心室面下方连接着网状的多级腱索及乳头肌。在收缩期,二尖瓣环呈"D"字形,前瓣环占瓣环周径的 1/3,后瓣环占 2/3,前、后瓣叶紧密对合,瓣下结构协调牵拉,共同对抗左心室收缩力量,防止血液回流至左心房而导致二尖瓣反流。A1.二尖瓣前叶 1 区;A2.二尖瓣前叶 2 区;A3.二尖瓣前叶 3 区;P1.二尖瓣后叶 1 区;P2.二尖瓣后叶 2 区;P3.二尖瓣后叶 3 区

摘自:中国医师协会心血管内科医师分会结构性心脏病学组,亚太结构性心脏病俱乐部.中国经导管二尖瓣缘对缘修复术临床路径(2022 全文版)[J/OL].中华心血管病杂志(网络版),2023,6;e1000153(2023-11-06).http://www.cvjc.org.cn/index.php/Column/columncon/article_id/322.doi:10.3760/cma.j.cn116031.2023.1000153

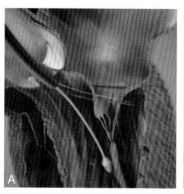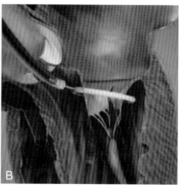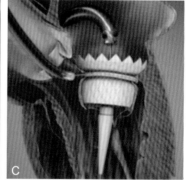

彩图 5　HighLife 经房间隔途径经导管二尖瓣置换术系统与关键手术步骤

A.使用环形放置导管完成导丝绕环操作;B.通过固定环输送器将固定环闭合置于二尖瓣瓣下;C.穿刺房间隔后使用二尖瓣输送器输送与释放人工瓣膜

摘自:陈飞,赵振刚,姚怡君,等.经房间隔途径经导管二尖瓣置换术治疗严重二尖瓣反流的可行性和安全性[J].中华医学杂志,2023,103(24):1849-1854.doi:10.3760/cma.j.cn112137-20221109-02359

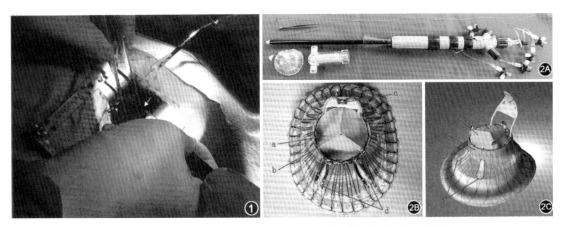

彩图 6　右心房入路将 LuX-Valve 人工三尖瓣输送系统送至右心室

摘自：宁小平，安朝，乔帆，等.经导管介入三尖瓣置换装置 LuX-Valve 在重度三尖瓣反流治疗中的应用 [J].
中华心血管病杂志，2021，49（5）：455-460. doi：10.3760/cma.j.cn112148-20210125-00091

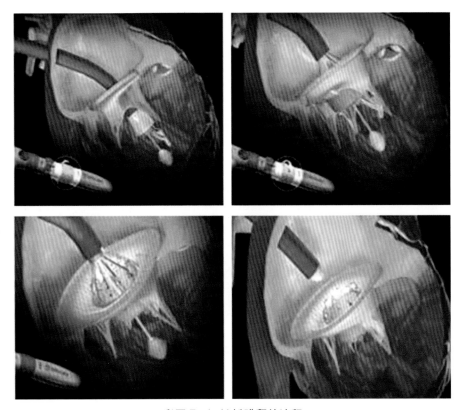

彩图 7　LuX 瓣膜释放流程

摘自：严道医声网.长海医院心血管外科创新团队携中国原创经导管三尖瓣置换系统 LuX-Valve® doi：
CSI 2019. https：//www.drvoice.cn/v2/article/4653

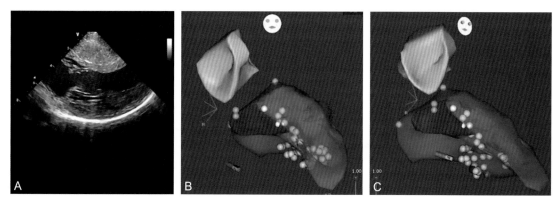

彩图 8　经皮心肌内室间隔射频消融术心腔内超声导管描记和消融导管标测结果示例

A. 心腔内超声导管显示的肥厚室间隔梗阻区（绿线描记）；B、C. 心腔内三维超声导管描记的左室心腔（绿壳图）和梗阻区（褐色），消融导管标测的 His 束（黄点）、左束支（蓝点）和分支（白点和浅蓝点）。消融点位于梗阻区下方（粉色点）远离分支电位和 His 束

摘自：华伟，楚建民，唐闽，等 . 在心内三维超声指导下经皮心内膜室间隔射频消融术治疗梗阻性肥厚型心肌病 [J]. 中国循环杂志，2020，35（7）：634-637

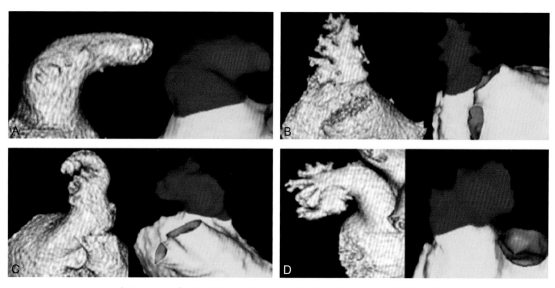

彩图 9　心脏 CT（左侧）/CMR（右侧）显示 LAA 的解剖形态

A.“鸡翅”形 LAA；B.“仙人掌”形 LAA；C.“风向袋”形 LAA；D.“菜花”形 LAA；LAA. 左心耳

摘自：林逸贤，王静 . 左心耳解剖结构和影像学特征 [J]. 中国实用内科杂志，2015，35（12）：980

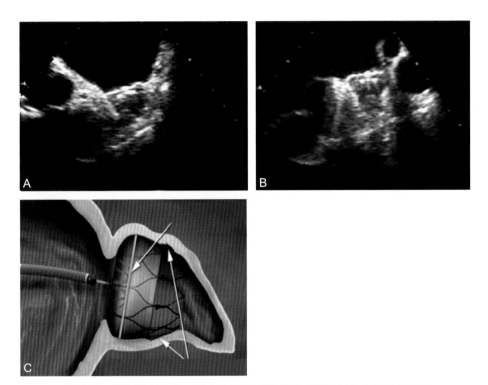

彩图 10 封堵器释放前，最大直径平面刚好在或稍远于左心耳开口平面

A.超声显示封堵器最大直径平面刚好在左心耳开口平面；B.超声显示封堵器最大直径平面稍远于左心耳开口平面；C.封堵器最大直径平面稍远于左心耳开口平面

摘自：中国医师协会心血管内科医师分会结构性心脏病专业委员会.中国经导管左心耳封堵术临床路径专家共识 [J].中国介入心脏病学杂志，2019，27（12）：665

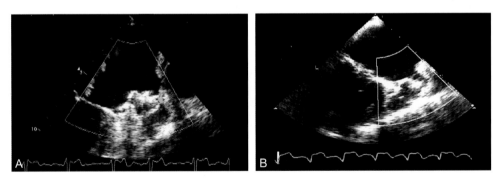

彩图 11 经食管超声心动图发现左心耳封堵器周围残余分流及封堵器评估

彩图 11 和彩图 12 摘自：中国医师协会心血管内科医师分会结构性心脏病专业委员会.中国经导管左心耳封堵术临床路径专家共识 [J].中国介入心脏病学杂志，2019，27（12）：666

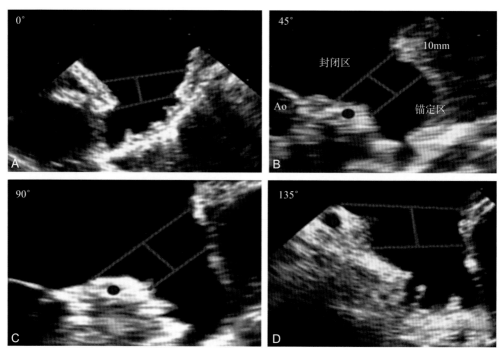

彩图 12　应用盖式封堵器经食管超声心动图测量的方法

A. 0°；B. 45°；C. 90° 以华法林嵴顶端至房室沟的连线为封闭区，封闭线往左心耳深处平移 10 ～ 14mm 所测量径线为锚定区，锚定的位置要求必须在左回旋支外侧；D. 135° 以华法林嵴顶端至左心耳口部外侧 3 ～ 4mm 处为封闭线，往左心耳深处平移 10 ～ 14mm 所测量径线为锚定区

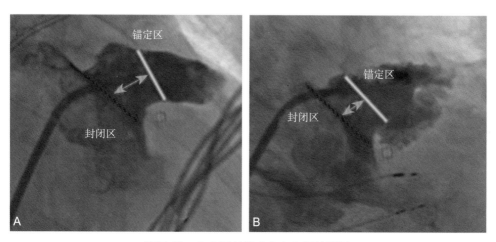

彩图 13　左心耳封堵术中左心耳的测量

左心耳封堵术中造影测量左心耳大小，以华法林嵴顶端至左心耳解剖开口和二尖瓣环连线的中点为封闭区，往左心耳深处平移 10 ～ 14mm 为锚定区，锚定区必须位于心耳侧。A. 右前斜 30° ＋头 20° ；B. 右前斜 30° ＋足 20°

彩图 13 ～彩图 15 摘自：中国医师协会心血管内科医师分会结构性心脏病专业委员会 . 中国经导管左心耳封堵术临床路径专家共识 [J]. 中国介入心脏病学杂志，2019，27（12）：667

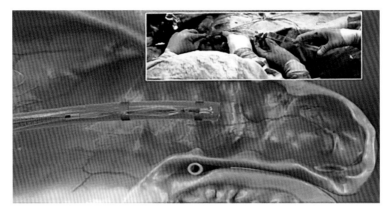

彩图 14 封堵器的装载

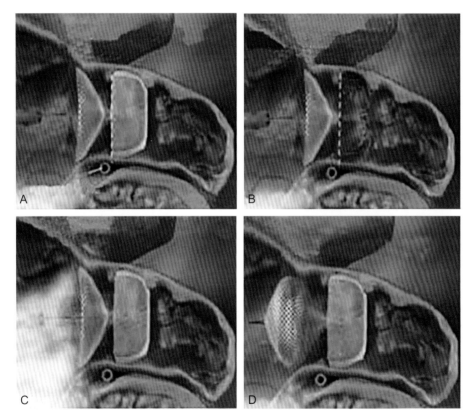

彩图 15 LAmbre 封堵器释放的 COST 原则

A. 固定盘在左回旋支（circumflex artery）后面展开；B. 固定盘充分展开（open），固定盘脚的末端与连接在密封盘和固定盘之间的显影标志在一条线上；C. 密封盘达到最佳的密封（sealing，残余漏≤ 3mm）；D. 封堵器稳固，通过牵拉测试（Tug test）确认

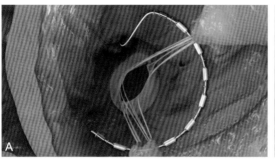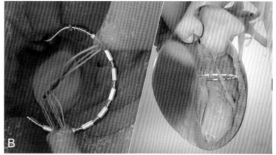

彩图 16　AccuCinch 心室修复系统

A. 左心室壁基底部锚定收紧前；B. 左心室壁基底部锚定收紧后

摘 自：Spilias N，Howard TM，Anthonycm，et al. Transcatheter left ventriculoplasty[J]. EuroIntervention，2023，18（17）：1399-1407. doi：10.4244/EIJ-D-22-00544

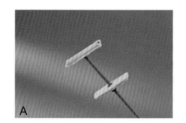

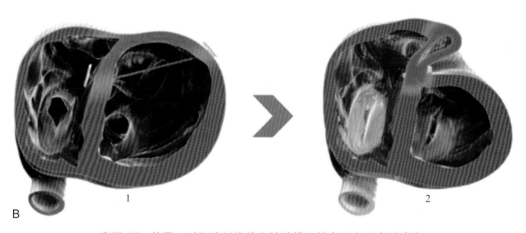

彩图 17　使用一对聚酯纤维外套的钛锚钉的杂交左心室重建术

A. 铰接锚钉安置在心室远端室间隔的右心室一侧，用一个系绳将其与置在左心室心外膜表面可滑动锁定锚钉连接；B. 锚钉拉向彼此前（1）和锚钉拉紧后（2）：铰接锚钉安置在右心室间隔部瘢痕处，可滑动的锁定锚钉安置在心外膜表面

摘自：Biffi M，Loforte A，Folesani G，et al. Hybrid transcatheter left ventricular reconstruction for the treatment of ischemic cardiomyopathy[J].Cardiovasc Diagn Ther，2021，11（1）：183-192. doi：10.21037/cdt-20-265

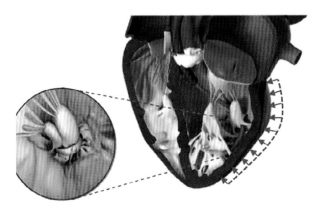

彩图 18　V-sling 从主动脉插入左心室，吊索将两个乳头肌收紧"锁扣"在一起

摘自：Spilias N，Howard TM，Anthonycm，et al. Transcatheter left ventriculoplasty[J]. EuroIntervention，2023，18（17）：1399-1407. doi：10.4244/EIJ-D-22-00544

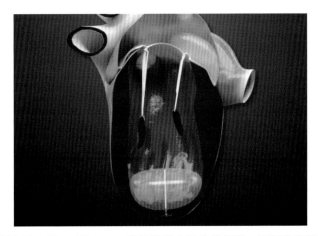

彩图 19　Heart Damper 能够随着心脏收缩舒张，不断改变形状

摘自：CCI 心血管医生创新俱乐部 . 产业速递｜Heart Damper：球囊 - 左室减容术拯救心衰 . 健康界，2022，11，01 16：54. https：//www.cn-healthcare.com/articlewm/20221101/content-1459205.html

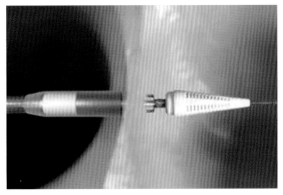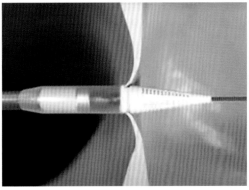

彩图 20　Alleviant 心房分流器系统

摘自：平行线资本 . 深度｜心衰赛道百家争鸣，到底是心血管蓝海还是红海？搜狐网，2023.11.28.http：//news.sohu.com/a/739425947_121843125

编者名单

主　编　马　路　朱　航　牛丽丽　代政学

副主编　杨玉恒　张天龙　喻丽华　吴超联　张金萍

主　审　王广义

编　者（以姓氏笔画为序）

马　路　王　朋　王广义　牛丽丽　甘　瑨

代政学　朱　航　朱北星　朱国东　刘　飞

刘晶晶　许艳辉　杜　克　李　杰　李连杰

李秋实　杨玉恒　吴超联　张天龙　张金萍

陈　斌　陈　睿　邵兴龙　赵　斌　赵成凯

贾之祥　曹如梅　喻丽华　廉鸿飞　谭晓波

结构性心脏病（structural heart disease，SHD）是指解剖异常引起心脏内部组织的改变而造成心脏解剖、病理生理的变化，一般是指心电疾病和冠状动脉疾病以外任何与心脏和邻近心脏的大血管结构有关的疾病，包括先天性、瓣膜性心脏病和心肌病等，其特点是可通过矫正或改变心脏和大血管结构来治疗所患疾病。结构性心脏病概念的提出仅仅30余年，但其理论及介入诊疗技术已经历数次飞跃式发展。自20世纪80年代，球囊肺动脉瓣、主动脉瓣和二尖瓣成形术获得临床应用，至20世纪90年代，封堵器的研制成功，特别是进入21世纪以来，经导管瓣膜植入术和修复术的问世，尤其是经导管主动脉瓣植入术，使部分瓣膜狭窄病变的患者免除外科瓣膜置换术、先天性心脏缺损通过介入方式实施闭合而达到治愈、使无法承受外科手术的重症患者再次获得新生。

结构性心脏病领域的理论和技术持续不断创新，新理念、新材料、新器械相互催生，不仅给有些早已成熟的操作技术增添了新的操作方法，而且使一些患病率低的疾病得到了更多的关注、增添了新的解决方法，使一些操作难度高、操作风险大的手术增加了安全系数；一些问世不久，如经导管瓣膜植入术和瓣膜钳夹术等，继续处于探索与不断完善之中。

纵观全书，编者不仅有年龄较大的专家，还有大多为活跃在介入治疗一线的青壮年医务工作者，全面而系统论述了结构性心脏病介入治疗相关内容，同时也将他们多年来积累的经验和初学者感受最强的感悟融贯其中。相信该书能够起到规范化培训的作用，能够进一步推动结构性心脏病介入诊疗的发展和推广。

主任医师、教授

中国人体健康科技促进会结构性心脏病专业委员会名誉主任委员

全军心血管疾病介入诊疗质量控制委员会先心病及结构性心脏病介入工作组顾问

国家卫健委及军队先天性心脏病介入培训基地负责人

解放军总医院心血管病医学部结构性心脏病科主任医师

前 言 Preface

　　尽管结构性心脏病的某些介入操作早已成为介入治疗学的一部分，但形成为一门独立学科还是近30年的事情，是一个年轻而生机勃勃的学科。对于一个人来讲，30多岁正是精力充沛、创造力勃发的青壮年。30年来，分流封堵术、瓣膜修复术和瓣膜置换术等大量新型导管技术的问世，强力推动着结构性心脏病成为介入心脏病学领域里最有活力的学科。

　　目前医学院校没有结构性心脏病介入治疗的培训教材，甚至结构性心脏病领域包括哪些内容在学术界还没有定论。每项操作具体如何实施、通过怎样的培训才能成为该领域的执业医师，都没有明文规定。但如同介入心脏病学中其他重大发展一样，初始阶段总是有一个学习过程，必须通过临床实践积累经验；与冠状动脉疾病刚开始开展血管成形术和支架置入术那个年代的情况相同，结构性心脏病在介入治疗方面已积累了大量的操作经验，可为介入操作培训提供许多很好的范例。本专业横跨许多学科，包括儿科和成人介入心脏病学、心血管内科、血管外科学和介入放射学等。理论上，从上述专业转行至本专业的任何人，其所需掌握的基础知识应该完全相同，但实际上，各自所需学习的新知识差别巨大，这不仅取决于操作者以前的临床经验和所从事的专业领域，更与操作者打算今后从事哪些介入治疗项目有关。首先在起步阶段，各自的经验便不相同。专门从事成人介入心脏病学的医师可能会有大量的诊断性心导管检查知识。本书结合基础研究成果与最新的循证医学证据、专家的经验、初学者的感受和需求而撰写，并参阅了大量国内外指南与专家共识，在此一并表示感谢。本书适合临床医师、心内科医师、介入医师、科研人员和医学院校师生阅读和参考。

马 路 朱 航

于解放军总医院

第一篇 基础与临床

第二篇　先天性心脏病的介入诊疗

第四篇　心肌病的介入诊疗

第五篇　结构性心脏病心律失常与心力衰竭的介入诊疗

参考文献

请扫二维码

第一篇 **基础与临床**

第 1 章

结构性心脏病与介入心脏病学

结构性心脏病（structural heart disease，SHD）作为一个学科是近 30 余年心脏病领域才涌现出来的一个新型亚专业，结构性心脏病一般是指解剖异常引起心脏内部结构的改变所造成的心脏解剖、病理生理的变化，包括先天性心脏病、心脏瓣膜疾病和心肌病等。目前尚缺乏准确的定义、统一的诊断标准和分类方法。而结构性心脏病的介入心脏病学亦是一新兴领域。尽管其中某些介入操作在多年以前已成为介入心脏病的一部分，但以往从未凝聚成为一门独立学科。先天性分流性疾病的封堵术、瓣膜修复术、瓣膜植入术等新型导管技术的问世，使得结构性心脏病终于成为介入心脏病学领域的一个亚专科，在学术领域占据了一席之地。

一、结构性心脏病的定义和介入诊疗进展

（一）结构性心脏病的定义

结构性心脏病一般是指解剖异常引起心脏内部结构的改变所造成的心脏解剖、病理生理的变化，包括先天性心脏病、心脏瓣膜疾病和心肌病等。结构性心脏病是指心电疾病和冠状动脉疾病以外任何与心脏和邻近心脏的大血管结构有关的疾病，其特点是可通过矫正或改变心脏和大血管结构来治疗所患疾病。目前普遍认为，广义的结构性心脏病泛指任何先天性或获得性的，以心脏、心脏邻近血管和大血管解剖结构异常为主要表现的心脏疾病，包括传统定义的先天性心脏病、心肌病和心脏瓣膜疾病（尤其是主动脉瓣和二尖瓣疾病）、心肌炎、心包炎、主动脉夹层、心脏压塞及心脏肿瘤（黏液瘤）等。有学者认为，除原发性心电疾病（即无明显心脏结构异常的情况下，由于存在某些电生理异常而发生室性心动过速和心室颤动）和血管循环疾病（如高血压、稳定型心绞痛、急性冠脉综合征等）以外，大多数心脏疾病都可以纳入广义结构性心脏病的范畴。广义的结构性心脏病可以理解为 X 线检查、超声心动图、心脏磁共振成像、心内膜病理活检等现有的客观检查及尸检能够发现的心脏及邻近血管的结构异常。

狭义的结构性心脏病是指解剖结构异常引起心脏内部结构及心脏邻近血管结构的改变所造成的心脏解剖、病理生理的变化，包括先天性心脏病（室间隔缺损、房间隔缺损、法洛四联症等），心脏瓣膜疾病（主动脉瓣、肺动脉瓣、二尖瓣疾病等），心肌疾病（梗阻性肥厚型心肌病、扩张型心肌病等）及心肌缺血后瘢痕形成，并发于其他疾病或者外源性的心脏结构异常（室间隔穿孔、室壁瘤、医源性房间隔缺损等）；并发于其他疾病导致心脏功能异常并通过改变心脏和大血管结构可得到纠正的疾病或状态（如心房颤动导致左心耳

功能异常，心力衰竭导致心脏功能异常）；其他如心脏内血栓、心脏肿瘤、心包疾病等。

（二）先天性心脏病

先天性心脏病（简称先心病）是先天性畸形最常见的一类疾病，定义为出生时就已存在的心脏循环结构或功能的异常，通常是胎儿时期以血管发育异常或发育障碍，以及出生后应当退化的组织或结构未能退化（部分停顿）所致，由于解剖学异常导致血流动力学改变又显著影响循环系统其他部分的结构和功能形成。Nora 在其所著的《心血管疾病与遗传》一书提出单纯受环境或遗传因素单一影响而发病的心血管疾病毕竟占少数，大多数是受遗传与环境的相互作用结果。常见的先天性心脏病包括左、右心腔之间的异常通道（如房间隔缺损、动脉导管未闭），心脏正常通路的梗阻（瓣膜、心室流入或流出道梗阻），心脏结构发育不良或缺如（如左、右心腔，心脏瓣膜，大血管发育不良或缺如），心脏与体循环连接异常等。

（三）心脏瓣膜疾病

心脏瓣膜疾病指先天性及获得性心脏瓣膜病变，产生异常血流动力学导致心功能异常。心脏瓣膜疾病的主要病因包括：①先天性瓣膜异常，二尖瓣叶、三尖瓣叶、腱索及乳头肌结构发育异常、大动脉半月瓣发育异常等导致狭窄和（或）关闭不全；②风湿性心脏瓣膜疾病；③老年退行性瓣膜疾病；④感染性心内膜炎所致瓣膜病变；⑤继发性心肌疾病，如心肌病或心肌梗死所致。其他少见病因包括淀粉样变性、系统性红斑狼疮、抗心磷脂抗体综合征、类风湿关节炎、嗜酸性粒细胞增多综合征、类癌综合征等。

（四）心肌病

"心肌病"这个专业名词是 1957 年由 Brigden 提出的，用来描述发生在无冠状动脉病变患者的不明原因心肌疾病。之后，1968 年世界卫生组织将"心肌病"定义为排除了血管性、高血压性和瓣膜性疾病的心肌疾病，当时根据其不明原因或已知原因，被进一步分类为"原发性"或"继发性"。1980 年世界卫生组织、国际心肌病学会和联盟联合工作组进一步细化，将"继发性心肌病"改为"特异性心脏肌肉病"。1995 年该联合工作组更新心肌病定义为心功能障碍的心肌疾病，分为原发性和继发性两类。原发性心肌病包括扩张型心肌病（DCM）、肥厚型心肌病（HCM）、致心律失常型右心室心肌病（ARVC）、限制型心肌病（RCM）和未定型心肌病，该定义和分类被临床和病理医师广泛接受和应用。

目前心肌病定义为除心脏瓣膜疾病、冠心病、高血压、肺源性和先天性心脏病以外，一组性质各异（异质性）、不明原因、以心肌直接受累为主要特征的疾病，伴有机械和（或）电活动的功能异常，常（但不一定）表现为不适当的心室肥厚或扩张，由各种原因引起，经常是遗传性，或局限于心脏，或是全身系统性疾病的一部分，常导致心源性死亡或进行性心力衰竭引起的心脏功能丧失。有心电紊乱和重构、尚无明显心脏结构和形态改变，如遗传背景明显的预激综合征（WPW），长 / 短 QT 综合征，Brugada 综合征等离子通道病暂不列入原发性心肌病分类。2008 年，欧洲心脏病学会（ESC）针对心肌病提出了一种基于形态和功能的新分类方法，进而又分为：①家族性/遗传；②非家族性/非遗传两个类型。

(五) 结构性心脏病概念的形成与完善

虽然此疾病早已被人们认识，但是近10年伴随诊疗技术的发展，心脏结构缺陷能够被矫治的越来越多，才能够真正将此类疾病冠以统一称谓为"结构性心脏病"这一医学术语。其显著特征是存在心脏结构性上的缺陷，可以采用修补、替换、结构重塑的方法进行治疗。结构性心脏病与其他心脏大血管疾病的治疗方法不同：结构性心脏病采用的治疗方法包括先天性心脏病封堵器置入，二尖瓣、主动脉瓣及肺动脉瓣狭窄球囊扩张，梗阻性肥厚型心肌病室间隔化学消融，右心室流出道狭窄行梗阻心肌切除及心肌成形等；而非结构性心脏病，如冠心病则是采用另外的治疗方法，如冠状动脉旁路移植术及冠状动脉支架置入术。所以有必要将心脏内的结构异常单独提出来定义为结构性心脏病。

明确结构性心脏病概念的临床意义在于，有助于判断心脏病的预后及指导临床治疗，同时正确理解结构性心脏病可合理化选择治疗方法。近年来，随着心血管造影、心导管检查、超声心动图、心肌核素显像、心脏磁共振成像及心内膜活检等诊断技术广泛应用于临床，结构性心脏病的概念也将随着人们对心脏疾病的临床表现和病理特征的认识不断发展，结构性心脏病的治疗正经历着一场翻天覆地的变革，虽然冠状动脉和周围血管疾病治疗的进展很多，但是无可非议的是，最引人注目、研究成果最显著的创新性进展主要发生在结构性心脏病领域。自2000年以来，各种介入治疗新技术爆发性涌现，经导管主动脉瓣植入术、经导管肺动脉瓣植入术、左心耳封堵术、经皮二尖瓣关闭不全修复术等新兴技术问世。这些新技术的创新性应用、对结构性心脏病理解的深入，以及术前和术中影像学技术的显著进步等，都极大地推动了这一新领域的发展。目前，介入治疗已成为SHD最重要的治疗方式。SHD的主要介入治疗技术如下：①先天性心脏病的经导管封堵。②传统的经导管瓣膜治疗术，主要包括经皮球囊二尖瓣成形术（PBMV）、经皮球囊肺动脉瓣成形术（PBPV）、经皮球囊主动脉瓣成形术（PBAV）和经导管瓣周漏封堵术等。③新兴的经导管瓣膜治疗术，主要包括经导管主动脉瓣置换术（TAVR）、经皮肺动脉瓣植入术（PPVI）、经导管缘对缘二尖瓣修复术（TEER）、经导管二尖瓣植入术（TMVI）和经导管三尖瓣介入治疗等。④经导管左心耳封堵术。⑤心肌病的介入治疗，包括肥厚型心肌病的经皮腔内室间隔心肌消融术（PTSMA）或射频消融。⑥心力衰竭的介入治疗，如左心室减容术、心房分流术、经导管心室辅助装置等。

(六) 介入诊疗进展

近年来，治疗结构性心脏病的新技术不断出现，这也推动了我国该领域的快速发展。2020年，我国经导管主动脉瓣置换术（TAVR）总量高达3500例，左心耳封堵术（LAAO）超万例，并且这两项较早发展起来的技术向全国快速推广应用。此外，经导管二尖瓣反流介入治疗技术——缘对缘钳夹术（Mitraclip）在我国正式进入了商业应用，这意味着继主动脉瓣介入治疗逐渐成熟之后，二尖瓣介入治疗即将迎来黄金发展期。此外，经导管三尖瓣介入治疗、经导管肺动脉瓣介入治疗、无射线单纯超声引导下先天性心脏病（先心病）

介入治疗、生物可吸收封堵器、瓣周漏介入封堵技术、经导管房间隔分流术、3D 打印等多种新技术也呈现出百花齐放、不断创新的可喜态势。未来结构性心脏病将会引领介入心血管领域第四次革命，将心脏介入治疗推向黄金时代。

1. 经导管瓣膜介入治疗

（1）经导管主动脉瓣介入治疗

1）主动脉瓣疾病流行病学：主动脉瓣狭窄（AS）是一种常见的瓣膜性心脏病，其发病率随着年龄的增长而逐渐升高。随着我国老龄化进程的加快，AS 严重威胁居民健康。中国老年心脏瓣膜病队列研究（China-DVD）表明，60 岁以上中度及以上瓣膜性心脏病患者约占 11.5%，超过 50% 的老年主动脉瓣疾病是由瓣膜退行性病变引起。与西方人群相比，我国 AS 患者二叶式主动脉瓣（BAV）比例较高，主动脉瓣钙化程度较高，主动脉瓣反流多于 AS，风湿性病因比例高。

2）TAVR 发展现状：自 2002 年首例 TAVR 开展至今，全球已经有超过 70 万例患者接受了治疗。我国实施 TAVR 病例已超 7000 例，临床需求较大。我国 75 岁以上人群占总人口的 3.4%，这部分人群重度 AS 发病率约为 4%，这意味着 75 岁以上重度 AS 患者超过 190 万。

① TAVR 适应证：患者的外科手术风险是决定瓣膜置换策略的关键因素。近年来，TAVR 临床研究的重点是适应证的拓展。基于 PARTNER 2 研究及 SURTAVI 研究结果，欧美指南将外科手术极高危、高危及中危患者列为 TAVR 的适应证。2019 年基于 PARTNER 3 和 Evolut Low Risk 研究，美国食品药品监督管理局（FDA）和欧洲统一（CE）认证体系批准 Sapien 3 和 Evolut R 人工瓣膜用于外科低危手术患者。《经导管主动脉瓣置换术中国专家共识（2020 更新版）》指出，外科手术中、高危患者为 TAVR 的绝对适应证，低危患者 [美国胸外科医师学会（STS）评分 < 4%] 且年龄 ≥ 70 岁，BAV 为 TAVR 的相对适应证。2020 年 12 月，美国心脏病学会（ACC）与美国心脏协会（AHA）发布的新版瓣膜病患者管理指南中，不再按外科危险分层作为 TAVR 的手术推荐标准，将 TAVR 适应证扩大为：如果可行，年龄 > 80 岁或预期寿命 < 10 年的患者首选 TAVR；年龄 65 ~ 80 岁，无经股动脉 TAVR 禁忌证且有症状患者，由心脏瓣膜团队根据患者预期寿命和瓣膜耐久性共同决策来选择外科手术或 TAVR；如果介入治疗预期生存时间 > 12 个月且生活质量可接受，TAVR 是任何年龄阶段有症状，手术风险高或有手术禁忌患者的首选。而 2020 年中国专家 TAVR 共识认为年龄 ≥ 70 岁可优先考虑 TAVR 治疗，60 ~ 70 岁由心脏内、外科团队根据外科手术风险及患者意愿共同决策。

②二叶瓣 TAVR 技术：国内行 TAVR 患者中 BAV 比例高达 40% 左右，明显高于西方国家的 3% 左右，二叶瓣 TAVR 突破是本领域亟待解决的挑战。2020 年 ACC 公布 Evolut 系列瓣膜在外科低危 BAV 患者中安全性与有效性可靠。2020 年《循环》发表了基于 STS/ACC 数据库迄今为止样本量最大的真实世界 BAV 研究结果，提示与老一代器械相比，使用新的器械治疗，围术期和术后 1 年生存预后与在三叶式主动脉瓣（TAV）患者中的治疗效果相当。我国多中心临床经验也显示，TAVR 在 BAV 和 TAV 患者中效果无显著差异。我国 TAVR 专家还进一步提出 BAV 的 TAVR 新策略，即多平面测量，适度高位释放，选择小号瓣膜等创新性理念。《经导管主动脉瓣置换术中国专家共识（2020 更新版）》将

BAV 纳入到了 TAVR 治疗的适应证。

3）抗栓策略：TAVR 后抗栓治疗对于减少术后并发症，维持瓣膜耐受性至关重要。目前指南建议在 TAVR 后给予双联抗血小板治疗 3 ~ 6 个月后，终身单药抗血小板治疗，对于有瓣膜血栓形成或合并其他抗凝适应证的患者，予以单纯抗凝治疗。然而，这些指南推荐仅仅基于小样本观察性研究，缺乏强有力的证据支持。2020 年发布的 Popular TAVI-A 队列研究肯定了"单抗更优，应简尽简"的原则，该研究发现相较于阿司匹林与氯吡格雷双联抗血小板治疗，单用阿司匹林显著降低致残或致死性大出血风险，且不增加心血管相关死亡和血栓事件的风险。对于有长期抗凝指征的 TAVR 患者，Popular TAVI-B 队列研究结果明确证实，采用单纯口服抗凝药物方案更优。联用抗血小板治疗并不会降低死亡、脑卒中和血栓栓塞风险，反而增加大出血发生率。对于新型口服抗凝药（NOAC）在 TAVR 后的应用，目前证据并不是十分充分。GALILEO 研究显示，利伐沙班与更高的死亡、血栓栓塞和出血事件风险相关，使得研究提前终止；而 GALILEO-4D 子研究结果显示，与抗血小板组相比，利伐沙班明显减少 90 天瓣膜运动受限发生率，可有效预防亚临床瓣膜血栓发生，但是考虑到利伐沙班在 GALILEO 主要试验中的不良临床结果，目前仍不建议 TAVR 后常规使用利伐沙班作为抗血栓治疗方案。最新发布的 ATLANTIS 及 ATLANTIS-4D 研究结果发现，对于有抗凝指征的患者，阿哌沙班与华法林相比，在降低瓣膜血栓形成上无显著差异；而对于无抗凝指征的患者，阿哌沙班比标准抗血小板治疗更能显著降低血栓风险，但瓣膜血栓减少与 1 年后临床缺血事件的发生无显著相关性。因此目前的研究证据提示尽管 NOAC 能有效降低 TAVR 后瓣膜血栓形成，但不作为常规推荐方案。总体上 TAVR 后抗血栓策略仍有待于大规模临床试验结果更加充分证实，临床上应权衡患者血栓和出血风险制订个体化的抗血栓方案。

4）中国 TAVR 器械研究：无论操作经验还是器械完善，TAVR 在中国均进入持续创新并加速发展的时代。2020 年，中国开展 TAVR 的中心已经超过 200 家，共完成 4000 余例，其中国产器械大放异彩。2020 年 11 月 16 日自主研发的 Venus A-Plus 经导管人工主动脉瓣置换系统 - 可回收输送系统获批，这标志着中国经导管人工主动脉瓣置换术进入了"可回收时代"。Taurus One 瓣膜系列在 2020 年也完成了上市前研究。此外，爱德华 SAPIEN 3 经导管主动脉瓣膜自 2020 年 9 月由中国医学科学院阜外医院吴永健团队开展首批上市后置入以来，已经在全国 10 多家中心开展，进一步证实了 SAPIEN 3 应用于中国主动脉瓣狭窄患者安全有效。

（2）经导管二尖瓣介入治疗

1）二尖瓣疾病流行病学：二尖瓣反流（MR）是最常见的心脏瓣膜病，中度以上 MR 人群总体患病率为 1.7%，并随着年龄增长而上升，65 ~ 74 岁达 6.4%，≥ 75 岁达 9.3%。MR 患病率为主动脉瓣病变的 4 倍（1.7% vs. 0.4%），但仅有 2% 的患者接受了外科手术；49% 的 MR 患者因心功能低下、合并症多、高龄等因素无法耐受外科手术。在我国，需要干预治疗的 MR 患者约为 750 万，重度 MR 患者 550 万，但每年约行 4 万例（0.5%）外科二尖瓣手术，治疗率极低，微创治疗或将划时代突破这种局面。

2）经导管二尖瓣介入技术发展：目前国际上进入临床大规模应用的 MR 介入器械为缘

对缘修复系统 Mitraclip 和 PASCAL。2020 版 ACC/AHA 瓣膜病管理指南将缘对缘二尖瓣修复推荐用于外科高危，解剖合适且预期寿命超过 1 年的重度 MR 患者（Ⅱa）。Mitraclip 在 2013 年获得欧盟 CE 认证，目前全世界使用量已达 10 万余例，第四代产品业已获批。2020 年 Mitraclip 获得中国国家药品监督管理局（NMPA）认证进入临床应用，适应证为外科高危的退行性 MR，标志着我国经导管二尖瓣介入治疗已经扬帆起航。经导管二尖瓣置换系统仍在探索阶段，Tendyne 系统在 2020 年获批成为第一个上市的介入二尖瓣置换装置。目前，全球前 100 例应用 Tendyne 者 1 年随访结果显示，该技术成功率为 96%，30 天死亡率和脑卒中率分别为 6% 和 2%，其多中心关键性研究 SUMMIT（NCT03433274）正在进行中。国内的二尖瓣介入治疗产品均在临床研究阶段，尚无商业化产品应用案例。

（3）经导管三尖瓣介入治疗

1）三尖瓣疾病流行病学：美国社区流行病学资料显示中度以上的三尖瓣反流（TR）患病率为 0.55%，并随着年龄的增长而增加，75 岁以上人群 TR 患病率接近 4%。我国尚无 TR 具体流行病学数据。复旦大学附属中山医院 Yang 等进行的一项基于医院就诊人群的 14 万例超声心动图数据的研究显示，中、重度 TR 检出率分别为 2.22% 和 1.39%。

China-DVD 研究表明，高达 42.8% 的老年瓣膜病患者合并 TR。不同病因引起的 TR 预后不同，由于单纯三尖瓣外科手术风险极高，外科病例数较少。美国心血管外科数据库资料显示，近年来单纯三尖瓣外科手术占每年心脏外科瓣膜手术的比例低于 3%。微创安全的三尖瓣疾病介入技术在临床上迫切需要。

2）三尖瓣介入技术进展：国际上基于二尖瓣缘对缘修复装置的三尖瓣修复器械，有两款在 2020 年上市：Triclip 与 PASCAL。除了修复装置以外，三尖瓣置换装置如 NaviGate 和 EVOQUE 也在积极的探索阶段，相关报道这两款器械早期的安全性和有效性令人满意。LuX-Valve 是国内宁波健世科技股份有限公司研发的经右心房置入三尖瓣自膨胀生物瓣膜，于 2018 年 9 月首次成功应用于临床。2020 年报道了 LuX-Valve 治疗极高危重度 TR 患者的中期结果，46 例重度 TR 患者接受 LuX-Valve 置入治疗，患者术前平均 Euroscore Ⅱ 评分为 10.0 分，手术成功率为 97.9%，平均手术时间为 150min，平均曝光时间为 17min，82.6% 的患者较置入前 TR 下降≥ 2 度（四分法），置入后 6 个月死亡率为 17.4%。杭州德晋医疗科技有限公司的经股静脉夹合器系统 DragonFly 完成首例成功置入，初步显示了治疗 TR 的可行性。

（4）经导管肺动脉瓣介入治疗

1）肺动脉瓣疾病流行病学：据中国心血管健康与疾病报告报道，我国先心病患者有 200 万，其中约 10% 为发绀型复杂先心病。该类患者在一期外科手术后存在肺动脉瓣大量反流，并逐渐导致右心功能障碍、心律失常及猝死等，需行肺动脉瓣置换。经导管肺动脉瓣置换术（TPVR）是最早发展的经导管瓣膜介入治疗技术，目前预计 10 万～ 20 万先心病术后肺动脉瓣大量反流患者需接受 TPVR 治疗。

2）肺动脉瓣介入技术进展：2020 年发布的 Munich 和 Campassion 两项研究证实了 Melody Valve 和 Sapien XT 两款广泛应用的球囊扩张瓣行 TPVR 具有不劣于外科手术的长期疗效和安全性。基于此，2020 年欧洲成人先心病管理指南将 TPVR 升级为 Ⅰ 类推荐指征，是治疗解剖条件合适者的右心室流出道 - 肺动脉瓣功能不全的首选方法。由于国内广泛采取瓣环补片术（约 > 85% 患者），使得远期往往存在右心室流出道 - 肺动脉瘤样扩张和残瓣功能不全，且瓣环直径多数超过 3cm。该类型被称为自体流出道肺动脉瓣反流，基本无法使用全球上市的球囊扩张瓣进行 TPVR。我国自主研发的 Venus P 具备冠状动脉压迫风险低、解剖适应证宽、效果优异等特点，已在全球 16 个国家完成了 270 余例置入。此外，许多新的瓣膜如新型 MED-Zenith PT-Valve、Harmony Valve 和 Sapien 3 等肺动脉球囊扩张瓣也在积极地探索和开拓临床适应证。

（5）经皮穿刺多瓣膜球囊成形术：在我国有数以百万计的风湿性瓣膜病患者，其中 53.3% 病例是联合瓣膜病。随着介入性诊疗技术的发展，目前对于 2 个或 2 个以上瓣膜同时狭窄者，也可同时做多瓣膜球囊成形术。1987 年 Fontes 首先报道经皮球囊成形术的同时扩张 1 例主动脉瓣和肺动脉瓣狭窄的患者取得成功。同年国内报道应用 Inoue 球囊导管同时扩张三尖瓣伴肺动脉瓣再狭窄取得成功。相继风湿性二尖瓣狭窄并三尖瓣狭窄者同时用双球囊技术进行治疗，亦取得成功。

1）经皮穿刺多瓣膜球囊成形术治疗原则：多瓣膜球囊成形术（目前仍以双瓣膜为主）操作技术基于两个单瓣膜扩张技术，一般可遵循下列 2 个原则：①先扩张出口，后扩张入口，以避免发生心力衰竭。如主动脉瓣 + 二尖瓣狭窄，则先扩张主动脉瓣，后扩张二尖瓣。又如肺动脉瓣 + 三尖瓣狭窄，则应该先扩张肺动脉瓣，后扩张三尖瓣狭窄。②先扩张左心瓣膜，后扩张右心瓣膜，以避免发生肺水肿。如主动脉瓣 + 三尖瓣狭窄，则先扩张主动脉瓣，后扩张三尖瓣狭窄。如二尖瓣 + 三尖瓣狭窄，则应该先扩张二尖瓣，后扩张三尖瓣狭窄。

2）经皮穿刺多瓣膜球囊成形术疗效评价：经皮穿刺多瓣膜球囊成形术虽然开展不多，但是少数学者的实践证明，作为改善症状的治疗，还是可行的。远期效果与原病变严重程度有直接关系，病变程度轻，其远期症状改善率则高。病变累及瓣膜数目越多，远期症状改善率越低。

2. 左心耳封堵术（LAAO）

（1）LAAO 适应证的"不变"和"变"：欧洲心脏病学会（ESC）2020 年发布的心房颤动（房颤）管理指南中将脑卒中的防治提升到更高的地位，且作为 LAAO 的 Ⅱ b 类推荐适应证。与 2016 年 ESC 房颤管理指南相比，虽然推荐级别无变化，但新版指南对 LAAO 的效益分析更加全面，不仅结合最新的循证医学证据明确了 LAAO 预防缺血性脑卒中的有效性，更强调其减少了出血性脑卒中的发生。此外，对于脑卒中高风险人群，房颤射频消融术后仍然需要长期抗凝推荐提高到了 Ⅰ c 级别，这为房颤消融联合 LAAO 的一站式治疗提供了更多空间。LAARGE 研究是全球首个左心耳封堵多中心 All-Comers 注册登记研究，手术成功率高达 98.1%，并发症发生率为 4.5%。一年随访结果显示缺血性脑卒中 / 短暂性脑缺血发作发生率降低 72%，大出血事件发生率降低 82%。对于一些既往专家共识并不推荐的患者（如左室射血分数 < 35%），LAAO 也显示出较好的安全性和有效性，这提示随着 LAAO 日趋成熟，其适用人群可能会进一步拓展。

（2）LAAO 循证医学证据持续增加：2020 年发布的两项重要多中心研究 APPLY 与 PRAGUE-17 均证实了 LAAO 相比常规口服抗凝药物，在预防房颤血栓事件上达到非劣效性，这预示着 LAAO 开始正面挑战口服抗凝药物的脑卒中防治地位。2020 年，美国国家心血管注册数据库（NCDR）-LAAO 注册登记研究数据公布，这项前瞻性、多中心的真实世界研究纳入了 2016 年 1 月至 2018 年 12 月全美 495 家医院 1318 位医师实施的 38 158 例 WATCHMAN 封堵器置入术。结果显示，手术成功率达 98.3%，且院内不良事件发生率更低。LAAO 的不断成熟不仅体现在手术成功率，而且新的器械功能也更加稳定。2020 年 7 月，FDA 正式批准 WATCHMAN FLX 上市。与第一代 WATCHMAN 产品相比，WATCHMAN FLX 可以被重新回收、定位和再释放，置入成功率达到 100%，而并发症（特别是心包积液）的概率大幅度降低。随着新一代器械的上市，未来的研究会在 LAAO 与口服抗凝药物的比较上提供更加令人信服的证据。

（3）我国 LAAO 器械研发：我国房颤的负担较重，粗略估计房颤患者有 1000 万左右，其中包括 850 万非瓣膜性房颤患者，约 720 万患者 $CHA_2-DS_2-VASc > 2$ 分。截至目前，在中国 LAAO 例数累计已近 2 万例，2020 年开展 LAAO 超过了 9000 例，增速较前几年明显。巨大的患者群体和市场需求加速了国内左心耳封堵器的研发和上市进程。继 LAmbre 封堵器上市以后，2019 年 LACbes 封堵器正式上市，并在 2020 年覆盖全国 20 余省级行政区，完成体内置入近 300 例。2020 年 6 月，MemoLefort 封堵器也正式获得 NMPA 批准。此外，LAmbre 左心耳封堵器系统于 2020 年 12 月 24 日获批在美国开展上市前临床研究，正式迈出登陆美国市场的第一步。国内已有多个大规模多中心临床试验，积极探索了 LAAO 后的抗血栓治疗策略，与直接口服抗凝药的比较及房颤脑卒中二级预防等，这些研究将为我国 LAAO 的发展积累丰富的临床证据。

3. 先心病介入技术和其他新兴技术

（1）先心病介入技术：我国每年先心病介入治疗约 5 万例，手术量全球第一。2020 年，首款国产完全生物可吸收房间隔缺损（ASD）封堵器（先健科技）已经完成注册临床试验的全部入组，进入临床随访及 NMPA 审批阶段。国产第二代涂层封堵器 - 氧化膜涂层单铆 ASD 封堵器获 NMPA 批准正式进入临床应用。此外，首款经外科开胸小切口途径国产完全生物可吸收室间隔缺损封堵器完成注册临床试验的全部入组，进入临床随访和 NMPA 的审批阶段。我国未来先心病管理的发展将聚焦于广大基层医院的筛查和诊断水平的提高及介入技术的规范化培训，以期将目前我国大型医学中心的技术优势和终身管理理念普及到基层医疗机构，有力提高我国先心病患者生存质量和预后。

（2）瓣周漏介入封堵技术：瓣周漏是人工心脏瓣膜置换术后特有的并发症，无论外科置换还是 TAVR 均会发生。近些年来随着 TAVR 的广泛开展，瓣周漏的发生率较外科手术高，为 12% ～ 30%，中度以上不超过 4%。目前介入治疗已经成为外科换瓣术后瓣周漏及 TAVR 后瓣周漏的主要方式，包括 TAVR 后球囊后扩张和瓣中瓣技术，采用动脉导管未闭封堵器、室间隔缺损封堵装置、血管塞和瓣周漏专用封堵器等封堵技术。我国目前各类瓣周漏的封堵数量为 200 ～ 300 例，多集中于较大的有经验的中心，主动脉瓣和肺动脉瓣瓣周漏约为 2 ∶ 1，三尖瓣和肺动脉瓣瓣周漏较为少见。未来管理瓣周漏的方向将是影像学的精准评估、影像融合技术指导下对复杂病变的处理策略及并发症的预防。

（3）经导管房间隔分流术：心房压力升高是心力衰竭的重要病理生理机制之一，经导管房间隔分流术是近些年来治疗心力衰竭的新兴技术，尤其对射血分数保留的心力衰竭（HFpEF）有突破性进展。目前房间隔分流装置已有 3 个产品 InterAtrial Shunt Device（IASD）、V-wave、Atrial Flow Regulator 获得了欧盟 CE 认证，FDA 审批的两项关键性随机平行双盲对照研究 REDUCE LAP-HF Ⅱ [IASD，针对 HFpEF 和射血分数中间值的心力衰竭（HFmrEF）]、RELIEVE-HF 研究 [V-wave，针对 HFpEF 与射血分数减低的心力衰竭（HFrEF）] 于 2017 年启动，其结果令人期待。HFrEF 人群中应用的早期探索性研究也在各产品中同步进行。现有临床试验结果显示房间隔分流装置能够有效降低左心房压力，短期显著提高心力衰竭患者活动耐量、NYHA 心功能分级及生活质量，长期预后尚待观察。2020 年国内 NoYA 可调式射频心房分流系统已着手启动全球和全国多中心临床研究，武汉维柯医疗科技有限公司 D-shant 心房分流器已经完成可行性研究，在静脉 - 动脉体外膜肺氧合辅助患者左心房减压中也有一定探索，并准备开展多中心注册临床。但对于严重肺动脉高压造成的顽固性右心衰竭患者，房间隔造瘘术创造少量右向左分流也成为近年来改善患者症状的治疗策略。未来心房分流术适应证可能会逐步拓展，对于 NYHA 心功能分级为Ⅱ级、不同类型心力衰竭、终末期心力衰竭，以及单纯右心衰竭的适应证和安全性尚需进一步探索，技术层面会聚焦于有无植入，最佳孔径的确认、长期通畅率的维持及远期孔径有效调节等领域。

（4）结构性心脏病领域 3D 打印技术：3D 打印技术为结构性心脏病术前精准评估提供了更加直接的立体视角。尤其是多材料 3D 打印技术的出现，实现了软硬材料混合打印的技术目标，柔性材料打印出瓣膜和血管壁结构，硬质材料打印出钙化病变组织，软硬相结合的模型实现了 TAVR 前主动脉根部的动态模拟，二尖瓣病变特异性收缩期和舒张期左心模型系统及三尖瓣病变动态的右心系统评估，在结构性心脏病领域不仅能有助于术前确定穿刺入路，评估病变特征，更对器械选择和手术操作的指引起到了精准导航的作用。

（刘　飞　朱　航）

二、超声与结构性心脏病的介入诊疗

目前我国结构性心脏病的介入治疗取得前所未有的突破，微创及无创已成为未来治疗心血管疾病的主要方向。越微创、越无创对影像技术就愈发地依赖，而超声心动图在心脏的形态、结构、功能及血流动力学评估是其他影像技术无法替代的，尤其是在结构性心脏病的术前诊断、术中引导及监测、术后评估具有重要的作用。

（一）瓣膜性心脏病介入治疗领域

目前经导管主动脉瓣置换术（TAVR）、经导管二尖瓣修复技术（TMVr），经导管三尖瓣介入治疗，经导管肺动脉瓣置换术（TPVR）等手术逐渐成熟。经胸超声心动图（TTE）或经食管超声心动图（TEE）可评估心脏形态及功能、瓣膜功能及解剖、主动脉根部的解剖。对于不能耐受 CT 检查患者，超声心动图检查可作为术前主动脉根部解剖评估主要手段。大部分患者主动脉瓣环的形态为椭圆形，使用常规二维超声心动图从单一切面测量瓣环不够准确，三维超声心动图可弥补该缺陷。

（二）先天性心脏病介入治疗领域

先天性心脏病介入治疗领域共识指出经食管超声心动图（TEE）结合右心声学造影（ASCE）及充分的激发试验是诊断心内分流的金标准，尤其是卵圆孔未闭的诊断。超声心动图可以术前明确诊断，筛选病例，选择封堵器型号；术中监测缺损封堵的全过程，即刻评价缺损封堵效果；术后随访观察封堵后的心脏形态结构变化，评价远期疗效。并且目前国内部分医院已经常规开展纯超声引导下先天性心脏病介入封堵术，这样避免了在射线下对医师及患者造成的伤害，快速进入绿色介入的时代。

1. *超声在房间隔缺损（房缺）封堵中作用*　超声心动图对诊断房间隔缺损和介入治疗具有重要价值，单纯在导管造影下封堵有很大的局限性，封堵的成功与否与封堵器大小选择和操作手法有直接关系，超声心动图在术前对病例筛选有着重要作用（缺损大小、数量、残缘边缘长短及软硬程度），术中监测封堵的全过程，术中指导并监测放置封堵器，保证封堵术的顺利进行。

2. *超声在室间隔缺损（室缺）封堵中作用*　明确诊断，确定缺损的大小（心室两侧）、数量与各瓣距离，决定是否封堵。如果有膜部瘤可确定破口数量、大小及方向，决定封堵器释放位置。由于不同的室缺在超声上观察切面不同，在缺损大小测量上有很大差别。探查时需多部位、多方向、多角度进行连续观察、测量，保证测量的准确性。

术后多切面观察，判断有无封堵器的移位，封堵器的位置、有无异常及有无残余分流。如确定残余分流，应确定分流的部位及分流量，以选择最佳治疗方案。判断主动脉瓣和三尖瓣有无瓣膜反流，估测反流程度。注意迟发并发症的出现。连续观察心脏大小及功能变化，以评价封堵术后疗效。

3. *超声心动图在动脉导管未闭（PDA）封堵术中的应用*

（1）封堵术前超声心动图观察要点：左心内径变化，PDA 异常血流信号，PDA 位置，大小（肺动脉端入口），形态，分流方向、时相及分流程度。

（2）封堵术后超声心动图观察要点：左心内径变化，容量负荷减小表现，肺动脉内径减小，PDA 异常血流信号消失，封堵器位置及形态，有无移位及残余分流信号，封堵器周围组织：左肺动脉及降主动脉血流情况，二尖瓣反流减轻及消失。

三、磁共振成像在心肌病和瓣膜病诊断中的应用

随着磁共振成像技术的飞速发展，磁共振成像在心脏、大血管方面的应用价值越来越受到临床的认可，甚至是依赖，心脏磁共振成像（cardiac magnetic resonance imaging，CMRI）已经成为临床心脏常规检查之一。MRI 具有多序列、多参数、多平面成像，高软组织分辨率、可重复性强、无电离辐射及核素射线辐射等优点。CMRI 一次检查即可以获得心脏的解剖、功能、灌注、代谢及冠状动脉分布等综合信息。

（一）心肌病

CMRI 成像对心肌病诊断具有很大的价值，对某些心肌病可能进行早期的诊断，则有

益于提高患者的生活质量，提高生存率，减少不良事件发生，改善预后。

1. 扩张型心肌病（DCM）　CMRI 常表现为左心室或双心室明显扩大，心肌壁稍增厚或正常，左心室的肌小梁粗大。心肌节段性或者各室壁运动弥漫性减弱，左心室或双心室的心肌收缩功能普遍下降。部分病例可见附壁血栓形成。延迟强化方式以心肌壁间延迟强化方式最具特异性，目前认为与慢性炎症过程相关联。DCM 心肌延迟强化水平的升高预示着心功能减退及心力衰竭发生概率的增加，在患者预后评价方面发挥着重要作用。

2. 肥厚型心肌病（HCM）　CMRI 能清晰显示左心室肥厚的程度和范围，心肌于舒张期和收缩期不同时相的动态变化情况，测定左心室心肌总重量，且不易漏诊心尖 HCM。流速编码技术（PCMRI）可半定量分析左心室流出道梗阻情况，延迟增强扫描可明确有无心肌纤维化及心肌血流灌注异常，有助于评估患者猝死的风险。

3. 限制型心肌病　分为原发性和继发性，少部分为家族遗传性。限制型心肌病 MRI 表现主要为：心室舒张功能受限，双房显著扩大，上下腔静脉及门静脉扩张。心室容积、心室壁厚度及心室收缩功能相对正常。心房高度扩大和心室腔不大是原发性限制型心肌病的特点，心尖部闭塞伴心内膜条带状强化可能是心内膜下心肌纤维化的重要特征。CMR 通过测量心包厚度，观察室间隔运动有助于限制型心肌病与缩窄性心包炎的鉴别。

4. 致心律失常型右心室心肌病　为右心室心肌进行性被脂肪和（或）纤维脂肪组织取代，磁共振黑血技术可检测出心肌脂肪化，电影 MRI 可评价右心室有无扩大和（或）运动异常，观察肌小梁排列及右心室流入道或流出道有无局限扩张，延迟增强可以显示心肌纤维化，对本病诊断及预后具有重要意义。

5. 心肌致密化不全　MR 黑、白血技术可以清楚显示心肌致密层和非致密层，病变以左心室心尖部及侧壁处最常见，病变最显著。部分病例小梁隐窝内或有附壁血栓形成，偶见室壁瘤。首过灌注非致密化心肌可出现心肌灌注缺损。心肌灌注延迟期强化提示为心肌纤维化改变。

（二）心脏瓣膜病变

目前 CMRI 对瓣膜病变的诊断不如超声，MRI 电影序列可观察到瓣膜反流导致的信号缺失，瓣膜形状、大小、厚度及活动度，是否有瓣膜赘生物、瓣膜脱垂、主动脉根部病变等，还可测量收缩期与舒张期瓣环直径，心室大小及心肌质量。相位对比技术可定量评价瓣膜反流及狭窄的程度。CMR 在心脏瓣膜疾病的诊断和定量评价及心脏瓣膜手术后的随访中发挥了越来越重要的作用。

四、先天性心脏病的影像诊断

先天性心脏病（先心病）是儿童最常见的心脏疾病，用于儿童先心病诊断的影像学方法有 X 线片、超声、CT、MRI、心血管造影和 SPECT 等，对于临床医师而言，掌握最基本的 X 线片诊断，了解其他各种影像学方法的优缺点和检查指征，有助于在诊断过程中充分利用各种影像学技术，迅速、有效地得到可靠的诊断。

(一)室间隔缺损

室间隔缺损系指在心室间隔上存在 1 个或数个缺损,是最常见的先心病。通常将室间隔缺损分为:

1. 膜部周围型室间隔缺损 该型最为常见。

2. 漏斗部室间隔缺损 该型可并发主动脉瓣脱垂和关闭不全。

3. 肌部室间隔缺损 该型在中国人中的发生率较低。

室间隔缺损可引起心室水平左向右分流,其分流量与缺损大小、二侧心室压力及体、肺循环阻力有关。室间隔缺损的 X 线片表现和缺损的大小有关。小型室间隔缺损心影正常,肺动脉段及肺血正常,左心房、左心室无明显扩大或左心室略增大。中等大小的室间隔缺损心影常轻度增大,肺动脉段稍凸出及肺血稍增加,为肺充血改变,左心室增大,左心房、右心室可轻度增大也可无明显增大。大的室间隔缺损但肺血管阻力不增加或轻度增加时,心影明显增大;肺动脉段凸出,肺血明显增加,左心房、左心室增大,右心室轻度增大,可伴有肺部病变,如肺炎、左下肺不张等。大的室间隔缺损伴严重的肺动脉高压时,心影不大或轻度增大,以右心室增大为主,肺动脉段明显凸出,肺门血管扩张但外周肺动脉变细。

在二维超声切面中见到室间隔各部连续中断为诊断缺损的依据。且诊断敏感度很高,但小型的、心尖部的室间隔缺损或多发性室间隔缺损易被遗漏,如同时应用彩色血流显像有助于发现上述类型的室间隔缺损。

单纯的室间隔缺损一般不需要做 CT 和 MRI 检查,如行多层螺旋 CT、电子束 CT 或 MRI 检查,则可通过观察室间隔的连续性是否中断来判断有无室间隔缺损。MRI 检查一般以自旋回波 T1W 图像为主来观察室间隔连续性是否中断,但若同时在梯度回波电影序列上发现有异常的血流存在则是诊断室间隔缺损可靠的依据,CT 和 MRI 检查还可清楚地显示左心房增大、左心室增大、右心室增大、肺动脉扩张等对室间隔缺损诊断有帮助的间接征象。

(二)房间隔缺损

房间隔缺损是指房间隔上除未闭的卵圆孔外存在的孔洞。房间隔缺损是常见先心病,女性发病较多。房间隔缺损可分为:①继发孔房间隔缺损,最常见,也称为中央型或卵圆窝型房间隔缺损。②静脉窦型房间隔缺损,包括上腔型和下腔型,常伴肺静脉异位连接。③冠状静脉窦型房间隔缺损,少见,也称为冠状静脉窦隔缺损或无顶冠状静脉窦。④原发孔型房间隔缺损,由于心内膜垫发育障碍引起(在房室间隔缺损一节中叙述)。

较小的房间隔缺损 X 线可无异常表现,较大的房间隔缺损表现为肺血增多,右心房增大、右心室增大、肺动脉段凸出。与其他左向右分流的先心病相比,房间隔缺损最易发生心脏顺钟向转,此时心右上弓有空虚感,上腔静脉影消失。房间隔缺损超声心动图可见右心房、右心室扩大和右心室流出道增宽,心尖位和胸骨旁四腔位上显示房间隔中部或上部连续性中断。彩色多普勒影像可见分流自左心房经缺损流向右心房。经食管超声对房间隔缺损类型,大小及是否伴肺静脉异位引流显示更优于经胸超声,常在经导管房间隔缺损封堵术中应用。

单纯的房间隔缺损一般不需要做 CT 和 MRI 检查，如做了 CT 和 MRI 检查，则可通过观察房间隔连续性是否中断来判断有无房间隔缺损。MRI 一般以自旋回波 T1W 图像为主来观察房间隔连续性是否中断，但若同时在梯度回波电影序列上发现有异常的血流存在，则是诊断房间隔缺损可靠的依据。造影增强磁共振血管成像序列对房间隔缺损诊断帮助不大，但对判断有无伴随的部分性肺静脉异位引流存在则很有帮助。CT 和 MRI 检查还可清楚地显示右心房增大、右心室增大、肺动脉扩张等。

心血管造影采用右心造影导管，置于右上肺静脉或左心房，取肝锁位即左前斜 40°，向头 40° 成角投照，由于房间隔呈斜形走向，于左前斜位和肝锁位时房间隔呈切线位，显示较好，同时向头 40° 投照，将位于后方的左右心房投影向头端，与左右心室分开，又由于来自右肺静脉的血液主要沿着房间隔流动，肝锁位右上肺静脉造影可最好地勾画出房间隔的轮廓，显示房间隔缺损的直接征象，可见对比剂沿房间隔左缘向下经缺损口进入右心房，当缺损位于房间隔上部，且上腔静脉也显影时，为上腔型；当缺损位于房间隔中部，或由房间隔中部向上下方延伸时，为继发孔中央型。

（三）动脉导管未闭

动脉导管未闭是动脉导管在出生后未闭合而持续开放的病理状态，是常见的先心病之一，低体重儿、早产儿及合并肺部疾病的新生儿的动脉导管未闭发生率高。动脉导管的肺动脉端常位于靠近肺动脉分义或左侧肺动脉起始处，主动脉端常位于左锁骨下动脉起始部远端 5～10mm。动脉导管根据形态主要有管型，二端宽度相似；漏斗型，肺动脉端窄，主动脉端宽；窗型，动脉导管很短，二端几乎直接连接。

动脉导管很小时，X 线片表现可无异常。较大的动脉导管未闭但肺血管阻力尚无明显增加时，可见肺血增多，肺动脉段凸出，左心室增大，左心房增大，有时可见主动脉结增宽。大的动脉导管未闭伴肺血管阻力明显增加时或有肺血管病变形成时，可见肺动脉段凸出更明显，肺纹理扭曲增粗，右心室也可扩大。

二维超声心动图的胸骨旁、胸骨上及剑突下等切面可以观察到未闭的动脉导管。应用频谱多普勒和彩色多普勒血流显像检测动脉导管的左向右分流对确定诊断，特别对诊断细小或径路异常的动脉导管未闭有重要帮助，可明显提高超声心动图诊断的敏感度。

动脉导管未闭 MRI 检查在横断位自旋回波 T1W 图像上表现为一连接于降主动脉上端和左肺动脉起始部之间的低信号流空血管影。在梯度回波电影序列上此处可见异常血流影。造影增强磁共振血管成像序列最大密度投影重建可从多个角度显示动脉导管未闭的直接征象，对判断其类型和大小都很有帮助。CT 诊断主要依靠在增强扫描横断位图像上见到连接于降主动脉上端和左肺动脉起始部之间高密度血管影。CT 和 MRI 检查还可清楚地显示左心房增大、左心室增大、肺动脉扩张、升主动脉扩张等对诊断有帮助的间接征象。

动脉导管未闭心血管造影可用右心造影导管经右心途径由未闭动脉导管插到降主动脉于动脉导管开口以下 1.0～1.5cm 处进行造影，也可经股动脉插管至升主动脉进行造影，投照体位可用左侧位，通过观察对比剂向肺动脉分流可显示动脉导管大小及形状，并可显示或排除主动脉缩窄及主动脉弓病变，若做左心室造影还可显示或排除室间隔缺损。

(四) 房室间隔缺损

房室间隔缺损也称为心内膜垫缺损，房室间隔部分或完全缺失为其病理特征，由于房室间隔缺损，房间隔与室间隔不直接连接而导致形成共同的房室纤维环，房室间隔缺损可分为：①部分型房室间隔缺损；②过渡型房室间隔缺损；③完全型房室间隔缺损。

房室间隔缺损的 X 线片表现与其病理类型及血流动力学改变有很大关系，最常见的部分性房室通道伴有较明显的二尖瓣反流，原发孔房缺也较大，左心室的血反流入左心房后迅速进入右心房。右心房、右心室、左心房和左心室的容量性负荷均增加并均有扩大，以右心房和左心室增大更明显，并显得心影增大和肺血增加不成比例。最常见的完全型房室间隔缺损有较大的室间隔缺损，但房室瓣反流较轻，X 线片表现右心房、右心室、左心房和左心室均有增大，肺动脉段凸出，肺血增加明显，可有肺动脉高压表现。过渡型房室间隔缺损一般室间隔缺损很小，其血流动力学改变和 X 线片表现与部分性房室通道相似。

超声心动图可见室间隔流入道部分呈勺状凹陷，左、右房室瓣附着在室间隔的相同水平位置。可以观察房室间隔缺损的 5 个房室瓣叶及其与室间隔的关系，以对房室间隔缺损进行分型诊断。彩色多普勒超声可显示分流及反流。

CT 和 MRI 检查可通过观察房间隔、室间隔连续性是否中断来判断有无房间隔、室间隔缺损。CT 对判断房室瓣反流有困难。在 MRI 梯度回波电影序列上更可根据异常的血流存在，来判断房室瓣反流。CT 和 MRI 检查还可显示左心房增大、右心房增大、左心室增大、右心室增大、肺动脉扩张等间接征象。

房室间隔缺损的心血管造影以左心室造影为主，投照位置一般用正位、右前斜位和肝锁位，主要通过显示房室间隔缺损特征性的"鹅颈征"来确认房室间隔缺损并通过观察心室水平有无分流及房室瓣是否为共同瓣进行分型。"鹅颈征"的形成是由于左心室流入道缩短，流出道拉长及房室瓣位置改变，二尖瓣构成左心室右缘所致；无论何种类型的房室通道畸形，正位和右前斜位左心室造影均有"鹅颈征"表现。

（刘　飞　朱　航）

第2章

结构性心脏病的心导管术与心血管造影术

心导管术也称心脏插管术，全称为心导管检查。1929年由Forssmann首先发现此种方法，但未应用于临床。1941年，Cournand和Ranges在临床上应用，至今有80余年的历史。起初心导管术只是应用于诊断和鉴别心血管疾病，监测术后、危重病情变化及研究循环系统血流动力学的重要方法，近50年来，心导管术不仅用于诊断还进入了治疗领域，是广泛应用于心脏、血管疾病治疗及评价治疗效果的重要手段。

一、结构性心脏病的心导管检查

心导管检查具有非创伤性手段无法取代的特点，因而在现代临床医学中应用愈加广泛。近年来，利用心导管检查治疗结构性心脏病及血管疾病也获得肯定的效果及疗效。心导管术迅速在结构性心脏病的研究及临床实践中得到公认及广泛应用。

心导管是一种表面光滑，软硬适中，在体内不变形，在血管内不易诱发血栓形成，不透X线的塑料导管。心导管检查是指将心导管自周围血管送到心脏和大血管的指定部位，根据其走行途径、压力及血氧含量分析压力曲线波形，计算各项参数而进行诊断的一种重要方法。心导管检查同心血管造影相结合，是诊断心脏复杂畸形常用的方法。已发展到以右心导管技术为基础进行更多的检查项目，电生理研究、起搏和电灼术治疗都需经心导管进行。采用不同类型的导管进行溶栓治疗、用球囊导管治疗心脏瓣膜病和血管疾病、经导管矫治心内畸形、治疗心律失常等也都属于心导管检查的应用范围。近年来，电子计算机技术用于心导管检查方面，如自动测量压力及血氧含量，并能够测量婴儿快速心率时的压力，分析人工伪差对压力的影响。这些已经带动了新的侵入性和非侵入性的诊断和治疗技术的发展。随着医疗器械的改进，它的临床应用范围必将更加扩大。

目前，心导管检查不是唯一用于搜集解剖和生理诊断的方法。一个有经验的超声心动图医师，用高分析技术、二维多普勒超声心动图能对95%的先天性心血管畸形患者作出正确的心血管解剖诊断。因此，心导管检查和心血管造影只是对复杂畸形的患者、其临床表现不能用非侵入性检查方法解释的患者或超声窗不适宜的患者。

心导管检查是获得关于先天性心血管畸形引起生理紊乱原因最可信赖的方法之一，由于先天性心脏畸形解剖和生理矫正手术技术不断发展，从长远看，将会加强和提高手术效果。心导管检查和心血管造影术，将继续作为对患者采取外科手术治疗和内科治疗的一个重要评估方法。

（一）心导管检查和心血管造影所需器械及设备

1. **X 线设备**　心导管检查和心血管造影术最主要的设备是大容量 X 线机，并包括影像增强器、电影摄像机、高压注射器、数字化实时透视、储存和图像处理系统。

2. **心电图监测仪**　一般为多功能性心电图监测仪，包括心电图、无创血压、脉搏氧饱和度、有创血压监测及记录功能。

3. **除颤仪、起搏器**　在心导管检查、心血管造影、介入治疗、电生理检查、心肌活检等时发生严重心律失常时的应用。

4. **必要的急救药品及设备**

（1）常用药品：①血管收缩药。多巴胺、多巴酚丁胺、肾上腺素、去甲肾上腺素、麻黄碱等。②血管舒张药。妥拉苏林、罂粟碱、前列腺素、硝酸甘油、利血平、维拉帕米等。③中枢兴奋药。安钠咖、尼可刹米、盐酸山梗菜碱。④抗凝血药。肝素、链激酶、蝮蛇溶栓酶。⑤凝血药。鱼精蛋白、6- 氨基己酸、脑垂体后叶素、维生素 K 等。⑥抗过敏药。氢化可的松、地塞米松、异丙嗪、葡萄糖酸钙等。⑦镇静药。地西泮、苯巴比妥钠。⑧输液制剂。生理盐水、注射用水、5% ～ 25% 的葡萄糖溶液、低分子右旋糖酐。⑨对比剂。350I 50ml；370I 100ml。⑩麻醉药。2% 利多卡因。

（2）常用设备：氧气、气管插管、麻醉机、输液泵、主动脉内球囊反搏仪、急救车及药品、吸引器、血气分析仪。

5. **心导管和心血管造影所需的用品**　心导管是进行心导管检查和心血管造影的主要工具，对手术成败有很大影响，手术者必须掌握心导管的性能，才能在手术时掌握主动权。

6. **手术包及器械**

（1）敷料：①手术巾（65cm×65cm）4 块；②大洞巾（230cm×130cm）1 块；③手术衣 2 ～ 3 件；④纱布 1 块；⑤外包布（双层）2 块。

（2）器械：①卵圆钳 1 把；②布巾钳 4 把；③弯蚊式钳 2 把；④刀柄、剪刀片 1 套；⑤不锈钢碗 2 ～ 3 个；⑥不锈钢弯盘 1 个；⑦不锈钢大方盘 1 个；⑧不锈钢药杯 2 个；⑨注射器 5ml、10ml、20ml 规格各 1 具。

（二）心导管检查的特殊用品

心导管检查的器械准备除一般检查的设备外，须用专用器械。

1. **穿刺针**　经皮穿刺动脉和静脉都需要用穿刺针。经皮穿刺心导管检查由 Seldinger 首先使用，常称为 Seldinger 穿刺针及穿刺法，是由硬不锈钢制成，针尖斜面上有 2 个锐利的切缘，容易刺穿和通过血管壁。操作时，要选用针尖锋利而针尖斜面切缘光滑、大小合适的穿刺针。穿刺时穿刺针斜面应向上或向侧面，以便针尖刺穿血管壁。

用途：经皮穿刺动、静脉。心导管检查时成人及儿童用 16 ～ 18G，婴儿用 20 ～ 22G 穿刺针。不同类型穿刺针长短及内径不同（表 2-1）。穿刺针分为两大类：①带针芯；②不带针芯。

表 2-1　不同型号穿刺针长短及内径

号数	长度（cm）	内径 [mm（in）]	外径 [mm（in）]
16	5.5～7.0	1.3（0.052）	1.6（0.064）
18	5.5～7.0	1.0（0.042）	1.2（0.048）
20	5.5	0.6（0.025）	0.9（0.036）
22	5.5	0.5（0.018）	0.7（0.028）
24	5.5	0.4（0.014）	0.6（0.022）

注：in. 英寸

2. 扩张管（导引管）

（1）用途：通过扩张管可使穿刺部位血管扩张，通过扩张器的外套管顺利送入或更换导管，减少出血及对血管的损伤，减少患者的不适感。

（2）组成：常用的导引管是由一根逐渐变细的扩张管和一根略短的套管、止血活瓣（密封气垫）和与套管尾部相通的侧臂管组成。导引管包括外套管、内套管、J 形或直头的短导引钢丝。其尾端有可密闭的活瓣，防止血液流出及空气进入。尾端侧壁带有连通管，可抽回血、输液之用（静脉扩张器无此装置）。

（3）型号：各种不同的型号，4～12F，长 7～80cm。

（4）扩张器大小的选择：根据所用导管大小来选择。检查所用导管和套管大小的匹配情况要适宜。通常选用导管与套管为同一型号。

3. 导引钢丝　有两种形状，一种为直头，一种为"J"形。顶端 3～5cm 长的部位是柔软的。根据作用分为普通导丝和交换导丝。普通导丝一般长度 45～150cm，交换导丝长度分别为 180cm、260cm、300cm。导引钢丝直径根据用途不同、粗细不同而不相同，大多数导引钢丝的外径为 0.4～1.0mm。导引钢丝分为超滑导丝（泥鳅导丝）、普通金属导丝。选用导引钢丝长度要根据导管长度而定，导引钢丝应比导管长 20cm 以上，J 形导引钢丝上带有头端细的小塑料套管，可帮助伸直 J 形头送入穿刺针或导管腔内。J 形钢丝有利于通过弯曲狭窄的血管，减少对管腔内膜的损伤以防血管夹层出现。J 形导引钢丝弯曲的大小不同。

4. 心导管　其种类分为诊断性导管及治疗性导管。导管的规格不同，一般以 F 编号来表示。此编号实际上是代表其外径的毫米数，编号越大导管直径越粗，F 编号 1/3= 外直径（mm）（表 2-2）。

表 2-2　心导管编号及直径

心导管编号	计算所得外直径（mm）	实际测得外直径（mm）	颜色
F4	1.3	1.24	红色
F5	1.7	1.60	灰色
F6	2.0	1.93	绿色
F7	2.3	2.33	橙色

心导管编号	计算所得外直径（mm）	实际测得外直径（mm）	颜色
F8	2.7	2.61	浅蓝色
F9	3.0	2.85	黑色
F10	3.3	3.07	
F11	3.6	3.44	
F12	4.0	3.86	

（1）诊断性导管：常用的导管有①端孔导管（Lehman），右心导管及进行肺动脉压力测定；②侧孔导管（NIH），主要做右心造影；③端侧孔导管，可沿导丝插入导管，功能同侧孔导管；④猪尾巴导管（pigtail），为多侧孔向头端逐渐变细的伴端孔的猪尾巴状导管，主要用于左心室造影，特点为便于插入左心室，减少刺激且可短期内注入大量对比剂；⑤球囊漂浮导管，可快速达到指定的部位，适用于新生儿及婴儿。球囊端孔导管及侧孔导管分别替代普通端孔及侧孔导管功能；⑥特种导管，冠状动脉造影导管、电极导管、热稀释导管及各种球囊扩张导管。

（2）治疗性导管（详见本书相关内容）。

（三）心导管检查的作用及其方法选择

行心导管检查时经外周血管插入各种功能的导管至心腔、大血管，进行生理数据的检测及选择性血管造影，为外科手术前提供精确的解剖和生理功能数据。虽然超声心动图影像诊断技术的进展，对于一些先天性心脏病单用非侵入性检查获得确诊而直接行外科手术，但对于不少重症及复杂型先天性心脏病的诊断，导管和造影仍为重要的金标准诊断方法。

心导管检查和心血管造影术不仅是心血管疾病诊断、鉴别诊断及血流动力学监测的重要手段，也是心血管疾病介入性治疗的基础及评价治疗效果的重要手段，它具有非侵入性检查无法取代的特点。由于心导管技术的成熟、材料的改进、各种特殊心导管及其附件的应用开展，心导管检查对心脏及血管的各特定部位均可获得详细的数据，成角投照造影应用可精确作出心脏解剖畸形的诊断。目前对新生儿及重症患儿均进行此项检查。大部分复杂畸形可获矫治术，解剖纠治及生理性矫治手术已成为复杂型先天性心脏病重要的手术方法。在非侵入法检查（如超声心动图检查）不足以提供精确完整的诊断时都需做导管检查。

心导管检查和心血管造影术在临床上应用主要有两个方面作用：一是诊断性导管术；二是治疗性导管术。

1. **诊断性导管术**　用于①复杂型先天性心脏病需进行全面的解剖和生理方面评价；②左向右分流先天性心脏病伴肺动脉高压，评价肺动脉高压的性质，同时排除多发性肌部室间隔缺损；③部分主动脉弓病变；④周围血管病变的评价，肺动脉分支，主动脉侧支循环，体、肺静脉回流，冠状动脉异常等；⑤心脏、血管腔内特殊检查：电生理检查、血管镜及血管内超声心动图检查、心肌活检的应用；⑥先天性心脏病围术期，术后临床情况不良，疑有畸形及血流动力学需再纠正者；⑦非侵入性方法难以确诊者，需做导管术检查；⑧先天性心脏病新手术方法术后效果评价。

2. 治疗性导管术　用于①特种导管进行房隔造口术及房隔切开术；②球囊血管及瓣膜成形术；③心内缺损及心外异常血管交通堵塞术；④心律失常的治疗（包括起搏器安放和快速性心律失常的导管消融术）；⑤心血管腔内静脉滴注溶血栓或化疗药物；⑥心血管腔内异物或血栓摘取术等；⑦血流动力学监测：广泛用于危重患者，泵功能监测；⑧指导用药：有明确的指导意义等。

（四）临床应用

1. 心导管检查的目的　包括①了解心血管解剖、形态、位置和连接关系：大血管与心室、体静脉和肺静脉与心房；房室瓣、心室和流出道的关系。②测定和计算血流动力学数据：大血管、各心腔压力及血氧含量；体循环和肺循环血流量；计算分流量；计算各个血管床阻力；计算瓣膜面积。③评价心脏泵功能。④监测血流动力学的变化和心功能。⑤监测对药物、呼吸装置和心内手术的反应。⑥心电生理研究和快速心律失常治疗。⑦心脏临时及永久性起搏治疗。⑧心肌活检。

2. 心导管检查的选择　首先须仔细评价用哪种检查获得的资料适合患者诊断治疗的需要。在特殊的患者中只需要心导管检查的部分数据；另外要注意报告必须用公式表示，导管过程设计必须用最小的创伤方法获得最有临床价值的数据。对于典型的病例，根据二维超声心动图显示的解剖特征大多数能提供正确的诊断。

（1）了解心血管解剖：应用心导管检查和心血管造影可判断心脏的不同部位和大血管的解剖关系。心导管检查前，了解二维超声心动图和多普勒的资料，研究、计划做不同部位及体位的心血管造影，从而得到所需资料。然而，对于二维超声心动图操作技术水平、经验受限，超声心动图不能完全代替心导管检查和心血管造影术。另外，①找到适宜的超声窗困难；②胸内解剖位置的判断特别困难；③婴儿严重的肺透明膜病；④肺静脉异常连接的排除特别困难，此时行心导管检查是必要的。

（2）血流动力学：包括先对心腔、血管内压力及心导管检查中压力波形分析，再根据患者年龄不同制定出完善的标准。成人、儿童正常心内压力见表2-3。

表 2-3　成人、儿童正常心内压力（kPa）

部位		成人		儿童
		医院参考值	文献参考值	文献参考值
右心房		0.30～1.33	0.27～1.33	(0.5～0.8)±0.32
左心房		0.58～1.30	0.13～1.33	0.7～1.3
肺毛细血管		0.38～1.50	0.13～1.33	0.7～1.6
右心室	(S)	2.30～4.00	2.00～4.00	2～4
	(D)	0.45～0.89	0.40～1.60	0.3～0.7
	(M)	1.24～2.14	1.20～2.13	S 4.7～10.7/D0.1～0.7 新生儿

续表

部位		成人		儿童
		医院参考值	文献参考值	文献参考值
肺动脉	(S)	2.20 ~ 4.00	2.00 ~ 4.00	2 ~ 4
	(D)	0.41 ~ 1.61	0.40 ~ 1.60	0.7 ~ 1.3
	(M)	1.22 ~ 2.14	1.20 ~ 2.13	1.3 ~ 2.7
				S 4.7 ~ 10.7/D 2.7 ~ 5.3 新生儿
				S 35 ~ 80/D 20 ~ 40 (M25 ~ 40) 新生儿
左心室	(S)	12.3 ~ 18.7	12.0 ~ 18.7	10.7 ~ 13.3
	(D)	0.44 ~ 1.60	0.40 ~ 1.60	0.7 ~ 1.3
	(M)	7.8 ~ 9.0		9.3 ~ 12.7
主动脉	(S)	12.1 ~ 18.8	12.0 ~ 18.7	10.7 ~ 17.3
	(D)	8.2 ~ 12.2	8.0 ~ 12.0	8 ~ 12
	(M)	9.34 ~ 14.3	9.33 ~ 14.0	10.5 ~ 11.8

注：新生儿右心室压、肺动脉压根据出生后不同时间变化，逐渐下降

（3）血氧：正常成人、儿童心脏各部位血氧饱和度大致相同，新生儿、小婴儿不同（表 2-4）。

表 2-4　成人、小儿正常心脏各部位血氧饱和度（%）

部位	成人		小儿	
	正常范围	平均值	正常范围	平均值
右心房	72 ~ 86	79.5	74 ~ 86	80
右心室	64 ~ 84	75.5	71 ~ 87	79
肺动脉	73 ~ 85	78.0	73 ~ 83	78
下腔静脉	76 ~ 88	83.0	67 ~ 87	77
上腔静脉	66 ~ 84	76.8	77 ~ 89	83
主动脉	95 ~ 99	97.0	77 ~ 99	98
肺毛细血管		98.2		99.2

正常心内血氧差：①按心内血氧饱和度（表 2-5）。②按心内血氧含量进行分析（表 2-6）。

表 2-5　心内血氧饱和度差（%）

部位	最小血氧饱和度差	平均值
上腔静脉至右心房	8.7	7
右心房至右心室	5.2	4
右心室至肺动脉	5.6	4

表 2-6　心内血氧含量（%）

部位	血氧含量差（容积）
右心房至上腔静脉	< 1.9
右心室至右心房	$< 0.9 \sim 1.0$
肺动脉至右心室	< 0.5

二、适应证及禁忌证

由于目前技术的熟练和设备的先进性，适应证逐渐增加。在某些情况下，禁忌证是相对的。一般情况下，下列情况暂不宜行常规心导管检查和（或）心血管造影术。

1. 急性感染期。

2. 严重心律失常未控制者。

3. 电解质紊乱，钠、钾失衡或洋地黄中毒。

4. 严重的高血压未控制者。

5. 有出血倾向者或现有出血疾病者。

6. 正在行抗凝治疗者。

7. 严重的心力衰竭者。

8. 对比剂过敏者。

9. 其他脏器功能衰竭者。

10. 严重营养不良，难以耐受者。

由于心导管检查技术方面及近年来内、外科治疗的开展，目前无绝对禁忌证，如为了抢救患者需获得必要的数据或进行介入性导管检查时都应考虑行急诊心导管检查。相对禁忌证为发热或败血症、心功能不全、未控制的严重室性心律失常、未纠正的低血钾、洋地黄中毒等。

三、检查方法与应用

检查方法有切开血管和经皮穿刺血管 2 种。目前大多数采用后者，但需有一套完整的穿刺器械，如穿刺针、导丝、扩张管及相应的心导管等。

（一）经皮穿刺技术

1953 年，由放射学家 Seldinger 描述使用导丝的动脉插管穿刺操作技术后，即成为 Seldinger 技术，至今仍为通用的动脉、静脉导管插管方法。

1. Seldinger 技术基本操作方法　①用 2% 利多卡因局部麻醉，利多卡因总量 $\leqslant$ 5mg/kg。②用手术刀片做一小皮肤切口（1 ～ 2mm）。用蚊式钳钝性分离皮下组织。③用穿刺针穿刺血管。使用不带芯穿刺针或套管针，穿刺血管。④缓慢回撤穿刺针（使用带针芯穿刺针或套管针要先拔出针芯），直至血液无阻力自针尾流出（静脉），或血液自针尾喷出（动脉）。⑤引入导丝，退出穿刺针。⑥沿导丝送入导管鞘，撤出导丝及鞘管芯。⑦抽吸导管并弃去抽吸物，用肝素盐水冲洗鞘管。⑧ 经鞘管送入相应的导管进行下一步的诊断或治疗。

2. 导管径路

（1）股动脉、股静脉：右侧股动、静脉是最常用的动、静脉插管途径。经股动脉逆行插管，导管可达髂动脉、腹主动脉及其分支、胸主动脉及其分支和左心室，也可经过髂动脉分支进入对侧髂股动脉及下肢动脉；经股静脉插管，导管可达髂静脉（包括对侧）、下腔静脉、上腔静脉及头臂静脉、右心房室、肺动脉，还可通过异常交通进入左心系统。

穿刺部位自耻骨联合到髂前上棘做一连线，股动脉恰在腹股沟韧带处这一连线的中点通过。触诊定位股动脉可帮助定位股静脉（股静脉与股动脉伴行，位于股动脉内侧）。对新生儿和小婴儿应在腹股沟韧带下方进针。较大的儿童在腹股沟韧带下方 1～2cm 处。在耻骨上支的骨面上用针刺入股静脉或股动脉，这个部位血管相对固定和更表浅。

（2）肘正中静脉：经肘正中静脉插管，导管可经腋静脉、锁骨下静脉、上下腔静脉进入右心房、右心室及肺动脉。

（3）颈内静脉

1）颈内静脉穿刺术主要优点：解剖位置固定，变异较少；不会因年龄、胖瘦而改变；到右心房的距离短，途径直；并发症的发生率比锁骨下静脉穿刺少，如气胸、血胸，臂丛神经、胸导管损伤较少发生。因此，较多采用。

2）穿刺方法：一般选用右侧颈内静脉，血管较粗。左侧颈内静脉与胸膜顶紧挨，有胸导管。患者取平卧位，头转向对侧，头低 20°～30°，肩枕过伸位，可以增加静脉的充盈并减少空气栓塞的概率。颈内静脉穿刺术有以下几种进针法：① 前位进针法（Boulanger法）：胸锁乳突肌的前缘（内侧缘）中点，针身与皮肤成 30°～40°，针尖对向锁骨中 1/3 与内 1/3 交界处，能触到颈内动脉的搏动，颈内静脉即在其外侧。② 中位进针法（中路）：胸锁乳突肌的锁骨头和胸骨头形成的三角区，其中点作为穿刺点，针身与皮肤成 30°，针尖对向同侧乳头。小儿多采用此法。成功率高达 96%。③ 后位进针法：胸锁乳突肌的外侧缘中 1/3 与下 1/3 交界处进针，或自外侧缘与颈外静脉交点后方进针。此法可靠、易插入导管。

（4）肱动脉：经肱动脉插管，导管经腋动脉、锁骨下动脉、主动脉进入左心室或进入冠状动脉；也可选择腋动脉。

（5）其他不常用的径路：静脉插管径路——颈内静脉、颈外静脉、锁骨下静脉；动脉插管径路——桡动脉等（目前采用经桡动脉行经皮冠状动脉内成形术、经皮冠状动脉内支架置入术）。

3. 心导管的走行途径

（1）心导管正常走行途径

1）经下肢静脉途径：经皮穿刺，将导管经股静脉插入，进入下腔静脉、右心房、右心室、肺动脉。

2）经上肢静脉途径：经皮穿刺，将导管经贵要静脉（肘正中静脉）插入，进入腋静脉、锁骨下静脉、上腔静脉、右心房、右心室、肺动脉。

（2）心导管异常走行途径

1）经上肢静脉心导管入右心房后进入冠状静脉窦，再进入心中静脉或心小静脉。

2）经上肢静脉心导管进入左上肢静脉（右侧位）。

3）经上肢静脉心导管入右心房后进入冠状静脉窦，再进入心大静脉。

4）经上肢静脉心导管进入引流入右心房的畸形右肺静脉。

5）经上肢静脉心导管进入左上腔静脉。

6）经上肢静脉心导管进入右心房、右心室，再经肺动脉通过主、肺动脉间隔进入主动脉后进入左颈总动脉。

7）经上肢静脉心导管由上腔静脉进入右心房，由右心房的冠状静脉窦开口进入冠状静脉窦，再进入左上腔静脉。

8）经上肢静脉心导管进入右心房、右心室，再经肺动脉通过主、肺动脉间隔进入主动脉后折入升主动脉。

（3）动脉导管未闭导管各种走行

1）经上肢静脉心导管由肺动脉通过未闭的动脉导管进入降主动脉（前后位），动脉导管未闭（PDA）。

2）经股静脉心导管由肺动脉通过未闭的动脉导管进入降主动脉（左前斜位）PDA。

3）经上肢静脉心导管由肺动脉通过未闭的动脉导管进入降主动脉（右前斜位，PDA）。

4）经股静脉心导管由肺动脉通过未闭的动脉导管进入降主动脉（后前位，PDA）。

（4）房间隔缺损导管各种走行

1）经上肢静脉进入右心房，通过缺损房间隔进入左心房，再进入左上肺静脉。

2）经股静脉进入右心房，通过缺损的房间隔进入左心房。

3）经股静脉进入右心房，通过缺损的房间隔进入左心房，再进入右肺静脉。

4）经上肢静脉进入右心房，通过缺损的房间隔进入左心房。

（5）其他导管各种走行

1）经股静脉进入右心房，通过缺损的房间隔进入左心房，通过二尖瓣进入左心室房间隔缺损（ASD）。

2）经上肢静脉进入右心房、右心室，再进入骑跨的主动脉进入颈动脉。

3）经股静脉进入右心房，通过缺损的房间隔进入左心房，再经二尖瓣进入左心室（左前斜位）。

4）经上肢静脉进入右心房、右心室，再经缺损的室间隔进入左心室到达主动脉室间隔缺损（VSD）。

5）经股静脉进入右心房、上腔静脉、左无名静脉、左上腔静脉进入右肺静脉 [完全性肺静脉异位引流（TAPVO）]。

6）经上肢静脉心导管，进入右心房后直接入左心室进入主动脉（房室共同通道）。

（二）心导管检查的数据及其结果分析

1. 正常值及常用计算公式

（1）血氧含量和饱和度：左心房、左心室及周围动脉血氧饱和度正常值为 96% ～

100%，不应低于 95%。血氧含量与血红蛋白浓度有关，正常血液每 100ml 含血红蛋白 15g。其最大含氧能达 18 ~ 20ml。混合静脉血氧饱和度 70% ~ 80%，见表 2-7。右心各部血氧含量因混合不同而有一些生理性差异，见表 2-8。

表 2-7　心腔和大血管血氧饱和度表

部位	血氧饱和度（%）
主动脉	96±3
左心室	96±3
左心房	96±3
右心室	70±5
右心房	70±5
上腔静脉	70±5
下腔静脉	75±5

表 2-8　右心腔各部血氧生理差异范围

部位	血氧饱和度（%）	血氧含量（ml%）
右心房比腔静脉	< 9.0	< 2.0
右心室比右心房	< 5.0	< 1.0
肺动脉比右心室	< 3.0	< 0.5

（2）左向右分流水平及分流量的测定

1）右心各部血氧差异与左向右分流水平的相关值：右心房比腔静脉血氧饱和度相差 ≥ 9.0%、右心室比右心房血氧饱和度相差 ≥ 5.0% 及肺动脉比右心室血氧饱和度相差 ≥ 3.0% 时，分别提示心房、心室、肺动脉水平存在左向右分流，但要结合临床其他检查结果进行全面分析，除外层流所致。

2）计算肺循环血流量（Qp）与体循环血流量（Qs）之比值：此值的意义是判断左向右分流量的大小。Qp/Qs=1.0 为正常，无左向右分流；1.0 < Qp/Qs < 1.5 存在左向右少量分流；Qp/Qs 在 1.5 ~ 2.0 存在左向右中等量分流；Qp/Qs > 2.0 存在大量左向右分流。

（3）右向左分流的判断：体动脉血氧饱和度 < 94% 为体动脉血氧饱和度低，结合临床提示右向左分流的存在。

2. 压力分析

（1）心血管压力测定：心导管检查过程中可获得血流动力学资料，其中最重要的部分是压力测定，这对诊断某些先天性心脏病及研究肺循环的病理生理有很大价值。对由左到右分流的患者，根据其肺动脉高压是否形成，判断能否手术，以及压力升高由于瓣膜狭窄造成患者是否需要手术（或行球囊扩张成形术），主要根据压力来判断。在完全型大动脉转位、完全性肺静脉畸形引流和三尖瓣闭锁的患者，必须有血流通过房间隔，行房间隔造口术，其病因之一是形成房间压力差。除此之外,压力的测定尚可作为导管通过各心腔边界的指标。正常各心腔的压力见表2-9。

表2-9   正常各心腔压力 (mmHg)

部位	收缩压	舒张压	平均压
右心房	3 ～ 7	− 2 ～ 2	− 2 ～ 7
右心室	15 ～ 30	0 ～ 7	10 ～ 20
肺动脉	15 ～ 30	5 ～ 10	5 ～ 12
肺毛细血管			5 ～ 12
左心房			5 ～ 10
左心室	80 ～ 130	5 ～ 10	60 ～ 90
主动脉	80 ～ 130	60 ～ 90	70 ～ 90

为了获得准确的压力测量值,导管、所有的连接管和开关、换能器和记录系统的性能必须可靠,患者安静,操作规范,每记录一个压力要进行标准校正的测定。测压时导管尖端与压力换能器零点位置要在同一水平上。升高1.36cm,压力提高1mmHg (0.13kPa),同样,若导管尖端位置比压力换能器位置低,压力会下降 (测出的压力值偏低),若低4cm测出的压力值比正常位置低3mmHg (0.39kPa)。

(2) 正常压力曲线及其变化的意义

1) 肺毛细血管楔压 (肺嵌压):用于估计肺静脉和左心房压力。平均肺嵌压与平均左心房压有着密切的关系。实际测得的肺嵌压通常比左心房压高1mmHg (0.13kPa)。导管嵌入肺动脉后,导管腔通过肺小动脉堵塞后的毛细血管及肺静脉与左心房相通,导管尖端腔与左心房间没有压力存在,所以,肺嵌压可以代替左心房压。肺嵌压力曲线比左心房压力曲线细小,肺血流多的患者测量肺嵌压是困难的,而且测出的肺嵌压高于左心房压。

2) 肺动脉压力:肺动脉舒张压通常比平均肺嵌压高1 ～ 3mmHg (0.13 ～ 0.40kPa),肺动脉收缩压大约与右心室压力相同。舒张期开始时,肺动脉瓣关闭出现重波切迹。肺动脉压力根据所使用的端孔导管或侧孔导管类型而变化,按血流速度和导管朝向的方向 (假如导管通过手术分流连接肺动脉或动脉导管进入肺动脉,导管朝向肺动脉血流方向,这种情况是可能的) 决定。端孔导管与侧孔导管所测得的压力常存在压差。有时发生肺动脉分支压力高,常见左肺动脉比主肺动脉压力高。

在大型室间隔缺损的患者中,大量的肺血流存在,肺动脉舒张压和平均压与主动脉舒张压和平均压比较低。明显地,由于收缩压相等,肺动脉比主动脉脉压差大。在一个肺动脉呈带状极度密封或重度分支狭窄的患者中想获得典型的肺动脉压力曲线并非完全能做到。在这种情况下,假如谨慎操作使导管通过狭窄区域,导管内腔可能完全封闭,测得的是肺嵌压而不是肺动脉压力。

3) 右心室压力:肺动脉压力记录完毕之后,将导管缓慢撤回进入右心室判断通过肺动脉瓣口有无压力梯度存在。导管恰好从肺动脉瓣下到右心室体部测得右心室流出道压力,观察有无瓣下压力梯度存在，从肺动脉回撤导管时，导管尖端必须保持朝向头侧的位置（连续顺时针方向旋转导管），否则，导管常"堕落"，从肺动脉进入右心室体部。出现这种情况时，操作者从压力曲线上将不能判断出压力梯度的存在是由于瓣膜还是瓣下梗阻产生。当然，正确判断狭窄部位最好的方法是行右心室造影。

右心室舒张压与同时测得的右心房压实际上相等。舒张压开始接近"0"mmHg，缓慢上升，由于心房收缩出现一个波峰，正如在收缩期开始之前。右心室舒张末压在心房 a 波之后发生，常位于压力波的最低点，而在左心室这一点是可疑的。在充血性心力衰竭、限制型心肌病和心包缩窄的患者中，出现舒张期压力升高（包括早期舒张压）。因此，有学者假定早期舒张压以零点作为参考点，而舒张末压必须测定。

4）右心房压力：从右心室撤回导管进入右心房描记右心房压力，右心房压力曲线包括 a 波、c 波和 v 波。a 波相当于心房收缩所产生的正向波，高度代表右心房收缩压 oc 波是收缩早期和相当于三尖瓣关闭产生的偏移，在儿童心脏病学中没有临床意义，ov 波反映心房在收缩晚期紧靠房室瓣关闭时心房充盈（称为心房充盈波）。右心房压力曲线中，a 波通常比 v 波高 2～3mmHg（0.27～0.40kPa），正值三尖瓣关闭之前 v 波到达顶峰，假如三尖瓣关闭不全，将会出现一个较大的 v 波，ox 倾斜是 a 波之后产生的下降压力。心室收缩期间右心房继续舒张，房室环下降，甚至三尖瓣关闭之后 x 倾斜仍持续下落，oy 倾斜是 v 波之后产生的下降压力，由三尖瓣开放而形成。在正常人体中，右心房压力与胸腔压力实质上是相等的。按常规要求在平静呼吸时呼气末测压，右心房压力比大气压力低，而在呼吸时可能比大气压低 5～9mmHg（0.67～1.20kPa），特别是患儿在哭叫时。由于呼吸期间胸腔内压力发生明显的变化，故伴呼吸道疾病者所产生的右心房压力上下变动范围最大。

5）左心室和动脉压力：体动脉和左心室压力必须同时测定。股动脉和肱动脉收缩压通常比左心室压力高 7～15mmHg（0.93～2.00kPa），而且可能高至 30mmHg（4.00kPa），股动脉舒张压通常比中心主动脉压力低 2～6mmHg（0.25～0.08kPa）。因此，如股动脉收缩压比左心室收缩压峰值低 5mmHg（0.65kPa），实际通过主动脉瓣收缩压峰值梯度将下降 15mmHg（2.00kPa）。在周围动脉中表现收缩压力升高是由于动脉分支部位（包括异常的动脉分支）反射回来的压力波形搏动放大所致。

6）左心房压力：在左心房压力曲线中高耸波是 v 波而不是 a 波。v 波与肺血流有关，当肺血流增加时，如伴有左到右分流室间隔缺损存在，v 波增大。v 波变化部分是由于肺静脉连接产生。假如有二尖瓣狭窄，要同时记录左心室舒张压和肺嵌压或左心房压。在二尖瓣狭窄患者中，最好采用房间隔穿刺入左心房，因此只需用一根导管插入左心房和左心室。假如有二尖瓣狭窄，a 波和左心室舒张末压之间会存在压力梯度。二尖瓣反流存在会产生明显高大的 v 波。

3. 血氧含量异常的临床意义

（1）左向右分流

1）心房水平：房间隔缺损、肺静脉异位引流、冠状动静脉瘘入右心房、左心室——右心房交通、室间隔缺损伴三尖瓣关闭不全、瓦氏窦瘤破入右心房等，均可使右心房血氧含量增加超过上述标准，此由心房平面左向右分流所致。

2）心室水平：室间隔缺损、瓦氏窦瘤破入右心室、冠状动脉瘘破入右心室、动脉导管未闭伴肺动脉瓣关闭不全等，均可使血液自心室平面由左向右分流，致右心室血氧含量增加超过上述标准。

3）肺动脉水平：动脉导管未闭、主肺动脉隔缺损、瓦氏窦瘤破入肺动脉、冠状动脉瘤破入肺动脉等，均可使肺动脉血氧含量增加。

4）腔静脉水平：肺静脉异位引流入腔静脉时，可使腔静脉血氧含量增加。

（2）右向左分流

1）心房水平：三尖瓣狭窄、三尖瓣闭锁、肺动脉瓣严重狭窄或闭锁伴房间隔缺损时，可致心房平面右向左分流，左心房血氧含量降低。

2）心室水平：右心室流出道梗阻伴室间隔缺损的一组先心病、室间隔缺损伴艾森门格综合征等，使心室平面出现右向左分流，左心室和主动脉血氧含量降低。

3）肺动脉水平：动脉导管开放伴肺动脉高压、主动脉瓣闭锁等，可使肺动脉平面出现右向左分流，主动脉血氧降低。

4. 血流动力学公式与计算

（1）氧耗量：需通过以下方法获得。①直接测定法。由氧耗量测定仪计算每分钟、每平方米体表面积氧耗量。每分钟氧耗量（ml）＝基础代谢热量 ×209/60× 体表面积（m^2），但年龄≤ 3 岁小儿难以合作。②查表法。基础代谢热量可查相关的表格。

（2）不同部位分流量的计算

1）心房水平左向右的分流

①体循环血流量（L/min）

$$= \frac{氧耗量（ml/min）}{周围动脉血氧含量（容积 \%）- 腔静脉血氧含量（容积 \%）} × 1/10$$

②肺循环血流量（L/min）

$$= \frac{氧耗量（ml/min）}{肺静脉血氧含量（容积 \%）- 肺动脉血氧含量（容积 \%）} × 1/10$$

③有效肺循环血流量（L/min）

$$= \frac{氧耗量（ml/min）}{肺静脉血氧含量（容积 \%）- 肺静脉血氧含量（容积 \%）} × 1/10$$

④左向右分流量（L/min）＝肺循环血流量（L/min）- 有效肺循环血流量（L/min）

2）心室水平左向右的分流

①体循环血流量（L/min）

$$= \frac{氧耗量（ml/min）}{周围动脉血氧含量（容积 \%）- 右心房血氧含量（容积 \%）} × 1/10$$

②肺循环血流量（L/min）

$$= \frac{氧耗量（ml/min）}{肺静脉血氧含量（容积 \%）- 肺动脉血氧含量（容积 \%）} × 1/10$$

③有效肺循环血流量（L/min）

$$= \frac{氧耗量（ml/min）}{肺静脉血氧含量（容积\%）-右心房血氧含量（容积\%）} \times 1/10$$

④左向右分流量（L/min）=肺循环血流量（L/min）-有效肺循环血流量（L/min）

3）主动脉与肺动脉间左向右分流

①体循环血流量（L/min）

$$= \frac{氧耗量（ml/min）}{周围动脉血氧含量（容积\%）-右心室血氧含量（容积\%）} \times 1/10$$

②肺循环血流量（L/min）

$$= \frac{氧耗量（ml/min）}{肺静脉血氧含量（容积\%）-肺动脉血氧含量（容积\%）} \times 1/10$$

③有效肺循环血流量（L/min）

$$= \frac{氧耗量（ml/min）}{肺静脉血氧含量（容积\%）-右心室血氧含量（容积\%）} \times 1/10$$

④左向右分流量（L/min）=肺循环血流量（L/min）-有效肺循环血流量（L/min）

4）心房和心室水平同时有左向右分流

①体循环血流量（L/min）.

$$= \frac{氧耗量（ml/min）}{周围动脉血氧含量（容积\%）-腔静脉血氧含量（容积\%）} \times 1/10$$

②肺循环血流量（L/min）

$$= \frac{氧耗量（ml/min）}{肺静脉血氧含量（容积\%）-肺动脉血氧含量（容积\%）} \times 1/10$$

③有效肺循环血流量（L/min）

$$= \frac{氧耗量（ml/min）}{肺静脉血氧含量（容积\%）-腔静脉血氧含量（容积\%）} \times 1/10$$

④左向右总分流量（L/min）=肺循环血流量（L/min）-有效肺循环血流量（L/min）

⑤单心房水平肺循环血流量（L/min）

$$= \frac{氧耗量（ml/min）}{肺静脉血氧含量（容积\%）-右心房血氧含量（容积\%）} \times 1/10$$

⑥心房水平左向右分流量（L/min）=单心房水平肺循环血流量（L/min）-体循环血流量（L/min）

⑦心室水平左向右分流量（L/min）=肺循环血流量（L/min）-[有效肺循环血流量（L/min）+心房水平左向右分流量（L/min）]

5）心室和肺动脉水平同时有左向右分流

①体循环血流量（L/min）

$$= \frac{氧耗量（ml/min）}{周围动脉血氧含量（容积\%）-右心房血氧含量（容积\%）} \times 1/10$$

②肺循环血流量（L/min）

$$= \frac{氧耗量（ml/min）}{肺静脉血氧含量（容积\%）-肺动脉血氧含量（容积\%）} \times 1/10$$

③有效肺循环血流量（L/min）

$$= \frac{氧耗量（ml/min）}{肺静脉血氧含量（容积\%）-右心房血氧含量（容积\%）} \times 1/10$$

④左向右总分流量（L/min）=肺循环血流量（L/min）-有效肺循环血流量（L/min）

⑤单心室水平肺循环血流量（L/min）

$$= \frac{氧耗量（ml/min）}{肺静脉血氧含量（容积\%）-右心房血氧含量（容积\%）} \times 1/10$$

⑥心室水平左向右分流量（L/min）=单心室水平肺循环血流量（L/min）-体循环血流量（L/min）

⑦肺动脉水平左向右分流量（L/min）=肺循环血流量（L/min）-[有效肺循环血流量（L/min）+心室水平左向右分流量（L/min）]

6）双向分流分流量计算

①体循环血流量（L/min）

$$= \frac{氧耗量（ml/min）}{周围动脉血氧含量（容积\%）-混合静脉血氧含量（容积\%）} \times 1/10$$

②肺循环血流量（L/min）

$$= \frac{氧耗量（ml/min）}{肺静脉血氧含量（容积\%）-肺动脉血氧含量（容积\%）} \times 1/10$$

③有效肺循环血流量（L/min）

$$= \frac{氧耗量（ml/min）}{肺静脉血氧含量（容积\%）-混合静脉血氧含量（容积\%）} \times 1/10$$

④左向右分流量（L/min）=肺循环血流量（L/min）-有效肺循环血流量（L/min）

⑤右向左分流量（L/min）=体循环血流量（L/min）-有效肺循环血流量（L/min）

注：左向右分流量计算时肺静脉血氧含量（容积%）等于周围动脉血氧含量；双向分流分流量计算时肺静脉血氧含量（容积%）以饱和血氧的95%为代表。

（3）心脏血流量的计算

1）心排血量

无左向右分流时，心排血量（L/min）=体循环血流量（Qs）=肺循环血流量（Qp）。

Fick 法心排血量的计算公式

心排血量（L/min）= 氧耗量（ml/min）/（主动脉血氧含量－混合静脉血氧含量）（ml/dl）× 1/10

肺静脉血可由动脉血氧饱和度 95% 来代替，混合静脉血可取自肺动脉，有左向右分流者混合静脉血取自分流部位以前心腔血氧含量。

血氧含量（ml/dl）= 血氧饱和度（%）× 血红蛋白含量（g/dl）×（1.34 ～ 1.36）

利用公式可计算肺循环血流量即右心室排血量，体循环血流量即左心室排血量。若无心内分流，肺循环血流量与体循环血流量相等。当存在左向右分流时，则需分别计算。

2）体循环血流量（Qs）

Qs（L/min）= 氧耗量（ml/min）/（主动脉血氧含量－混合静脉血氧含量）ml/dl × 1/10

公式中混合静脉血氧含量取血的部位，目前有 2 个部位选择：①左向右分流先天性心脏病，一般取分流所在部位上游心腔的血液。例如，动脉导管未闭，肺动脉水平存在左向右分流，右心室为取混合血部位；室间隔缺损患者，混合静脉血取自右心房；房间隔缺损患者则取上腔静脉血。②混合静脉血取自上腔静脉，对于不管是否存在心内左向右分流的患者均适用。该处取血可以避免不少影响血氧浓度的因素，被不少心血管中心采用，见下列公式：

Qs（L/min）=VO_2/（AOsat － SVcsat）× Hb × 1.36 × 1/10

注：VO_2= 氧耗量；AOsat = 主动脉血氧含量；SVcsat = 上腔静脉血氧含量；Hb= 血红蛋白含量。

3）肺循环血流量（Qp）

①按血氧含量计算：肺循环血流量（L/min）= 氧耗量（ml/min）/（主动脉血氧含量－肺动脉血氧含量）ml/dl × 1/10

②以血氧饱和度计算：Qp（L/min）=VO_2/（AOsat － PAcsat）× Hb × 1.36 × 1/10

注：PAcsat = 肺动脉血氧含量。

③无分流时心排血量：CO=Qp=Qs

4）分流量的计算：当心内无分流时体循环血流量等于肺循环血流量，而当有心内分流时，体循环与肺循环血流量不相等，需分别计算体循环血流量及肺循环血流量，同时需计算有效肺循环血流量（Qes）。有效肺循环血流量是指失饱和的静脉血流经肺循环与肺泡内氧结合再回到左侧心脏后进入主动脉，分布至全身的血流量。因此，当存在心内分流时，有效肺循环血流量加上分流量等于肺循环血流量或体循环血流量。根据左向右分流或右向左分流方向不同分别进行计算。

①左向右分流量计算：左向右分流先心病，其肺循环血流量明显多于体循环血流量。分流量的评估用：

左向右分流量（L/min）= 肺循环血流量（L/min）－有效肺循环血流量（L/min）；

肺循环血流量与体循环血流量之比（Qp/Qs）：

Qp/Qs=AOsat － SVcsat/PVsat － PAsat

分流量占肺循环血流量的百分率（%）：分流量（L/min）/ 肺循环血流量（L/min）×100%

②右向左分流量计算

右向左分流量（L/min）= 体循环血流量（L/min）- 有效肺循环血流量（L/min）。

右向左分流量（L/min）=VO_2/（PVsat - AOsat）×Hb×1.36×1/10

分流量占肺循环血流量的百分率（%）：

分流量（L/min）/ 体循环血流量（L/min）×100%

（Qs - Qp）/Qs - PVsat - AOsat/PVsat - SVcsat

肺静脉血如不易取时，其血氧饱和度可按 95% 进行计算。

③双向分流：见于发绀型先心病或左向右分流先心病合并重症肺动脉高压者。由于心内存在交通，在左右心之间产生双向分流，因此，需分别计算体循环血流量、肺循环血流量及有效肺循环血流量，以计算出左向右和右向左分流量。

5）血管阻力的计算及意义

心脏排血量 = 氧耗量 / 动脉血氧含量 - 混合静脉血氧含量 ×1/10

①血管阻力表达的单位：按 Poiseuiller 公式演算的肺血管阻力的单位，通常以单位时间心脏做功计算，以 dyn·s/cm^5 为代表，由压力与心排血量计算出的 mmHg/（min·L）即为 Wood 单位，1 个 Wood 单位相当于 80dyn·s/cm^5（1dyn=10^{-5}N），以上应用的单位目前为国际通用单位。

②肺血管阻力计算及其意义

a. 全肺阻力（PVR）Wood 单位 = 肺动脉平均压（mmHg）/ 肺循环血流量（L/min）

肺总阻力 = 肺动脉平均压 / 心脏排血量

PVR 正常值 2.5～3.7Wood 单位或 200～300dyn·s/cm^5（20～30kPa·s/L）>5.5Wood 单位或 450dyn·s/cm^5（44kPa·s/L）为显著增高。

b. 肺小动脉阻力 = 肺动脉平均压（PAPm）- 肺毛细血管楔压（PCWP）/ 一氧化碳（CO）

c. 体循环总阻力 Wood 单位 = 主动脉平均压 - 右心房平均压（mmHg）/ 体循环血流量（L/min）

体循环总阻力正常值 15～20Wood 单位或 1300～1800dyn·s/cm^5（120～160kPa·s/L）

5. 肺动脉高压的诊断　肺动脉高压定义：肺动脉收缩压 >30mmHg（4kPa）、舒张压 >15mmHg（2kPa）、平均压 >20mmHg（2.7kPa）称为肺动脉高压。分级见表 2-10。

表 2-10　肺动脉高压的分级

	肺动脉平均压（mmHg）	Pp/Ps	肺血管阻力（dyn·s/cm^5）
正常肺动脉压	<20	<0.3	<250
轻度肺动脉高压	21～36	0.3～0.45	251～500
中度肺动脉高压	37～67	0.45～0.75	501～1000
重度肺动脉高压	>67	>0.75	>1000

注：艾森门格综合征的诊断：肺动脉压力≥体动脉压力；全肺阻力（PVR）重度升高（≥800dyn·s/cm^5）出现双向分流即为艾森门格综合征

6. 心导管术的附加试验 - 肺小动脉扩张试验

（1）吸氧及药物试验：以吸入纯氧（O_2）、一氧化氮（NO）或药物扩张肺小动脉，在用药前后测定肺动脉、体循环压力、阻力、心排血量及左向右分流量，从而来评价肺动脉高压的性质，为术前估价手术适应证及预后提供有用的资料。

1）吸氧试验：用面罩法吸入纯 O_2 20min 以上（O_2 流量 8 ～ 10L）。吸 O_2 后再重复测定肺动脉压、肺毛细血管楔压、体循环压、血氧，计算肺动脉阻力、体循环阻力及左向右分流量。吸 O_2 试验阳性肺动脉阻力、体循环阻力及左向右分流量发生明显变化，为动力性肺动脉高压。吸 O_2 试验后肺动脉阻力仍 > 7 Wood 单位，则表明有严重肺血管病变。

2）NO 吸入试验：通常吸入 NO 80×10^{-6}（ppm）30min，同时吸入 O_2（浓度为 0.2 ～ 0.3）。

3）药物试验：常用药物为妥拉唑林，导管置入肺动脉，以 1 ～ 2mg/kg 妥拉唑林注入肺动脉。其他为硫前列酮（前列腺素 E）等。

（2）心肌松弛剂试验：应用 β 受体阻滞剂、钙离子通道阻滞剂，观察特发性肥厚型主动脉瓣下狭窄及限制型心肌病患者急性药物性反应，以预测该制剂长期治疗效果。

（3）异丙肾上腺素试验：对左心室流出道非特异性肥厚、静息时无明显左心室 - 主动脉压差的不典型病例可应用异丙肾上腺素以增加左心收缩力，使左心室 - 主动脉压差显露。

四、心导管检查并发症的防治

1. 与插管技术有关的并发症

（1）心律失常：是心导管检查过程中最常见的并发症，但多呈一过性。心律失常有①室上性心动过速（SVT）；②室性心动过速，有时出现心室颤动（室颤）；③心房扑动；④心房颤动（房颤）；⑤二至三度房室传导阻滞。由于心律失常是暂时性的，多半为导管刺激，撤离导管后自然消失。

处理：①持续性 SVT 者可将导管轻触心房壁或导管在房内打圈引起期前收缩而中止发作，无效时可先用药物治疗，如洋地黄制剂、普罗帕酮静脉注射，后者可引起心搏骤停，应在监护下，且需备有异丙肾上腺素、钙剂及复苏设备。顽固病例做直流电击除颤。②室性心动过速，多发生在导管刺激心肌或心功能不良时，持续发作者静脉注射利多卡因或普罗帕酮等，或静脉插入临时起搏导管至右心室中部连接体外起搏器做超速抑制。③房室传导阻滞及心动过缓，二至三度房室传导阻滞多由导管刺激房室交界区引起，尤其在复合畸形，心室反位时，经撤去导管未好转者需应用异丙肾上腺素静脉滴注或置入临时起搏器，持续数天者，则加用激素以减轻局部水肿。心动过缓常由于低温、心功能不全、低血压、血管迷走反应等可致低心排血量，应立即寻找原因，必要时应用阿托品、异丙肾上腺素增加心率。

（2）心脏穿孔和心脏压塞：在使用端孔或端侧孔导管时，导管在心脏内放置位置不当（如头端嵌入肌小梁内），待用高压注射器高压、快速注入大量对比剂时，有可能发生心脏穿孔，引起心脏压塞而导致患者死亡。因导管头端的位置不同，可有不同部位的心脏穿孔，如右心室流出道穿孔、右心房穿孔等，应作为心导管及造影检查的急性并发症转外科手术治疗。常见于小婴儿心导管检查中。

20 世纪 80 年代末导管技术的发展，新型导管不断研制成功，这种严重的并发症已日益减少。心搏骤停为最严重的并发症。通常发生在复杂畸形、严重心脏病变、缺氧、低血压等未纠正，应立即心前区叩击、心脏按压，同时心电监护；如为室颤则电击除颤复律，无效时心脏按压，气管插管，注射肾上腺素、乳酸钠或 5% 氯化钙等药物后再做除颤。

（3）导管打结及折断：心导管在心脏大血管内打结虽少见，但比较难处理。其原因通常是在透视下对导管的走行观察不够清楚而向前或向后撤退导管所造成的，若发现心导管在心腔内盘旋打圈时，可在透视下将导管慢慢撤出，密切注意其前端变化，以防止将"活圈"变成死结。当导管在心腔内已经打结时，往往开始时的结扣并不太紧，若导管在右心系统，可将其前端顶住右心房壁；若导管在左心室，设法将其前端顶在升主动脉根部或头臂动脉分支处，再适当地向前推送导管，使结扣回复成圆圈而逐步松解。如果结扣已变成"死结"，经用各种方法均不能松开，则只能将导管撤出胸腔至肢体部位，用异物钳经导管小心地将离断部分导管或"死结"取出，但操作难度极大，如取不出可用外科手术方法直接松开导管结扣。

（4）栓塞：空气及导管内血块或栓子脱落进入血液循环。静脉系统经右心室入肺动脉，完全型大动脉转位者引起体循环栓塞。红细胞增多、血液浓缩、补液不足、操作时间过长等促使血栓形成。术前应补液，造影前后输入低分子右旋糖酐预防血液浓缩，逆行动脉插管者，给肝素经导管内注入。股动脉插管后搏动明显减弱者给予全身肝素化，未恢复者经静脉或局部滴注尿激酶或经导管取栓。

（5）缺氧发作：导管过程中出现发绀加重、呼吸不规则、心率减慢、杂音减轻、血压下降、烦躁不安、过量镇静药、失血、低血压、酸中毒及导管刺激右心室流出道等诱发原因，可能和右心室流出道痉挛有关。①处理方法：立即采取胸膝位，面罩吸氧，纠正酸中毒，普萘洛尔 0.05 ～ 0.1mg/kg，缓慢静脉注射，或吗啡 0.05 ～ 0.2mg/kg，皮下或缓慢静脉注射，有助于缓解右心室流出道痉挛。升压药物为简单有效的方法，通常应用新福林加 5% 葡萄糖液中缓慢静脉注射，直至血压上升，随后间歇静脉推注或静脉滴注维持，血压上升后，一方面减少心内右向左分流，另一方面增加冠状血管灌注。顽固发作者需急诊做右心室流出道疏通术或根治术。②术前预防措施为：造影前后持续给氧，有缺氧发作史者给予普萘洛尔口服，术前、术后给予 5% 碳酸氢钠纠正酸中毒，术前应用吗啡镇静。

（6）感染：心导管检查后全身感染是极少见的。依靠动脉导管开放而能暂时存活的重症发绀属先心病患儿，如肺动脉闭锁，右心室发育不良，重症三尖瓣下移畸形行导管检查和造影同时需要静脉滴注前列地尔（前列腺素 E）维持。对疑难病例、畸形复杂、操作时间长、术中反复穿刺插管，多次更换钢丝及导管时，术后加用抗生素治疗。

（7）失血：对于新生儿和小早产儿尤其严重。因此，在整个心导管和造影过程中必须注意减少失血，对失血较多的患儿应给予补充血容量。由于新型鞘管的应用，已大大减少了失血的并发症。

（8）其他：肺动脉或肺静脉的楔形造影总是引起患儿咳嗽，常无须特殊处理。

2. 与使用对比剂有关的并发症 过敏反应。轻者皮肤反应，重者出现过敏性休克，大剂量对比剂注入右心室可致肺小动脉阻力增高、红细胞凝聚、血液黏滞度增高，引起肺动脉高压、肺水肿、右心衰竭。另外，体循环进入大量对比剂可致脑水肿等。因此，对比剂总量≤ 4 ～ 5mg/kg。一般来讲，对比剂反应的症状可分为轻度、中度、重度。

（1）轻度：轻度发热、恶心、呕吐、头痛、皮肤潮红或皮疹、发热和出汗等较多见，无须处理。

（2）中度：心律失常、血压略下降等，不危及生命，对症处理。

（3）重度：高热、严重的药物皮疹、血管性水肿、支气管痉挛、严重的心律失常、休克或虚脱、心搏骤停、抽搐、晕厥、昏迷、偏瘫、肺水肿和呼吸骤停等，虽属少见，但可致死，必须立即抢救，以挽救患儿的生命。对比剂反应处理给予抗组胺药物、肾上腺素、皮质激素及抗休克治疗。

3. 心导管检查术后护理 心导管检查术后应加强护理，护士应严密观察病情变化，严密监测患儿的血压、脉搏、呼吸及心律失常现象、吸氧，直至患儿清醒。注意观察手术部位覆盖的纱布有无渗血，保持清洁，防止感染。观察肢体皮肤颜色、温度及足背动脉搏动等，若发现异常应即时处理。

（吴超联 陈 睿）

五、结构性心脏病的心血管造影

心血管造影术是将对比剂通过心导管快速注入心腔或血管，使心脏和血管腔在 X 线照射下显影，同时有快速摄片，电视摄影或磁带录像等方法，将心脏和血管腔的显影过程拍摄下来，从显影的结果可以看到含有对比剂的血液流动顺序，以及心脏血管充盈情况，从而了解心脏和血管的生理和解剖的变化。是一种很有价值的诊断心脏血管病方法。

通常使用的有选择性右心造影、左心造影、肺动脉造影、主动脉造影、冠状动脉造影及肝动脉、肾动脉、脑血管、腹腔动脉、肠系膜动脉造影等多种。心血管疾病应用造影检查主要包括：右心造影可用于先天性心脏病术前明确诊断，特别是周围肺动脉的发育情况；指导先天性心脏病的介入治疗，如肺动脉瓣狭窄的右心室造影；心脏手术后效果的评价，决定下一步手术方案。左心造影可用于二尖瓣狭窄或关闭不全、主动脉瓣狭窄或关闭不全、先天性心脏病的明确诊断，指导先天性心脏病的介入治疗。冠状动脉造影可用于反复发作的严重心绞痛，或心肌梗死后的心绞痛；明确冠状动脉的狭窄程度，决定是否行球囊扩张或放置支架；冠状动脉旁路移植术后复查；冠状动脉先天性畸形；临床怀疑冠心病，但症状不典型者。随着无创心血管疾病检查手段的应用，包括超声心动图、多排 CT 增强扫描及磁共振成像等，采用心血管造影作为诊断方法较以往有所减少，但对于某些复杂或复合心血管畸形及多数介入治疗技术仍需行心血管造影检查。检查的具体方法及在结构性心脏病中的应用现状如下。

（一）药物及设备

进行选择性心血管造影需合适的对比剂和 X 线快速连续摄影设备，还需要有合适的造影用心导管和加压注射器。对比剂目前临床主要采用离子型对比剂如 60% ～ 76% 泛影葡胺，非离子对比剂如优维显、碘海醇（欧乃派克）等及低渗离子型对比剂。小儿主要用非离子对比剂。剂量为：小儿每次 1 ～ 1.5ml/kg，总剂量不得超过 8 ～ 10ml/kg；成人每次

50～60ml，总剂量不超过 200ml。如使用离子型对比剂前需做碘过敏试验，可用 30% 泛影葡胺 1ml 做静脉注射，观察 20min，无反应方可使用。如对泛影葡胺过敏，可采用非离子型对比剂，它在少数患者亦可能产生一些轻微反应如恶心、呕吐、皮肤瘙痒及皮疹等，故对有碘过敏史的患者亦应事先考虑紧急救治措施，或在造影前使用皮质类固醇及抗组胺剂。非离子对比剂除反应的风险甚微外，造出的影像效果亦较佳，但价格较离子型对比剂贵。

心血管造影用的 X 线机需要在短时间内输出大量 X 线，从而缩短曝光时间，便于快速连续摄影和提高影像清晰度，因此需要 50mA 以上大容量。X 线球管功率在 50kW 以上。如双向同时摄影，则要求 1000kW 以上的 X 线机或两台 500kW 以上的 X 线机配套，同步摄影。

快速摄影需要快速换片机连续曝光时联动换片，一般快速换片机每秒最多可摄 6 张片子，正侧位两台换片机可以同步联动进行。用荧光影像增强装置配以 X 线电影摄影，每秒可摄 24～80 帧图像，整个造影过程可在电视系统监视，影片放映时可对对比剂在心脏、血管内的流动及心脏大血管各部结构作动态观察。同时造影过程也可进行磁带录像。

摄影时按需进行选用正、侧位或左、右斜位，以及近年来采用轴位角度投照。使造影的部位显示收到更好的效果。

数字减影血管造影是综合影像增强 - 电视系统数据收集和计算机处理产生图像，可显著降低对比剂浓度和剂量，收到优良的诊断效果，从而减少以至避免高浓度、大剂量对比剂注射时的副作用，尤其对肾功能降低的病例较为适用。主要应用于大血管及周围血管造影。

造影用的心导管主要有猪尾巴导管、侧孔造影导管、端侧孔造影导管、漂浮球囊造影导管及冠状动脉造影导管，小儿常用 F5 和 F6 导管。

对比剂经心导管注入心脏大血管腔时，要求弹丸式地形成一团，迅速从心导管前端进入血液，才能在该部达到最高浓度且清楚的显影，故注射必须极为快速。由于对比剂有一定的黏稠度，导管腔又有一定阻力，故须借助高压注射器来达到快速注射的目的，一般一次药量在 1.5s 左右注入，注射一定量对比剂后触发注射器上的快速摄片或电影摄影的曝光触发装置，开始摄影。如果要求在心动周期中某一时间注射，则须以患者心电图的某波形为信号触发注射器启动。

（二）操作方法

1. **术前准备工作** 术前应备皮，做碘过敏试验，为避免对比剂引起恶心、呕吐以致误吸，术前禁食 6h，术前可给一些镇静药，如巴比妥类或地西泮，年长儿及成人用 1% 利多卡因局部麻醉。婴幼儿需用静脉或强化麻醉配合 1% 利多卡因局部麻醉。

2. **术中操作** 一般经皮穿刺股动、静脉送入心导管，如做冠状动脉造影可选择桡动脉。将导管送到选择造影的部位。导管在血管及心腔中时要用肝素盐水（500ml 中含肝素 40mg）冲洗滴注于心导管内以防导管凝血，如做左心系统造影，导管置入动脉系统中即应从导管中推入 0.5mg/kg 的肝素进行抗凝，防止血栓形成和栓塞。造影完毕后退出心导管，在穿刺部位按压止血，至不再出血后加压包扎，尤其动脉穿刺应注意止血彻底，以免形成血肿。

3. 术后观察及处理　患者回到病房后，最初 4 ～ 6h，尚应观察心率、呼吸、血压、体温的变化，及时发现心功能的变化，心律失常及对比剂不良反应等，以便及时处理。清醒的患者应鼓励多饮水，麻醉未醒的患者应给予适当的静脉补液以促进对比剂排出，减少对肾脏的影响。并须观察患者伤口是否有渗血。股动脉穿刺的患者需卧床 24h，避免过早下地造成穿刺部位血肿或夹层动脉瘤形成。

（三）诊断及治疗

1. 先天性心脏病的介入治疗

（1）动脉导管未闭封堵术：术前需行主动脉弓降部左侧位造影，显示动脉导管未闭的位置、形状、长度及最窄直径等，以选择适当封堵器材。若侧位造影观察不清，可选择右前斜位 30°。术后重复造影，以观察封堵器的位置、有无残余分流及主动脉弓降部医源性主动脉缩窄等。

（2）室间隔缺损封堵术：术前行左心室长轴（左前斜位 45°～ 60°＋足头 25°）造影及升主动脉左前斜位造影，必要时加做右前斜位造影。明确室间隔缺损的部位、形状、有无膜部瘤、左心室面及右心室面室间隔缺损的直径、距主动脉右冠状动脉瓣的距离、有无主动脉窦脱垂及主动脉瓣反流等，以确定治疗方案及选择适当封堵器材。术后重复上述造影，以评价其疗效，包括封堵器位置、有无残余分流及主动脉瓣反流等。

（3）肺动静脉瘘栓塞术：术前先行主肺动脉正位造影，然后酌情行选择性左或右肺动脉正位或侧位及左右前斜位造影，明确肺动静脉瘘的部位、范围、数量、类型及引入肺动脉的直径等，以选择适当的栓塞材料。术后重复造影，观察栓塞效果，包括栓塞材料的位置、有无阻塞正常肺动脉分支及残余分流情况等。

（4）冠状动脉瘘栓塞术：一般术前先行升主动脉双斜位造影（高压注射），然后再酌情行选择性左右冠状动脉多体位多角度造影，明确冠状动脉瘘的部位、数量及瘘口直径等，以选择适当的治疗方案及栓塞材料。术后重复造影，观察栓塞效果，包括栓塞材料的位置、有无阻塞正常冠状动脉分支及残余分流情况等。

（5）肺动脉瓣狭窄球囊成形术：术前行右心室侧位造影，明确肺动脉瓣狭窄的程度、有无瓣下肌肥厚性狭窄、瓣环直径等，以选择适当球囊导管。术后若跨肺动脉瓣收缩压差下降满意，可不重复右心室造影；但术后若疑有右心室流出道激惹或扩张效果不满意，应重复右心室造影，以观察肺动脉瓣的开放及右心室流出道的情况。

（6）主动脉缩窄介入治疗：术前行主动脉弓降部正位及左前斜位（30°）造影，明确主动脉缩窄的部位、形状、主动脉弓发育情况及有无合并动脉导管未闭等，以确定适当的治疗方案及扩张导管或支架。术后重复主动脉弓降部左前斜位造影，以观察治疗效果，包括缩窄段直径、左锁骨下动脉情况及有无对比剂外溢或主动脉夹层等。

（7）主动脉窦瘤破裂介入治疗：术前行升主动脉正侧位及双斜位造影，明确窦瘤破裂的部位、直径及有无合并主动脉瓣反流等，以选择适当的封堵材料。术后重复升主动脉造影，观察封堵器的位置、有无残余分流及主动脉瓣反流等。必要时应行选择性冠状动脉造影，以除外封堵器造成冠状动脉的狭窄或阻塞。

（8）主动脉瓣狭窄球囊成形术：术前需行升主动脉或左心室左前斜位造影，明确主动脉瓣狭窄程度、瓣环直径、有无合并主动脉瓣反流等，以选择适当直径的球囊导管。术后重复升主动脉造影，以观察有无主动脉瓣反流及其程度。

（9）房间隔缺损封堵术：该技术刚引入中国时，需行右上肺静脉造影，主要观察房间隔缺损的部位及直径。但随着超声心动图检查经验的积累，目前国内介入医师一般已放弃造影，而有些国外同行封堵前仍做造影检查，以便选择适当直径的封堵器。

2. 梗阻性肥厚型心肌病化学消融术　术前应行选择性冠状动脉造影，以确定治疗方案。术后重复造影，观察其疗效及有无相关并发症等。

3. 用于复杂或复合畸形的诊断　由于超声心动图检查对于先天性心脏病复杂或复合畸形合并肺动脉发育不良、主动脉弓畸形及体肺侧支血管等观察受限，因此对此类患者心血管造影仍是目前最可靠的确诊手段之一。采用双向多体位、多角度投照，可避免心脏各房室和大血管的某些部位相互重叠，清晰观察其解剖细节，极大提高造影诊断的准确性。同时利用导管测压可以获得血流动力学资料，以供临床医师治疗方案的确定。这些畸形包括单心室、大动脉转位、右心室双出口等。不仅常规行左右心室多体位造影，还应酌情加做主动脉弓降部、左和（或）右心房或选择性体肺侧支正侧位造影，观察左右心室位置、大小及与主、肺动脉的连接关系，左右心房的位置、大小及与左右心室的连接关系，有无房室瓣反流、流出道或肺动脉瓣狭窄，固有肺动脉的直径及体肺侧支的情况，包括体肺侧支的起源、供血范围、有无狭窄等。以便于治疗方案的确定。

4. 新兴的经导管瓣膜治疗术　近 30 年在介入技术不断发展的背景下，结构性心脏病的诊治取得了快速发展，这为高龄、合并症多、不能耐受外科瓣膜手术的患者带来了福音。结构性心脏病介入手术适应证范围也在不断扩大，获益的患者更多。其中，目前发展较快、开展较多的经导管主动脉瓣置换术（transcatheter aortic valve replacement，TAVR）、经皮左心耳封堵术（left atrial appendage closure，LAAC）中经常运用造影检查技术。

（1）经导管主动脉瓣置换术：是指将组装完备的人工主动脉瓣经导管置入到病变的主动脉瓣处，在功能上完成主动脉瓣的置换，目前已成为老年主动脉瓣狭窄（aortic stenosis，AS）患者的一线治疗手段。该手术术中腹主动脉及分支造影可用来评估血管入径的情况。主动脉根部造影测量主动脉瓣环、主动脉内径及冠状动脉高度等方面均不够准确，目前在术前很少应用。冠状动脉造影可用来准确评估是否合并冠心病及冠状动脉狭窄程度。

（2）经皮左心耳封堵术：是近年来发展的经微导管行左心耳封堵的治疗技术，用于防止心房颤动造成左心耳内血栓形成及血栓脱落引起的缺血性卒中。术中左心耳的观察及测量在术前必须对左心耳的形态、开口直径、左心耳深度等有全面了解，采用造影检查时，造影一般取 RAO 30°＋CAU 20° 进行检测；少数左心耳位置变异，必要时可加 RAO 30°＋CRA 20°、RAO 45°＋CAU 20°、RAO 15°＋CAU 20° 或 RAO 60°＋CAU 20°。左心耳显示清楚后，对 X 线和手术台进行锁定。

心血管造影检查有助于显示心腔功能、大小、有无室壁瘤、附壁血栓、房室间隔缺损、房室瓣及半月瓣反流或狭窄、房室连接关系、大血管与心室连接关系、大血管间异常交通、主动脉或肺动脉管径扩张或狭窄等，随着无创心血管病检查技术的不断改进，心血管造影检查可能日趋减少，但目前在某些心血管病介入治疗及确诊方面仍是不可缺少的检查手段之一。

（陈　睿　赵　斌）

第3章

结构性心脏病介入诊疗的麻醉管理

介入诊断是结构性心脏病诊断的重要手段，小儿难以合作，除成人、年长儿或新生儿可在局部麻醉下完成操作外，其余小儿均需在基础麻醉下进行。即使在局部麻醉下手术，也需应用足量镇静药，使患儿术中保持安静，以便手术顺利进行，保证手术效果，避免并发症发生。

一、手术室外麻醉的特点及要求

介入诊断及治疗中的麻醉要求麻醉医师要在不同于手术室的环境下实施麻醉，从而增加了麻醉的难度。必须严密监测病情，确保患者尤其是患儿在麻醉期间能处于生理内环境恒定的状态，确保患者及小儿安全度过麻醉、手术及术后顺利恢复。

麻醉的基本原则和要求是相同的，但介入诊断及治疗中麻醉要兼顾3个特点：①小儿麻醉；②先天性心脏病手术麻醉；③手术室外麻醉。

因此，小儿介入诊断及治疗手术中麻醉是一项高风险麻醉，从事小儿介入诊断及治疗麻醉的医师，必须熟悉小儿特点。0～12岁的小儿，在解剖、生理、药理方面与成人差别很大，因此，在临床麻醉工作中，绝对不能把小儿看作成人的缩影，应根据小儿生理及心理特点、所患疾病及所施手术部位及手术持续时间，选用适当的麻醉方法及麻醉用药。

（一）麻醉有关的小儿解剖生理特点

1. 解剖生理特点　婴儿头部及舌较大，颈短，鼻孔大小与环状软骨处相等。婴儿鼻腔较狭窄，易被分泌物或黏膜水肿所阻塞。婴儿主要经鼻腔呼吸，婴儿喉头较高，位于第3至第4颈椎水平（成人第5至第6颈椎水平），且会厌软骨较大，呈U形，可妨碍声门显露，造成气管插管困难。

婴儿喉头最狭窄部位是环状软骨处，该处呈圆形，可无明显漏气，故婴幼儿一般不需要用带套囊的气管导管。但6岁以后儿童，喉头最狭窄部分在声门，而声门不呈圆形，应该用带套囊的导管。婴儿气管短，仅长4.0～4.3cm，直径小，新生儿气管直径为3.5～4.0mm（成人10～14mm），环状软骨处的黏膜水肿1mm，气管直径即减少50%。根据Poiseuille定律，呼吸阻力与呼吸道半径的4次方成反比，故直径减少50%，阻力增加16倍。婴儿气管支气管分叉高，在第2胸椎平面（成人在第5胸椎平面），气管分叉角度两侧基本相同。婴儿咳嗽反射机制不完善，由此增加了误吸的危险。婴儿肋骨呈水平位，胸壁顺应性高，而肋骨对肺的支持少，难以维持胸内负压。因此，每次呼吸均有功能性呼吸道闭合。新生儿和婴儿肋间肌中Ⅰ型肌纤维少，Ⅰ型肌纤维可提供重复做功的能力。当Ⅰ型肌纤维缺少时，任何因素所致的呼吸做功增加，均可引起呼吸肌早期疲劳，导致呼吸暂停、二氧化碳蓄积和呼吸衰竭。婴儿胸式呼吸不发达，胸廓的扩张主要靠膈肌，如腹腔内容物增加，可影响膈肌活动，也影响呼吸。新生儿肺泡面积约为成人的 1/3，但代谢率约为成人的 2 倍，故新生儿呼吸储备有限。新生儿潮气量（VT）小，仅 20ml，6～7ml/kg，无效腔气量（VD）按体重计，新生儿与成人相同，均为 2.2ml/kg，无效腔气量与潮气量之比（VD/VT）亦相同（0.3），但新生儿呼吸道容量小，故麻醉时器械无效腔要小。人工呼吸时潮气量也要小，以免肺泡过度扩张。新生儿肺泡通气量按比例约为成人的 2 倍，新生儿主要通过增加呼吸频率（而不是容量）来满足高代谢的需要，故婴儿呼吸频率较快。新生儿血气分析显示有轻度呼吸性碱中毒及代谢性酸中毒，血浆 HCO_3^- 低。婴儿每千克有效肺泡面积是成人的 1/3，每千克耗氧量是成人的 2 倍，表明换气效率不佳。故小儿麻醉时应特别重视呼吸的管理。

2. 循环系统特点　为新生儿出生时卵圆孔及动脉导管未闭，心排血量有 20%～30% 分流，PaO_2 较低，60～80mmHg。新生儿血红蛋白 170g/L，大部分是胎儿血红蛋白，胎儿血红蛋白氧离曲线左移，P50 为 18mmHg（成人 P50 为 26mmHg）。6 个月时胎儿血红蛋白由成人血红蛋白取代，血红蛋白也降至 110g/L，故 6 个月以内婴儿，血红蛋白携氧能力显著下降。与成人相比，其心肌结构，特别是与收缩性有关的心肌群发育差，心室顺应性较低，心肌收缩性差，每搏量较小的特点。因此，新生儿和婴儿心脏对容量负荷敏感，对后负荷增高的耐受性差，心排血量呈心率依赖性。新生儿出生后不久，动脉导管和卵圆孔闭锁，由胎儿循环进入自行循环。新生儿的体循环是中心化的，血液大部分分布于内脏器官，外周阻力相应地明显增高，在中心化的基础上，血液丧失的代偿机制是有限的。心率很快，120～170 次/分。收缩压 60～80mmHg，舒张压 40～50mmHg，小儿血容量按千克体重计，血容量为 80～85ml/kg，比成人大，但因体重低，血容量绝对值很小，手术时稍有出血，血容量即明显降低。随着年龄的增长，心率逐渐变慢，至 12 岁时与成人相近。儿童患者的心动过缓比心动过速更有意义。心动过缓主要见于缺氧、气管插管或某些手术刺激引起的迷走神经反射及深麻醉等。对心动过缓的患儿可给予阿托品，特别是对因缺氧或深麻醉引起的心动过缓的患儿必须立即减为浅麻醉，纠正缺氧，以免造成生命危险。婴幼儿能很好地耐受心动过速，当心率达 210 次/分时也不会导致心排血量下降，常不需要药物治疗，但必须消除引起的原因，如疼痛、膀胱充盈或高二氧化碳血症等。

3. 神经系统特点　新生儿已有传导痛觉的神经末梢，中枢神经系髓鞘已发育完全。新生儿大脑皮质已有功能，婴儿存在精细的感觉通路和皮质内联系。新生儿对疼痛性刺激有生理及生化反应。现已确认，新生儿能感知疼痛，对伤害性刺激有应激反应。因此，小儿和成人一样，手术时要采取完善的麻醉镇痛措施。

4. 体液平衡代谢及消化系统特点

（1）小儿新陈代谢率高：氧耗量也高，成人氧耗量 3ml/（kg·min）；小儿 6ml/（kg·min），故小儿麻醉期间应常规吸氧，但氧浓度不宜过高，宜控制在 45%～60%（1～2L）。

（2）新生儿及婴儿对禁食及液体限制耐受性差：机体糖及脂肪贮备少，较长时间禁食易引起低血糖及代谢性酸中毒倾向，婴儿手术前禁食时间应适当缩短，术中应适当输注葡萄糖。

（3）新生儿肝功能发育不全：药物代谢有关的酶系统虽已存在，但药物的酶诱导作用不足，对药物的降解反应减少，使药物清除半衰期（$t_{1/2}$）延长。特别是早产儿肝脏糖原储备少。因此，早产儿有低血糖和酸中毒倾向。

（4）新生儿出现胃食管反流的发生率高：因刚出生新生儿胃液 pH 呈碱性，出生后第 2 天胃液 pH 与年长儿呈相同的生理范围。在出生后 4～5 个月才发育完全。

（5）婴儿容易脱水：细胞外液与细胞内液比率出生后逐渐下降，2 岁时与成人相近。小儿细胞外液在体重中所占比例较成人大，成人细胞外液占体重的 20%，小儿占 30%，新生儿占 35%～40%。小儿水转换率（turnover rate）比成人大，婴儿水转换率达 100ml/（kg·d）。

（6）小儿体液占体重的比例随年龄而不同：新生儿体液占体重 70%～80%，1 岁时为 70%，2 岁以后比例逐渐降低至 65% 以下，故婴儿容易脱水。细胞外液与细胞内液比率出生后逐渐下降，2 岁时与成人相近。

（7）小儿基础代谢率高：细胞外液比例大，效应器官的反应迟钝，常需应用较大剂量的药物，易于出现用药过量及毒性反应。麻醉时应考虑麻醉药的吸收和排泄，从而控制用药剂量。

5. **体温调节特点**　新生儿体温调节机制发育不健全，皮下脂肪少，产热少，而体表面积相对较大，容易散热，故体温容易下降。寒冷时，氧耗量明显增加，若持续冷刺激很快产生代谢性酸血症。体温下降，麻醉容易加深，引起呼吸循环抑制，且苏醒延迟，术后肺部并发症增加，并易发生硬肿症，故新生儿麻醉时应采取保温措施。实践表明，对于新生儿最理想的环境温度是 32～34℃，早产儿为 35.5℃，相对湿度为 50%。6 个月以上小儿麻醉期间体温有升高倾向，这种反应并非生理性的，其诱因有术前发热、脱水、环境温度升高、应用胆碱能抑制药、术中覆盖过多及呼吸道阻塞等。麻醉期间体温升高，新陈代谢及氧耗量增加，术中易缺氧，体温过高易产生惊厥。因此，麻醉期间应监测体温，并保持在正常范围。新生儿的氧耗量是 6ml/（kg·min），而成人只需 4ml/（kg·min）。冷刺激反应、呼吸做功增加及肌肉温度升高都可使氧耗量增加 2～3 倍。出生后最初几天的主要能量来源于碳水化合物和脂肪。新生儿的能量贮备很少，对禁食及液体限制的耐受性差。新生儿肝的酶系统发育不全，不能通过糖原异生作用产生葡萄糖，即使短时间禁食也易发生低血糖及代谢性酸血症，早产儿更易发生。因此，婴幼儿应避免长时间禁食和禁水。

6. **肾功能特点**　肾功能发育很快，1 个月时已有 90% 发育完全，1 岁时可达成人水平。新生儿肾灌注压低且肾小球滤过和肾小管功能发育不全，按体表面积计算，肾小球滤过率是成人的 30%。新生儿肾功能吸收钠的能力低，易丧失钠离子，输液中如不含钠盐，可产生低钠血症。新生儿对液体过量或脱水的耐受性均低，输液及补充电解质时应精确计算。

（二）术前访视及禁食

必须在术前对患儿进行访视，与患儿建立感情，以取得患儿好感与信任，与患儿家长沟通，详细询问其家族史及患儿病史，有无麻醉史、药物及其他过敏史，近几天有无鼻塞、流涕、咳嗽等；完善体格检查及实验室检查，包括体重、发育状况、心肺听诊，以及有无异常皮疹、血常规及出凝血时间、心电图，必要时摄 X 线片等。手术当日了解患儿体温、有无上呼吸道感染、禁食及术前用药落实情况等。告知家长术前禁食时间及重要性，通常禁食 4 ～ 8h。禁食的目的是保持胃排空，以预防麻醉中呕吐、反流和误吸。6 个月以内婴儿，麻醉前 6h 停止进牛奶及食物，麻醉前 2h 还可进糖水或果汁（清液）。6 ～ 36 个月小儿麻醉前 6h，36 个月以上的小儿麻醉前 8h 停止进牛奶或食物，麻醉前 3h 可进清液。如手术推迟，患儿应静脉补液。最近的研究提示，术前 2h 进清液，不会增加误吸的危险，术前短期内给予清液可减轻术前脱水的低血糖，有利于使诱导更平顺，术中更平稳。建议术前 2h 应予清液，然后禁食。

根据临床报道，对于有感冒的小儿施行麻醉，造成呼吸道并发症的概率为一般正常小儿的 4 ～ 7 倍。而且年龄越小的儿童感冒时接受麻醉，其危险性越高。因此，一般建议，对年龄 < 3 岁的小儿，一旦发现感冒，不管是轻微或者是无症状，都应取消常规手术麻醉。对于 3 岁以上儿童，则在有症状感冒出现时，应取消麻醉手术。一般来说，发热 > 38℃、咳嗽有痰音、鼻涕或痰有颜色或有其他全身性症状时，都建议将手术延后。

二、介入诊疗的麻醉

（一）术前用药

术前用药的目的是使患儿镇静、抑制呼吸道黏膜及唾液腺的分泌，减少麻醉期间迷走神经反射，减少麻醉药用量。理想的术前用药应是：①易接受；②用药起效迅速；③能安静地在病房内离开父母，进入检查室；④静脉穿刺时无哭闹；⑤无明显呼吸循环不良反应；⑥不延长麻醉药效应。

常用术前药物抗胆碱药（以阿托品为代表）、镇痛药（吗啡或哌替啶）、镇静催眠药（地西泮或苯巴比妥）。

1. 阿托品　能阻滞 M 胆碱受体，使乙酰胆碱和拟胆碱药不能表现出毒蕈碱样作用。阿托品作为术前用药。其主要作用是：①抑制唾液腺和消化道分泌物；②减少呼吸道分泌物；③防止喉痉挛和支气管痉挛的发生；④抑制心血管的迷走神经反射；⑤对抗麻醉性镇痛药的呼吸抑制作用；⑥减低胃肠道的紧张度和肠蠕动。

阿托品的缺点是抑制汗腺分泌，引起体温升高，对高热、青光眼或其他眼内压增高的患儿，禁用阿托品。阿托品常用剂量是 0.01 ～ 0.02mg/kg，术前 45 ～ 60min 肌内注射。

2. 阿片类药　包括吗啡及哌替啶（度冷丁）。吗啡作用于痛觉传导区阿片受体而提高痛阈，并作用于影响情绪和行为区域的阿片受体而改变对疼痛的反应。吗啡在产生镇痛的同时，可消除伴随疼痛的焦虑紧张等情绪反应，并有镇静作用。吗啡作为术前用药的主要目的是使患儿镇静，减少麻醉药需要量。哌替啶对心肌有直接抑制作用，在代偿机制不全情况下更明显，对血压一般无影响，但偶可因外周血管扩张和组胺释放而引起血压下降。吗啡和哌替啶都有呼吸抑制作用，故 1 岁以下婴儿不用。对术前已有呼吸抑制或缺氧的小儿，也禁用吗啡或哌替啶。吗啡可降低代谢，使右心流出道肌肉松弛，可降低心内右向左分流，故发绀型心脏病患儿，可用吗啡作为术前药物。术前用药剂量：吗啡 0.1mg/kg，哌替啶 1mg/kg，肌内注射。

哌替啶合剂：每毫升含哌替啶 25mg、异丙嗪 12.5mg、氯丙嗪 12.5mg，对 10kg 以上小儿，按 0.05～0.1ml/kg 给药，最大剂量≤2ml，对发绀型心脏病或有低心排血量小儿，剂量应减少至 0.03～0.04ml/kg，最大剂量≤1ml。哌替啶合剂肌内注射后镇静作用良好，对血流动力学影响较小，相对是安全的，镇静作用可持续 3h。对 10kg 以下小儿禁用哌替啶合剂。对心脏电生理检查，1 岁以下患儿术前用药可用水合氯醛 50mg/kg，术前 1h 口服（最大剂量 1g）；1 岁以上小儿用哌替啶 1mg/kg，术前 0.5h 肌内注射，最大量 50mg。必要时可加用地西泮（安定）0.1mg/kg 静脉注射给予镇静。

3. 氯胺酮 有镇静、催眠、镇痛作用，可作为术前口服用药，剂量 10mg/kg。

（二）用药途径

肌内注射途径不易被小儿接受，肌内注药导致的疼痛可引起哭叫，导致氧饱和度下降，甚至"缺氧"发作。口服术前给药，选用的药物有氯胺酮（10mg/kg）、地西泮（0.5mg/kg）、哌替啶（2mg/kg）、阿托品（0.05mg/kg），单独或复合应用。目前将氯胺酮（12mg/kg）与咪达唑仑（0.5mg/kg）合用，加糖水至 10ml，术前口服，用于先天性心脏病患儿。两者合用，咪达唑仑可对抗氯胺酮不良反应，减少氯胺酮的心血管不良反应，而加强其镇静镇痛作用。口服氯胺酮、咪达唑仑合剂后 15～20min 起效，镇静作用持续 20～30min，效果满意。经测定对血氧饱和度无影响，血流动力学也稳定，且不影响手术后清醒时间，值得推广应用，但用药后呼吸变浅变快，潮气量有减少趋势，应加强监护。由于小儿术前禁食，胃已排空，且口服药液总量≤10ml，麻醉诱导在口服用药 30min 之后进行。不用阿托品，因此并不增加胃液残余量，不致增加呕吐误吸的危险性，使用是比较安全的。

（三）麻醉方法的选择

小儿介入诊断及治疗时的麻醉要求是镇静、镇痛并维持呼吸循环功能良好，应选用对心血管功能抑制轻，且不增加氧消耗的麻醉药。可根据患儿情况而选用局部麻醉或基础麻醉。为保证麻醉安全，小儿介入诊断及治疗的麻醉应具备基本的条件和设备：①供氧源；②吸引器；③必要的麻醉装备、药物和监护仪器；④电源接头；⑤照明；⑥足够的空间；⑦急救设备；⑧通信联络设备等。由于场所的环境不同，麻醉的基本条件有时可存在一定的差异。

1. 麻醉方法 理想的麻醉药要求起效快、麻醉平稳，术后保护性反射、意识及精神运动功能恢复迅速。小儿封堵术的麻醉多数采用基础麻醉加局部麻醉（局麻）。麻醉开始前可先静脉给予阿托品或东莨菪碱 0.01～0.02mg/kg，再静脉给予氯胺酮 2～3mg/kg，也可以给予异丙酚 1～2mg/kg 使患儿入睡，然后给予局麻，再行动脉穿刺操作。如果手术时间较长，必要时可以静脉追加氯胺酮 1mg/kg。极少数新生儿仅给予局部麻醉。常规监测 BP、SpO_2、HR 及 RR；吸氧同时备妥全套抢救设备。术毕待患儿生命体征平稳后，送麻醉恢复室或病房由专人护理直至清醒。

也可以肌内注射氯胺酮，剂量为 5～7mg/kg，注药后必须严密观察呼吸、循环功能，以免发生意外。术前未用阿托品者，可将阿托品或东莨菪碱加入氯胺酮中同时给予。

　　静脉注射或肌内注射的缺点是注射时疼痛，对小儿是不良刺激，可以改用口服法给药，常用咪达唑仑 0.25 ～ 0.5mg/kg 加适量糖浆或含糖饮料口服，用药后 10 ～ 15min 即产生镇静作用，20 ～ 30min 作用达峰值，口服咪达唑仑后不影响术后苏醒时间，对于离开家长和麻醉诱导没有回忆。口服氯胺酮 4 ～ 6mg/kg 及阿托品 0.02 ～ 0.04mg/kg，用药后 10 ～ 15min 可使小儿保持安静。氯胺酮大剂量（8 ～ 10mg/kg）口服，镇静效果好，但不良反应如呕吐发生率也增高，不宜应用。而氯胺酮（4 ～ 6mg/kg）与咪达唑仑 0.25 ～ 0.5mg/kg 配伍应用，镇静深度可增加。应用氯胺酮时必须合用阿托品（0.02mg/kg），以减少由于分泌物增多引起喉痉挛的潜在危险性。

　　(1) 局部麻醉：新生儿或能够合作的年长儿可以在局部麻醉下完成手术操作，肢体要固定良好，以防躁动。局麻药物 0.5% ～ 1% 利多卡因，一次最大剂量为 6 ～ 7mg/kg。年长儿应用局部麻醉时术前用药要用足量，以使患儿处于安静不动状态，有利于手术操作。

　　(2) 基础麻醉：是介入诊断及治疗术的常用麻醉方法，目前以非吸入麻醉（肌内或静脉麻醉）为主。氯胺酮无刺激性，有良好镇静作用。氯胺酮不仅静脉注射有效，而且肌内注射也有效，静脉注射 2mg/kg，注射后 60 ～ 90s 入睡，可维持 10 ～ 15min，肌内注射 5 ～ 6mg/kg，注射后 2 ～ 8min 入睡，麻醉作用维持 20min。临床剂量的氯胺酮对心肌无明显抑制，通气情况良好，对心脏储备差的患儿也可适用。有左心发育不全、冠状动脉异常及严重主动脉缩窄引起冠状动脉供血不全患儿禁用，因冠状动脉供血不足，用氯胺酮后可引起心动过速及儿茶酚胺释放，可诱发心室颤动。对 1 岁以上小儿，在足量术前用药（哌替啶 1mg/kg、异丙嗪 1mg/kg、氯丙嗪 0.5mg/kg）下，应用氯胺酮肌内注射麻醉，剂量为 5 ～ 6mg/kg，年龄 < 1 岁婴儿，用地西泮 0.2mg/kg 作为术前用药，也用氯胺酮肌内注射麻醉，新生儿免用术前药及全麻药物。氯胺酮麻醉后患儿很快入睡，镇痛效果好，呼吸循环功能比较平稳，可以满足介入诊断及治疗的需要，必要时可追加氯胺酮 1mg/kg 静脉注射，或追加地西泮 0.1mg/kg 静脉注射。

　　(3) 常用药物：氯胺酮、丙泊酚（异丙酚）、咪达唑仑和羟丁酸钠等。

　　1) 氯胺酮：近年来很重视氯胺酮在小儿麻醉的应用。氯胺酮易溶于水，无刺激性，有良好的镇痛作用。氯胺酮不仅可静脉注射，而且肌内注射也有效。氯胺酮对各器官毒性作用小，可以重复用药，已广泛应用于小儿麻醉。静脉注射 2mg/kg，注射后 60 ～ 90s 后入睡，维持 10 ～ 15min，肌内注射 5 ～ 6mg/kg，2 ～ 8min 入睡，维持 20min。氯胺酮使唾液及呼吸道分泌物增加，麻醉前必须应用颠茄类药物。氯胺酮诱导时有暂时性心血管兴奋作用，使血压、心排血量、脉搏均升高，中心静脉压及外周血管阻力也增加。

　　新生儿或 6 个月以下婴儿用氯胺酮后可发生呼吸抑制，应严密观察、及时处理。休克及低心排血量小儿用氯胺酮后，由于其负性心肌变力性作用，可引起血压下降，甚至心搏骤停，故休克患儿不宜用氯胺酮麻醉。氯胺酮增加脑血流及脑氧耗，增高颅内压，并存神经系统疾患的小儿应慎用。氯胺酮麻醉后恶心、呕吐发生率高（33% ～ 44%），术后苏醒延迟，有时呈烦躁不安。术后幻觉及噩梦在小儿少见，如与咪达唑仑或地西泮配伍应用，发生率可下降。

　　2) 丙泊酚：有高度亲脂性的静脉麻醉药，静脉注射后快速分布，麻醉起效快而平顺，呛咳、呃逆发生率低。麻醉强度大，代谢清除率快。小儿丙泊酚剂量按千克体重计比成人大，需 2.5～3mg/kg 达到诱导效果。由于清除快，分布广，需连续静脉输注才能达到预计的稳态血药浓度，维持镇静催眠效果。丙泊酚麻醉恢复快，清醒迅速，精神活动、认知能力恢复完善，麻醉后恶心呕吐发生率低。丙泊酚是目前小儿介入诊断及治疗时麻醉常用药物之一。

3）咪达唑仑：是目前临床应用的唯一的水溶性苯二氮䓬类药物，具有抗焦虑、催眠、抗惊厥、肌松弛和顺行性遗忘等作用。单次静脉注射后分布 $t_{1/2}$ 为（0.31 ± 0.24）h，相当于地西泮的 1/2，消除 $t_{1/2}$（2.4 ± 0.8）h，约为地西泮的 1/10。肌内注射后吸收迅速且基本完全，注药后 30min 血药浓度达峰值，生物利用度为 91%。小儿直肠注入后吸收迅速，约（16 ± 7）min 血药浓度达峰值，生物利用度不到 60%。用于全身麻醉诱导和维持时通常采用静脉注射，剂量为 0.1～0.4mg/kg。用于小儿介入诊断及治疗麻醉时辅助用药，一般剂量为 0.1～0.15mg/kg。咪达唑仑有一定的呼吸抑制作用，其程度与剂量相关，静脉注射 0.15mg/kg 对每分通气量的影响与地西泮 0.3mg/kg 相似。对正常人心血管系统影响轻微，对心肌收缩力无影响。

4）羟丁酸钠：为饱和脂肪酸的钠盐，入睡剂量 40～50mg/kg。麻醉诱导可静脉缓慢注射 60～80mg/kg。静脉注射后 15min 血药浓度达峰值，在 60min 时迅速下降，其后在较长时间内维持于较低水平。羟丁酸钠 80%～90% 在体内代谢成 CO_2 和水，前者自呼吸道排出，其余在 4～5h 随尿排泄。静脉注射后 3～5min 患儿嗜睡，约 10min 进入睡眠，20～30min 开始允分发挥作用，持续 60～90min，个别可长达 4～5h，是目前静脉麻醉药中作用时间最长的药物。麻醉过程类似自然睡眠，逐渐加深。

羟丁酸钠毒性很低，对呼吸、循环影响小。对心肌无明显影响，可改善心肌对缺氧的耐受力，用药后很少发生心律失常。目前该药主要用于麻醉诱导和维持，由于其苏醒期较长，诱导缓慢，并有锥体外系不良反应，只能作为全身麻醉的辅助药。配合氯胺酮用于长时间的小儿介入诊断及治疗麻醉尚可取得满意的效果。

2. 麻醉中的监测　小儿麻醉期间血压、心电图、SpO_2、体温和 $PETCO_2$ 是必需的监测项目。

（1）小儿呼吸道的管理：重点是保持呼吸道通畅和提供充足的氧气。小儿舌大、颈短，呼吸道管径小，呼吸道腺体分泌旺盛，分泌物多，很容易发生舌后坠及气道内异物、血液、分泌物堵塞引起的急性上呼吸道梗阻，特别是在使用麻醉药品后，口腔内的分泌物异常增多，大大增加了上呼吸道急性梗阻的风险。小儿代谢旺盛，耗氧量大，对低氧的耐受差，短时间的缺氧可危及生命。一些先天性心脏病患儿长期肺血流较多，导致肺间质水肿，这些患儿容易引起肺部感染，听诊肺部常有啰音。为避免小儿因分泌物过多引起急性上呼吸道梗阻，术前应给予抑制腺体分泌的药物，一般多选用东莨菪碱，避免使用阿托品，因为：①阿托品可增快心率，增加心肌氧耗；②阿托品可使心排血量增加，对长期肺血流较多，导致肺间质水肿的患儿，可使肺水肿加重。

为防止误吸，术前禁食对小儿麻醉尤为关键。应向父母强调空腹的重要性，说明麻醉时保持空腹可减少呕吐、误吸的危险，保证麻醉安全。小儿禁食时间 > 12h 可发生低血糖及代谢性酸中毒倾向，故小儿禁食时间应≤ 8h。一般 6 个月以下婴儿术前禁食 4h，禁水 2h；6 个月～ 3 岁术前禁食 6h，禁水 2h；3 岁以上术前禁食 4h，禁水 2h。

封堵手术中常会出现呛咳，排除分泌物及异物刺激外，多考虑为手术刺激所致。当操作粗暴时，心导管在主动脉弓内壁及左心室内壁移动，牵扯迷走神经分支，可引起呛咳。所以当患儿术前有上呼吸道炎症时，尽量避免手术，防止操作引起喉痉挛及支气管痉挛。一般发生呛咳时，立即停止操作，即可缓解。

（2）小儿心率的监测：几乎所有的封堵手术中都会发生不同程度的心律失常，常见的有室上性心动过速（室上速）、室性期前收缩及窦性心动过缓，甚至个别患儿发生心搏骤停。室上速及室性期前收缩多为心导管在心腔内移动时，刺激内壁所致。窦性心动过缓及心搏骤停常发生为封堵器封堵室缺时夹闭心室肌，导致传导受阻所致。所以，封堵手术中，心电图检测是必不可少的。当心律失常发生时，立即停止操作，即可缓解。

小儿每小时维持液体量：①体重＜ 10kg，维持液体量（ml）＝体重（kg）×4；②体重为 10 ～ 20kg，维持液体量（ml）＝体重（kg）×2+20；③体重＞ 20kg，维持液体量（ml）＝体重（kg）+40。

（3）麻醉药物对先天性心脏患儿心血管系统的影响

1）氯胺酮：主要用于各种体表的短效手术。对心肌刺激作用主要是直接兴奋中枢神经系统，在无自主神经控制时，对心肌直接抑制。临床上，氯胺酮可使动脉压升高 20% ～ 30%，同时心指数和肺动脉压也增加。这对于先心病患儿来说无疑是增加了心肌负担，加重原发病，特别是肺动脉压增加，可使肺血流增加，导致或加重肺水肿。

2）丙泊酚（异丙酚）：当给药剂量过大或推注速度快时会对小儿呼吸和循环系统产生抑制，应严密监测患儿的呼吸和血压，必要时可给予加压给氧或人工通气。

3）咪达唑仑：对心血管影响很小，表现为心率轻度增快，体血管阻力和平均动脉压轻度下降，以及左心室充盈压和每搏量下降。对心肌收缩力无影响。

三、并发症及其处理要点

（一）低氧血症

氯胺酮肌内注射前小儿啼哭，麻醉后可出现屏气，造成低氧血症。全身麻醉后下颌松弛、舌后坠、术前未用阿托品而致口腔、呼吸道分泌物增加等均可引起低氧血症。此时，SpO_2 下降、心率减慢、口周发绀，应针对原因处理如托下颌、清除分泌物、肌内或静脉注射阿托品等，必要时加压氧吸入治疗。

小儿封堵手术过程当中有时会发生喉梗阻或喉痉挛现象，造成低氧血症。一般可经吸氧或加深麻醉得到缓解。对于严重者可用面罩加压吸氧或气管插管。也可以静脉注射地塞米松 2 ～ 5mg，加局部喷雾：麻黄碱 30mg＋地塞米松 5mg+0.9 氯化钠至 20ml。

（二）低血压

麻醉期间处理不当、失血及严重心律失常是引起低血压的常见原因。小儿封堵手术过程当中失血，在小婴儿难以耐受，因而导致低血容量及低血压。对比剂可引起渗透性利尿而导致低血压。在手术中应开放静脉，以便及时输液、输血及应用药物。术中尽量减少失血，可根据不同原因，对低血压及时处理。

（三）呕吐及反流误吸

呕吐及反流误吸是一种严重并发症，要认真预防。反流误吸的原因：①未禁食水，饱胃情况下实施全身麻醉；②对全身麻醉诱导期发生胃胀气做不恰当处理；③硫喷妥钠、阿托品等药物致贲门括约肌松弛。处理要点：实施全身麻醉前 4～6h 一定要禁食；诱导前尽量吸清胃内容物；术后转送过程中及回到病房，注意应仰卧位或头侧卧位，以保持呼吸道通畅。

（吴超联 牛丽丽）

第 4 章

超声心动图在结构性心脏病诊疗中的应用

自 1974 年 King 等首次行先天性心脏病封堵术以来，封堵器产品经历了多次改进，到 1999 年 Amplatzer 封堵器的发明，把先天性心脏病介入治疗推至一个新的平台，该技术最终得以广泛推广和发展。在封堵产品和技术的革新过程，手术的监测方法也有很大的进步，主要表现为超声心动图的监测手段得以较大的改进，从传统的经食管超声心动图加球囊扩张逐渐过渡到经胸超声心动图，从而减轻了患者的痛苦，降低了手术的成本，扩大了手术适应证的范围。经食管超声心动图检查图像清晰，但它是一种微创检查和监测手段，容易产生食管损伤等一些其他并发症，一些年龄较小的患者不能耐受此项检查，加之食管探头比较昂贵，一些医院也不愿意配备，这样无形之中就缩小了封堵术适应证的范围，使一些患儿不能享受先进治疗技术。经胸超声心动图图像略逊于经食管超声心动图，但它是一种无创检查和监测方法，无任何并发症，适于任何年龄的患者，使一些婴幼儿在最佳治疗时间能进行封堵术，从而在很大程度上扩大了封堵术适应证范围。

一、超声心动图在房间隔缺损介入诊疗中的应用

房间隔缺损（atrial septal defect，ASD）是先天性心脏病中检出率较高的一种。传统开胸房间隔缺损修补术创伤大，恢复慢且住院时间长。目前，超声引导下用 Amplatzer 封堵器（ASO）经导管封堵房间隔缺损（TCASD）具有疗效确切、创伤小、观察 48h 即可出院、严重并发症少等优点，已成为根治房间隔缺损的重要方法。

（一）传统超声心动图在诊断房间隔缺损中的应用

传统的二维超声心动图（2DE）显示房间隔缺损的局部切面，需要连续扫描测量多个切面的缺损最大直径来帮助选择 ASD。在二维超声（2DE）的基础上，结合多普勒血流显像（DFI）可以观察分流的起源、方向、行程和亮度，间接估计肺动脉压力。贾善隆等建议将 DFI 作为可以诊断 ASD 分型的主要依据。王飞等指出，虽然 DFI 提高了诊断 ASD 的敏感性和准确性，但如果对其认识不足，可能会被误认为 ASD 的主要依据而导致误诊。近年来，已有应用斑点追踪、组织多普勒、应变率成像、磁共振成像（MRI）等技术观察 ASD 患者心脏结构或评估术后心功能变化的研究，但尚未在临床上推广。对于二维经胸超声心动图难以诊断的静脉窦型、冠状窦型房间隔缺损、中央型房间隔缺损（M-ASD）、卵圆孔未闭（PFO）或传音条件差的患者，二维经食管超声心动图是最佳的诊断方法。一个间隔缺损（SD）多为椭圆形或半月形，2DE 在不同切面测得的回声差异较大。目前，实时三维经胸超声心动图的实时性和分辨率有了很大的提高，基本可以满足传声条件良好

的 ASD 患者介入治疗的诊断和指导要求。研究表明,实时三维经食管超声心动图(RT 3D-TEE)在测量手术过程中的关键数据时比二维经食管超声心动图(2D-TTE)更准确,但它也有一些缺点,如噪声信号多、分辨率低和探头较大。

(二)经食管超声心动图在 ASD 诊断中的应用

实时三维经食管超声心动图(real-time 3D-echocardiography,RT 3D-TEE)具有 M 型、2D、3D 和多普勒的全部功能,使 TEE 技术进入了实时矩阵扫描的新时代。RT 3D-TEE 可以实时采集,快速成像,同步显示,增加探头包含的阵元数量,使分辨率明显提高。能清晰显示心脏的三维结构、ASD 的形态及毗邻关系,直观、动态地反映疾病的全貌。为 ASD 的定性、定位和定量评估提供了新的选择。其配置的 X7-2t 探头可用于在 Philips iE33 系统中以 2 ～ 7MHz 的频率扫描 TEE。成像模式包括实时三维窄角、局部放大、全容积、多平面、三维彩色多普勒和薄层智能层析成像。其中,实时三维窄角模型在显示和评价房间隔结构方面具有独特的优势。在目前 RT-3DE 的基础上,又设计出心脏 iSlice 分层图像技术,该技术采用类似 CT 或磁共振成像的方式分割心脏图像,能将心脏超声图像分作多个切面进行分析观察,其作用类似于 MRI,以任何深度和厚度执行三维图像的横截面成像,所有立体图像都可以在线或离线任意剪切。

(三)实时三维超声心动图在 TCASD 中的应用

我国房间隔缺损的介入治疗已进入普及阶段,术前适应证的选择全关重要。超声能准确评估 ASD 的解剖细节,是顺利完成 TCASD 的保证。党国珍等认为 RT 3D-TEE 可用于术中确定 ASD 的释放位置,实时判断与周围组织的协调运动,确定是否夹住所有残端。Chen X 等应用 RT 3D-TEE 对 13 例 TCA 房间隔缺损进行观察,并与 2D-TEE 和心内超声进行比较,认为 RT 3D-TEE 能方便地提供更真实、全面、准确的房间隔缺损及其周围结构的信息。RT 3D-TEE 能提供其他三维技术所不能显示的清晰图像,监测导管通过缺损的过程,直视 ASD 的位置。这种方法可以更好地确定缺损与周围重要结构的关系,从而使 RT 3D-TEE 可以提供更好的三维图像。

(四)术前筛选

随着介入技术的迅速发展,TCASD 的适应证范围明显扩大。老年人和非重度肺动脉高压不是绝对禁忌证,切缘巨大和不良者也可尝试。复杂 ASD 的术前筛查尤为重要,如切缘不足;当 ASD 很大时,应该更加注意边缘条件。当后缘不足时,尤其是下腔静脉缺如时,封堵难度极大,封堵椭圆形缺损的成功率高于准圆形缺损、M-ASD 或房间隔瘤。

(五)术中监测及术后评价

ASD 置入过程中应进行多段实时监测:导管是否通过一个 ASD;左伞盘的释放大小及是否接近 ASD,从而指导右伞盘的释放;确定 ASD 的位置,并适度推动以确认其牢固性;是否有明显的残余分流和新的二尖瓣反流;有无心脏压塞等。ASD 确认后才能完全释放。作为目前最常用的术中监测手段，2D-TEE 的临床价值已得到肯定，对软边缘活动的观察比实时三维图像更准确。RT 3D-TEE 在介入治疗中可实现三维全程引导，其操作与 2D-TEE 相似，不增加额外负担，切实可行。经过适当的切割，获得的三维图像可以直接观察心脏的结构，使判断空间关系更加清晰，有助于更好地监控手术中的关键环节。此外，RT 3D-TEE 可同步显示感兴趣区的三维活动，成像速度快，便于术中直接纠正漏诊的错误，及时发现残余分流。Hong-Xiao S 等在 TCASD 期间使用 RT 3D-TEE 在机器上实时获得几乎任何截面的金字塔的 3D 图像，并且进行最少的后处理。他们认为 RT 3D-TEE 是一种具有巨大潜在优势的新的成像技术。

TCASD 后应定期评估：ASD 稳定性；残余分流是否持续；是否存在延迟性心脏压塞、主动脉漏等延迟性并发症；右心室功能的恢复等。

二、超声心动图在室间隔缺损介入诊疗中的应用

室间隔缺损（VSD）是最常见的先天性心脏病，是由胚胎期室间隔发育异常引起的。VSD 可以单独存在，与其他先天性心脏病合并存在，或者作为复杂先天性心脏病的一部分存在。由于超声心动图检测技术的不断进步，特别是彩色多普勒血流成像技术的日益普及，绝大多数 VSD 患者在婴儿期就能得到准确的诊断。因此，超声心动图已成为临床诊断 VSD 的首选方法。

（一）传统超声心动图在诊断 VSD 及心功能评价中的应用

1. 传统超声技术在诊断 VSD 中的应用　超声心动图是诊断 VSD 的首选方法。二维超声心动图（2DE）显示 VSD 的直接征象是室间隔回声中断，断端回声增强。多层面多角度连续扫描可显示 VSD 的直接征象，如位置、形态、大小、类型等。在二维超声心动图图像上叠加彩色多普勒血流显像，可观察到分流的起源、方向和亮度。结合多普勒技术，还可以测量血流速度，间接测量肺动脉压力。然而，传统的二维超声心动图只能逐个显示 VSD 的局部断端截面。如果要为介入治疗提供信息，需要从多个断面连续扫描测量缺损的最大直径，结合多个断面想象三维空间，做出正确的判断。这个过程需要长期的临床实践，并且受操作者经验的影响很大。

2. 传统超声技术评价心功能　心脏病患者的心室容积与心功能有密切关系。准确测量左心室容积和心脏收缩功能对评价治疗效果和判断预后具有重要的临床意义。目前评价心功能的影像学方法有磁共振成像、X 线心室造影、放射性核素技术、超声心动图等。目前，磁共振成像是无创评估心脏功能的"金标准"。它不受假定的心脏形状的限制，可以精确地评估心脏体积和计算心脏功能。但由于其价格昂贵，移动不方便，不适合危重患者和体内安装有金属装置的患者，不能作为临床通用的检查方法。左心室造影是临床测量左心室容积和射血分数的"金标准"，但它是一种有创检查，风险高，应用有限。放射性核素技术测量心功能准确，但属于放射检查，对受检者有害。

超声心动图是评估心脏功能最常用的方法。常用的方法有 M 型超声心动图、二维超声心动图、组织多普勒成像技术及其衍生技术、Tei 指数等。经过长期的研究和临床实践，

证明这些方法能较好地评价心室容积和收缩功能。但 M 型超声心动图评价心功能需要将心脏想象成一个椭圆体，与实际心脏形状不同。二维超声心动图的 Simpson 方法不受心脏形状的限制，但在评价心室各节段的局部运动异常或室壁瘤的收缩功能方面价值有限。组织多普勒成像可以通过不同的方法从多个角度综合评价心肌运动和心外膜运动，为量化收缩期和舒张期多个节段的局部室壁运动功能奠定了基础。但是由于心脏旋转和相邻心肌节段性运动的影响，图像在存储和处理过程中明显受到伪影的影响。Tei 指数是综合评价心脏收缩和舒张功能的指标，不受心脏几何形状和瓣膜反流的影响，也不受心率和年龄的影响，可重复应用于心脏功能的综合评价。但单一指标难以反映心功能的损害主要来自收缩功能还是舒张功能，且受瓣口频谱的影响，仍存在一定的假阴性和假阳性。

（二）实时三维超声心动图在 VSD 诊断中的应用

RT-3DE 可实时清晰显示室间隔缺损的情况，形象、立体地显示 VSD 的形态、直径、面积、断端及随心动周期的变化，可显示与周围瓣膜的毗邻关系及膜状肿瘤的立体形态，可从左或右心室侧观察 VSD 的全貌，为其准确分型和选择治疗方案提供重要信息。根据陈苏江等对 120 例 VSD 患者进行 2DE 和 RT-3DE 观察，并与手术测量结果进行比较。结果表明，对于缺损形状不规则或主动脉瓣脱垂的患者，VSD 最大径测量值比 2DE 更接近手术值。俞波等发现，二维超声心动图虽然能准确显示某一断面的缺损直径，但其测量值难以代表缺损的真实大小，在某些情况下，二维测量值不能作为判断不同缺损整体大小的标准。这一结论与杜亚娟等的研究结果一致，说明 RT-3DE 能直观、动态地显示缺损的三维全景，准确测量缺损的最大直径，对 VSD 具有较高的诊断价值，并能动态显示缺损的周围情况，对介入治疗中封堵器的选择具有重要的指导作用。

RT-3DE 在临床上的应用提高了超声评价心功能的水平。RT-3DE 的操作与二维超声心动图一样简单快捷，使用该方法时探头不需要移动，且切片间距均匀，采样相位和切片方向易于控制，可实时显示组织结构的活动相位，对心功能的评价准确且可重复，不依赖于几何假设，从而更好地满足临床应用的要求。

术后随访过程中，主要采用超声心动图。随访内容包括封堵器位置、残余分流变化、心腔大小变化、心功能恢复情况。定期观察上述参数，掌握房间隔缺损封堵术后患者的恢复规律，可为封堵方法学的改进提供重要依据。

（三）术前筛选

自 2002 年以来，随着偏心型室间隔缺损封堵器在临床上的成功应用，经导管 VSD 封堵术已取代传统的部分 VSD 手术治疗，成为治疗 VSD 的又一有效手段。导管介入治疗因其创伤小、恢复快而被广泛应用于临床。VSD 的大小、位置、数量和切缘直接决定了能否进行导管治疗，因此术前筛查尤为重要。VSD 的主动脉瓣边缘、三尖瓣边缘和肺动脉瓣边缘应特别注意。RT-3DE 可以动态、立体地显示 VSD 及其边缘与瓣膜的关系，从多个角度显示缺损与周围结构的空间关系，从而帮助术者做好充分的术前准备。

（四）术中应用

传统介入封堵术的术中监测需要 X 线透视引导和二维超声随访。室间隔缺损介入封堵术中的超声心动图监测主要从 5 个方面进行观察：①封堵器是否处于正常位置；②封堵器的形状是否正常；③是否存在室间隔分流；④封堵器是否影响主动脉瓣功能；⑤封堵器是否影响三尖瓣功能。

RT-3DE 与传统经胸超声心动图相同，操作简单，具有良好的时空位移分辨率、检查时间的随机性和多层面选择的自主性。通过适当地切割图像，可以在整个介入过程中清楚地监视和引导手术的关键部分。就像电视直播一样，可以实时观察导丝的方向，确定封堵器的放置位置，显示封堵器是否位于室间隔缺损的位置，既不偏向左心室，也不偏向右心室。展开后，观察封堵器形状是否正常。封堵器左侧在左心室，右侧在右心室，封堵器腰部刚好卡在室间隔缺损处。是否有残余分流通过室间隔；封堵器是否影响主动脉瓣功能；对三尖瓣口血流是否有影响。方荔香等对 40 例先天性 VSD 患者进行实时三维超声心动图监测。术前估计的 VSD 最大直径与血管造影估计的相关性分别为 $r=0.88$，$P > 0.05$ 和 $r=0.85$，$P > 0.05$。RT-3DE 可在术前和术中立体显示血流的来源、方向和形态，与血管造影高度一致，术中可清楚显示封堵器到位后是否有残余分流。因此，在 VSD 介入治疗中，RT-3DE 可以实时观察心腔结构，引导封堵器导管运行，判断周围空间位置，直观判断封堵器位置及其与周围结构的关系，可以减少操作者在辐射下操作的时间，减少辐射损伤。

（五）术后效果评价

超声心动图判断 VSD 封堵术疗效主要有 5 个方面：① VSD 封堵器位置是否正常；②是否有室间隔残余分流；③室间隔封堵器是否影响主动脉瓣和三尖瓣的功能；④各心腔内径是否有变化；⑤心脏功能有无变化。

术后可利用 RT-3DE 对患者进行复查，可即时清晰显示封堵器的放置位置，是否紧贴室间隔，是否有残余分流通过室间隔。动态观察封堵器是否影响瓣膜运动，有无瓣膜反流，有无延迟并发症，心腔内径及心功能的变化。

VSD 封堵术纠正了心脏解剖结构的畸形，纠正了血流动力学的异常，降低了左心室的容量负荷，所以理论上，室间隔缺损封堵术后左心房和左心室的直径可以降低，这一点已经被其他学者的研究证实。但左室射血分数和左心室短轴缩短率较前降低，仍在正常范围内。也有研究表明，左室射血分数无明显变化。

三、超声心动图在动脉导管未闭介入诊疗中的应用

超声心动图以其操作方便、无辐射、无创伤等优点，被广泛应用于各年龄段心脏疾病的检查，尤其是婴儿期心脏解剖结构异常的筛查。二维超声心动图可以观察每个心腔的大小，从而了解动脉导管未闭（PDA）对血流动力学是否有显著影响。一些有经验的超声医师也可以在左侧胸骨旁高切面上观察到动脉导管的二维结构。据报道二维超声心动图可直接检出动脉导管未闭，阳性率近 68%。

彩色多普勒超声心动图可以根据彩色血流束的形状估计动脉导管的形态，了解动脉导管内血流束的分流方向，测量动脉导管的直径。研究表明，超声心动图测量的动脉导管直径对早产儿 PDA 的预后有重要影响。动脉导管直径越大，越不容易自发闭合。以直径 1.5mm 为分界点预测早产儿动脉导管自然闭合的敏感度为 81%，特异度为 85%。对胎龄 26 ～ 33 周的早产儿进行观察，发现出生后第 3 天超声心动图测得动脉导管直径超过 2.2mm 的早产儿 PDA 不会自发关闭，此时临床医师应及早采取治疗措施。

频谱多普勒在新生儿 PDA 检测中起着重要的作用。超声检查者可以通过调整彩色血流束和声束的角度，获得动脉导管内的多普勒血流图，了解动脉导管的分流方向。有学者利用频谱多普勒超声心动图对早产儿动脉导管水平的血流频谱进行研究，发现不同频谱形态的 PDA 预后不同。如果动脉导管内血流频谱没有节律性搏动，而是从左向右连续分流，且峰值流速持续时间较长，说明分流后的血流会通过收缩的动脉导管产生高速血流，这说明 PDA 会改善。如果动脉导管内血流频谱为双向分流，连续监测显示右向左分流逐渐减少，左向右分流逐渐增加，那么这个血流频谱显示血流束通过大动脉导管逐渐增加左向右分流，肺循环阻力降低。这种大动脉导管自发闭合的可能性很小，临床医师需要尽快采取干预措施。

M 型超声心动图可准确测量各房室腔大小和大血管内径，为评估动脉导管未闭对新生儿血流动力学的影响提供重要信息。胎儿出生后，肺动脉阻力下降，左向右分流增加，肺循环血流量增加，肺静脉回流血量增加，导致左心房和左心室容量负荷增加，增加程度可用左心房与主动脉根部比值（LA/AO）来评价。

超声心动图观察 PDA 最准确的方法是彩色多普勒和频谱多普勒血流图。彩色多普勒血流图可直接显示动脉导管内有无 PDA 和血流方向，并可测量动脉导管的直径。频谱多普勒可以检测动脉导管的分流方向，并分析频谱形态。

四、超声心动图在肺动脉瓣狭窄介入诊疗中的应用

肺动脉瓣狭窄（PS）是儿童常见的先天性心脏病，可以是单一病变，也可以是法洛四联症、大动脉转位等复杂畸形的一部分。简单的 PS 是最常见的。PS 的自然病程和预后取决于瓣膜狭窄的程度。年龄越小，临床症状出现越早，预后越差。即使是无症状的中重度狭窄成年患者，其活动耐受力也较低，或者容易发生心肌纤维化，因此最好及早发现并治疗，有利于改善预后。随着超声心动图的发展，它在 PS 治疗的发展中起着非常重要的作用。

20 世纪 80 年代以前，PS 唯一的治疗方法是外科肺动脉切开术，创伤大，恢复慢，而且会在胸部留下很大的瘢痕，对于单纯 PS 患者来说不是最好的选择。1982 年报道了首例经皮球囊肺动脉瓣成形术，介入治疗得以普及。然而，单独的介入治疗或手术有其局限性。2002 年，有学者提出了一种新的治疗模式，称为镶嵌治疗，将手术和介入治疗相结合，治疗一些复杂的先天性心脏病，取得了良好的效果。但球囊血管成形术效果差或瓣膜功能不全严重的患者需要瓣膜置换术。如果可以进行经皮瓣膜置换，患者的创伤会小得多。因此，Bonhoeffer 等于 2000 年开始研究经皮肺动脉瓣置换术（PPVR），并报道了第一个动物实验。同年，进行了第一次人类 PPVR。在随后的 10 年间，有学者报道了临床 PPVR 的成功案例。

经皮球囊肺动脉瓣成形术（PBPV）就是穿刺股静脉，将球囊导管推至狭窄的肺动脉瓣口，利用球囊扩张的机械力将粘连的肺动脉瓣连接处分离，以缓解或减轻瓣口狭窄。

术前需要通过超声心动图确定肺动脉狭窄的类型和严重程度，测量瓣膜环的直径，并与右心室造影的测量值进行比较，帮助选择球囊直径。观察有无主肺动脉发育不良，右心室流出道狭窄，评估右心室功能，观察有无严重三尖瓣反流，有无其他畸形。通过多普勒测量的肺动脉瓣口的血流速度用于计算瓣膜两侧的压差并确定阻塞程度。在术后即刻和长期随访中，可观察到肺动脉瓣两侧的压降，如果术后压降不满意，可再次行 PBPV。PBPV 术后并发症包括下腔静脉与髂静脉连接处撕裂、心脏压塞、三尖瓣腱索损伤导致三尖瓣重度反流、右心室流出道痉挛，发生率为 6.83%。但如果严格掌握适应证，规范操作规程，术中、术后严密监测和观察，PBPV 是安全有效的。

PPVR 是近 10 年来国内外研究的热点技术。手术方法是通过股静脉将导管送入肺动脉瓣口，释放带瓣支架，替换原有的肺动脉瓣。截至目前，国外已有数千名患者进行了 PPVR，效果确切。与外科肺动脉瓣置换术（PVR）相比，介入组平均住院时间、手术相关并发症及术后早期严重疾病发生率均少于外科手术组。目前，PPVR 不适合低出生体重儿的治疗，因为它的分娩鞘很厚，分娩路线的弯曲角度很大。但如果采用嵌体疗法，就不会受此影响。文斌等开始研究开胸经导管 PVR 的动物实验，后来有学者报道动物实验成功，实验动物术后可存活 6 个月。证明小切口开胸和经导管肺动脉瓣置换术是安全可行的。在 TEE 的监督下，选择合适大小的支架并引导其释放，可以提高手术的成功率。相信随着研究的深入和介入仪器的发展，这项技术有望惠及更多患有此病的低体重婴儿。

五、三维超声及 3D 打印在瓣膜病介入诊疗中的应用

经食管超声心动图（TEE）和心内超声心动图（ICE）在结构性心脏病，特别是先天性心脏病和瓣膜性心脏病的微创介入治疗中发挥了重要作用。近年来，在经食管超声和矩阵探头基础上发展起来的实时经食管三维超声心动图（RT-3D TEE）具有实时全容积成像和图像分辨率高的特点，能立体显示心脏内部结构，因此受到心导管医师的青睐。

（一）RT-3D TEE 与二尖瓣反流介入中的应用

为了更好地指导二尖瓣反流的外科治疗，Alain Carpentier 医师根据瓣膜开合的特点将二尖瓣反流分为 3 种类型：运动正常的 Ⅰ 型瓣膜、运动过度的 Ⅱ 型瓣膜、运动受限的 Ⅲ 型瓣膜，其中又可进一步细分为 Ⅲ A 和 Ⅲ B，前者是指风湿性心脏病引起的瓣叶和腱索收缩运动受限而导致的关闭不全；后者见于心脏增大和乳头肌移位的患者，导致小叶运动受限，不能有效闭合。

随着介入医学的发展，相当一部分功能性二尖瓣反流患者可以通过心导管进行修复。通过心导管进行二尖瓣反流矫正的概念类似于外科成形术。功能性二尖瓣反流的介入治疗和 RT-3D TEE 评价主要包括以下几个方面。

1. 二尖瓣夹闭术　自 2005 年 Agenziano 教授在 TCT 大会上首次报道二尖瓣夹技术以来，这一技术逐渐在全球各大心脏中心得到应用，相关的临床试验也已展开。该技术主要

是在经食管超声的引导下，通过心导管穿刺房间隔进入左心房，在二尖瓣尖的水平释放夹子，将二尖瓣前后叶夹在一起，从而减少或消除二尖瓣反流。虽然二尖瓣夹技术是在心导管室完成的，但临床实践表明，经食管超声，尤其是 RT-3D TEE，是该技术不可或缺的监测和评价方法。

除了术前常规评估左心室直径、容积和收缩功能外，二尖瓣夹闭技术还要求二尖瓣装置的结构如下：①连枷间隙，即脱垂的小叶和瓣环之间的距离小于 10mm；②闭合缘深度，即二尖瓣瓣尖至瓣环距离大于 11mm；③闭合缘高度，即瓣叶对合区高度大于 2mm；④瓣叶连枷样运动宽度小于 15mm。所有术前均需要结合 TEE 对二尖瓣装置进行全面评估。

RT-3D TEE 图像直观、立体，在显示二尖瓣与封堵器的空间关系，缩短手术时间，减少房间隔穿刺并发症方面优于二维超声。房间隔穿刺成功后，应在超声引导下缓慢旋转导管，使其尖端位置垂直于二尖瓣环。夹闭器从导管送出后，夹闭器尖端应垂直于二尖瓣环平面或指向心尖，然后启动 RT-3D TEE 显示二尖瓣前瓣叶和后瓣叶的解剖分区，调节输送装置使夹闭器尖端正好位于二尖瓣前叶和后瓣叶的 A2 和 P2 区域，然后松开夹闭器并抓住瓣叶。当夹闭器被释放时，RT-3D TEE 可用于评估以下内容：①夹闭器的位置和稳定性；②夹闭器是否抓住了足够的阀门；③术后瓣膜反流是否较术前明显减少；④二尖瓣前向血流是否明显加快。

2. *经冠状静脉窦二尖瓣成形环置入术* 因为功能性二尖瓣回流主要是由后二尖瓣环的扩张引起的，所以人们已经通过将成形环置入冠状窦来减小后二尖瓣环的内径。大量的动物实验和临床试验证明，该技术是一种可行、可靠的方法。超声心动图仍然是筛查患者的最基本和无创的影像诊断技术。临床经验表明，瓣膜环相对扩大引起的中央性二尖瓣反流（如缺血性心肌病）是经皮窦瓣成形术的主要对象。与其他结构性心脏病的介入治疗不同，超声心动图在心脏导管人工瓣环置入术中不作为指导手段，仅用于评价瓣环置入前后左心室功能、二尖瓣装置及反流程度的变化。而 RT-3D TEE 可以在瓣膜环置入前重建二尖瓣环的三维形态，根据其面积、周长等参数选择合适的塑形环。这些参数应在纤维环置入后重复测量，以便比较。常见并发症如心脏压塞、人工瓣环移位、急性心肌缺血等，是操作期间 RT-3D TEE 监测和评估的重点。

3. *心导管瓣环直接成形术* 通过穿刺静脉和房间隔，在二尖瓣环左心房侧放置一个带缝线的铆钉，反向插入动脉。铆钉用牵引装置固定在左心室一侧，用自身缝线固定。这种手术理念与前者类似，都是通过收缩和扩张瓣环来纠正功能性二尖瓣反流。与经冠状窦行瓣膜成形术不同，该技术更复杂，需要在混合手术室进行。超声医师需要全程监控，一方面是防止缝合时瓣叶撕裂，另一方面是即时评估瓣膜成形术的效果。RT-3D TEE 引导不仅可以缩短 X 线透视时间，还可以从心房侧和心室侧观察铆钉、牵开器和缝线的空间关系，使手术视野清晰直观。

（二）RT-3D TEE 与人工瓣膜植入术

有临床症状的重度退行性主动脉瓣狭窄患者预后很差，超过 30% 的患者没有手术机会。经导管主动脉瓣植入术（TAVI）作为一种新的治疗方法，成功率为 93%～95%。然而，为了成功实施 TAVI，准确选择合适的患者和术中图像指导是非常重要的。

瓣膜环直径的测量对于选择合适的瓣膜型号非常重要。在过去，二维超声心动图主要用于测量。但由于成像的限制，二维超声测量的主动脉瓣环往往不能代表真实的主动脉瓣环大小，而三维成像方法测量的主动脉瓣环大小相对更准确。在 TAVI 过程中，人工支架瓣膜既要保证主动脉根部的良好附着，又不能引起冠状动脉开口梗阻等并发症。因此，已将 TEE 列为手术过程中的主要指导方法之一。因为 TAVI 和 RT-3D TEE 都是新的临床技术，它们的应用还远未普及。文献报道的所有病例均为 RT-3D TEE 引导下的 TAVI 治疗病例，缺乏两者联合应用的大规模临床试验。但从目前的应用效果来看，长远来看两者会更加融合，这将为重度主动脉瓣狭窄患者的诊治带来福音。

（三）RT-3D TEE 与瓣周漏介入治疗

瓣周漏属于在进行人工瓣膜植入术后出现的致命并发症之一。其发生主要与手术缝合技术不当、人工瓣膜心内膜炎及人工瓣膜大小与自身瓣环不匹配有关。由于术中 TEE 的应用越来越多，缝合技术引起的瓣周漏在体外循环后即可发现，因此瓣周漏的发生率较过去有所下降。

Hourihan 等在 1992 年首次报道了经皮瓣关闭瓣膜周围渗漏。随着 RT-3D TEE 在临床上的广泛应用，越来越多的瓣膜周围漏可以得到诊断，术前明确漏的特征。现有的临床经验提示，可进行介入封堵治疗的瓣膜周围漏患者，超声表现至少应满足以下几点：①单个、圆形、小到中等直径（< 5mm）的瓣膜周围漏；②瓣周漏距瓣膜边缘有一定距离；③无活动性感染性心内膜炎或其他炎症；④瓣膜置换后，人工瓣膜稳定，无晃动。对于 RT-3D TEE 显示瓣周漏呈新月形和（或）漏径较大的患者，应视为封堵禁忌证。

RT-3D TEE 可清晰评价瓣膜小叶功能，区分漏孔数量及其与人工瓣膜的关系，确定是否存在血栓形成、赘生物及感染性心内膜炎，对瓣膜周围漏的诊断、封堵器的选择及指导介入治疗具有重要的指导意义。对于较大的瓣周漏或靠近机械瓣最远端的漏，可考虑用封堵器进行封堵；如果泄漏范围超过人工瓣膜圆周直径的 1/4，一个封堵器成功的可能性不大，可能需要 2 个封堵器或 2 个不同器械联合使用。如果泄漏太小，超声心动图无法完全看到缺陷，经皮介入治疗很难成功。

在手术中应使用超声观察封堵器与人工瓣叶的位置关系，防止封堵器损伤瓣叶或造成瓣叶移动不畅。关闭后，重要的是评估患者人工瓣膜的功能是否受到影响，以及心脏腔内的解剖结构是否受损。如果瓣周漏处仍有少量残余反流，可暂不处理；如果残余反流引起严重的心功能不全或溶血，需要考虑介入治疗或择期手术开胸。

（四）3D 打印在瓣膜病介入诊疗中的应用

VSD 是最常见的先天性心脏病，占所有先天性心脏病的 40%。膜周缺损较为常见，该类型 VSD 的修复也较为成熟。肌肉型和漏斗型罕见且难以治疗。大多数情况下，VSD 的主要治疗方法仍是手术闭合，确定 VSD 的位置、形状、大小及周围组织形态是制订手术方案的关键。但也有学者描述术后三尖瓣功能受损。如果我们有更多关于缺损和与缺损相关的三尖瓣附件的大小和延伸的信息，并发症的发生率可能会降低。Haw MP 等通过 3D 打印制作了一个 3 个月大的女孩的心脏模型，该女孩被诊断患有多发性心尖 VSD 和膜周 VSD，导致心力衰竭。此前，通过常规的影像学方法，显示至少有 4 个缺损，但并不完全知道 VSD 的确切总数、开口和位置，这导致无法确定最佳的手术干预方法。医师团队通过 3D 打印模型确定了总共 5 个缺陷，并显示了它们的具体来源和出口。最后，他们选择在模型上钻孔，发现右心房路径是可行的，并成功地在患者身上复制了手术。可见，在复杂多发 VSD 患者中，3D 打印具有独特的优势，可以帮助选择最佳手术路径，优化手术方案。传统的开胸 VSD 修复术虽然适应证广泛，但创伤大，恢复时间长。随着近年来介入治疗的发展，3D 打印结合微创修复和介入封堵成为一种潜在的新治疗方法，引起了学术界的兴趣。一例患有多发性心尖复合肌部 VSD 的儿童还患有巨大的房间隔缺损，导致肺动脉高压。单导管或传统手术很难令人满意地治疗。当这个孩子 8 个月大的时候，研究小组给了他姑息性的肺动脉结扎。2 年后在 3D 打印帮助下，选择 Amplatzer 封堵器封堵 VSD、开胸行 ASD 补片修补术并解除肺动脉环扎术。可以看出，3D 打印为复杂 VSD 和 ASD 患者的治疗带来了更多选择。它可以结合手术和介入治疗方法，选择个性化的、更全面的治疗方案，同时减少单一治疗策略的局限性。

六、腔内超声心动图在结构性心脏病介入诊疗中的应用

近年来，经皮导管介入诊疗技术不断发展，成为许多结构性心脏病和心律失常等疾病的诊疗基本策略。随着心脏介入操作的日益普及和手术的复杂性，对术中成像的要求越来越高，心腔内超声心动图（intracardiac echocardiography，ICE）因具有实时成像、实时监测术中并发症及良好的耐受性等优点，非常符合这些介入操作的要求，尤其没有 X 线，可以反复操作、全程可视、精确显示局部解剖结构和心脏血流信号、血流速度等特点，使得 ICE 越来越多地用于多种类型的心脏介入操作。ICE 是指在导管的顶端安置超声探头，经由外周血管输送至心腔内部，对心脏及其邻近组织进行实时高质量成像和（或）血流动力学测定的超声成像技术。ICE 能够直接对心腔内结构及毗邻解剖关系实时成像，有助于理解心脏内各部位之间的解剖关系，且能及时识别术中并发症。ICE 已被逐渐用于指导多种结构性心脏病的介入治疗及术中并发症的监测。与 X 线和 TEE 相比，ICE 能减少辐射暴露剂量、无须全身麻醉、患者耐受性更好且无须额外的超声科医师辅助等诸多优点。

（一）ICE 临床应用概述

ICE 的物理原理与传统的超声心动图相似，临床上使用的 ICE 导管主要有两类：一类是机械旋转式超声导管，另一类是相控阵超声导管，也是临床最常用的 ICE 导管类型，目前市面上常用的有西门子公司的 AcuNav，雅培公司的 ViewFlexXtra/EP Med ViewFlex，强生公司 SOUNDSTAR 等产品。ICE 由手柄和导管两部分组成，其操作手柄上有三排旋钮，可操纵导管向前（A）、后（P）、左（L）、右（P）4 个方向弯曲并固定。导管头端配备 64 晶体相控阵换能器，纵向扫描能提供 90°的扇形视野，配合手柄操纵，可对心腔结构进行 360°无死角扇扫。超声频率较低（5 ~ 10MHz），最大探测深度可达 15 ~ 16cm，具备彩

色多普勒成像能力。强生 SOUNDSTAR 3D ICE 相控阵导管通过在头端嵌入位置传感器，可将心腔内获得的二维图像与三维电解剖标测系统进行整合，使超声扇面呈现在三维模型上，更直观地显示解剖关系及实时导管位置，有助于临床医师更加准确、快速且安全地进行标测。

　　未来，随着 ICE 的成像质量不断提高、三维（3D）甚至四维（4D）ICE（实时三维）成像能力，尤其是分辨率和图像清晰度不断增强、导管直径不断缩小、价格逐渐下降，将会更加广泛地应用于结构性心脏病介入诊疗临床实践当中。

（二）ICE 在结构性心脏病诊治中的应用

　　1. ICE 在简单先天性心脏病介入治疗中的应用　目前在各种先天性心脏病的介入封堵治疗中，ICE 在 ASD 和 PFO 封堵术中使用得最为广泛，VSD 次之，在 PDA 经验相对较少。美国国家的统计结果表明，ICE 在经皮 ASD 介入封堵术中应用率已经从最初的 9.7% 增加到目前的 50% 以上。由于 PDA 常规术式是主动脉造影引导下介入封堵，其对比剂用量大且多，患者尤其是青少年 X 线辐射大。随着无射线绿色介入理念的推广，ICE 目前被认为可替代主动脉造影，成为评估 PDA 的相关结构的常规检查，尤其适用于大 PDA、肾功能不全或对比剂过敏的患者。

　　既往 TEE 被认为是指导 ASD、PFO、VSD 介入封堵手术的金标准，但目前多项研究证实，与传统 TEE 相比，ICE 具有更好的安全性和临床效果，更适合作为继发性 ASD、PFO（图 4-1）、膜部 VSD（图 4-2）封堵术的超声引导。

　　与 TEE 相比，ICE 具有更高的图像分辨率，虽然其不具备多平面成像功能，但依靠其探头的灵活性，可从多切面对房、室间隔成像。其获得的图像不亚于 TEE 获得的图像，甚至更好。ICE 可以精确显示房、室间隔形态，测量卵圆窝、房室间隔缺损直径；周边结构，尤其是膜部室间隔周边结构、缺损与主动脉瓣和三尖瓣的关系。

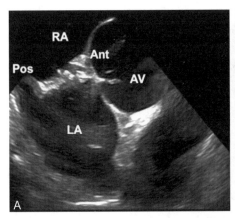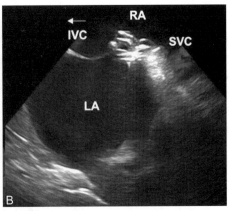

图 4-1　卵圆孔未闭封堵 ICE 成像

RA. 右心房；Pos. 后；Ant. 前；LA. 左心房；AV. 主动脉瓣；IVC. 下腔静脉；SVC. 上腔静脉

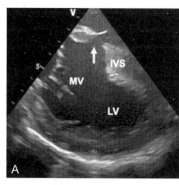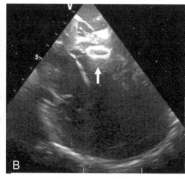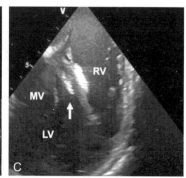

图 4-2　室间隔缺损封堵 ICE 成像

MV. 二尖瓣；IVS. 室间隔；LV. 左心室；RV. 右心室

在介入封堵术前，ICE 能够在封堵器释放前在不同切面上准确测量 ASD、VSD 直径，评估缺损边缘的长度和厚度，如① ASD：上下腔静脉缘、房间隔前上缘和上缘、隔膜后部。② VSD：主动脉瓣、三尖瓣、冠状静脉窦、二尖瓣等膜部重要结构，这些均有助于选择合适尺寸的封堵器。另外，术中可通过 ICE 进行实时彩色多普勒血流监测，以进一步排除潜在的其他缺损。ICE 能有效、绿色地实时监测并指导手术过程，帮助术者精确定位 PFO 的位置、指导导丝快速通过 PFO，缩短手术时间；指导术者全程直视下释放封堵器、确定封堵器是否倾斜或处于异常位置，观察封堵器稳定性，避免了 TEE 食管探头所造成的 X 线伪影。术后，可在 ICE 指导下通过注射生理盐水和（或）彩色多普勒检查来确认有无残余分流，有无相关瓣膜受累，有无心包积液等手术相关并发症的出现。

ICE 的另一显著优势是其可以显著减少术中 X 线暴露时间，有效降低对患者（特别是儿童、孕妇、肥胖患者）和术者的辐射危害。同时也避免了 TEE 相关的主要缺点，如食管穿孔、需要全麻和可能的气管插管带来的相关并发症。费用问题是制约 ICE 在临床中广泛应用的重要原因之一，虽然应用 ICE 本身的费用比 TEE 要高，但是应用 ICE 可以避免全身麻醉、缩短平均住院日，从而降低了住院过程中的其他费用。

2. ICE 在瓣膜性心脏病介入治疗中的应用　近年来，经皮导管介入技术逐渐取代外科手术，成为许多结构性心脏病的首选治疗方式。与日益复杂的手术方式伴随而生的是对成像技术的愈发严苛的要求。与 TEE 相比，ICE 进行术中引导时无须全身麻醉，图像完全不受声窗干扰，最大程度显示心内解剖结构，能够实时成像和监测血流动力学状态，监测术中并发症，预测手术效果等优点，且患者耐受性好，极大地契合了心脏介入手术尤其是复杂介入手术的有效性和安全性，被越来越广泛地用于各种介入手术的辅助成像。

（1）在经导管主动脉瓣置换术中的应用：主动脉瓣狭窄（AS）是一种常见的瓣膜性心脏病，经导管主动脉瓣置换术（TAVR）已成为 AS 有效手术方案。

目前，国内 TAVR 术中使用较多的是 TEE 进行术中指导。TEE 的一个替代方案是 ICE，ICE 对瓣膜位置和主动脉瓣关闭不全的评估与常规 TEE 成像提供的结果相当，目前三维 ICE 探头可用于体积成像，对于 TAVR 来说，ICE 与 TEE 相比是一种有吸引力的替代方案。另一优势是患者无须进行全身麻醉和气管插管即可进行 TAVR，尤其对于有食管疾病的患者。

（2）在其他瓣膜介入治疗中的应用：ICE 引导下二尖瓣介入治疗包括了二尖瓣球囊扩张术，二尖瓣缘对缘修复（TEER），二尖瓣置换术（TMVR）。ICE 引导的房间隔穿刺、ICE 导管进入左心房及二尖瓣成像和功能评估是这些治疗方法的基础操作，ICE 引导的房间隔穿刺在心房颤动射频消融中已广泛应用。随着 ICE 操作技术的不断成熟及 CARTO 系统，有助于 ICE 对于二尖瓣解剖结构的进一步显示，从而提高操作的成功率，具有良好的应用前景。ICE 可以清楚地显示右心室流出道、肺动脉瓣及近端肺动脉。因此，ICE 在肺动脉瓣经导管介入治疗中有着良好的应用前景。目前关于 ICE 在肺动脉瓣介入治疗中的应用经验还较少，仅限于指导经导管肺动脉瓣置换（transcatheter pulmonary valve replacement，TPVR）。TEE 是三尖瓣介入操作的标准成像技术，但也存在着一些技术问题，如三尖瓣环位置与食管超声探头的距离较远；左心腔瓣膜假体和组织钙化会对成像造成干扰；输送系统等器械在超声下会形成声影。研究发现，在三尖瓣介入治疗中仅使用 TEE 成像会有 50% 的病例三尖瓣结构未得到充分显示，其中 2/3 的病例可在 ICE 的指导下置入夹子。

（3）ICE 在瓣周漏介入治疗中的应用：2020 ACC/AHA 指南指出，对于外科手术高危或禁忌，NYHA 分级Ⅲ/Ⅳ级或具有难治性溶血，解剖结构合适的瓣周漏（PVL）患者，推荐行经皮封堵治疗（Ⅱa 级，证据等级 B-NR）。经皮 PVL 封堵术常规需要全身麻醉且在 TEE 指导下进行，这无疑增加了很多风险。因此，ICE 在经皮 PVL 封堵中的应用具有很重要的意义。ICE 成像可在术中确定 PVL 位置，指导房间隔穿刺，帮助器械选择，判断残余漏及发现围术期并发症。

（4）ICE 在左心耳封堵中的应用：左心耳封堵术（left atrial appendage closure，LAAC）已成为非瓣膜性心房颤动（nonvalvular atrial fibrillation，NVAF）中具有系统抗凝治疗禁忌或其他合理指征寻求替代治疗的标准选择，在预防心源性栓塞导致患者脑卒中或其他动脉栓塞方面发挥着重要作用。在 LAAC 手术中，ICE 以相较于 TEE 更为灵活便捷的操作、更为丰富全面的观察角度、更为良好的耐受性及安全性、更低的 X 线暴露及对比剂用量，正逐步受到越来越多术者及患者的青睐。几乎所有患者都可以很好地耐受局部麻醉下的 ICE 指导 LAAC。多角度扫描及评估左心耳是其重点所在，将 ICE 导管操作的灵活性与左心耳评估的系统性有机地结合，联合三维电解剖标测系统甚至可以实现零射线、零对比剂 LAAC（图 4-3）。

（5）ICE 在梗阻性肥厚型心肌病的应用：室间隔射频消融术是目前治疗梗阻性肥厚型心肌病的一种新型的介入手术方式，其可行性已经被多项研究证明。二尖瓣前叶与 SAM 征室间隔的准确定位是室间隔射频消融的关键。既往肥厚型心肌病室间隔消融过程中目标靶区的定位主要通过 TEE 与 CARTO 系统的结合来实现。术中持续的 TEE 监测因患者耐受有限而受限，同时全身麻醉及食管插管等也增加了胃食管损伤、误吸在内的其他手术风险。既往研究证明 ICE 可以提供室间隔的详细解剖结构信息。CARTO-SOUND 实现了 ICE 图像与三维定位系统图像的有机结合，可显示二尖瓣与室间隔拍击区的清晰图像，可指导消融大头选择性精准消融。应用 ICE 构建左心室、左心室流出道、二尖瓣前叶和主动脉根部三维模型，可精确描记室间隔梗阻部位（前叶与室间隔拍击区），同时术中可以实时监

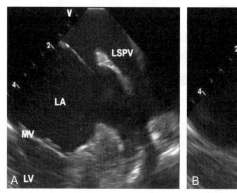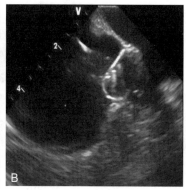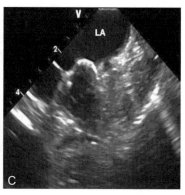

图 4-3　左心耳封堵

LSPV. 左上肺静脉；LA. 左心房；MV. 二尖瓣；LV. 左心室

测消融导管贴靠和消融损伤情况。患者可在 ICE 指导下室间隔消融中获益，一项小样本研究显示，20 例症状明显的梗阻性肥厚型心肌病患者，术前静息 TTE 检查主动脉跨瓣压力阶差大于 50mmHg，室间隔消融术后随访 6 个月，在局限于室间隔肥厚梗阻者、二尖瓣前叶较短者、乳头肌位置正常者中，NYHA 心功能分级明显改善，左心室流出道压力和压力梯度明显下降。另外，在一些小规模的研究中，也证实了 ICE 指导肥厚型心肌病室间隔消融的可行性。

（喻丽华　张金萍　马　路）

第5章

结构性心脏病与肺动脉高压

肺循环在心肺功能中具有特殊的重要地位，同时也极易受到损伤，各种心脏（包括结构性心脏病）或肺部疾病和全身性疾病均可累及肺循环。肺血管疾病中最严重的并且导致长期预后不良的疾病是肺动脉高压，该疾病的诊断和治疗一直是临床医师的挑战。肺动脉高压（pulmonary hypertension，PH）是指由多种异源性疾病（病因）和不同发病机制所致肺血管结构或功能改变，引起肺血管阻力和肺动脉压力升高的临床和病理生理综合征。

一、概述

PH 的血流动力学定义是指海平面、静息状态下，经右心导管检查（right heart catheterization，RHC）测定的肺动脉平均压（mean pulmonary artery pressure，mPAP）≥ 25mmHg（1mmHg=0.133kPa）。

在肺动脉高压的诊断中，新发表的肺动脉高压临床分类方法和诊断流程，使肺动脉高压的诊断变得更清晰和容易操作。临床上将 PH 分为 5 大类：①动脉性 PH（pulmonary arterial hypertension，PAH）；②左心疾病所致 PH；③肺部疾病和（或）低氧所致 PH；④慢性血栓栓塞性 PH（chronic thromboembolic pulmonary hypertension，CTEPH）和（或）其他肺动脉阻塞性病变所致 PH；⑤未明原因和（或）多因素所致 PH。新开发的一些生物学标志物和生理学检查，为肺动脉高压的病情评估提供了无创方法。继往心导管是直接测定肺动脉系统压力的唯一方法。可确定肺循环高压的存在，判定其程度、决定治疗及预测预后，随着影像医疗仪器的发展，通过超声心动图可估测肺动脉压，适用于轻、中度肺动脉高压诊断，对于重度肺动脉高压，仍需行心导管检查。肺动脉高压的药物评价完成了多项临床试验，为治疗肺动脉高压提供了循证医学证据。

二、正常人体的肺循环

（一）肺循环的意义

肺脏存在两套血管系统，即支气管循环和肺循环，支气管系统属于体循环，肺循环是心脏左、右两侧之间的桥梁。正常人体肺循环的主要功能是完成血液在呼吸系统中进行气体交换，使混合静脉血充分氧合。因此，在解剖结构、血流动力学及对体液、药物和血管舒缩等反应上均不同于体循环动脉。肺循环是一个低压力、低阻力、高流量的系统。体循环和肺循环之间有很大的压力差，压力差是预防肺水肿的重要因素。肺循环也是一低阻力系统，右心室是一容量泵，在正常情况下可克服该阻力而排血。肺循环是功能性血管系统，其结构与体循环不同，肺循环途径较短，血管分支多。肺血管的管径比体循环大，壁薄，容易扩张。肺循环血容量比体循环少。由于血流动力学特性的关系，肺动脉系的血管壁很薄，尤其是中层壁薄更为显著、腔大、压力及阻力均低，而血流量却很大，为巨大肺泡换气表面的毛细血管床提供充分的血流，保证肺的强大摄氧能力。

肺循环从胎儿到成人发生一系列变化来适应机体功能的需要。胎儿时期，肺不进行气体交换，右心室泵入肺动脉的血大部分经动脉导管进入降主动脉，仅一小部分血（约8%）进入肺循环。胎儿的肺循环阻力高于体循环阻力。此时肺内毛细血管前肺小动脉管壁中层肌肉发育良好，在妊娠7个月至出生前增长最多，产生较高的肺循环阻力。

出生后环境产生急骤变化。小儿开始呼吸，肺膨胀，肺泡氧浓度增加，直接作用于毛细血管前肺小动脉，使肺循环阻力下降。肺循环血量大大增加。氧还可刺激肺释放缓激肽，强烈扩张胎儿血管使肺小血管内径扩大。缓激肽同时还激活花生四烯酸产生前列腺素、前列环素等活性物质，也有扩张肺血管的作用。出生后瞬间，肺循环产生迅速而复杂的适应环境反应，使肺循环阻力及压力下降。肺血管壁的变化在出生后仍不断变化。约到6个月时，肺血管壁才初步达到正常人的结构形态。此阶段的变化包括结缔组织的沉着，平滑肌细胞的成熟。随年龄增长，肺血管也继续生长以保证心排血量增长的需要，并增加肺腺泡的动静脉间通路。

如果出生后肺血管改变并未适应正常生理变化的规律，而仍保持胎儿肺血管特点，肺循环压力可持续较高。此类患者称为新生儿持续肺动脉高压综合征（persistent pulmonary hypertension of the new-born，PPHNS）又称持续胎儿循环（persistent of fetal circulation，PFC）。以上这些情况均可导致肺循环压力升高，当肺循环阻力超过体循环阻力时将发生动脉导管水平右向左分流。因肺动脉压力高增加右心室负荷，使右心室舒张末压及容积均增加，但因小儿右心室壁厚，顺应性差，可产生三尖瓣关闭不全，使右心房压升高，导致心房水平右向左分流。心肌氧供需不平衡，产生心内膜下缺血。

在成人，肺血管床不存在肌性小动脉的阻力，扩张性很强。交感及副交感神经分布较少，对交感神经的反应主要为弹力血管的扩张性，不产生肌性小血管阻力。因此，肺血管床对肺血流的阻力很低，肺动脉压力亦很低，血流以脉动形式经薄壁、高顺应性的血管进入肺毛细血管床。肺动脉对右心排血量有相当高的传导性（或低的阻力），肺动脉压亦较低，平均压在12～15mmHg（1.6～2.0kPa）；耗能少，对右心负荷较轻，适合气体交换的需要，使在休息和剧烈活动时均能有效地进行气体交换。肺血管阻力，在成人有50%以上是由肺小动脉产生，1/3来自肺毛细血管，余下部分在肺静脉系。因此，这3个水平的病变均可影响肺循环阻力。较大的弹力型动脉虽不导致阻力变化，但血管壁的结构变化有时也可反映肺小血管阻力情况，如严重肺动脉高压的主动收缩使管腔变窄或血管床的阻塞或闭塞，使肺血管的总数量减少。

根据Poiseuille定律，阻力与血液黏度及血管长度成正比，与血管半径的4次方成反比。临床上以此定律估算及讨论血管阻力与血流压力关系。血管阻力与血液流经血管床时压力的下降幅度成正比，与血流经血管内的量成反比。肺血流量增加时肺动脉压力及阻力一般可正常或仅稍增高。肺血管阻力的变化主要取决于肌性肺动脉和肺小动脉口径的变化。

（二）肺循环的正常变化

1. 年龄　< 20d 新生儿肺动脉压偏高，肺动脉压在 30 ～ 40mmHg，随着年龄增长逐渐下降。毛细血管床容量进行性减少。

2. 情绪变化　兴奋、不安都会使心率增加、心排血量增加、混合静脉血氧饱和度升高、肺动脉压升高。

3. 运动　心排血量、肺血流量、肺动脉压增加。

4. 湿度　湿热环境下肺血流量增加，右心室收缩压增加。

5. 外源性肺血容量的改变　输入大量胶体、盐水等都可使肺动脉压、右心房压增加。

6. 体位　直立位肺血容量减少，可下降 27% ～ 28%。

7. 其他　消化、睡眠、呼吸运动、Valsalva 运动。

（三）肺血管的结构特点

肺动脉起自右心室动脉圆锥漏斗的顶部，向后上走行，分为左、右两支，分布至两肺，再继续分支为肺小动脉，依次分为弹性动脉、肌型动脉和肺泡内动脉一直延伸至肺泡，共经过 17 级分支。肺动脉干和直径 ≥ 1000μm 的大动脉属于弹性动脉，直径在 100 ～ 1000μm 的动脉为肌型动脉，与相应大小的体动脉比较，中层较薄、平滑肌数量少、弹性纤维网松散，从而在维持肺动脉壁的可扩张性中起重要作用，并能适应随呼吸运动发生的肺泡内压力变化对血管壁的影响。自呼吸性细支气管水平向下的动脉为肺泡内动脉（intra-acinar pulmonary arteriolae，IAPA）包括肌型动脉末梢段、部分肌型动脉和无肌型动脉 3 种不同结构的血管段。肺泡内动脉是控制动脉血流动力学的关键血管。

（四）肺血容量

肺血管的可扩性很大，其大小主要决定于：①肺的机械性能；②气体交换的效率；③肺静脉流入左心的血量。肺血容量也决定于左、右心排血量之间的平衡，并受肺通气的影响。

成人在静卧时，肺血管的容量为全身总血量的 20% ～ 30%。肺毛细血管可以容纳大量的血液，必要时肺毛细血管血容量还可增加。这些血液在肺动脉内、肺泡血管内和肺静脉内约占 1/3 量。

血液在肺的各部分分布与人的体位有很大关系。因为血液受重力的作用，在肺的位置最低处血液也最多。例如，人在立位时，从肺底到肺尖血流呈线性减少；卧位时，肺尖血流增加。因肺血管极易扩张，故血流量虽增加数倍，而压力升高仍不多。但右心室排出血量超过正常 4 倍以上时，肺血管即不能再扩大以适应肺血流的增加，因而肺动脉压明显升高。

（五）肺循环的调节

肺循环受肺血管壁的跨壁压和神经体液调节。肺血管壁的跨壁压包括血管壁外压、血管腔压力和血管壁的弹性回缩力影响。跨壁压为正时，血管开放，反之血管收缩关闭。此外，肺血管壁分布着内脏运动神经，交感及迷走神经共同调节血管的运动，交感神经通过激活肾上腺素能 α_1 受体完成。机体很多生物活性物质可以作用于肺血管的平滑肌，引起肺血管的收缩或舒张。血管紧张素 II、5-羟色胺引起肺血管收缩，血管紧张素体液因素中的肾上腺素、组胺、去甲肾上腺素、白细胞三烯、前列腺素 F2a、内皮素等都可引起肺血管收缩；乙酰胆碱、异丙基肾上腺素及心钠素、内皮细胞源性舒张因子（EDRF）等则使之扩张。缺氧和二氧化碳过多、酸中毒时，肺血管收缩产生肺动脉高压。

（六）肺循环的功能

1.**气体交换**　血液循环至肺毛细血管时与肺泡腔进行广泛接触，红细胞进行气体交换，使血液动脉化。能用于气体交换的肺毛细血管总面积约 $90m^2$。进行气体交换后经肺静脉回左心，以保证全身各部组织供氧。临床上，肺的通气/血流比值降低常是低血氧的重要原因。通气血流比值改变的根本原因是通气、血流的分配不平衡。

2.**肺的过滤作用**　一些游动血栓、小气泡、脂肪微粒等体积大于血细胞的物体，在肺循环内不能通过毛细血管网，而停留在肺内，不经动脉到达其他重要器官，防止心、脑等器官受损。此外，肺血管还能对乙酰胆碱、前列腺素、5-羟色胺、缓激肽、血管紧张素 I 等进行化学转变或将其破坏。

3.**肺血管的内分泌和代谢**　血管内皮细胞是肺循环血管中内分泌和代谢最活跃的区域，一方面，肺血管内皮细胞合成和释放很多活性物质，如前列环素（PGI2）、内皮素等，另外，还摄取、转化或灭活肺循环血液中的很多活性物质，包括 5-羟色胺、儿茶酚胺，肺血管内皮细胞存在大量的血管紧张素转化酶，肺血管内皮细胞是体内血管紧张素 I 转化为血管紧张素 II 的重要场所。

三、肺动脉高压的发病机制

正常肺血管床的伸展性和容量很大，当肺血流量增加 4 倍时，仅有轻度肺动脉高压。在某些类型的先天性心脏病如房间隔缺损，肺血流量可达正常 4～5 倍而无肺动脉高压。

引起肺动脉高压的病因有很多：包括肺血栓引起的阻塞；先天性分流性心脏病引起的机械变化；遗传因素引起的家族性或特发性肺动脉高压；慢性阻塞性肺疾病，结缔组织病；肺纤维化；其他疾病触发，如肝硬化门静脉高压、食欲抑制剂或慢性病毒感染等。目前研究认为肺动脉高压的形成与肺血管的收缩反应增强、管腔变窄、肺血管结构重建和血栓形成有关。发现遗传学基础的家族性肺动脉高压存在 *BMPR-II* 基因突变，可引起肺动脉平滑肌细胞异常增殖及凋亡抑制引起肺动脉高压。

（一）肺血管收缩反应增强

在慢性缺氧等病理情况下，肺血管收缩，使管腔变窄，肺动脉压力增高。急性血管扩张试验可使部分特发性和多数继发性肺动脉高压患者的肺动脉阻力下降，提示患者可能存在可逆性的肺血管收缩，血管扩张不良或主动的血管收缩。低氧性肺血管收缩的机制没有完全明确，早期主要侧重于与肺血管有关的血管收缩和舒张有关的神经和体液调节因子的变化。血管平滑肌对血管舒缩因子的反应性发生变化，低氧致肺小动脉对某些收缩血管物质的反应性增强，对舒张血管物质的反应性减弱，可能与肺动脉受体和肺血管平滑肌 Ca^{2+} 通道和 K^+ 变化有关。

（二）肺血管重塑

肺血管结构重建是肺动脉高压的重要病理特征。主要包括肺动脉内膜纤维化，中膜增厚，平滑肌细胞增生、肥大、迁移，肺细动脉肌化和肺小动脉的内膜出现纵行肌，细胞外基质堆积，内皮肿胀等。内皮细胞产生内皮素（ET）和血小板源性生长因子（PDGF）增多，促使成纤维细胞加速有丝分裂和趋化。胶原在血管壁堆积，使管腔壁增厚，管腔缩小，肺血管阻力增加。血管重构的早期特征之一是弹性蛋白酶活化，内弹力层断裂。肺动脉平滑肌的增殖和凋亡失衡。目前肺血管结构重建形成的机制尚不清楚。正常情况下，肺血管内皮细胞合成、释放的平滑肌细胞生长抑制因子与平滑肌细胞生长刺激因子之间保持相对平衡。当机体受到缺氧或切应力等刺激时，此平衡被打破。缺氧时平滑肌细胞生长刺激因子如 ET-1、PDGF-B 和血管内皮生长因子（vessel endothelial growth factor，VEGF）的产生与表达明显增强，而平滑肌细胞生长抑制因子如 NO 生成减少，导致血管平滑肌细胞异常增殖，肺血管结构重建形成，产生肺动脉高压。

（三）血栓形成

直径在 200μm 以下小血管内径的血栓为原位血栓形成。血栓形成不仅减少血管床面积，而且激活血管的重塑使管腔减少。内皮细胞功能紊乱和血小板聚集导致血栓形成。

四、肺动脉高压的病理学

肺动脉疾病主要组织病理学改变包括：①肌型肺动脉。肺动脉显著扩张、中膜增厚。②内膜浸润及纤维化。③纤维素性坏死性动脉炎。④丛样病变。70% 原发性肺动脉高压患者有丛样病变。中膜增生肥厚、内膜增生、外膜增厚及混合性病变。典型病变可见于特发性肺动脉高压（IPAH）、家族性肺动脉高压（FPAH）和与危险因素和其他疾病相关的肺动脉高压（APAH）。中膜增厚即肺泡前和泡内肺动脉中膜截面积的增加，是由于肌性动脉中膜内的平滑肌纤维肥厚、增生，以及结缔组织基质和弹力纤维增多的结果。内膜增厚可呈向心性层状（concentric laminar），非向心性或向心性非层状，增生的细胞可呈现成纤维细胞、肌成纤维细胞、平滑肌细胞的特征。外膜增厚可见于多数肺动脉高压患者，但较难判断。混合性病变：丛样病变是指局灶性的内皮过度分化增生，并伴有肌成纤维细胞、平滑肌细胞、细胞外基质的增生。动脉炎可能与丛样病变有关，以动脉壁炎细胞浸润和纤维素样坏死为特征。还可见病变远端扩张和原位血栓形成，从而导致肺动脉管腔进行性狭窄、闭塞。

（一）丛样病变

某些肺小动脉及最小的肌型肺动脉严重扩张形成囊，其壁薄由单层弹力层或一极薄的肌层夹于两层不明确的弹力层而形成，常呈特征性"丛样"外观。扩张囊远端常有血栓，随病变进展，血栓机化，最终导致纤维弹性组织形成。

（二）肥厚型肌型病变

肺动脉的静脉分支呈现中膜肥厚和严重内膜纤维弹力组织增生的肌型肺动脉，可以发生静脉样薄壁分支，被认为是提供通向肺泡壁的侧支肺血流。某些肌型肺动脉呈急性纤维素样坏死，中膜肌层呈玻璃样改变，细胞核消失，坏死区周围中性粒细胞和少量嗜酸性粒细胞浸润，在某些动脉可见血栓形成，其中大多数为严重肥厚的动脉。动脉炎的亚急性治愈阶段坏死肌肉由肉芽组织取代，肉芽组织也见于中膜坏死区邻近的内膜和外膜。

（三）血管瘤样病变

侧支性小肌型肺动脉中见于纤维性闭塞。毛细血管从侧支近端的动脉壁内发出后进入侧支血管内，这些血管的壁极薄（仅由一层弹力层组成），在离开分支动脉后，这些扩张的毛细血管立即形成血管瘤样组织，血管瘤样损害组织直径可＞1mm。此种损害比较罕见，且只见于室间隔缺损伴肺动脉高压及原发性肺动脉高压患者。

1. Heath 等首先提出先天性心脏病肺动脉高压病变的 6 级分级方法。根据肺血管病变发展顺序，将肺动脉高压时肺血管的组织病理结构改变提出将肺血管病变分为 6 级。

（1）Ⅰ级：保留胎儿型肺动脉阶段。肺小动脉出现肥厚的肌型中膜并具有明确的内外弹力层，肌型肺小动脉中膜增厚。这两种血管的外膜增厚且纤维化。

（2）Ⅱ级：中膜肥厚伴细胞性内膜增生阶段。见于直径＜300μm 的肌型肺动脉及肺小动脉。内皮细胞成团形凸入血管腔，形成偏心圆形团块，或形成同心环状团块。

（3）Ⅲ级：进行性纤维性血管闭塞阶段。早期，细胞性纤维化组织出现于内皮下以同心圆团块或偏心圆样纤维组织团块为特征。最后出现细的，甚或粗的弹力纤维。内膜损害首先见于肺小动脉和小肌型动脉，严重的内膜纤维化以直径＜300μm 的肌型肺动脉最为常见。晚期，偏心圆或同心圆的团块可完全闭塞血管，肌型动脉、肺小动脉中膜增厚达极限时其厚度可为血管外径的 30%。

（4）Ⅳ级：进行性广泛肺动脉扩张伴"扩张损害"复合体形成阶段。丛样病变形成及血管瘤样扩张。

（5）Ⅴ级：伴各种扩张性病变形成和含铁血黄素沉着阶段。扩张病变出现，引起薄壁的扩张血管在肺内分支广泛出现，使肺高度血管化。这些血管脆弱，可以破裂或使血液渗出，导致含有含铁血黄素的巨噬细胞灶散布于全肺。

（6）Ⅵ级：坏死性动脉炎阶段。某些肌型肺动脉呈急性纤维素样坏死，中膜肌层呈玻璃样改变，细胞核消失，坏死区周围中性粒细胞和少量嗜酸性粒细胞浸润；在某些动脉可见血栓形成，其中大多数为严重肥厚的动脉。动脉炎的亚急性治愈阶段坏死肌肉由肉芽组织取代，肉芽组织也见于中膜坏死区邻近的内膜和外膜。

丛样病变的出现标志病变已进入Ⅳ级，其他两种扩张性病变见于Ⅴ级改变。胡旭东等将血流动力学分级与病理改变进行对照后将Ⅰ、Ⅱ级归为轻度病变，Ⅲ级归为中度病变，Ⅳ、

Ⅴ级列为重度病变，Ⅵ级列为极重度病变。

2. 对于小儿先天性心脏病肺动脉高压，Reid（1980）和 Rabi-Noviteh（1965）分别从肺活体组织及临床血流动力学进展对不同时期肺血管床生长及再塑型的变化轻重分为三期。

（1）一期：周围小动脉有异常肌肉组织扩展进入及正常肌性血管有轻度（＜正常的1.5 倍）血管壁增厚。患者肺血流增多，脉压增宽，平均压正常。新生肌细胞前驱——外膜细胞及中间细胞分化为成熟肌细胞。原肌型动脉壁增生，肥厚及纤维组织沉着使壁增厚。这种变化系慢性高流量及高压对血管壁牵拉刺激使平滑肌新生及肥厚所致。

（2）二期：肌肉组织进一步增长及肥厚。①轻二期（中层壁厚为正常的 1.5 ～ 2 倍）。此时肺动脉压已有升高。②重二期（壁厚为正常 2 倍以上）。肺动脉压达体循环压的 1/2。血管壁因原有肌肉的肥厚及增生和细胞间结缔组织蛋白增加而增厚。

（3）三期：除以上改变外，血管数量减少，血管变细。肺循环阻力增加（＞ 3.5U/m²）。若血管较正常减少 50% 以上（严重三期），肺血管阻力常超过 6U/m²。这是因为新生血管不能正常发生及部分血管发生退变（特别是额外分支血管）。

肺血管的肌层及内膜层异常生长及再塑是可逆或不可逆，仅能从手术纠治后病变的改变才能判断。若病变轻，早期手术治疗，结果亦好，病变常可逆转。但也有少数病变轻、早期手术的患者术后肺动脉压力持续高，病变继续恶化发展，可能与遗传性肺血管反应性过强倾向有关。实验证明，消除产生肺血管改变的不良刺激是以后病变消退及肺血管代偿性生长的关键。肺泡及动脉生长时期是个关键时刻，外界刺激时，肺动脉亦可有动脉硬化改变。因之，肺动脉高压的病理基础是在产生阻力的肌型肺小动脉。

五、肺动脉高压的分类与诊断方法

肺动脉高压是一个血流动力学概念，其标准为：在海平面静息状态下，右心导管测定平均肺动脉压（mPAP）≥ 25mmHg 或运动状态下 mPAP ≥ 30mmHg。肺动脉高压是一组不同原因和发病机制导致的，以肺血管阻力持续性增加为特征的临床 - 病理综合征，临床表现为右心室后负荷增加，活动耐力下降，严重可发生右心衰竭而死亡。

肺动脉高压（pulmonary hypertension，PH）的诊断应包括 4 个步骤：①临床怀疑肺循环高压，早期筛查；②通过症状、体检、无创辅助检查等证实肺动脉高压；③对肺循环高压进行临床分类；④对肺循环高压进行临床评估。应仔细分析患者的个人史、家族史、临床表现、体格检查和实验室检查。

（一）分类

肺动脉高压临床分类

（1）动脉性肺动脉高压（PAH）

1）特发性肺动脉高压（IPAH）。

2）遗传性肺动脉高压（HPAH）。

3）药物和毒物相关的肺动脉高压。

4）疾病相关的肺动脉高压：①结缔组织病；② HIV 感染；③门静脉高压；④先天性心脏病；⑤血吸虫病。

5）对钙通道阻滞剂长期有效的肺动脉高压。

6）具有明显肺静脉/肺毛细血管受累（肺静脉闭塞病/肺毛细血管瘤病）的肺动脉高压。

7）新生儿持续性肺动脉高压（PPHN）。

（2）左心疾病所致肺动脉高压

1）射血分数保留的心力衰竭。

2）射血分数降低的心力衰竭。

3）瓣膜性心脏病。

4）导致毛细血管后肺动脉高压的先天性/获得性心血管病。

（3）肺部疾病和（或）低氧所致肺动脉高压

1）慢性阻塞性肺疾病。

2）限制性肺病。

3）其他阻塞性和限制性并存的肺疾病。

4）非肺部疾病导致的低氧血症。

5）肺发育障碍性疾病。

（4）慢性血栓性肺动脉高压和（或）其他肺动脉阻塞性病变所致肺动脉高压

1）慢性血栓栓塞性肺动脉高压（CTEPH）。

2）其他肺动脉阻塞性疾病：肺动脉肉瘤或血管肉瘤等恶性肿瘤、肺血管炎、先天性肺动脉狭窄、寄生虫（包虫病）。

（5）未明和（或）多因素所致肺动脉高压

1）血液系统疾病（如慢性溶血性贫血、骨髓增殖性疾病）。

2）系统性和代谢性疾病（如结节病、戈谢病、糖原贮积症）。

3）复杂性先天性心脏病。

4）其他（如纤维性纵隔炎）。

（二）临床表现及辅助检查

1. 肺动脉高压的症状　临床上无基础心肺疾病的患者出现呼吸困难或患者出现不能单纯用心肺疾病来解释的呼吸困难，都应考虑到 PH 的可能。在无症状的临床前期可存在活动时心排血量下降，当出现明显症状时肺动脉压力往往已明显升高。PH 的症状还包括疲乏、虚弱无力、胸痛、晕厥、腹胀等。只有严重患者才会在静息状态下出现症状。随着右心功能不全的加重可出现踝部、下肢甚至腹部、全身水肿。导致 PH 的基础疾病或伴随疾病也会有相应的临床表现。

为早期识别应详细采集相关病史，包括慢性心脏疾病和肺脏疾病史、结缔组织疾病史、睡眠呼吸暂停、静脉血栓栓塞、甲状腺疾病病史、避孕药物、高原居住、食欲抑制剂、化疗药物等。对于高危险人群可进行筛查，例如具有已知基因突变，特发性或家族性肺动脉高压患者的一级亲属、系统性硬化、体肺静脉分流的先天性心脏病等。另外，临床上部分患者是因为其他原因做心电图、X 线、心脏超声检查时发现 PH。

2. 肺动脉高压的体征　PH 体征有：呼吸频率增加，血压正常或偏低，发绀、杵状指（趾）；左侧胸骨旁抬举感、肺动脉瓣第二音（P2）亢进、全收缩期三尖瓣反流性杂音、肺动脉瓣舒张期杂音、右心室第 3 心音（S3）。静息状态有右心衰竭的患者可见颈静脉充盈、肝大、外周水肿、腹水及肢端冰冷。可出现中心型发绀（有时也可出现外周型发绀和混合型发绀）。肺部听诊往往正常。

3. 辅助检查　通过心电图、X 线、经胸多普勒心脏超声检查发现肺动脉高压。

（1）心电图：注意应该包括右胸导联，可表现为右心室肥厚或负荷过重及右心房增大的改变，可作为支持肺循环高压的诊断依据，但是心电图对诊断 PH 的敏感度和特异度均不高，分别为 55% 和 70%，所以不能仅凭心电图正常就排除 PH。

（2）胸部 X 线：90% 的 IPAH 患者在初次就诊时，X 线即可发现异常，包括肺门动脉扩张伴远端外围分支纤细（"截断"征）、右心房室扩大。此外，还可排除中、重度肺部疾病及左心疾病所致肺静脉高压。但不能仅凭正常 X 线片排除轻度的左心疾病所致或肺静脉闭塞性 PH。X 线片可表现为肺动脉段突出；肺门动脉血管扩张、迂曲，右下肺动脉直径 1.5cm，外周分支稀疏；右心室增大；周围肺野清晰少血；肺血增多者只见于左向右或双向分流的先天性心脏病。

如肺动脉分支阻塞区域的肺组织发生出血性实变、坏死，表现为肺梗死。X 线可表现为：梗死肺组织呈楔形影，尖端朝向肺门；胸膜反应及少量积液；患侧膈肌升高和运动受限。

（3）经胸多普勒超声心动图（transthoracic Doppler echocardiography，TTE）：是一项很好的 PH 无创筛查方法。多项研究显示，超声所测量的肺动脉收缩压（PASP）与右心导管所测值具有良好的相关性（0.57 ~ 0.93）。为减少诊断的假阳性，对 PASP 超声测值为 36 ~ 50mmHg 的轻度肺高压患者，必须结合临床资料和其他检查判断是否为 PH。对于无临床症状的患者（NYHA 功能 I 级者），应排除是否合并结缔组织疾病，并于 6 个月后复查心脏超声。对于有症状的患者（NYHA 功能 II ~ III 级者），应行右心导管检查以予确诊。此外，心脏超声检查还可以发现一些有助于诊断、临床分类、评估病情的异常存在，如：左、右心室直径和功能，三尖瓣、肺动脉瓣和二尖瓣的异常，右室射血分数和左心室充盈情况，下腔静脉直径及心包积液等。除确定有无 PH 外，TTE 还可以用于进行 PH 的临床分类及临床评估。如 TTE 有助于左心瓣膜性心脏病和心肌病所致肺静脉高压及先天性体 - 肺分流性心脏病的确诊。超声造影有助于卵圆孔开放或小的静脉窦型房间隔缺损的诊断。而很少需行经食管超声，此项检查多用于诊断小的房间隔缺损和确定缺损大小。超声心动图显示肺动脉高压的主要表现有：肺动脉瓣回声曲线 "a" 波消失，肺动脉平均压 >40mmHg，诊断的敏感度为 82.35%。肺动脉内径增宽；右心室舒张内径增加（> 20mm）；室间隔厚度增加，与左心室后壁同向运动；二尖瓣初始开放斜率下降；肺动脉瓣回声曲线收缩中期切迹，即 "Flying W" 征，诊断的敏感度为 94.12%；右心室射血前期（RVPEP）延长，右心室射血期（RVET）缩短，因此，患儿的 RVPEP/RVET 比值增加，正常儿童受检者中，有 80% 受检者 RVPEP/RVET 比值 < 0.3；若 RVPEP/RVET 比值 > 0.4 的受检者，则有 90% 受检者的肺动脉平均压 > 25mmHg。

近年，用超声多普勒（Doppler）估计肺动脉压取得了很多进展，测量的指标及其与血流动力学的相关性：肺动脉血流加速时间（AT）与肺动脉收缩压（SPAP）和肺动脉平均压（mPAP）相关，$r=0.87$；右心室流出道血流加速时间（ACT）与 mPAP 相关，$r=0.63\sim$ 0.88；三尖瓣回流速率相关系数（TR）或三尖瓣压差（TG）与 SPAP 相关，$r=0.77\sim$ 0.94，与肺动脉舒张压（DPAP）相关，$r=0.80$；其他及有关计算的指标，如射血分前期（PEP）、射血时间（ET）、血流加速时间（AT）/ET、右室射血时间 RVET 等可提高测量的准确性。有研究人员比较 3 种指标的检出率和与 SPAP 的相关性，结果分别为 Burstein 法 73.3%，$r=0.91$；ACT89.6%，$r=0.88$；TR44%，$r=0.94$。

（4）心导管和肺小动脉楔入造影：PDA、VSD 肺动脉平均压 > 35mmHg；ASD 肺动脉平均压 > 25mmHg；PPH 肺动脉平均压 > 40mmHg。肺动脉造影主要用于了解肺血管形态和血流灌注情况，是 PTE 的"参比"诊断标准，也常用于其他肺血管堵塞、狭窄、闭塞和肺动静脉畸形等肺血管病变的鉴别。CTEPH 患者大多需行肺动脉造影检查，以判断能否从 PEA 或球囊肺动脉成形术（balloon pulmonary angioplasty，BPA）中获益。

（5）实验室检查：血常规、血生化、甲状腺功能检查应作为常规检查，而且应筛查有无易栓症，包括抗磷脂抗体检查，即狼疮抗凝物和抗心磷脂抗体。CTD 的诊断主要根据临床和实验室检查。免疫组化检查包括抗核抗体、抗 SCL70 和抗 RNP 抗体。约 1/3 的 IPAH 患者呈现阳性，但抗核抗体滴度低（≤ 1：80 稀释度）。抗核抗体滴度有意义升高和（或）有可疑的 CTD 临床征象的患者都应进一步行血清学检查和相关专业科室（如风湿科）会诊。此外，所有患者都应在征得同意后行 HIV 的血清学检查。

（6）腹部超声检查：可以可靠地排除肝硬化和（或）门静脉高压；还可鉴别门静脉高压的原因是右心衰竭或肝硬化所致。

（7）肺功能测定和动脉血气分析：评价肺的通气和换气功能，有无阻塞性、弥散性或限制性通气功能障碍，以发现间质性肺疾病、结缔组织疾病相关的肺动脉高压、慢性血栓栓塞性肺动脉高压等。动脉血气分析判定有无低氧血症，二氧化碳潴留或过低。

（8）核素肺通气/灌注扫描：根据肺通气/灌注显像双肺各肺段的放射性分布，判断局部的血流/通气功能，如正常，可基本除外慢性肺栓塞，用于鉴别肺栓塞或特发性肺动脉高压或结缔组织疾病导致的肺动脉高压。

（9）放射影像学检查：计算机体层摄影（CT）、多排 CT、MRI 等虽不能直接证实有无肺动脉高压，但有助于明确肺动脉高压的病因，如先天性心脏病、间质性肺疾病、肺栓塞、肿瘤等。心血管磁共振（cardiac magnetic resonance，CMR）成像可直接评价右心室大小、形态和功能，并可无创评估血流量，包括心排血量、每搏输出量和右心室质量。MR 血管造影对导致肺血管堵塞的病因鉴别可能有帮助，特别适用于孕妇或对碘对比剂过敏者。

（10）运动耐量的评价：客观评估患者的运动耐量，对于判定病情严重程度和治疗效果有重要意义。最常用检查包括：6min 步行试验（6MWT）和心肺运动试验。

6MWT 简单易行且经济，其结果与 NYHA 分级呈负相关，并能预测 IPAH 患者的预后。6MWT 通常与 Borg 评分共同评估劳力性呼吸困难的程度。有研究显示在随访 26 个月（中位数）时，6MWT 中如动脉血氧饱和度降低 > 10%，则死亡危险增加 2.9 倍。此外，

6MWT 也是肺动脉高压大规模随机对照临床试验惯常采用的主要试验终点。

心肺运动试验通过测量运动时的肺通气和气体交换，能够提供更多的病理生理信息。PAH 患者峰值氧耗、最大做功、无氧阈及峰值氧脉搏降低；而代表无效通气的 VE/VCO_2 斜率增加。峰值氧耗与患者的预后相关。心肺运动试验最近在几个多中心试验中采用，但它在反映病情好转方面不及 6MWT，据分析可能与其操作复杂有关，或是因为它对于亚极量运动耐量变化的灵敏性较差。

（11）血流动力学：右心导管可用于证实肺动脉高压的存在，评价血流动力学受损的程度、测试肺血管反应性。右心导管检查时应测定的项目包括心率、右心房压、肺动脉压（收缩压、舒张压、平均压）、肺毛细血管楔压（PCWP）、心排血量（用温度稀释法，但有先天性体 - 肺循环分流时应采用 Fick 法）、血压、肺血管阻力（PVR）和体循环阻力、动脉及混合静脉血氧饱和度（如存在体循环分流，静脉血标本应取上腔静脉血）。

肺动脉高压的判定标准：静息 mPAP > 25mmHg，或运动时 mPAP > 30mmHg，并且 PCWP ≤ 15mmHg，PVR > 3mmHg/（min·L）。

非对照试验显示，长期服用钙离子通道拮抗剂（CCB）少数血管反应试验阳性的患者较阴性患者能改善存活率。这部分患者有两个特征：即急性血管反应试验阳性和对长期 CCB 治疗能持续保持反应。其中急性血管反应试验阳性标准是：mPAP 下降 > 10mmHg，绝对值下降至 ≤ 40mmHg，伴心排血量不变或增加。通常仅 10% ～ 15% 的 IPAH 患者为阳性。对长期大剂量 CCB 治疗能持续保持反应的标准是：经过几个月单独服用 CCB 治疗，IPAH 患者能维持在 NYHA 功能 Ⅰ ～ Ⅱ 级状态，并且血流动力学指标接近正常。在血管反应试验阳性的患者中，仅有 50% 左右的患者能符合此标准。以上试验主要以 IPAH 患者为研究对象，对于 CTD 或先天性体 - 肺分流相关肺动脉高压患者的研究尚不多，这部分患者也应积极筛查，对合适的患者采用 CCB 治疗。

（12）肺活检：由于肺活检存在一定风险，并且对诊断治疗帮助不大，故建议不作为常规检查。

（13）遗传学分析：应对特发性肺动脉高压的患者进行包括 *BMPR2* 基因、活化素受体样激酶 Ⅰ 型和 5-HT 载体基因等有关遗传学检查，并应使患者的亲属了解，对家族性 PH 患者的亲属提供基因检查或相关咨询。

六、肺动脉高压的诊断

肺动脉高压是先天性心脏病最严重的并发症之一，评价肺动脉高压的程度是决定先天性心脏病患者有无手术时机、适应证的关键。

（一）肺动脉压力程度的评价

1. 肺动脉压程度评价　为最常用的肺动脉高压的表示方法（表 5-1），正常肺动脉收缩压 < 30mmHg，肺动脉舒张压 < 10mmHg，肺动脉平均压 < 20mmHg。大于此数据为肺动脉高压。

2. 肺动脉压的意义　测肺动脉压的意义在于①肺动脉舒张压。在左向右分流先天性心脏病伴肺动脉高压患者，肺动脉舒张压和肺血管阻力高度相关性，肺血管阻力又可作为决定介入手术适应证最重要的参数之一，评价患者预后的重要因素之一。②肺动脉平均压。是计算全肺阻力（PVR）及肺小动脉阻力（PAR）的基础数据。③肺动脉收缩压（Pp）与体循环收缩压（Ps）之比。这是评价肺动脉高压程度的基本数据。根据肺动脉压、肺动脉收缩压与体循环收缩压之比、肺血管阻力增高程度分级（表5-1）。

表 5-1　根据肺动脉压增高程度分级

分级	肺动脉压（mmHg）			肺血管阻力（Wood 单位）		Pp/Ps
	S	D	M	PVR	PAR	
正常肺动脉压	≤ 30	≤ 10	≤ 20	< 2.5 ~ 3.7	< 0.6 ~ 2.0	< 0.3
轻度肺动脉高压	30 ~ 40	15 ~ 30	21 ~ 36	3.7 ~ 5.5	2.0 ~ 5.0	0.3 ~ 0.45
中度肺动脉高压	40 ~ 70	30 ~ 50	37 ~ 67	≥ 5.6	≥ 5.0	0.45 ~ 0.75
重度肺动脉高压	≥ 70	≥ 50	≥ 67	≥ 5.6	≥ 5.0	> 0.75

注：肺血管阻力的单位也可应用达因 / （秒·厘米 ^{5}）dyn/ （s·cm^5）；1dyn=10^{-5}N；1Wood 单位 =1mmHg/ （min·L）=8kPa/ （s·L）=80dyn/ （s·cm^5）

3. 肺血管阻力

（1）全肺阻力：指右心血液由右心室排出后经肺动脉及其分支回流至左心房、左心室的阻力。是反映肺血管状况的参数之一（表5-2）。正常值：< 200 ~ 300dyn/ （s·cm^5）。

（2）肺小动脉阻力：指肺循环血流经肺血管床的阻力。正常值：< 47 ~ 160 dyn/ （s·cm^5）。

（3）阻力指数 = 阻力 × 体表面积（U·m^2）。

4. 肺循环阻力 / 体循环阻力　肺循环阻力（Rp）正常为体循环阻力（Rs）的 1/4 左右。Rp 升高程度可用 Rp/Rs 比值估计。①正常：0.25%；②中度阻力升高：0.25% ~ 0.50%；③重度阻力升高：0.50% ~ 0.75%；④极重度阻力升高：> 1.0%。

（二）肺动脉压力性质的评价

肺动脉高压时，肺动脉压力和肺血管阻力均增高，临床上区分动力性、阻力性肺动脉高压（表5-3，表5-4）是决定患者有无手术适应证的关键。如何判断呢？可进行心导管检查的附加试验，来正确评价肺动脉压力的性质。

肺动脉高压是否可能逆转决定于病变的程度。血管痉挛常并存早期可逆性病变，应用血管扩张药物试验对判定是否可逆性有一些帮助。单纯扩张肺血管的药物并不多，药物试验又需快速，无不良反应。目前常用的方法是肺动脉内直接注入酚妥拉明。在基础状态下测定肺动脉压力后，经导管注入酚妥拉明（1.0mg/kg），连续观察压力变化 10min，如压力（收缩压）下降超过 20mmHg 以上，则可认为有效，即在应用血管扩张药后肺血管床有所扩张，肺血管尚未达不可逆状态。

表 5-2　肺动脉高压分级参考指标

级别	肺动脉收缩压（mmHg）	分流量（占肺循环 %）	全肺阻力	
			dyn/（s·cm⁵）	吸 O₂ 后
0	＜ 40	＜ 30	＜ 300	—
I	40 ～ 60	＜ 50	300 ～ 500	下降
II	60 ～ 90	＞ 50	500 ～ 1000	下降
III	90 ～ 100	＜ 30	1000 ～ 1300	少许下降
IV	＞ 100	双向或右向左	＞ 1300	

表 5-3　肺动脉高压分级临床指标

级别	症状	心电图	X 线肺血流情况
0	无	正常或左心室高电压	正常或稍多
I	轻	左心室肥厚	增多
II	明显	双室肥厚明显	明显增多，肺门舞蹈征
III	严重	右心室肥厚	肺血多，外围细，肺门残根状
IV	心力衰竭	右心室肥厚	外围细，肺门残根状

　　肺动脉高压临床分型（表 5-4）：①动力型。肺小动脉的中层增厚；内膜增生堵塞而变窄；血管仍有良好舒缩功能；血管扩张剂能降低压力和阻力。②阻力型。肺小动脉堵塞；管壁失去扩张能力；血管扩张剂难降压力和阻力。

表 5-4　肺动脉高压类型鉴别参考指标

参考指标	动力型	病理型（阻力型）
Pp/Ps（dyn/s·cm⁵）	＜ 0.90	＜ 1000
分流量	＞ 30%	＜ 30%
Pp（mmHg）	＜ 90	＞ 90
全肺阻力（dyn/s·cm⁵）	＜ 1000	＞ 1000
胸部 X 线片肺血	明显增多	外围纤细
吸氧后压力	下降	不变
内科治疗（扩血管治疗）	压力下降	压力不变

　　1. 血管扩张试验　低氧血症、酸中毒可引起肺小动脉收缩，引起肺动脉高压，在心导管检查肺动脉压力时，以吸入纯氧、NO 或药物扩张肺小动脉，从而来评价肺动脉高压的性质，为先心病矫治术前估价手术适应证及预后提供有用的资料。

　　（1）吸氧试验：吸入纯氧可扩张呈收缩状态的肺小动脉，以作为区分动力性肺动脉高压或器质性肺动脉高压的参考。

1）吸氧试验方法

①适应证：重度肺动脉高压 Pp/Ps > 0.8；肺动脉压力与主动脉压力相等；肺血管阻力 > 9Wood 单位；动脉血氧饱和度正常或轻度下降；Qp/Qs ≤ 2.0；肺小动脉楔压正常。

②面罩吸氧法：吸氧前后测定肺动脉、体循环压力、阻力、心排血量及左向右分流量，保持静息状态，用面罩法吸入纯氧 20min 以上（氧浓度 8 ~ 10L）。吸氧后再重复测定肺动脉压、肺毛细血管压、体循环压、血氧，计算肺动脉阻力、体循环阻力及左向右分流量。

2）评估：①吸氧试验阳性判断：肺动脉阻力、体循环阻力及左向右分流量发生明显变化，吸氧后肺动脉收缩压下降 > 20mmHg 以上，认为肺血管仍是具备扩张性，为动力性肺动脉高压；②吸氧试验阴性判断：肺动脉阻力、体循环阻力及左向右分流量未发生明显变化，吸氧试验后肺动脉阻力仍 > 7Wood 单位，则表明有严重肺血管病变，为阻力性肺动脉高压。

（2）一氧化氮吸入试验：通常吸入低浓度 NO 可以解除缺氧所致的肺血管收缩，其可作为有前途的肺小动脉扩张剂并用以评价肺血管状态。方法：通常吸入低浓度 NO80ppm 30min，同时吸入氧（浓度为 0.2 ~ 0.3L），术前后测定肺动脉压力、阻力；体循环压力、阻力及左向右分流量。NO 吸入后平均肺动脉压可下降 16.7% 左右，肺血管阻力指数亦可下降 25% ~ 40%，而不改变平均主动脉压力及系统血管阻力。

（3）药物试验：常用药物为①酚妥拉明。酚妥拉明为 α 受体阻滞剂，能选择性扩张肺小动脉。方法：导管置入肺动脉，以 0.3 ~ 0.5mg/kg 酚妥拉明注入肺动脉，即刻、3min、5min、7min、10min 测定肺动脉压、体循环压力、肺小动脉压及左向右分流量。②前列腺素 E。应用前列腺素 E 后肺血管阻力不下降，仍为 6.5Wood 单位，多提示肺血管有严重病变。方法：前列腺素 E 溶于生理盐水中，静脉注射，初始 0.1μg/（kg·min）；5min 后加 0.15μg/（kg·min）；10min 后加量 0.2μg/（kg·min）。手术前后测定肺动脉压力、阻力；体循环压力、阻力及左向右分流量的变化。③其他：异丙肾上腺素 0.14μg/（kg·min）微量注射泵注入 15min；三磷酸腺苷、硝苯地平等。

（4）心肌松弛剂试验：应用 β 受体阻滞剂、钙离子通道阻滞剂，观察特发性肥厚型主动脉瓣狭窄及限制型心肌病患者急性药物反应，以预测该制剂长期治疗效果。

2. 堵塞试验 房间隔缺损、动脉导管未闭伴重症肺动脉高压者，介入治疗时，有时难以确定其肺动脉高压是动力性或阻力性，可先暂时封堵房间隔缺损、动脉导管未闭，观察血压、动脉血氧饱和度及患者耐受状况。如果封堵后出现动脉血压下降、肺动脉压或右心室压继续增高、动脉血氧饱和度下降等，则提示肺血管存在器质性病变，不宜进行介入或外科手术。

3. 肺小动脉楔压测定在评价肺动脉高压中的价值 肺循环的特点是容量大，阻力低，肺循环阻力仅为体循环的 1/8 左右。正常情况时肺动脉舒张末期压、肺小动脉楔压、左心房压及左心室舒张末期压大致相等，临床上通过测定肺小动脉楔压可评价左心房压。对于左向右分流先天性心脏病伴肺动脉高压患者，通过肺小动脉楔压可以获得如下资料。

（1）评价左心室舒张末期容量：室间隔缺损、动脉导管未闭等先天性心脏病早期主要表现为左心室容量负荷加重而出现心功能不全，肺动脉楔压增高。出现以下特征：左向右分流减少，心功能不全症状减轻，肺动脉压力及阻力增高，肺小动脉楔压正常或在正常高限值，左心室舒张末期压接近正常或在正常高限值，左向右或双向分流。如果肺小动脉楔压进一步下降，则提示肺小动脉有器质性病变可能。

（2）评价肺血管床状态：在无药物或吸氧等扩张血管条件下测量肺小动脉楔压。重度肺动脉高压时，肺小动脉楔压可降低或达正常低限，常提示肺小血管有明显器质性病变可能。

4. 肺小动脉楔入造影 是对肺动脉高压时评价肺血管床结构改变的有效方法之一，同时可提供肺循环动力学资料。一般患者造影时应选用多侧孔造影导管，导管顶端置于病变近端注药。药量在 1.5ml/kg（总量 ≤ 60ml），以 20ml/s 速度高压注入并摄片。若肺动脉压力 > 60mmHg（8.00kPa）以上，药量及注入速度均宜减半。在肺动脉分支部用手推注药宜较慢，用量 ≤ 10ml，造影检查可进一步对肺动脉病变性质、部位、范围加以明确，是右心导管检查的不可分割部分，应同期进行。

肺小动脉楔入造影和血流动力学改变有良好相关性，肺动脉压力及阻力正常时，肺动脉分支均匀丰富，末梢肺小动脉清晰，肺循环时间正常。肺动脉轻度至中度高压时肺小动脉分支减少、变细、边缘不整，肺循环时间稍延长。肺动脉明显高压时肺小动脉分支明显减少，肺动脉分支突然变细、卷曲或突然终止，似修剪后的树枝状，肺毛细血管充盈明显减少或几乎无充盈背景，肺循环时间明显延长，这表明肺小动脉明显狭窄及堵塞，达 Heath Edwards 病理分级 Ⅲ 级以上。

（三）肺动脉高压的综合评价

心导管检查是评价肺动脉高压程度及性质较客观的方法，但在确定肺动脉高压是动力性与器质性时，需要综合全面资料进行评价，以决定手术适应证及判断其预后。以下几方面可供综合评价时参考。

1. 年龄 左向右分流先天性心脏病伴肺动脉高压患者，器质性肺动脉高压多发生在 2 岁以后。但一些先天性心脏病可早期发生肺血管病变，如完全型大动脉转位伴室间隔缺损、完全性房室通道、右心室双出口伴肺动脉高压等。

2. 肺小动脉楔压 重度肺动脉高压而肺小动脉楔压降低或在正常低限，表明存在严重肺血管病变可能，需进一步做肺血管床的结构及功能改变的检查。

3. 肺小动脉阻力 是评价肺血管病变的客观指标之一，肺血管阻力 < 9Wood 单位，肺血管病变 Ⅰ ～ Ⅲ 级；9 ～ 18Wood 单位，肺血管病变、Ⅲ ～ Ⅳ 级；> 18Wood 单位，肺血管病变 > Ⅳ 级。

4. Qp/Qs 重度肺动脉高压时，肺血流量与体循环血流量之比是反映肺血管床状态的重要参数。左向右分流先天性心脏病的早期肺动脉高压特征是左向右分流大，肺血流量明显增加，血管阻力低，Qp/Qs > 2；随着年龄增长及肺血管病变加重，则左向右分流减少，肺血管阻力增加，Qp/Qs 值减少。

5. 动脉血氧饱和度（SaO_2） 无明显肺部疾病时，SaO_2 可反映心血管畸形分流水平，对于左向右分流先天性心脏病 SaO_2 和肺血管阻力密切相关。SaO_2 降低提示心内或大血管水平存在双向分流。

以上 5 项指标可作为评价重症肺动脉高压性质的主要参数，除已具备典型的艾森门格综合征的表现外，以上 5 项指标中有 3 项或 3 项以上改变者提示器质性肺动脉高压可能，需常规做肺血管扩张试验、肺小动脉楔入造影，进一步评价肺血管床生理和解剖状况。

七、肺动脉高压患者心导管检查

肺动脉压力虽可从临床检查、心脏 X 线影像检查及超声心动图检查等来测定、推断及估算，但经心导管腔内测压是目前唯一的准确方法。为确诊肺动脉高压、判定其程度及产生原因、决定治疗和判断预后，就需要运用右心导管检查及肺动脉造影。

（一）适应证

①没有准确的方法在血管腔外测定肺动脉的压力；②所有临床怀疑有肺动脉压力升高的患者。

（二）检查目的

1. 诊断　经右心导管在肺动脉内测压可以确定是否存在有肺动脉高压，还可准确地知晓压力升高的幅度对疾病的性质（分流大造成的动力性高压抑或有肺循环阻力明显增加）、病情的轻重、是否可能手术及手术方法的选择（根治术或减少症状术），对患者的预后好坏作出判断。还可通过导管的走行、各部血氧测定及压力测量鉴别各种心脏病及引起高压的病变部位，或附加肺动脉造影了解产生肺动脉高压的原因。

2. 选择适合的治疗药物　从临床体征上没有一种方法可以观察到药物对肺动脉高压的治疗效果。为了选择有效的药物可以行急性药物测定观察。短期内在心腔或肺动脉内保留心导管，通过导管或静脉试用各种扩张肺动脉药物，观察其对肺血管的作用及对肺动脉的影响，选择能改善症状及生活质量的药物决定治疗方针，判断预后。

3. 治疗效果观察　在手术治疗或药物治疗后做定期检查，观察治疗效果。尤其对重症肺动脉高压者，治疗后肺动脉压的变化对患者的预后较重要，对医务人员今后在决定手术取舍上亦有意义。但导管检查的创伤性检查对复查有一定限制。

（三）血流动力学指标测定

心腔及大血管各部位处取血查血氧饱和度及测定压力。根据导管走行、血氧含量及压力判定是否有先天性心脏畸形，并测量氧消耗量，计算心排血量，或以热稀释法测定心排血量，计算是否有心内分流及其方向、部位和大小。

从肺动脉压及心排血量计算肺循环阻力。肺循环压力的升高与肺血流量的多少及肺血管阻力的高低有关。血流量大（如有大量左向右分流的先天性心脏病）而阻力不高时肺动脉压可以明显升高，为动力性高压，血流量减少后（手术矫治）肺动脉压可以恢复正常，此时肺血管尚未出现明显改变。在肺小动脉出现病变使管腔变窄后产生阻力的升高导致的肺动脉压力升高，则可根据血管改变的程度、范围大小决定能否恢复。因此，肺血管阻力升高的幅度对肺动脉高压的性质与预后更为关键。

肺循环阻力是对肺血管病变的最终评估，能发现早期结构变化，对病因矫治可改变预后。在阻力明显升高时，矫治手术已不可能改善肺循环情况，测定肺小动脉阻力可避免无效手术，或采用改善症状手术。因而在肺动脉高压时心导管检查除弄清病因（先天、后天心脏病）外，更重要的是测算肺小动脉阻力，以阻力改变程度决定手术及预后。

（四）并发症

肺动脉高压的患者心脏应激性高，导管检查时容易诱发心律失常，严重心律失常可导致死亡。因此，应轻柔操作，及时消除刺激，必要时给予相应治疗。其他并发症与心导管检查及心血管造影时可能发生的并发症相同，如气栓、血栓、感染、血管损伤、导管打结及折断等，应防止发生并发症。严重并发症如心腔穿破亦曾有发生，应予以高度警惕。

肺动脉高压危害严重，病因很多，若在早期未发展成不可逆转时明确病因加以矫治可挽救一部分患者。心导管检查及心血管造影是目前唯一可以判定这种情况的手段。应对有肺动脉高压迹象的患者考虑应用，以免错过治疗时机。

八、肺动脉高压的治疗

肺动脉高压的种类众多，治疗一般包括 3 个方面：基础病因治疗，扩血管治疗及心力衰竭治疗。肺动脉高压的治疗效果取决于病变的可逆性，可逆性可以通过以下方法判定：①心导管检查急性药物试验；②肺活检；③药物治疗的临床观察。

肺动脉高压的治疗目的是提高患者生活质量，提高生存率。为达到目标，主要是病因治疗。左向右分流型先天性心脏病所致的肺动脉高压，尽早手术治疗修补缺损是彻底矫治肺动脉高压的重要手段。

肺动脉高压可发生于左向右分流型先天性心脏病演变过程的各个阶段。部分严重肺动脉高压患儿在手术期间或手术后也可能会并发肺动脉高压危象。因此，减缓或改善血流增加所致肺动脉高压的形成，对于先天性心脏病患者的手术成功及预后改善甚为重要。血管扩张剂治疗是肺动脉高压内科治疗的主要手段，其目的是降低肺血管阻力和肺动脉压力，维持体循环血压，纠正右向左分流和改善氧合。

随着一系列新药问世，多项随机对照临床试验的完成，肺动脉高压的治疗有了显著进步。

（一）病因治疗

除极少数的原发性肺动脉高压外，绝大多数肺动脉高压都是继发性的，都有其基础病因，因基础病因不同，治疗方法也不同。通过劝告患者戒烟，应用支气管扩张药物及物理疗法等改善通气，应用抗生素，排痰引流控制肺部感染。肺血栓栓塞症宜行抗凝治疗。左心衰竭通常应用洋地黄、利尿剂及降低前后负荷药物。结缔组织病或胶原病应用皮质激素等。二尖瓣病变可行瓣膜置换术或瓣膜扩张术，房室间隔缺损或动脉导管未闭行缺损修补术或导管结扎术，以及介入治疗。

（二）肺动脉高压的传统治疗

传统治疗主要包括吸氧、利尿剂、地高辛和抗凝药物应用等，主要是针对右心功能不全和肺动脉原位血栓形成。

1. 氧疗　第一大类肺动脉高压患者（先天性心脏病相关肺动脉高压除外）吸氧治疗的指征是：血氧饱和度低于 91%；其他类型肺动脉高压患者，包括先天性心内分流畸形相关肺动脉高压则无此限制，均可从氧疗中获益。绝大多数 PAH 患者（除与先天性心脏病有关者）在静息状态下仅呈现轻度低氧血症。低氧血症的发生机制包括低心排血量所致混合静脉血氧饱和度的降低和极少量的肺通气灌注不匹配的情况。某些低氧血症明显的患者可能存在卵圆孔的开放。先天性心脏病出现右向左分流所致低氧血症，即使增加吸入氧浓度，低氧血症仍难以纠正。长期吸氧对肺动脉高压的作用，并没有得到随机对照临床试验的支持。通常认为将患者的血氧饱和度持续维持在 90% 以上很重要。但有试验显示艾森门格综合征患者并不能从长期吸氧中获益。

2. 心力衰竭治疗

（1）地高辛：心排血量低于 4L/min，或者心指数 < 2.5L/（min·m^2）是应用地高辛的绝对指征。另外，右心室明显扩张，基础心率 > 100 次/分，合并心室率偏快的心房颤动等同样是应用地高辛的指征。

（2）利尿剂：患者右心衰竭失代偿时会出现液体潴留，导致中心静脉压升高、腹部脏器充血、外周水肿，严重者可以出现腹水。使用利尿剂可明显减轻症状，改善病情。尽管利尿剂没有经过随机对照临床试验的验证，但它在临床治疗中被广泛认可应用。在最近的随机对照临床试验中，49%～70% 的患者使用了利尿剂。因为没有针对利尿剂的随机对照临床试验，并且利尿剂的个体反应性不同，故利尿剂的种类和剂量选择多取决于医师的经验。在使用利尿剂时，应密切观察体内电解质和肾功能的情况。

对于合并右心功能不全的肺动脉高压患者，初始治疗应给予利尿剂，但是应注意肺动脉高压患者有低钾倾向，补钾应积极且需密切监测血钾，使血钾水平 ≥ 4.0mmol/L。

（3）多巴胺：是重度右心衰竭（心功能Ⅳ级）和急性右心衰竭患者首选的正性肌力药物，一般起始剂量为 3～5μg/（kg·min），可逐渐加量到 10～15μg/（kg·min）甚至更高。

3. 口服抗凝剂　PAH 患者应用口服抗凝剂的理论依据为：①因患者有心力衰竭和体力活动较少等危险因素和易发生静脉血栓栓塞的趋势；②在肺微循环和弹性动脉内存在血栓。IPAH 或食欲抑制剂相关 PAH 患者能从抗凝中获益来自一些单中心回顾性研究。这些试验仅入选了 IPAH 或食欲抑制剂相关 PAH 患者，且为非随机性研究。北美地区抗凝的靶目标值多为 INR1.5～2.5，而欧洲多为 2.0～3.0。

从 IPAH 患者能从抗凝治疗中获益推测其他类型的 PAH 患者也可能从中获益，但须考虑风险/效益比。先天性心脏病和心内分流所致 PAH 患者易发生咯血，但发生矛盾性肺动脉栓塞和脑栓塞的可能性也增加；门静脉高压患者因静脉曲张和血小板计数减少容易发生消化道出血；长期接受依前列醇静脉给药的患者，有导管相关性血栓形成的风险。因此，在无抗凝禁忌证的情况下，都应接受抗凝治疗。为了对抗肺动脉原位血栓形成可考虑使用华法林，一般将 INR 控制在 1.5～2.0 即可。近年 PAH 注册登记研究和系统性回顾分析显示抗凝治疗存在不一样的效果，抗凝治疗对 SSc-PAH 患者不能获益甚至会增加死亡风险。

（三）肺动脉血管扩张剂

目前临床上应用的血管扩张剂有：钙离子拮抗剂、前列环素及其结构类似物、内皮缩血管肽受体拮抗剂及五型磷酸二酯酶抑制剂等。

1. 肾上腺素 α_1、α_2 受体阻滞剂

（1）妥拉唑林（tolazoline）：首次量 $1 \sim 2mg/kg$，静脉注射 10min，以后 $1 \sim 2mg/$（kg·h）速度静脉维持。

（2）酚妥拉明：用法，0.3mg/kg，加入静脉滴注小壶中，可抑制低氧性肺血管收缩、扩张肺血管、降低肺动脉压。缺点是作用时间短，需长期维持静脉滴注，体循环血压下降明显。

2. 钙通道阻滞剂　通过抑制 Ca^{2+} 内流使血管平滑肌扩张，产生比较特异的肺血管扩张效应，使肺血管阻力及肺动脉压均下降。钙通道阻滞剂对心脏有负性肌力作用，多数先天性心脏病患儿不能长时间耐受，从而限制了其在临床上的应用。它适用于梗阻型 PH。但有研究认为硝苯地平对肺血管选择性扩张作用不明显，反而有升高肺动脉压作用，对此尚待进一步研究。只有急性血管扩张药物试验结果阳性的患者才能应用钙通道阻滞剂治疗。由于仅有不到 10% 的肺动脉高压患者对钙通道阻滞剂敏感，因此强烈建议对没有进行急性血管扩张药物试验的患者或者急性血管扩张药物试验结果阴性的患者禁忌应用钙通道阻滞剂。对正在服用且疗效不佳的患者应逐渐减量而停用，经急性血管扩张药物试验评价后再决定是否应用。对急性血管扩张药物试验结果阳性的患者应根据心率情况选择钙通道阻滞剂，基础心率较慢的患者选择二氢吡啶类，但是不宜选用氨氯地平，推荐使用非洛地平的理由是其心脏选择性非常小，因而负性肌力作用非常微弱。基础心率较快的患者则宜选择地尔硫䓬。开始应用从小剂量开始，在体循环血压没有明显变化的情况下，逐渐递增剂量，争取数周内增加到最大耐受剂量，然后维持应用。应用 1 年还应再次进行急性血管扩张药物试验重新评价患者是否持续敏感，只有长期敏感者才能继续应用。因为钙通道阻滞剂相对便宜，因此对每一例患者都要进行急性药物试验，一旦发现药物试验阳性患者，应积极给予钙离子拮抗剂。目前对钙通道阻滞剂敏感的患者主要是特发性肺动脉高压患者，其他类型患者敏感度更低。但是国内已经发现艾森门格综合征患者及大动脉炎患者急性血管扩张药物试验阳性，所以，应对所有第一次进行右心导管评价的患者进行急性血管扩张药物试验。目前已明确，仅有少数患者经长期服用传统的血管扩张剂钙通道阻滞剂（calcium channel blocker，CCB）使生存率得到改善。这部分患者有两个特点，即急性血管反应试验阳性；对长期 CCB 治疗能持续保持反应。对于不符合这两个条件的患者，建议不使用 CCB。

常用的 CCB 有硝苯地平和地尔硫䓬。通常心率较慢时选择硝苯地平，心率较快时选用地尔硫䓬。IPAH 患者的有效剂量通常较大，如硝苯地平为 $120 \sim 240mg/d$，地尔硫䓬为 $240 \sim 720mg/d$。通常对血管反应阳性患者治疗宜从较小剂量开始（如缓释硝苯地平 30mg，2 次 / 日，地尔硫䓬 60mg，3 次 / 日），数周内增加至最大耐受剂量。限制剂量增加的因素主要是低血压和下肢水肿。在有些患者，同时给予地高辛和（或）利尿剂能够减少 CCB 的不良反应。目前尚无新一代 CCB 如氨氯地平和非洛地平有效性、耐受性及有效剂

量的报道。急性血管反应试验和 CCB 在 CTD 或先天性心脏病所致 PAH 患者的有效性远没有在 IPAH 患者中清楚。但专家仍建议对这部分患者应进行血管反应试验，并谨慎给予 CCB，密切观察药物的有效性、安全性。另外，有研究显示儿童 IPAH 患者也可从长期钙通道阻滞剂治疗中获益。

3. 血管紧张素转化酶抑制剂（ACEI）　卡托普利 0.5 ~ 2mg/（kg·d）口服。该药有快速而温和的肺血管扩张作用，长期用药血流动力学指标显示肺血管阻力持续下降。左向右分流先天性心脏病早期，肺血管阻力无明显增高而有心力衰竭时，可考虑应用 ACEI。因为 ACEI 对肺血管的舒张作用远远小于对体循环血管的影响，使用 ACEI 可以降低异常增高的体循环阻力而不改变肺循环阻力，从而减少左向右分流量，减缓肺动脉高压的形成。当仅有 PH 而无心力衰竭时，则不宜使用 ACEI。此时肺循环阻力增高，但体循环阻力不高，ACEI 不仅不能减少左向右分流量和改善血流动力学，而且会使病情恶化。当左向右分流先天性心脏病发展到梗阻性肺动脉高压阶段，则更不宜使用 ACEI。此时，ACEI 会导致右向左分流增加，血氧饱和度降低。其他不良反应有低血压、粒细胞减少。

4. 前列环素类药物　前列腺素 E1（PGE1）和前列环素（PGI2），为血管内皮花生四烯酸代谢产物，可与细胞表面的前列腺素受体（G 蛋白类）结合，激活腺苷酸环化酶，而引起血管扩张。以往静脉应用 PGE1 多用于新生儿先天性心脏病维持动脉导管的开放，也可用于治疗二尖瓣病变所致 PH、急性呼吸窘迫综合征（ARDS）和心脏移植术后，其静脉用法：0.01 ~ 0.1μg/（kg·min），持续静脉滴注。减少患者对其产生耐药性，也可静脉滴注 5 ~ 6h/d，7 ~ 10d 为 1 个疗程。静脉应用 PGI 对肺循环血管的选择性扩张作用尚未肯定。PGI2 选择性降低肺动脉压的作用最为明显，临床应用过程中发现静脉应用 PGI2 有一些不良反应：如面红、头痛、下颌痛、恶心、呕吐、眩晕、焦虑、胸痛、流感样症状、腹痛、心动过缓和心动过速，且静脉应用 PGI2 仍有影响体循环血压的作用。

前列环素主要由血管内皮细胞产生，对所有血管具有强的扩张作用，是最强的内源性血小板聚集抑制剂，同时还具有细胞保护、抗增殖作用。肺动脉高压时前列环素合成减少。长期静脉注射依前列醇可使肺动脉压降低，甚至超过急性血管反应试验所达到的水平。血管反应试验阴性和 CCB 长期治疗不能保持反应的患者，也可从依前列醇治疗中获益。前列环素治疗肺动脉高压的确切机制尚不清楚，可能为多因素作用的结果，如血管平滑肌细胞松弛（急性作用）、抑制血小板聚集、使已聚集的血小板解聚、修复损伤的内皮细胞、抑制细胞迁移、增殖而逆转肺血管的重塑、改善肺部对 ET-1 的清除能力、增加肌肉收缩力、增强外周骨骼肌的氧利用、改善运动时的血流动力学情况。近年，临床应用的前列环素类似物尽管与前列环素具有不同的药物代谢动力学特征，但药效学很相近。

（1）依前列醇（epoprostenol）：有 3 项针对 IPAH 和硬皮病相关肺动脉高压患者持续静脉应用依前列醇疗效的非盲对照临床试验，结果表明依前列醇能改善患者症状、运动耐量、血流动力学及 IPAH 患者的生存率。最近公布的两项 IPAH 患者应用依前列醇的大规模临床试验结果也显示患者 3 年生存率可达 65%。患者预后主要与治疗前患者的 NYHA 功能分级及治疗 3 个月后患者病情改善情况有关。

依前列醇的治疗可以从 2 ~ 4ng/（kg·min）开始，视不良反应的情况逐渐加量至目标剂量，最初 2 ~ 4 周的靶剂量为 10 ~ 15ng/（kg·min），为达到最佳疗效应继续加量，多数患者的理想剂量为 20 ~ 40ng/（kg·min）。用药过程中应避免突然停药，否则部分患者可能出现肺动脉高压反弹，使病情恶化甚至死亡。

长期使用依前列醇常发生不良反应，包括面部潮红、颌部疼痛、腹泻、头痛、背痛、腿足痛、腹痛，偶见低血压和腹膜通透性增加所致腹水。药物加量越快，发生不良反应的概率越高。通常不必因不良反应而减少剂量，仅在不良反应较严重时才考虑减量，而且再次加量时的不良反应常较轻。因依前列醇半衰期短（在循环中的 $t_{1/2}$ 仅 3 ~ 5min），需持续静脉泵入，因此与插管有关的不良事件常较严重，如局部感染、导管堵塞及脓毒症。偶尔插管过程中可能出现气胸、血胸等。严重者可造成死亡。

一些非对照研究表明，其他类型的肺动脉高压患者也可从依前列醇治疗中获益，如儿童 IPAH、系统性红斑狼疮等结缔组织疾病所致 PAH、体 - 肺分流的先天性心脏病所致 PAH（包括矫正和未矫正），以及门静脉高压、戈谢病、HIV 感染等所致 PAH。依前列醇对于没有手术指征的慢性血栓栓塞性肺高压（CTEPH）患者的有效性如何，还没有统一意见。

依前列醇已通过美国和加拿大食品药品监督管理局批准用于 IPAH 和与 CTD 有关的 PAH 且 NYHA 心功能 Ⅲ ~ Ⅳ 级患者。尽管依前列醇尚未通过欧共体（欧洲医学代办处，EMEA）注册，但在欧洲有些国家已批准用于 IPAH 且 NYHA 功能 Ⅲ ~ Ⅳ 级患者。依前列醇（epoprostenol），是第一个在欧洲上市的前列环素类药物，对各类肺动脉高压患者都有明显疗效。后来依次有伊洛前列环素、曲前列环素、贝前列环素等药物相继在美国、日本等地上市用于治疗肺动脉高压。除了贝前列环素之外，其他前列环素类药物均取得较好疗效。

伊洛前列素：是一种前列环素类化合物，可通过肺泡型雾化装置给药，研究显示纽约心脏协会（NYHA）心功能 Ⅲ / Ⅳ 级 PAH 和不宜手术的 CTEPH 患者，雾化吸入伊洛前列素（30μg/d）与安慰剂相比，能明显改善 6 分钟步行距离试验（6MWD）和 NYHA 心功能分级；长期研究结果显示伊洛前列素能改善 PAH 患者运动耐量、血流动力学及生存率。国内研究显示常规半剂量（15μg/d）的伊洛前列素雾化吸入也能明显改善 PAH 患者运动耐量和功能分级；伊洛前列素起效迅速，20μg 雾化吸入可以作为 PAH 患者急性肺血管反应试验的药物并具有很好的耐受性。

（2）曲前列环素（treprostinil）：是一种三苯环的前列环素类似物，室温下仍保持稳定，可以采用皮下注射，以避免深静脉注射的不便和并发症。曲前列尼尔在室温下化学性质稳定，半衰期长（2 ~ 4h），与依前列醇具有相似的药理学性质。多项临床研究证实曲前列尼尔长期应用的有效性和安全性。曲前列尼尔单药治疗 1 年和 4 年的生存率分别是 88% 和 70%。皮下注射曲前列尼尔最常见不良反应为注射部位疼痛，需在有经验的中心指导局部注射部位的护理。静脉注射曲前列尼尔也显示了其短期和长期疗效。一项为期 12 周的随机、双盲临床研究显示，与安慰剂组比，持续静脉注射曲前列尼尔 [平均剂量 72ng/（kg·min）] 明显改善 6MWD、NYHA（纽约心脏协会）心功能分级。国际性大规模随机临床试验证实，持续皮下注射曲前列环素能够减少患者的临床事件、改善运动耐量及血流动力学参数。最大运动耐量的改善更多见于能够耐受最大剂量 > 13.8ng/（kg·min）的患者。曲前列环素的不良反应与依前列醇类似，最常见的是皮下注射部位的疼痛，常限制剂量的增加，可导致 8% 的患者终止使用。2002 年 FDA 批准曲前列环素用于 NYHA 心功能 Ⅱ～Ⅳ级 PAH 患者。

（3）贝前列环素钠（sodium beraprost）：是第一个化学性质稳定，口服具有活性的前列环素类似物。空腹吸收迅速，口服 30min 血药浓度达峰值，单剂口服的清除 $t_{1/2}$ 为 35～40min。在美国及欧洲进行的两项随机对照临床试验显示，4 次/日（80μg/次最大耐受中位剂量）给药 IPAH 患者在 3 个月、6 个月时运动耐量得到改善，6 个月时临床事件减少，但更长时间治疗并不能使患者进一步获益。贝前列环素钠在日本、韩国已被批准用于 IPAH 患者。但在欧美国家对它的研发已停止。

司来帕格：是一种长效的口服前列环素受体激动剂。一项以事件驱动为终点的Ⅲ期临床试验，纳入 1156 例 PAH 患者，结果显示与安慰剂相比，不管是否接受背景治疗，司来帕格使 PAH 患者恶化/死亡事件的风险显著降低 40%，包括 6MWD、WHO 功能分级等次要终点均明显改善。该研究中，80% 的患者接受背景治疗，其中 15% 为 ERA，32% 为 PDE5 抑制剂，33% 为 ERA+PDE5 抑制剂，结果显示序贯联合司来帕格，可使恶化/死亡终点风险下降 43%，与总体结果一致。

（4）吸入伊洛前列环素（Iloprost）：是一种化学性质稳定的前列环素类似物，可以通过静脉注射、口服和雾化吸入给药。理论上，雾化吸入具有一定的优势，可以选择性地作用于肺循环。事实上，由于泡内肺动脉被肺泡单位紧密包绕，因此，经吸入沉积在肺泡的伊洛前列环素可以直接作用于肺泡壁上的小动脉，产生舒张作用。为确保药物能沉积在肺泡产生作用，应使雾化颗粒直径足够小（3～5μm）。

研究显示，单次吸入伊洛前列环素可以使 mPAP 降低 10%～20%，作用持续 45～60min。因此，需频繁吸入才能维持疗效（6～12 次/日）。一项随机对照临床试验选择 PAH 和 CTEPH 患者吸入伊洛前列环素，2.5～5μg/次，6～9 次/日（中位剂量 30μg/d）。结果与安慰剂相比，长期雾化吸入伊洛前列环素仅能提高 IPAH 患者的运动耐量，改善临床症状、PVR 及临床事件。伊洛前列环素的不良反应常有频繁咳嗽、面部潮红和头痛。总体来说，该药的耐受性较好。

另一项长期非对照研究，观察了 25 例 IPAH 患者至少雾化吸入伊洛前列环素 1 年（100～150μg/d）的效果。结果显示：6min 步行距离平均增加 85m，mPAP 降低 7mmHg，心脏排血指数增加 0.6L/（min·m²）。

吸入伊洛前列环素已被欧洲 EMEA 批准用于 NYHA 心功能Ⅲ级的 IPAH 患者，而且在澳大利亚和新西兰也被批准用于 NYHA 心功能Ⅲ、Ⅳ级的 PAH 和没有手术指征的 CTEPH 患者。

（5）静脉用伊洛前列环素：几项小样本临床试验选择 PAH 和 CTEPH 患者持续静脉给予伊洛前列环素治疗，结果其疗效与依前列醇相当，但伊洛前列环素室温下稳定，无须临时配制和冷冻。持续静脉用伊洛前列环素在新西兰已被批准用于 NYHA 心功能Ⅲ、Ⅳ级的 PAH 患者。

吸入型伊洛前列环素可选择性作用于肺血管，其化学性质较依前列醇明显稳定。国内已经有不同类型肺动脉高压患者在使用吸入型伊洛前列素，疗程长短不一。国内经验表明，对于大部分肺动脉高压患者，该药可以较明显快速降低肺血管阻力，升高心排血量。该药 $t_{1/2}$ 为 20 ～ 25min，起效迅速，但作用时间较短。因此建议，吸入治疗次数为 6 ～ 9 次 / 日。每次吸入的剂量应该因人而异。根据目前国内的经验，吸入剂量至少在 5 ～ 20μg/ 次，国内已经有 5 ～ 10μg/ 次，6 次 / 日吸入而心功能明显改善的患者。长期应用该药，可降低肺动脉压力和肺血管阻力，提高运动耐量，提高生活质量。需要强调的是，应用该药吸入治疗的肺动脉高压患者需要接受雾化器使用培训，以避免不正当应用而浪费药品，并确保达到最佳疗效。

5. 内皮缩血管肽受体拮抗剂（endothelin receptor antagonist，ERA）　在 PAH 发病中起重要作用。内皮素 -1 可通过与肺血管平滑肌细胞中的内皮素受体 A 和 B 结合，引起血管收缩，促进有丝分裂，参与 PAH 的发生发展。ERA 可以通过干预内皮素途径治疗 PAH。目前已经有大量多中心对照临床试验结果发表，临床试验结果都证实了该药治疗肺动脉高压可改善肺动脉高压患者的临床症状和血流动力学指标，提高运动耐量，提高生活质量和生存率，推迟临床症状恶化的时间。欧洲和美国的指南中认为该药是心功能Ⅲ级肺动脉高压患者首选治疗。塞塔生坦刚刚在国外上市，其疗效和不良反应及安全资料需要等待进一步评价。

（1）波生坦：是第一个合成的 ERA 类药物，为内皮素受体 A、B 双重拮抗剂。波生坦可以改善 IPAH、CTD-PAH、CHD-PAH、HIV-PAH 患者运动耐量、心功能分级、血流动力学参数及临床恶化时间，延展研究显示波生坦治疗组 3 年存活率好于传统治疗。目前推荐用法是初始剂量 62.5mg，2 次 / 日，4 周，后续 125mg，2 次 / 日维持治疗。需要注意的是，由于具有潜在的肝脏酶学指标升高，建议治疗期间，至少 1 次 / 月监测肝功能。如血清氨基转移酶增高但不超过正常值高限 3 倍，可以继续用药观察；若在 3 ～ 5 倍，可以减半剂量继续使用或暂停用药，监测肝功能 1 次 /2 周，待血清氨基转移酶恢复正常后再次使用；若在 5 ～ 8 倍，暂停用药，监测肝功能 1 次 /2 周，待血清氨基转移酶恢复正常后可考虑再次用药；若达 8 倍以上时，需要停止使用，不再考虑重新用药。血清氨基转移酶恢复正常后再次使用波生坦，大多数患者肝功能会保持正常。

（2）安立生坦：是高选择性内皮素 A 受体拮抗剂。研究显示安立生坦 5mg 和 10mg 两个剂量均能显著改善患者 6MWD，呈较明显的剂量 - 效应关系。对 PDE5 抑制剂治疗反应不理想的 PAH 患者序贯联合安立生坦治疗 24 周，能明显改善患者运动耐量和血流动力学参数。与单药治疗相比，初始联合安立生坦和他达拉非可明显降低临床恶化事件发生率，这种起始联合方案对于 NYHA 心功能分级Ⅱ级患者中的获益不亚于Ⅲ级的患者。国人研究也显示安立生坦能改善 PAH 患者 12 周运动耐量、心功能等，序贯联合他达拉非治疗能改善运动耐量，降低临床恶化事件发生率。

（3）马昔腾坦：是新一代双重 ERA，具有更好的组织穿透力和受体亲和力。一项随机对照研究显示，与安慰剂相比马昔腾坦 10mg 单药或联合治疗均能显著降低患者疾病恶化 /死亡风险和因 PAH 导致的死亡率或住院率，改善患者 6min 步行试验（6MWD）、NYHA 心功能分级、生活质量、血流动力学参数和 N- 末端脑钠肽前体（NT-proBNP）。对接受背景治疗的患者进行亚组分析，马昔腾坦序贯联合治疗与安慰剂组相比也明显降低患者疾病恶化/死亡风险和因 PAH 导致的死亡率或住院率。在新发 PAH 患者中初始联合马昔腾坦和他达拉非治疗的研究，结果显示 16 周 PVR 下降 47%、6MWD，NYHA 心功能分级和 NT-proBNP 也有获益。

6. 5 型磷酸二酯酶抑制剂（PDE5 抑制剂）　NO 是重要的血管扩张因子，通过维持血管平滑肌细胞内环磷酸鸟苷（cyclic guanosine monophosphate，cGMP）浓度到达扩血管效应。肺血管包含大量的 PDE5，它是 cGMP 的降解酶。PDE5 抑制剂可以通过减少 cGMP 的降解，升高其浓度引起血管舒张。此外，PDE5 抑制剂还有抗增殖的作用。

（1）西地那非：是一种特异性 PDE5 抑制剂。一项纳入 278 例 PAH 患者的随机对照研究显示，西地那非明显改善患者 6MWD、NYHA 心功能分级及血流动力学；对西地那非单药治疗的患者随访 3 年，6MWD 和 NYHA 心功能分级的改善得以维持。国内研究显示西地那非能改善中国 PAH 患者运动耐量及血流动力学；与传统治疗相比，西地那非可改善 PAH 患者 1 年、2 年和 3 年的生存率。

（2）他达拉非：是一种长效的 PDE5 抑制剂。一项纳入 405 例 PAH 患者，随机给予安慰剂和他达拉非 2.5mg、10mg、20mg 或 40mg 治疗 16 周，结果显示 40mg 组能明显改善 PAH 患者 6MWD、NYHA 心功能分级和临床恶化出现的时间。波生坦序贯联合他达拉非较单用波生坦组 6MWD 也明显改善。对接受他达拉非 20mg 或 40mg 的 PAH 患者进行 52 周随访，结果发现 6MWD 得以继续维持。

（3）伐地那非：是一种高选择性 PDE5 抑制剂。一项在中国 PAH 患者进行的随机双盲安慰剂对照研究，66 例患者随机分为伐地那非组与安慰剂对照组，主要终点为 6MWD，结果显示伐地那非能明显改善中国 PAH 患者运动耐量。伐地那非的不良反应与西地那非类似。

7. 可溶性鸟苷酸环化酶激动剂（sGC）　利奥西呱是一种新型的 sGC 激动剂，具有独特的双重激活 sGC 机制，其作用效果不依赖于体内 NO 水平，可单独或与 NO 协同提高血浆中的 cGMP 水平，引起血管舒张和抗重塑作用。一项研究纳入 443 例 PAH 患者，其中 50% 的患者接受过背景治疗。结果显示，与安慰剂相比，利奥西呱能明显改善 PAH 患者运动耐量、血流动力学、心功能分级，降低 NT-proBNP 水平，降低临床恶化事件发生率。对其中入选的 77 例中国患者进行分析显示疗效和安全性与整个研究的总体结果一致。

利奥西呱联合西地那非在 PH 患者中的安全性和有效性研究，结果显示两药联合组低血压发生率明显升高，而血流动力学参数或运动能力无明显差异，因此，不建议 PDE5 抑制剂和利奥西呱联合使用。

一项前瞻性开放标签多中心的单臂研究中，61 例 PDE5 抑制剂治疗反应不足的 PAH 患者换用利奥西呱治疗，24 周时患者 6MWD 增加、NYHA 心功能分级改善、NT-proBNP 降低，研究显示治疗反应不足的 PAH 患者可能从 PDE5 抑制剂转换为利奥西呱的治疗中获益。

8. NO 吸入　1987 年，Moncada、Palmer 和 Ignarro 等证实了 NO 就是内皮依赖性舒张因子（EDRF），且发现 NO 具有极其广泛的生理作用，而它通过增加血管平滑肌细胞内 cGMP 扩张肺血管作用最为重要。NO 吸入（inhalednitricoxide，iNO）治疗为这一领域取得的重要成果。1992 年，国外率先采用外源性 NO 气体吸入治疗新生儿持续肺动脉高压及先天性心脏病术后 PH，成为肺动脉高压治疗领域的里程碑。2002 年，中华医学会儿科分会新生儿学组将 NO 吸入正式列入新生儿持续肺动脉高压治疗，具体用法是：开始 NO 吸入 20ppm，4h 后降为 5 ～ 6ppm，定期监测并维持血中高铁血红蛋白含量浓度 < 7%。NO 吸入具有一定的不良反应，吸入方法操作复杂，需有呼吸机参与及价格昂贵等，故使其临床广泛应用受到一定限制。

9. NO 供体　尽管 NO 吸入为 PH 治疗开辟了新的途径和思路，但其 $t_{1/2}$ 短、需长期吸入、不良反应、操作复杂和价格昂贵等使其广泛应用受到限制。受到 NO 吸入治疗理论启发，为寻找替代 NO 吸入的有效方法，医学界又研究了雾化吸入 NO 供体（NO donor）。

NO 供体是指 NO 的外源性来源，它包括硝基血管扩张剂（硝酸甘油和硝普钠）、NO 亲和试剂及磷酸二酯酶抑制剂。

（1）硝酸甘油：是 NO 供体，在体内通过与内皮细胞上硝酸甘油受体结合生成亚硝酸盐，后者与氧气结合生成 NO 而发挥血管扩张作用。该药可降低 PAMP、右心室舒张末期容积。儿科静脉硝酸甘油主要用于治疗充血性心力衰竭患儿以减轻心脏前负荷，也用于治疗左向右分流型先天性心脏病合并 PH 患儿。作者研究发现静脉硝酸甘油 2.5μg/（kg·min）时，体循环阻力下降，剂量 5.0μg/（kg·min）时 PAMP 下降，说明硝酸甘油对血管的这种剂量选择性作用可能与静脉硝酸甘油的循环途径有关。静脉用法：剂量 0.1 ～ 10μg/（kg·min），一般 0.3 ～ 0.5μg/（kg·min）开始，持续静脉滴注 6h，不良反应有低血压等。

（2）硝普钠（SNP）：是强的血管扩张剂，与硝酸甘油一样是 NO 供体，它在局部自发释放 NO 后直接作用于血管平滑肌使小动脉和小静脉血管张力降低，从而减轻前、后负荷。

儿科静脉硝普钠用于治疗高血压危象、充血性心力衰竭、心源性休克和急进性肾炎。静脉用法：剂量 0.5 ～ 5μg/（kg·min）持续静脉滴注。

（3）磷酸二酯酶抑制剂（PDEI）：NO 通过增加细胞内 cGMP 浓度而发挥其生理作用，cGMP 在体内迅速被磷酸二酯酶水解而使 NO 作用失活。PDEI 抑制 cGMP 降解，也是 NO 供体类药。PDEI 有肯定的正性肌力作用兼有血管扩张作用，临床多用于治疗顽固性心力衰竭洋地黄无效者。认为吸入米力农通过增加血管平滑肌细胞内 cGMP 浓度，选择性扩张肺血管、降低肺动脉压，对其剂量、作用及不良反应等临床应用的利与弊越来越明确，由于其价格昂贵，操作复杂和其引起的不良反应等，因而人们希望找到能替代它的方法。

通过上述介绍，可以看出，NO 供体吸入治疗具有不同程度的选择性降低肺动脉压，由于用量小、不良反应小、价格便宜和可在有或无呼吸机通气状态下进行的一些特点，是临床替代 NO 吸入治疗 PH 的又一个可选择的方法，对其临床应用研究将是今后 PH 治疗领域的研究方向。

在确定长期应用血管扩张药以前，应进行右心导管检查，观察急性药物试验的血流动力学效果，结果必须：①肺血管阻力减少 20% 以上；②心排血量增加或不变；③肺动脉压降低或不变；④体循环血压无变化或下降不足以引起不良反应，才能长期服用血管扩张药。用药 3 ～ 6 个月后复查右心导管检查及其他无创性检查以评价长期药物疗效。总之，鉴于血管扩张药的不同作用机制、疗效及不良反应，对于重症肺动脉高压，心排血量低的患者必须在血流动力学的监护下慎重应用血管扩张药。

10. 靶向药物联合治疗和药物间相互作用　PAH 是一个进展性疾病，延迟达标治疗（达到低危状态）可能会影响患者的长期预后。建议 PAH 起始联合治疗，尽早达标。对于初治 PAH 患者，若为低或中危状态，起始联合不同通路靶向药物治疗，若为高危状态起始联合应包括静脉前列环素类靶向药物治疗。

对于经治 PAH 患者，若仍未达到低危状态，需进行序贯联合治疗。已有多项临床研究证实序贯联合较单药治疗能取得更好疗效。近年来以临床事件驱动的随机对照研究显示，双药或三药序贯联合治疗组的死亡 / 住院风险较对照组明显降低。国内一项随机对照研究入选 124 例接受安立生坦治疗至少 4 个月的 PAH 患者，序贯联合他达拉非治疗 16 周，较单药安立生坦组 6MWD 明显改善，临床恶化事件发生率显著降低。一项纳入 4095 例 PAH 患者的荟萃分析显示，序贯联合治疗能将临床恶化风险降低达 35%。

靶向药物联合治疗时需考虑到药物间的相互作用。波生坦是细胞色素 P450 同工酶 CYP2C9 和 CYP3A4 的诱导物，当通过该同工酶代谢的药物与波生坦同时应用时，其浓度就会降低，而抑制这些酶可提高波生坦血药浓度。西地那非由细胞色素 P450 同工酶 CYP3A4（主要途径）和 CYP2C9（次要途径）代谢，当存在 CYP3A4 底物、抑制剂及 CYP3A4 底物联合 β 受体阻滞剂时，西地那非生物利用度升高、清除率降低。当西地那非与波生坦等 P450 同工酶诱导物合用时会导致清除增加，从而影响西地那非疗效，因此，临床中合并用药时需要注意。为避免体循环低血压，当 PAH 靶向治疗联合应用抗高血压药物时需要谨慎，例如 β 受体阻滞剂、血管紧张素转化酶抑制剂等。

（四）介入治疗

充分使用上述内科治疗之后，患者仍无明显好转，即可推荐患者进行球囊房间隔造口术（balloon atrial septostomy，BAS）。一般使用切割球囊来完成技术操作。通过 BAS 建立心房内右向左分流可以降低右心的压力，增加左心室前负荷和心排血量。BAS 的实施尽管降低了动脉血氧饱和度，但可改善体循环氧气的转运，同时可降低交感神经过度兴奋。

1. 入选标准　诊断为重度肺动脉高压（重度肺动脉高压的标准为肺动脉收缩压 > 70mmHg）的住院患者，经过充分的内科治疗仍然反复发生晕厥和（或）右心衰竭的重度肺动脉高压患者；静息状态下动脉血氧饱和度 > 80%，红细胞压积 > 35%，确保术后能维持足够的系统血氧运输；患者及家属同意进行治疗并签署知情同意书。

2. 排除标准　超声心动图或者右心导管检查证实存在解剖上的房间交通；右心房压 > 20mmHg；终末期患者右房平均压 > 20mmHg 且在呼吸空气静息状态下氧饱和度 < 85% 时，不能行 BAS。

目前国内报道较少，但是对于发展中国家，没有条件使用前列环素的地区，推荐积极开展此项技术。主要目的是减轻右心负荷，增加左心搏出量而改善症状。

（五）心肺移植

单侧肺移植、双肺移植及活体肺叶移植及心肺移植已在国外成熟应用于肺动脉高压患者的治疗，主要指征：已充分内科治疗而无明显疗效的患者。肺移植技术明显延长了这些患者的寿命和生活质量，患者可以停止使用治疗肺动脉高压的药物。某些类型的肺动脉高压，如特发性肺动脉高压可行心肺移植术，我国目前尚无肺移植治疗肺动脉高压的报道。

（六）心理治疗

PAH 患者发病年龄较早平均年龄为 40 岁，因体力活动受限影响到自己的生活方式。同时，他们没有及时到专业医师那里治疗，常受到一些来自非专业人员有关此病不正确信息的影响，所以，许多患者存在不同程度的焦虑和（或）抑郁。因此，应为患者提供足够的信息，与家属配合早期到正规医院进行治疗。必要时建议患者接受心理医师的治疗。

（七）择期手术

PAH 患者的手术风险增加，且随患者的 NYHA 心功能分级升高而增大，胸、腹部手术时风险亦大。哪种麻醉方式更适合尚无定论，硬膜外麻醉的耐受性可能优于全身麻醉。采用口服或吸入前列腺素治疗的患者，用药会受到全身麻醉或辅助通气的影响，如预期手术时间较长（＞ 12 ～ 24h），应暂时改为静脉给药。围术期抗凝治疗的中断时间应尽量减少，同时注意预防深静脉血栓形成。

（八）其他

1. 体力活动　目前尚不清楚体力活动能否延缓 PAH 的发展。但患者体力活动强度应以不出现症状（如呼吸困难、晕厥和胸痛）为宜。活动应避免在餐后、气温过高及过低的情况下进行。适当调整日常活动，可以提高生活质量，减少症状发生。

2. 旅行与海拔高度　低氧能够加重 PAH 患者肺血管收缩。海拔 1500 ～ 2000m 为轻度低压性低氧区，因此，应建议患者避免到此类地区。飞机上的环境类似于海拔 1500 ～ 2500m 的状态，应建议患者乘坐时吸氧。

3. 预防感染　PAH 患者易发生肺部感染，且耐受性差。肺炎占总死亡原因的 7%，因此应及早诊断、积极治疗。推荐使用流感和肺炎球菌疫苗。采用静脉导管持续给予前列环素的患者，若出现持续发热，应警惕导管途径的感染。

4. 妊娠、避孕、绝经期后激素替代治疗　尽管有 IPAH 患者成功妊娠、分娩的报道，但通常妊娠和分娩会使患者病情恶化、导致死亡。其中重度肺血管病患者的病死率高达 30% ～ 50%，故育龄期妇女都应采取适宜的方法避孕。若妊娠应及时终止妊娠。对于何种避孕方法是最佳选择，目前尚无确切定论。若采用激素药物避孕，应考虑到对凝血功能的影响。绝经期妇女是否应采用激素替代治疗，尚不明确。在症状无法耐受的情况下可使用激素，并考虑加用抗凝剂。

5. 血红蛋白水平　PAH 患者对血红蛋白水平的降低耐受性很差，即使轻度贫血也应及时处理。另一方面，长期处于低氧血症患者（如存在右向左分流）往往出现红细胞增多症，红细胞压积升高。当患者出现头痛，注意力不集中等症状，伴有红细胞压积＞ 65% 时，可考虑放血疗法以降低血液黏度，增加血液向组织释放氧的能力。

6.**药物的合用**   影响抗凝剂药效或增加胃肠道出血风险的药物应避免使用。虽然一组病例对照研究显示，类固醇类消炎药似乎与 PAH 的发生无关，但对于心排血量降低和肾前性氮质血症患者，它能进一步减少肾小球滤过率。新一代 5- 羟色胺相关食欲抑制剂对 PAH 的影响尚不清楚，至今尚无与肺相关的不良反应的报道。治疗全心衰的药物，如血管紧张素转化酶抑制剂和 β 受体阻滞剂，对于 PAH 的疗效还没有得到证实，而且，单凭经验给予这些药物，即使是小剂量，也有可能引起严重的不良反应，如低血压和右心衰竭，因此，建议不使用。

（九）基因治疗

美国和加拿大均有成功报道，但是距离临床推广使用尚远。

九、特殊类型的肺动脉高压

（一）儿童肺动脉高压

先天性心脏病所致肺动脉高压发生率，儿童明显高于成人；而其他类型 PH，如与 CTD 门静脉高压、HIV 感染及药物毒物有关者发生率，成人明显高于儿童。尽管新生儿持续肺动脉高压（persistent pulmonary artery hypertension，PPAH）也归类在 PH 下，但它的自然病史与其他类型 PH 明显不同。PPAH 通常是暂时性的，患儿或者无须长期药物治疗能够完全恢复。儿童 PH 发病机制与成人尤明显不同。但 PPAH 可能有其独特的病理生理学特征，与胎儿肺血管结构持续存在及卵圆孔未闭有关。根据 NIH 注册登记研究显示，经治疗的儿童 PH 较成人病死率更高。理论上，儿童对治疗的反应应该更好，因为随着年龄的增长，血管床不断地进行着重塑。的确新的药物似乎在儿童较成人显示出更好的效果但病程很难预测。

与成人重症 PH 一样，儿童 PH 患者也应进行右心导管检查，做肺血管反应试验，评价肺血管对短效血管扩张剂（如吸入 NO、静脉注射依前列醇或腺苷）的反应，以确定口服 CCB 是否有持续作用。儿童急性血管反应试验阳性率高于成人。

儿童 PH 患者的治疗策略与成人类似，但也有不同。儿童对某一治疗有反应，则常较成人效果更好；相反，如果对这一治疗无反应，则其存活率明显低于成人。儿童 PAH 患者长期服用抗凝剂是否有效，安全性如何，以及风险 / 效益比，尚不肯定。专家认为对于出现右心衰竭的患儿应给予抗凝治疗。服用 CCB 的安全性、有效性应基于患儿的急性血管反应试验。其有效性与成人相似。服用剂量应按千克体重来计算，用药剂量往往高于成人。儿童患者持续静脉给予依前列醇的指征同成年患者。儿童及成人的适宜剂量仍不清楚。通常开始剂量是 2ng/（kg·min），根据需要逐渐增加。用药一年时，成人平均剂量在 20～40ng/（kg·min），儿童患者常在 50～80ng/（kg·min），而且，不同患者有不同的适宜剂量。

（二）与艾森门格综合征有关的肺动脉高压

艾森门格综合征患者生存率较同等功能级别的 IPAH 和 APAH 患者高。研究显示，在等待移植的 100 例患者中，艾森门格综合征未接受移植的患者 1 年、2 年、3 年存活率分别为 97%、89% 和 77%，而 IPAH 患者分别为 77%、69% 和 35%。

艾森门格综合征的治疗主要基于专家经验，而非随机对照试验结果。当患者出现头痛，注意力不集中等症状，伴有红细胞压积超过 65% 时，可考虑放血疗法（同容量葡萄糖或盐水置换）以降低血液黏度，增加血液向组织释放氧的能力。去除 1U 的血液，患者症状常得到改善。放血疗法每年不能超过 2～3 次，以免铁离子储存耗竭，血液黏滞性增加。对吸氧治疗尚有争议，仅对吸氧能增加血氧饱和度和（或）改善病情的患者建议使用。在有些治疗中心，这类患者与其他 PH 患者一样接受抗凝治疗，但其他专家建议应避免该类患者接受抗凝治疗，因为抗凝治疗有可能使出血恶化。静脉应用依前列醇对艾森门格综合征患者血流动力学及运动耐量显示出良好的作用。皮下给予曲前列环素的疗效与 IPAH 患者相同。艾森门格综合征患者如出现晕厥、顽固性右心衰竭、NYHA 心功能Ⅲ级或Ⅳ级或严重低氧血症时，预示预后不良。对这些晚期患者可以进行心脏缺损的修补加肺移植或进行心肺移植。

（三）门 - 肺动脉高压

PH 是慢性肝病的并发症。门静脉高压而非肝病本身似乎是导致 PH 的主要危险因素。因此，就有了门 - 肺动脉高压这一称呼。门静脉高压患者 PH 的发生率明显高于普通人群中 IPAH 的发生率。在一项大样本回顾性尸检研究显示，PH 占总尸检人数的 0.13%，而肝硬化伴门静脉高压患者中 PH 发生率高达 0.73%。

门静脉高压所致 PH 的发生机制尚不清楚。门静脉高压患者在门 - 体分流术后，PH 发生率明显增高。因此，强烈提示门静脉高压患者 PH 的发生与门 - 体分流有关，而非门静脉高压本身所致。门 - 体分流的存在使经肝脏清除的引起血管收缩及血管增殖的物质直接进入肺循环。肠嗜铬细胞产生的 5- 羟色胺可能是其中之一。门 - 肺动脉高压的组织病理学结果与 IPAH 很难鉴别。

所有门 - 肺动脉高压患者均应进行右心导管检查。与 IPAH 相比，门 - 肺动脉高压患者有明显高的心排血量、显著低的血管阻力。一项回顾性研究显示，门 - 肺动脉高压患者存活率较 IPAH 高，但对此问题尚有争议。

门 - 肺动脉高压的治疗目前尚无研究可循。低氧血症患者，应吸氧使血氧饱和度维持在 90% 以上。容量负荷过重、水肿和腹水患者应给予利尿剂治疗。抗凝治疗在门 - 肺动脉高压的作用尚无深入研究，但肝功能受损、血小板计数低及胃食管静脉曲张出血风险高的患者应避免使用。对于轻中度肺动脉高压患者，如心排血量没有增加，肺血管阻力相对较低，应进行右心导管检查，做急性血管反应试验。若血管反应试验阳性，应谨慎给予 CCB。β 受体阻滞剂能够治疗门静脉高压、降低曲张静脉出血的风险，但合并 PH 患者由于此药对右心室心肌的负性肌力作用，患者耐受性较差。已有许多有关静脉应用依前列醇

治疗门 - 肺动脉高压的个案报道和小样本研究。尽管这类患者长期静脉应用依前列醇的反应在某种程度上与 IPAH 患者相似，但治疗同时腹水和脾大的发生率也增加。

严重 PAH 使肝脏移植的风险明显增大。通常 mPAP $\geqslant$ 35mmHg 和（或）PVR $\geqslant$ 250dyn/（s·cm^5）作为肝移植的禁忌证。部分患者肝移植后 PAH 似乎有些改善，这可能与移植前心排血量较高，移植后心排血量减低有关；而部分患者移植后 PH 可能出现恶化。肝移植后偶尔可以停止静脉继续使用依前列醇，但应在严密观察下逐渐减量。绝大多数专家建议门 - 肺动脉高压患者避免口服具有潜在肝毒性的内皮缩血管肽受体拮抗剂（如波生坦）。

（四）HIV 感染相关性肺动脉高压

PH 是 HIV 感染的一种少见但明确的并发症。由于在肺动脉内皮细胞中未检出病毒 DNA，因此，强烈提示 HIV 通过第二信使如细胞因子、生长因子或 ETI 间接作用导致 PH 的发生。HIV 相关 PH 患者血管周围炎症细胞的存在进一步证实了该假说。由于只有少数 HIV 患者出现 PH，因此，遗传体质者也可能参与发病。另外，对 30 例 HIV 相关 PH 亚组患者研究，未发现 *BMPR2* 基因突变，提示其他易患因素可能参与了发病机制。

HIV 相关性 PH 与 IPAH 具有相似的临床表现、血流动力学特征及组织学改变，而与 HIV 传播途径及患者的免疫抑制程度似乎不相关。这类患者均应进行右心导管检查，以进一步证实诊断、评估严重程度并排除左心疾病。HIV 相关性 PH 患者的死亡主要与 PAH 本身有关，而非 HIV 感染的其他并发症所致；对这类患者而言，PH 是死亡的独立预测因子。

总之，非对照研究表明，严重 HIV 相关性 PH 患者可以从联合抗反转录病毒疗法、依前列醇及可能的波生坦治疗中获益。然而依前列醇、内皮缩血管肽受体拮抗剂及 PDE-5 抑制剂对这一亚组患者的确切疗效，仍需开展随机对照试验来验证。

（五）结缔组织病相关性肺动脉高压

肺动脉高压 - 系统性硬化症、系统性红斑狼疮、混合性 CTD，以及较少的风湿性关节炎、多发性肌炎和原发性干燥综合征为已知的并发症。PH 的发生可能与肺间质纤维化有关，抑或受累血管直接增生所致，而无明显肺实质病变或慢性缺氧。另外，可能存在左心疾病所致肺静脉高压。确定哪种机制在 PH 发生中起主要作用是非常重要的，这关系到治疗方法的选择。

CTD 有关的 PH 的组织病理学改变通常与 IPAH 难以鉴别。CTD 患者导致 PH 的病理生理机制仍不清楚。血管痉挛，即所谓的肺雷诺现象，可能参与发病机制。抗核抗体、风湿因子、免疫球蛋白 G 及补体片段沉积在肺血管壁，提示免疫机制参与发病。

与 IPAH 相比，CTD 相关的 PH 主要见于年长女性，心排血量明显减低，生存时间较短。高分辨率 CT 主要作为排除手段用于确定或排除肺纤维化的存在。CTD 相关 PH 的病死率较 IPAH 高（晚期患者 1 年病死率 40%），影响预后的因素与 IPAH 相同（RAP、PAP 和心脏指数）。与其他 PH 一样，这类患者也应进行右心导管检查，进一步证实诊断，确定严重程度，并排除左心疾病。

CTD 相关 PH 的治疗较 IPAH 更为复杂。免疫抑制剂治疗似乎只对少数 CTD（除硬皮病外）相关 PAH 的患者有效。与 IPAH 相比，急性血管反应阳性率及对 CCB 治疗持续有效率均较低。口服抗凝治疗的风险 / 效益比尚不清楚。持续依前列醇治疗 3 个月能改善硬皮病患者的运动耐量、症状和血流动力学参数，但存活率没有改善。

（六）肺静脉闭塞症和肺毛细血管瘤

肺静脉闭塞症（PVOD）与肺毛细血管瘤（PCH）并不常见，但因其可导致 PH 而受到医学界的重视。

PVOD 和 PCH 的临床表现常与 IPAH 难以鉴别。然而查体能够显示与 IPAH 的不同，如杵状指和（或）肺部听诊基底部啰音。PVOD 和 PCH 患者低氧血症更明显，肺一氧化碳弥散量（DLCO）降低，而肺活量和肺容积测量在正常范围。DLCO 明显下降与继发于肺静脉闭塞所致慢性肺间质水肿有关。尽管低氧血症与 PAH 和右心功能不全的程度不成比例，但 PVOD 和 PCH 的血流动力学改变与 IPAH 相似。有意义的是，尽管此病是毛细血管受累，但 PCWP 常正常。病理改变通常发生在小静脉，而非较大静脉。影像学检查对 PVOD 和 PCH 的诊断更有帮助。克氏 B 线、胸腔积液及 X 线斑片状阴影可以提供重要的诊断线索。胸部薄层 CT 有特征性改变，最常见的是小叶中心型斑片状模糊影，间隔线增厚，胸膜渗出及纵隔腺体肿大。这些异常常与静脉应用依前列醇引起肺水肿有关。

肺动脉高压的临床症状没有特异性，对出现气短、晕厥、胸痛等症状而不能用常见心、肺疾病解释时，应想到肺动脉高压可能，尽早进行超声心动图筛查，缩短患者确诊时间。

超声心动图是筛查肺动脉高压重要的无创检查手段，如果超声心动图显示三尖瓣反流速度＞ 2.5m/s，或者右心房、右心室扩大等高危征象，或估测静息状态肺动脉收缩压≥ 30mmHg 时应考虑肺动脉高压，进一步进行右心导管检查。如肺动脉收缩压≥ 40mmHg 则基本可以明确患者存在肺动脉高压；但是不能根据超声心动图检查结果直接确诊肺动脉高压。诊断肺动脉高压的患者必须进行右心导管检查。必须注意以下 2 点：①按照规范方法开展右心导管检查；②确诊特发性肺动脉高压时肺毛细血管楔压＜ 15mmHg。应对特发性肺动脉高压、家族性肺动脉高压家系成员及危险因素接触史的人群定期进行超声心动图筛查。

肺动脉高压的传统治疗是肺动脉高压治疗的基石，特殊治疗应建立在规范传统治疗上。钙离子拮抗剂只能应用于急性血管扩张药物试验敏感的肺动脉高压患者。并且应用 1 ～ 2 年后还应再次进行急性血管扩张药物试验重新评价敏感度，只有长期敏感者才能继续应用。

建议口服波生坦（全可利）和吸入性伊洛前列素（万他维）作为治疗特发性肺动脉高压的一线治疗药物。药物治疗无效的患者应该积极推荐患者进行房间隔造口术或者肺移植治疗。

（吴超联　马　路）

第二篇 先天性心脏病的介入诊疗

第6章

卵圆孔未闭的介入诊疗

卵圆孔是胎儿发育所必需的一个生命通道，出生后大多数人原发隔和继发隔相向生长、粘连、融合，逐渐形成永久性房间隔，若 3 岁以上未完全融合，则将遗留的裂隙样通道称为卵圆孔未闭（patent foramen ovale，PFO）。

一、概述

研究发现 1 ～ 29 岁 PFO 发生率为 30%，30 ～ 79 岁为 25%，> 80 岁以上为 20.2%。一般认为成年人 PFO 的发生率约为 25%。PFO 的长度为 3 ～ 18mm，平均为 8mm，且随年龄增长而增大。PFO 多处于关闭状态，因为在生理状态下，左心房压力比右心房高 3 ～ 5mmHg（1mmHg=0.133kPa）。当慢性或短暂右心房压力升高超过左心房压力时，导致 PFO 开放出现右向左分流（right-to-left shunt，RLS）。

卵圆孔未闭的超声诊断 PFO 主要通过超声诊断，包括经胸超声心动图（transthoracic echocardiography，TTE）、经食管超声心动图（transesophageal echocardiography，TEE）和对比增强经颅多普勒超声声学造影（contrast-enhanced transcranial Doppler，cTCD）等来检查。因受各种因素如肥胖、肺气体过多等的影响，经胸超声心动图对 PFO 检出率较低，难以准确测量 PFO 的大小。经胸超声心动图声学造影（contrast-transthoracic echocardiography，cTTE）检查，可了解有无 RLS。经食管超声心动图可清楚观察房间隔解剖结构，是诊断 PFO 的"金标准"和首选方法。通常根据经食管超声心动图测量 PFO 的大小，将 PFO 分为大 PFO（≥ 4.0mm）、中 PFO（2.0 ～ 3.9mm）和小 PFO（≤ 1.9mm）3 种类型。与 cTTE 一样，经食管超声心动图声学造影（contrast-transesophageal echocardiography，cTEE）亦可用于判断 RLS 的多少。但经食管超声心动图为半创伤性检查，操作过程中患者比较痛苦，难以配合 Valsalva 动作，会影响检测 RLS 的敏感度。对比增强经颅多普勒超声声学造影（cTCD）则是通过在静息状态及 Valsalva 动作后注射激活的生理盐水，观察颅脑循环出现气泡的多少判断 RLS。

二、介入诊疗的适应证与禁忌证

1.适应证　卵圆孔未闭与不明原因脑卒中大部分人群的 PFO 为"良性"，对机体无明显损伤。随着不明原因脑卒中（CS）研究的深入，< 55 岁脑卒中患者中，原因明确者 PFO 的发生率为 21%，不明原因且没有危险因素者中 PFO 的发病率高达 54%，近年越来越多的研究表明，PFO 是 CS 的一个重要病因，且为独立危险因素。特别是< 55 岁的 CS 患者中，40% ～ 50% 发病已证明与 PFO 有关。亦有研究不支持 CS 与 PFO 相关，2014 年美国心脏协

会和美国卒中协会发布的卒中 / 短暂性脑缺血发作患者卒中预防指南，将缺血性卒中或短暂性脑缺血发作（transient ischemic attack，TIA）伴 PFO 患者抗血小板治疗推荐类别由 Ⅱ a 类提升为 Ⅰ 类，而封堵 PFO 仍限于 PFO 并存深静脉血栓形成（deep venous thrombosis，DVT）者（Ⅱ b，C）。因此，一定要结合患者临床情况，而非为封堵而封堵。

（1）具有不明原因脑卒中史、PFO 伴右向左分流。

（2）具有先兆症状的偏头痛，PFO 伴右向左分流。

（3）PFO 合并体静脉血栓引起脑梗死者。

（4）PFO 伴反复发生肺栓塞并深静脉血栓形成。

（5）PFO 合并房间隔瘤形成。

（6）直径 10mm 以上的 PFO。

2. 禁忌证

（1）无任何病史及症状的单纯中小 PFO。

（2）抗血小板或抗凝治疗禁忌证患者。

（3）全身或局部感染。

（4）妊娠。

三、操作方法及要点

（一）术前准备

1. 药品：1% 利多卡因、肝素、对比剂及各种抢救药品。

2. 器械：血管穿刺针，动脉鞘管，0.035in（0.889mm）导引钢丝（长 260cm）及 0.035in（0.889mm）直头导丝（长 145cm）。猪尾巴导管及端侧孔导管。专用封堵伞。气管插管等器械。

3. 仪器设备：C 形臂心血管造影机；多导生理记录仪、心脏监护仪、临时起搏器和心脏电复律除颤器。

4. 备用氧气。

5. 病史及体检：询问有无对金属过敏史。

6. 相关化验检查：包括血常规、尿常规，肝、肾功能和血电解质，出凝血时间，凝血酶原时间及活动度，乙型肝炎、丙型肝炎免疫学检查，梅毒、艾滋病相关检查。

7. 相关辅助检查：心电图、X 线胸片、术前超声心动图、术中床旁超声心动图。

8. 备皮及碘过敏试验。

9. 向患者及其家属或监护人解释病情及与介入治疗有关的事项：包括手术成功率，拟选用的器材及术中和术后可能出现的并发症等，并签署知情同意书。

10. 术前用药：术前 48h 口服阿司匹林 3～5mg/kg，每日 1 次，氯吡格雷 75mg，每日 1 次。

（二）操作要点

1. 心导管检查术　成人一般采用局麻，穿刺股静脉。普通肝素 80～100U/kg，经股静脉行右心导管检查。测量血流动力学指标，评估体 - 肺循环分流量、计算肺循环血流量、肺循环血管阻力、体循环血管阻力、肺小动脉阻力及肺动脉压力等。

2. 封堵器的选择及置入操作　PFO 封堵过程与 ASD 封堵过程基本相似，但有其特殊性。PFO 封堵难点之一就是导管如何通过 PFO 通道。使用的封堵器为：PFO 专用封堵器或 ASD 封堵器。我国主要应用 Amplatzer PFO 封堵器或国产 Cardi-O-Fix PFO 专用封堵器。其型号主要有 18/18mm、18/25mm、25/25mm、30/30mm 和 25/35mm 等。临床上多用 PFO 专用封堵器。

3. 术后用药与随访　术后局部压迫 4 ～ 6h。常规肝素抗凝 48h，口服阿司匹林 150mg/d 加氯吡格雷 50 ～ 75mg/d 抗血小板治疗 6 个月，若同时合并有侵入性操作或手术，则预防感染性心内膜炎治疗。6 个月后，继续口服阿司匹林 100mg/d，至术后 1 年。若患者合并有高凝状态等其他需要口服抗凝药的情况，则长期抗凝治疗。

（三）疗效评价

近年来，术中超声检查的应用，评估封堵器的稳固性、封堵效果，有无残余分流，大大减少了相关并发症的发生。术后常规行 TTE 和心电图检查。了解封堵器位置、有无封堵器血栓及心脏结构。术后 6 个月应作 cTTE 或 cTCD 检查，判断有无 RLS。若发现中～大量 RLS，继续随访观察，1 年时再次复查 cTTE 或 cTCD，若仍为中至大量 RLS，常规行 TEE 检查。当有临床症状时，行心电图或动态心电图检查。

四、并发症及处理

封堵 PFO 安全性高，并发症少见。58 项观察性研究的 meta 分析发现，心包积液或心脏压塞的发生率为 0.3%，封堵器栓塞或移位 0.4%。Amplatzer 封堵器术后新发心房颤动（房颤）为 3.1%，封堵器触发房颤约 1%，主动脉磨蚀很罕见，有封堵器过敏的报道。此外，虽经导管封堵 PFO 术后感染性心内膜炎发生率极低，但已有 2 例报道，均行外科手术治疗。为了避免这种并发症，建议封堵器置入后 6 个月内不进行牙科或其他侵入性手术。

（张金萍　马　路）

第 7 章

房间隔缺损的介入诊疗

房间隔缺损（atrial septal defect，ASD）简称房缺，是指在胚胎发育过程中，房间隔的发生、吸收和融合出现异常，导致左、右心房之间残留未闭的缺损，是先天性心脏病中最常见的类型之一，仅次于室间隔缺损，系胚胎发育期心房间隔上残留未闭的缺损而形成。房间隔缺损绝大多数为单孔型，少数为多孔型，还有极少数呈筛孔状者。房间隔缺损占先天性心脏病构成比的 15% ～ 20%，男女之比为 1.7 ∶ 1。由于该病在儿童时期症状轻微、体征不明显，很大一部分患者直至成年期才被发现。

一、概述

房间隔缺损是胚胎发育期的原始心房分隔成左、右心房过程中，因某种因素影响，第一房间隔或第二房间隔发育障碍或吸收过多，间隔上遗留缺损，致左、右心房间存在血液分流的先天性畸形。

房间隔缺损可能会导致心脏血液循环的异常，使血液在心脏内部出现异常的分流现象。这可能会导致心脏负荷增加、心脏功能受损，甚至引发其他心血管疾病。治疗方法通常包括药物治疗、手术修复或介入性治疗，具体方法会根据患者的具体情况而定。

（一）病理生理

在胚胎发育的第 4 周，心房由其后上壁发出并向心内膜垫方向生长的原始房间隔分为左、右心房，随着心内膜垫的生长并逐渐与原始房间隔下缘接触、融合，最后关闭两者之间残留的间隙（原发孔）。在原发孔关闭之前，原始房间隔中上部逐渐退化、吸收，形成一新的通道即继发孔，在继发孔形成后、原发隔右侧出现向下生长的间隔即继发隔，形成一单瓣遮盖继发孔，但二者之间并不融合，形成卵圆孔，血流可通过卵圆孔从右心房向左心房分流。卵圆孔于出生后逐渐闭合，但在约 20% 的成人中可遗留细小间隙，由于有左心房面活瓣组织覆盖，正常情况下可无分流。如在胚胎发育过程中，原始房间隔下缘不能与心内膜垫接触，则在房间隔下部残留一间隙，形成原发孔房间隔缺损。而原始房间隔上部吸收过多、继发孔过大或继发隔生长发育障碍，则二者之间不能接触，出现继发孔房间隔缺损。

（二）分期

从房间隔缺损的发生学方面可将其分为原发孔房间隔缺损和继发孔房间隔缺损两大类。原发孔房间隔缺损常伴有二尖瓣和三尖瓣的畸形。继发孔房间隔缺损根据缺损出现的部位分为中央型缺损（卵圆窝型缺损）、上腔型缺损（静脉窦型缺损）、下腔型缺损和混合型缺损4种类型。

（三）临床表现

多数继发孔房间隔缺损的儿童除易患感冒等呼吸道感染外可无症状，活动亦不受限制，一般到青年时期才表现有气急、心悸、乏力等。40岁以后绝大多数患者症状加重，并常出现心房颤动、心房扑动等心律失常和充血性心力衰竭表现，也是死亡的重要原因。体格检查发现多数儿童体形瘦弱，并常表现左侧前胸壁稍有隆起，心脏搏动增强，并可触及右心室抬举感等。其典型表现为胸骨左缘第2、3肋间闻及Ⅱ～Ⅲ级收缩期吹风样杂音，伴有第二心音亢进和固定分裂，收缩期杂音为肺动脉瓣血流速度增快所致，少数患者还可扪及收缩期震颤。分流量大者三尖瓣区可听到三尖瓣相对狭窄产生的舒张期隆隆样杂音。如右心室抬举感增强，肺动脉瓣区收缩期杂音减弱，但第二心音更加亢进、分裂，提示存在肺动脉高压。病变晚期将发展为充血性心力衰竭、颈静脉怒张、肝大。

（四）影像学检查

1. 影像学检查

（1）胸部X线：主要表现有肺野充血、心影轻到中度增大和肺动脉段突出，左心室和主动脉正常或比正常稍小。

（2）超声心动图和彩色多普勒检查：一般可确定诊断，可见右心房和右心室增大、室间隔与左心室后壁同向运动等右心负荷过重表现，房间隔中部连续性中断，并可测量缺损大小。彩色多普勒可以明确血液分流方向、速度并估计分流量。对于静脉窦型缺损超声显像可能有一定困难，过氧化氢造影有助于发现分流部位，而经食管超声检查可获得十分清晰的图像。

2. 其他检查

（1）心电图检查：表现为电轴右偏、不完全性右束支传导阻滞和右心室肥大。成年患者可有心律失常，以心房颤动和心房扑动最为常见。

（2）右心导管检查：右心房血液氧含量超过腔静脉平均血氧含量1.9%容积以上，右心导管也可经过缺损进入左心房。右心导管检查可计算肺循环与体循环血流量，确定心内分流情况和测量肺动脉压。

（五）房间隔缺损鉴别诊断

根据上述典型的体征，结合心电图、胸部X线和心脏超声检查，诊断房间隔缺损一般并无困难。对于非典型的患者或疑有其他合并畸形者，心导管检查可提供帮助。需与房间隔缺损相鉴别的病症主要有单纯肺动脉瓣狭窄、原发性肺动脉扩张。

1. 单纯肺动脉瓣狭窄　肺动脉瓣区收缩期杂音性质粗糙、响亮，并常扪及震颤，肺动脉瓣区第二心音减弱甚至消失。胸部X线片可见肺动脉段明显突出，但肺血少于正常或在正常范围，心脏超声检查可明确诊断。右心导管检查右心房与腔静脉血氧含量无显著差异，右心室与肺动脉压力阶差超过 20mmHg。

2. 原发性肺动脉扩张 也可在肺动脉瓣区听到 Ⅱ 级收缩期杂音，胸部 X 线片可有肺动脉段突出，但肺血正常，心脏超声检查房间隔无回声中断和分流，右心导管检查右心房、右心室无血氧含量改变，右心室和肺动脉间无压力阶差。

二、介入诊疗的适应证与禁忌证

1 岁以上的继发孔型房间隔缺损罕有自发性闭合者，对于无症状的患儿，如缺损小于 5mm 可以观察，如有右心房、右心室增大，一般主张在学龄前进行手术修补。约有 5% 的婴儿于出生后 1 年内并发充血性心力衰竭。内科治疗效果不佳者也可施行手术。成年人如缺损小于 5mm、无右心房室增大者可临床观察，不做手术。成年病例如存在右心房室增大可手术治疗，合并有心房颤动者也可同时手术，但肺血管阻力大于 12Wood 单位、出现右向左分流和发绀者则禁忌手术。有一部分继发孔房间隔缺损如位置合适，可行微创的经心导管介入治疗。经股静脉插管，将镍钛合金的封堵器夹在房间隔缺损处，闭合房间隔缺损达到治疗目的。不用开胸手术。继发孔房间隔缺损常经胸骨正中入路于体外循环直视下修补，右前外侧切口也可提供良好的手术显露，但需排除合并有其他类型心脏畸形。小的继发孔型房间隔缺损可直接缝合，如缺损大则需用心包片或涤纶补片修补，完成修补前左心房注水以防止心脏复跳后出现空气栓塞十分重要。静脉窦型房间隔缺损修补较为复杂，经上腔静脉直接插入引流管以增加缺损显露，修补中必须辨别右上肺静脉开口并避开窦房结，将补片缝于右肺静脉入口前沿的右房壁上，以保证肺静脉引流入左心房，如有必要则需补片加宽上腔静脉入口，防止静脉回流受阻。年龄大的房间隔缺损病例术后窦性心动过缓发生率较高，可用异丙肾上腺素或阿托品增快心率，术中安置临时起搏电极为有效措施。

1. 适应证（Amplatzer 法）

（1）年龄：通常 ≥ 3 岁。

（2）直径 ≥ 5mm，伴右心容量负荷增加，≤ 36mm 的继发孔型左向右分流的 ASD。

（3）缺损边缘至冠状静脉窦，上、下腔静脉及肺静脉的距离 ≥ 5mm；至房室瓣 ≥ 7mm。

（4）房间隔的直径 > 所选用封堵器左心房侧盘的直径。

（5）不合并必须外科手术的其他心脏畸形。

（6）外科术后残余分流。

2. 相对适应证 随着 ASD 介入技术的提高和经验的积累，国内专家提出相对适应证。

（1）年龄 < 3 岁。

（2）ASD 前缘残端缺如或不足，但其他边缘良好。

（3）缺损周围部分残端不足 5mm。

（4）特殊类型 ASD 如多孔型或筛孔型 ASD。

（5）伴有肺动脉高压，但 Q_p/Q_s ≥ 1.5，动脉血氧饱和度 ≥ 92%，可试行封堵。

3. 禁忌证

（1）原发孔型 ASD 及静脉窦型 ASD。

（2）心内膜炎及出血性疾病。

（3）封堵器安置处有血栓存在，导管插入途径有血栓形成。

（4）严重肺动脉高压导致右向左分流。

（5）伴有与 ASD 无关的严重心肌疾病或瓣膜疾病。

（6）近 1 个月内患感染性疾病，或感染性疾病未能控制者。

（7）患有出血性疾病，未治愈的胃、十二指肠溃疡。

（8）左心房或左心耳血栓，部分或全部肺静脉异位引流，左心房内隔膜，左心房或左心室发育不良。

三、操作方法及要点

（一）术前准备

1.药品：1% 利多卡因、肝素及各种抢救药品。

2.器械：血管穿刺针，动脉鞘管，0.035in（0.889mm）加硬导引钢丝（长 260cm）及 0.035in（0.889mm）直头导丝（145cm 长）。猪尾巴形导管及端侧孔导管。美国 AGA 公司生产 8 ～ 40mm 直径 Amplatzer 专用封堵器，8 ～ 12F 输送鞘。国产房间隔缺损封堵器 8 ～ 40mm 直径，9 ～ 14F 输送鞘。气管插管等器械。

3.仪器设备：C 形臂心血管造影机；多导生理记录仪、心脏监护仪、临时起搏器和心脏电复律除颤器。

4.备用氧气。

5.病史及体检：询问有无对金属过敏史。

6.相关化验检查：包括血常规、尿常规，肝、肾功能和血电解质，出、凝血时间，凝血酶原时间、活动度，乙型肝炎、丙型肝炎免疫学检查，梅毒、艾滋病相关检查。

7.相关辅助检查：心电图、X 线胸片、术前经胸和（或）食管超声心动图、术中床旁超声心动图。

（1）TTE 切面通常在以下 3 个切面监测，并测量 ASD 大小：①大动脉短轴切面，观察主动脉前后壁及其对侧有无房间隔残端组织，心房顶部房间隔残端的长度及厚度；②四腔心切面，观察 ASD 与左右房室的距离，测量房室环部位残端组织的长度和厚度。剑下两房心切面，观察上腔静脉和下腔静脉部位 ASD 边缘的长度和厚度。

（2）TEE 切面通常选择心房两腔、大动脉短轴、四腔心等切面，主要有助于观察 TTE 不能清楚显示的房间隔及周围组织边缘的图像，尤其是心房两腔切面可以充分观察上、下腔静脉端 ASD 残端的长度及厚度。

8.备皮及碘过敏试验。

9.向患者及其家属或监护人解释病情及与介入治疗有关的事项：包括手术成功率，拟选用的器材及术中和术后可能出现的并发症等，并签署知情同意书。

10.术前 4h 禁食、禁水。

（二）操作要点

局部麻醉或全身麻醉下穿刺股静脉、行右心导管检查；婴幼儿采用全身麻醉，术前 5～6h 禁食、禁水，同时给予一定比例添加钾、镁的等渗盐水和足够热量的葡萄糖静脉补液。成人和配合操作的大龄儿童可用局部麻醉。静脉推注肝素 100U/kg，此后每隔 1h 追加负荷剂量的 1/4～1/3。将右心导管经 ASD 处进入左心房和左上肺静脉，交换 0.035in（0.889mm）加硬导引钢丝（长 260cm）置于左上肺静脉内，沿该导丝送入测量球囊导管于房间隔缺损处，以稀释的对比剂（对比剂 : 生理盐水 =1 : 3）充盈球囊，当透视下显示球囊中间出现切迹，且彩色多普勒显示心房水平无左向右分流时，测量球囊切迹处的直径，即为 ASD 的最大伸展径。抽瘪球囊并沿导丝撤出体外，再沿导丝将输送鞘管送入左心房内。选择适宜的封堵器，所选封堵器的直径应大于经胸超声所测得的房间隔缺损直径 4～6mm；对于小儿患者，所选封堵器的直径，应大于经胸超声所测得的房间隔缺损直径 2～4mm。大 ASD 时封堵器可能增加至 8～10mm。将所选择的封堵器用生理盐水冲洗收入传送短鞘内，经输送鞘管送至左心房内，在透视及经胸超声心动图（或经食管超声心动图）监测下，先打开封堵器的左心房侧伞，回撤至 ASD 的左心房侧，然后固定输送导丝，继续回撤鞘管打开封堵器的右心房侧伞。在左前斜位 45°～60°加头向成角 20°～30°，X 线下见封堵器呈"工"字形展开，少许用力反复推拉输送杆，封堵器固定不变。超声心动图四腔心切面上，封堵器夹在房间隔两侧；主动脉缘无残端者，大动脉短轴切面上见封堵器与主动脉形成"Y"字形；剑下两房心切面上，封堵器夹在 ASD 的残缘上，无残余分流；对周边结构包括左房室、右房室和冠状静脉窦等无不良影响；心电图监测无房室传导阻滞。可操纵旋转柄释放封堵器。撤出鞘管，压迫止血。

（三）术后处理

1. 制动　患者穿刺肢体制动 8h，卧床 20h，局部沙袋压迫 6h。

2. 抗凝　术后肝素抗凝 24h。有心房颤动者应该长期服用华法林。

3. 抗血小板　口服肠溶阿司匹林 3～4mg/kg（6 个月），封堵器直径≥ 30mm 患者可酌情加服氯吡格雷 75mg/d（成人）。

4. 抗生素　应用抗生素 3d 预防感染。

5. 复查　术后 24h、1 个月、3 个月、6 个月及 12 个月以上复查经胸超声心动图、心电图及 X 线胸片。

（四）特殊情况下 ASD 的介入治疗

1. ASD 合并重度肺动脉高压　多数患者病情较重，心功能较差，多伴有房性心律失常。根据外科手术治疗的经验，肺动脉压力和阻力重度增高，平静时 $Q_p/Q_s \leqslant 1.5$，肺血管阻力超过体循环阻力 75%，有双向分流或右向左分流者应禁忌手术。肺血管阻力指数高于 15Wood U·m² 外科手术不再有任何益处。对这类患者判断肺动脉高压是因分流量引起的动力型还是由于肺血管病变引起的阻力型甚为重要，明确肺动脉高压性质后可采用相应的治疗方法。对于伴明显右房室瓣反流、心房水平双向分流以左向右为主者，如果肺动脉压力与主动脉压力比≤ 0.8，封堵 ASD 后，测量肺动脉压力下降 20% 以上，而主动脉压力不降或下降不明显，SaO_2 升高到 94% 以上和右房室瓣反流减轻，可以行介入治疗。伴肺血管阻力增加的 ASD，肺小血管造影显示肺动脉发育尚可的患者，同时 $Q_p/Q_s \geq 1.3$，可试行封堵术，如果封堵后肺动脉压力下降不明显，可以使用带孔 ASD 封堵器进行封堵，以减少心房水平左向右的分流量降低肺循环压力，术后必须给予降肺动脉压的药物如内皮素受体拮抗剂、前列环素类和磷酸二酯酶抑制剂等治疗，远期疗效有待进一步观察。操作过程中必须严密监测肺动脉和主动脉压力及 SaO_2 的变化。如果封堵后肺动脉压力和肺血管阻力明显下降，而体循环压力和 SaO_2 不下降或者升高，则可以考虑释放封堵器，否则应立即收回封堵器。可采用降肺动脉压力药物治疗 3 ～ 6 个月后，待肺动脉高压改善后再行 ASD 封堵术。目前尚无足够的临床经验确定可以安全进行介入治疗的肺动脉高压界限，而且术后长期效果也有待进一步肯定，因此，这种治疗本身具有较大的风险，是否可以安全释放封堵器需要足够的临床经验判断，对于临床经验不足的医务人员，不提倡将 ASD 合并肺动脉高压封堵术的适应证任意放大。

2. **多发性 ASD 的介入治疗**　术前必须仔细做 TTE 检查以判断 ASD 的大小、数目和缺损之间距离，必要时行 TEE 检查确定。对于存在 2 个 ASD，但缺损间距≤ 7mm，可选择 1 枚封堵器闭合；多个缺损的间距 > 7mm，无法采用 1 枚封堵器实施介入治疗，需要选择 2 ～ 3 枚封堵器分别闭合；如果缺损数目过多，缺损过大，缺损间距过大，用 2 ～ 3 枚闭合器仍不完善，则外科手术是最佳选择。

3. **合并房间隔膨出瘤的介入治疗**　房间隔膨出瘤临床少见，其发病率仅为 0.2%～ 1.1%，常合并继发孔型 ASD。可引起房性心律失常、脑栓塞、肺栓塞及冠状动脉栓塞等并发症，建议采取干预措施。ASD 合并房间隔膨出瘤时，因房间隔膨出瘤处组织发育薄弱，正确判定缺损的最大直径有一定困难。建议术中采用球囊测量最大缺损口的伸展直径，通过测量球囊对周围房间隔的挤压，薄弱的间隔多能被撑开，并将小缺损孔的血流一起阻断，然后用心脏超声进一步检测有无过房间隔的血流及分流量大小。由于房间隔膨出瘤内血流淤滞，容易形成血栓，而房间隔膨出瘤的摆动使形成的血栓更易于脱落引起栓塞。因此，有栓塞病史者建议术前行 TEE 检查除外心房附壁血栓，并且术中要仔细观察所有缺损是否完全关闭或完全覆盖膨出瘤。否则，建议外科手术处理。

4. **边缘较短的 ASD**　在 ASD 介入治疗中，超声准确测量缺损的残端是选择适应证的关键。在所有存在残端不足的 ASD 中，最为常见的是缺损前缘残端缺乏或不足。存在残端不足时，介入治疗应注意以下几点。

（1）缺损前缘残端不足而后缘残端足够时可以行介入治疗；缺损前缘残端不足或缺乏时，若后缘、下腔静脉缘及后上缘残端大于 5mm，可以尝试介入治疗，但应选择偏大的封堵器。

（2）主动脉缘缺损残端不足的 ASD 进行介入治疗时，释放封堵器前要仔细进行超声心动图检查，若见封堵器呈"Y"形夹持在主动脉的后壁上，则封堵器一般稳定牢靠。

（3）下腔缘残端不足的缺损实施封堵术时，容易出现封堵器脱落。

5. 老年患者 ASD 的介入治疗　老年 ASD 特点是病程长，往往合并有不同程度的心功能损害、肺动脉高压及房性心律失常。介入治疗难度较大，易出现并发症，应更加充分地做好术前准备，围术期需仔细观察病情变化。

（1）对年龄 50 岁以上的患者，介入治疗前建议常规行冠状动脉造影以除外冠状动脉病变。

（2）有心房颤动病史患者术前应行 TEE 检查左心房和左心耳是否合并血栓形成。

（3）老年 ASD 长期右心系统负荷过重，使左心室受压，左心功能不全，左心室舒张内径≤ 35mm 时，封堵 ASD 后左心负荷骤然增加，容易加重左心功能不全并诱发心律失常，因此术后应严密观察患者心功能和心律变化，一旦出现应立即给予药物处理。

（4）部分老年人血小板数量偏低，术后需用华法林抗凝治疗，而不使用阿司匹林等抗血小板药物。

四、并发症的防治

1. 残余分流　根据多普勒超声心动图左向右分流信号判定，无左向右分流信号为效果佳，早期可出现经封堵器的星点状分流，但不应出现呈束状的穿隔血流。左向右分流束直径 < 1mm 为微量残余分流，1 ～ 2mm 为少量残余分流。由于 Amplatzer 封堵器具有良好的生物相容性，置入人体后，封堵器内血栓形成和金属表面内皮化使其有很高的闭合率。即刻残余分流发生率为 6% ～ 40%，术后 72h 为 4% ～ 12%，而 3 个月之后残余分流发生率仅为 0.1%。临床发生残余分流多见于缺损不规则，所选封堵器偏小，展开封堵器后在封堵器边缘出现残余分流。或者缺损为多发或者筛孔状，在未行闭合术时，大部分血流经过最大的缺损进入右心房，超声心动图无法发现小型缺损而误以为是单孔型缺损，一旦闭合大缺损后，小型缺损的血流随即显现出来，形成残余分流假象。术后出现通过封堵器的微量分流，一般不需要处理，随着时间的推移，会自行闭合。

因缺损不规则导致所选封堵器偏小，可考虑更换更大的封堵器。封堵器覆盖以外部分发现束状的分流，且缺损大于 5mm 应考虑再置入另一枚封堵器，保证完全封堵；如缺损小于 5mm，可不处理。

2. 血栓栓塞　左心房的封堵器表面形成血栓，可引起全身的血栓栓塞，如外周动脉栓塞、视网膜动脉栓塞等。国内报道血栓栓塞并发症的发生率较低，术中和术后应用肝素及抗血小板药物抗凝，可减少血栓栓塞并发症。对直径较大的 ASD，封堵术后 6 个月内应加强超声随访，以便及时发现封堵器表面血栓。一旦发现血栓，应加强抗凝治疗，如血栓移动度较大，有发生脱落危险者，应考虑行外科治疗。

3. 脑出血　吸氧，酌情药物治疗。

4. 气体栓塞　主要是术中未能排尽封堵器和输送鞘内的气体所致。临床表现为突发胸痛、胸闷，心率减慢；心电图可见 ST 段明显抬高，或因栓塞脑血管而出现意识障碍和肢体运动障碍等脑栓塞症状。对症处理后通常在 20 ～ 30min 病情可缓解，但也有致残的报道。预防气体栓塞的主要措施是严格操作程序，充分排空输送鞘和封堵器中气体，当输送鞘置入左心房后，嘱患者平静呼吸并堵住输送鞘体外开口，避免因负压导致气体进入左心房。一旦出现上述症状，应立即吸氧，心率减慢者给予阿托品维持心率，同时给予硝酸甘油防止血管痉挛加重病情，必要时立即穿刺股动脉，将导管置入栓塞发生处用生理盐水冲洗。

5. **穿刺部位血肿和动静脉瘘**   局部加压、带膜支架置入术、外科手术修补。

6. **封堵器脱落**   封堵器移位、脱落发生率为 0.24% ～ 1.44%，术中封堵器脱落常在封堵器推出输送鞘时发生，可能与推送时发生旋转、封堵器螺丝过松等因素有关；术后脱落多与所选封堵器偏小或 ASD 边缘薄软、短小有关。封堵器可脱落至左心房或右心房，较多脱落在右心房，并可进入左心室或右心室，甚至进入肺动脉或主动脉。封堵器脱落后患者可出现心悸、胸闷等症状，重新听到已经消失的杂音，同时可出现心律失常，心律失常的性质因封堵器脱落的部位而不同。心电监测可见房性或室性期前收缩甚至心动过速。术前和术中超声心动图的判断最为重要，若经胸超声不能清楚显示缺损边缘或缺损较大者，应采用经食管超声进一步明确以避免封堵器脱落。重点在于规范化治疗，选择合适的封堵器，尤其是下腔静脉缘残端薄而短者，释放封堵器前需要反复推拉封堵器并观察其形态和位置是否有异常。封堵器脱落后如未发生心室颤动，可经导管异物钳夹取，国内外均有成功取出的报道，若封堵器较大或者难以取出时应行急诊外科手术。

7. **心脏压塞**   预防方法在于操作者在推送导管、导引导丝和输送鞘过程中动作应轻柔，切忌粗暴，一旦出现阻力，立即停止前送并回撤。出现心脏压塞后，必须立即停止操作，严密监视心率、血压和心包积液容量变化。如心脏壁破口较小，超声观察心包积液量增加不明显，可给予鱼精蛋白中和肝素，避免患者深呼吸和体位变化，破口多可自愈；如破口大，心包积液量迅速增加时立即心包穿刺引流或手术。

8. **心律失常**   由于 ASD 患者传导系统的先天发育异常，加上血流动力学变化对心脏组织电生理特性产生不良影响，ASD 患者在病程进展及治疗过程中可出现各种心律失常。窦性心动过速、窦性心动过缓、室上性心动过速、频发房性期前收缩、房室传导阻滞和心房颤动等均可在术中和术后出现。过大封堵器置入易损伤窦房结及其邻近区域，或者使窦房结动脉供血受阻均可导致窦房结功能暂时性障碍，而封堵器对房室结的挤压，或对房室结及其周围组织摩擦造成暂时性水肿，则可导致房室结功能障碍或减退。多数患者上述心律失常可迅速缓解，个别患者可持续数小时甚至更长时间。因此，ASD 介入治疗后 2 个月内应注意避免剧烈咳嗽和活动，减少封堵器对周围组织的刺激。出现心律失常后药物对症处理多可缓解，若出现传导阻滞必要时可置入临时或永久起搏器治疗，部分患者取出封堵器后心律失常消失。

9. **主动脉至右心房和左心房瘘**   为 ASD 封堵术严重并发症，发生率约 0.06%，患者主要表现为持续性胸痛。出现这种并发症可能因缺损位置较偏、残端较短、封堵器偏大，置入封堵器后其伞片损伤主动脉而引起。建议严格掌握适应证，对缺损较大、位置较偏、残端较短者，必须仔细观察封堵器置入后的状况，是否会对主动脉造成不良影响。一旦出现上述并发症通常应外科手术治疗，国外有 1 例介入治疗成功的报道。

10. **溶血**   ASD 封堵后溶血罕见，考虑系血细胞在较大网状双盘结构中流动所致。此时可停用阿司匹林等抗血小板药物，促进封堵器表面血栓形成，另外给予大剂量激素稳定细胞膜，减少细胞碎裂。

11. **房室瓣穿孔反流**　轻者可随访观察，重者外科处理。

12. **封堵器过敏**　轻者可药物治疗，重者应行外科去除封堵器。

13. **头痛或偏头痛**　发生率约为 7%，疼痛的部位、性质、程度及持续时间因人而异，最长时间持续 6 个月，有的伴呕吐、恶心、肢体麻木、耳鸣、听力下降。尽量避免封堵器选择过大使表面不能形成完整的内皮化，或为术后抗血小板治疗不够，或存在阿司匹林抵抗，导致微小血栓形成脱落阻塞脑血管所致。因此，ASD 介入治疗术后抗血小板治疗最少 6 个月，如有头痛史可延长至 1 年，并根据具体情况确定是否加用氯吡格雷加强抗血小板治疗或改用华法林抗凝治疗。除外脑出血后加强抗凝及药物治疗，可尝试缓和脱水等治疗，如用甘露醇治疗。

14. **其他少见并发症**　已有 ASD 封堵后患感染性心内膜炎而需要开胸手术治疗的报道，因此，术后预防感染十分重要。

（贾之祥　马　路）

第 8 章

室间隔缺损的介入诊疗

室间隔缺损（ventricular septal defect，VSD）指室间隔在胚胎时期发育不全，形成异常交通，在心室水平产生左向右分流。室间隔缺损是最常见的先天性心脏病，约占先心病的 20%，可单独存在，也可与其他畸形并存。缺损常在 0.1 ～ 3cm，位于膜部者则较大，肌部者则较小，后者又称 Roger 病。缺损若 < 0.5cm 则分流量较小，多无临床症状。缺损小者心脏大小可正常，缺损大者左心室较右心室增大明显。

一、概述

（一）室间隔缺损的分型

根据缺损的位置，可分为 5 种类型：

1. 室上嵴上缺损　位于右心室流出道、室上嵴上方和主、肺动脉瓣之下，少数病例合并主、肺动脉瓣关闭不全。

2. 室上嵴下缺损　位于室间隔膜部，此型最多见，占 60% ～ 70%。

3. 隔瓣后缺损　位于右心室流入道，三尖瓣隔瓣后方，约占 20%。

4. 肌部缺损　位于心尖部，为肌小梁缺损，心脏收缩期室间隔心肌收缩使缺损变小，所以左向右分流量小。

5. 共同心室室间隔膜部及肌部均未发育　或为多个缺损，较少见。

（二）临床表现

在心室水平产生左至右的分流，分流量多少取决于缺损大小。缺损大者，肺循环血流量明显增多，回流入左心房室，使左心负荷增加，左心房室增大，长期肺循环血流量增多导致肺动脉压增高，右心室收缩期负荷也增加，右心室可增大，最终进入阻塞性肺动脉高压期，可出现双向或右至左分流。缺损小者，可无症状。缺损大者，症状出现早且明显，以致影响发育。有气促、呼吸困难、多汗、喂养困难、乏力和反复肺部感染，严重时可发生心力衰竭。有明显肺动脉高压时可出现发绀。本病易罹患感染性心内膜炎。心尖冲动增强并向左下移位，心界向左下扩大，典型体征为胸骨左缘第 3 ～ 4 肋间有Ⅳ～Ⅴ级粗糙收缩期杂音，向心前区传导，伴收缩期细震颤。若分流量大时，心尖部可有功能性舒张期杂音，肺动脉瓣第二心音亢进及分裂。有严重的肺动脉高压时，肺动脉瓣区有相对性肺动脉瓣关闭不全的舒张期杂音，原间隔缺损的收缩期杂音可减弱或消失。

（三）室间隔缺损检查

1. X 线检查　中度以上缺损心影轻度到中度扩大，左心缘向左向下延长，肺动脉圆锥隆出，主动脉结变小，肺门充血。重度阻塞性肺动脉高压心影扩大反而不显著，肺动脉粗大，远端突变小，分支呈鼠尾状，肺野外周纹理稀疏。

2. 心脏检查　心前区常有轻度隆起。胸骨左缘第 3、4 肋间能扪及收缩期震颤，并听到Ⅲ～Ⅳ级全收缩期杂音；高位漏斗部缺损则震颤和杂音位于第 2 肋间，肺动脉瓣区第二心音亢进。分流量大者，心尖部尚可听到柔和的功能性舒张中期杂音。肺动脉高压导致分流量减少的病例，收缩期杂音逐步减轻，甚至消失，而肺动脉瓣区第二心音则明显亢进、分裂，并可伴有肺动脉瓣关闭不全的舒张期杂音。

3. 心电图检查　缺损小示正常或电轴左偏。缺损较大，随分流量和肺动脉压力增大而示左心室高电压、肥大或左右心室肥大。严重肺动脉高压者，则示右心肥大或伴劳损。

4. 超声心动图　可有左心房、左右心室内径增大，室间隔回声连续中断，可明确室间隔各部位的缺损。多普勒超声由缺损右心室面向缺孔和左心室面追踪可探测到湍流频谱。

5. 心导管检查　右心室水平血氧含量高于右心房 0.9% 容积以上，偶尔导管可通过缺损到达左心室。依分流量的多少，肺动脉或右心室压力有不同程度的增高。

（四）诊断与鉴别诊断

根据病因、临床表现及实验室检查即可做出诊断。室间隔缺损的鉴别诊断：

1. 房间隔缺损　①原发孔缺损与室间隔大缺损不容易鉴别，尤其伴有肺动脉高压者。原发孔缺损的杂音较柔和，常是右心室肥大，伴有二尖瓣分裂的可出现左心室肥大。心电图常有 P-R 间期延长，心向量图额面 QRS 环逆钟向运行，最大向量左偏，环的主体部移至向上向左，有鉴别价值。但最可靠的是心导管检查，应用超声心动图检查也有鉴别诊断意义。对左心室与右心房缺损的鉴别诊断应予以注意。②继发孔缺损的收缩期吹风样杂音较柔软，部位在胸骨左缘第 2 肋间，多半无震颤。心电图示不完全右束支传导阻滞或右心室肥大，而无左心室肥大，额面 QRS 环多为顺钟向运行，主体部向右向下。

2. 肺动脉口狭窄　瓣膜型的肺动脉口狭窄的收缩期杂音位于胸骨左缘第 2 肋间，一般不会与室间隔缺损的杂音混淆。漏斗部型的肺动脉口狭窄，杂音常在胸骨左缘第 3、4 肋间听到，易与室间隔缺损的杂音相混淆。但前者胸部 X 线检查示肺循环不充血，肺纹理稀少，右心导管检查可发现右心室与肺动脉间的收缩期压力阶差，而无左至右分流的表现，可确立前者的诊断。室间隔缺损与漏斗部型的肺动脉口狭窄可以合并存在，形成所谓"非典型的法洛四联症"，且可无发绀。

3. 主动脉口狭窄　瓣膜型的主动脉口狭窄的收缩期杂音位于胸骨右缘第 2 肋间，并向颈动脉传导，不会与室间隔缺损的杂音混淆。但主动脉瓣下狭窄，则杂音位置较低，且可在胸骨左缘第 3、4 肋间听到，有可能不向颈动脉传导，需与室间隔缺损的杂音相鉴别。

4. 原发性梗阻性肥厚型心肌病　有左心室流出道梗阻者，可在胸骨左下缘听到收缩期杂音，其位置和性质与室间隔缺损的杂音类似，但此杂音在下蹲时减轻，50% 的患者在心尖部有反流性收缩期杂音，脉搏呈双峰状。另外，X 线片显示肺部无充血，心电图示左心室肥大和劳损的同时有异常深的 Q 波，超声心动图见室间隔明显增厚、二尖瓣前瓣叶收缩期前移，心导管检查未见左向右分流，而左心室与流出道间有收缩期压力阶差，选择性左心室造影示左心室腔小，肥厚的室间隔凸入心腔等有助于原发性梗阻性肥厚型心肌病的诊断。

5. 动脉导管未闭　有两种情况不容易鉴别，一是高位室间隔缺损合并主动脉瓣脱垂和关闭不全者，易与典型动脉导管未闭混淆。前者杂音为双期，后者为连续性；前者主动脉结不明显，后者增大。二是动脉导管未闭伴有肺动脉高压，仅有收缩期震颤和杂音者，与高位室间隔缺损鉴别较为困难。前者脉压较大，杂音位置较高，主动脉结显著。较可靠的鉴别方法是左心室或逆行性主动脉造影。

6. 主动脉 - 肺动脉间隔缺损　室间隔缺损伴有主动脉瓣关闭不全杂音与本病高位缺损主动脉瓣关闭不全者很容易混淆，超声心动图可以区别。

（五）室间隔缺损治疗

小型的无症状室间隔缺损可不治疗，随时观察。若出现较严重的临床表现或者中度以上的室间隔缺损，可进行内科保守治疗、手术治疗及介入治疗。

1. 内科治疗　主要防治感染性心内膜炎、肺部感染和心力衰竭。

（1）呋塞米：该药为强效利尿剂，排钠排钾，主要用于减少回心血量、降低水钠潴留，减轻充血性症状，一般小剂量开始用药，逐渐加量。

（2）地高辛：洋地黄类正性肌力药，加强心肌收缩力，增加心脏射血量，改善患者心排血量，使用时需警惕洋地黄中毒的发生。

（3）硝酸甘油：血管扩张剂，主要扩张小静脉，降低回心血量，使心左室舒张末压和肺血管压降低。

2. 手术治疗　是传统的治疗方法，在体外循环的条件下行缺损的直视修补。缺损小、X 线检查与心电图正常者不需要手术；若有或无肺动脉高压，以左向右分流为主，手术以 4 ~ 10 岁效果最佳；若症状出现早或有心力衰竭，也可在婴幼儿期手术；显著肺动脉高压，有双向或右向左分流为主者，不宜手术。手术方法：在气管插管全身麻醉下行正中胸骨切口，建立体外循环。阻断心脏循环后，切开右心室流出道前壁，虽可显露各类型室间隔缺损，但对心肌有一定损伤，影响右心功能和损伤右束支。多采用经右心房切开途径，这对膜部缺损显露更佳。高位缺损，则以经肺动脉途径为宜。对边缘有纤维组织的较小缺损可直接缝合，缺损小于 1cm 者则用涤纶织片缝补。

（1）直接缝合：缺损较小的可以直接缝合，较大的需要补上涤纶或心包补片。肺动脉压正常且有中等量以上的左至右分流，肺动脉压显著增高但尚无右至左分流者，都可考虑手术治疗，手术宜在 2 ~ 14 岁施行。

（2）分期治疗：左至右分流量大，而婴儿期即出现心力衰竭者，可先行肺动脉环扎术作为姑息性治疗，以后再施行直视手术，但亦可在婴儿期行直视纠正。

由于外科治疗创伤大，并发症发生率高，占用医疗资源多，术后对患者有一定不良的心理影响。因此，外科治疗不是一种理想的治疗选择。

3. 介入治疗　继房间隔缺损介入治疗之后，室间隔缺损的介入封堵治疗也趋于成熟。1998 年 Amplatzer 发明了肌部 VSD 封堵器，成功治疗了肌部 VSD，但是由于肌部 VSD 仅占 VSD 的 1%～5%，临床应用数量有限。2002 年 Amplatzer 在房间隔缺损封堵器和动脉导管未闭封堵器研制的基础上，研制出膜周部偏心型 VSD 封堵器，并成功应用于临床。国内于 2001 年研制出对称型镍钛合金膜周部 VSD 封堵器，同年 12 月应用于临床。随着治疗病例的增加和对 VSD 解剖学认识的提高，对封堵器进行了改进，先后研制出非对称性、零边、细腰大边等封堵器，使适应证范围进一步扩大，成功率提高，房室传导阻滞和右房室瓣反流并发症的发生率降低。

本病为先天性疾病，无有效预防措施，应做到早发现、早诊断、早治疗。对于室间隔缺损不大者预后良好，其自然寿命甚至可达 70 岁以上；缺损小的甚至有可能在 10 岁以前自行关闭。缺损大者 1～2 岁时即可发生心力衰竭，有肺动脉高压者预后差。及时地进行手术治疗一般可以达到和正常人无异的效果。

二、介入诊疗的适应证与禁忌证

1. 明确适应证

(1) 膜周型 VSD：年龄≥ 3 岁；体重≥ 10kg，有血流动力学异常的单纯性缺损，儿童患者缺损直径＞ 2mm，＜ 14mm。成人患者缺损直径 3～14mm；缺损上缘距主动脉右冠瓣≥ 1mm，无主动脉右冠瓣脱入及主动脉瓣反流。

VSD 上缘距主动脉右冠瓣≥ 2mm，无主动脉右冠瓣脱入 VSD 及主动脉瓣反流。

超声在大血管短轴五腔心切面 9～12 点位置。

(2) 肌部 VSD：年龄≥ 3 岁，有临床症状或有左心超负荷表现，肺循环 / 体循环血流量比（Q_p / Q_s）＞ 1.5。儿童缺损直径≥ 2mm，成人缺损直径≥ 3mm。

(3) 外科手术后残余分流：年龄≥ 3 岁、解剖条件合适的外科手术后残余分流或外伤后 VSD，有临床症状或有左心超负荷表现。

(4) 心肌梗死或外伤后室间隔穿孔。

2. 相对适应证

(1) 膜周型 VSD：有临床症状或左心超负荷表现，年龄 2～3 岁或以下。

(2) VSD 上缘距离主动脉右冠瓣≤ 2mm，虽有轻度主动脉瓣脱垂但无明显主动脉瓣反流。

(3) 肌部 VSD：体重≥ 5kg，有临床症状或有左心超负荷表现，Q_p / Q_s ＞ 2.0。

(4) 直径小于 3mm，无明显血流动力学异常的小 VSD。临床上有因存在小 VSD 而并发感染性心内膜炎的病例，因此，封堵治疗的目的是避免或减少患者因小 VSD 并发感染性心内膜炎。

(5) 嵴内型 VSD，缺损靠近主动脉瓣，成人患者常合并主动脉瓣脱垂，超声和左心室造影多低估 VSD 的大小。尽管此型 VSD 靠近主动脉瓣，根据目前介入治疗的经验，如缺损距离肺动脉瓣 2mm 以上，直径小于 5mm，大多数患者可成功封堵，但其长期疗效尚需随访观察。

（6）感染性心内膜炎治愈后 3 个月，心腔内无赘生物。

（7）VSD 上缘距主动脉右冠瓣 ≤ 2mm，无主动脉右冠窦脱垂，不合并主动脉瓣反流，或合并轻度主动脉瓣反流。

（8）VSD 合并一度房室传导阻滞或二度 I 型房室传导阻滞。

（9）VSD 合并 PDA，有 PDA 介入治疗的适应证。

（10）伴有膨出瘤的多孔型 VSD，缺损上缘距离主动脉瓣 2mm 以上，出口相对集中，封堵器的左心室面可完全覆盖全部入口。

3. 禁忌证

（1）感染性心内膜炎，心内有赘生物，或存在其他感染性疾病。

（2）封堵器安置处有血栓存在，导管插入径路中有静脉血栓形成。

（3）巨大 VSD、缺损解剖位置不良，封堵器放置后可能影响主动脉瓣或房室瓣功能。

（4）双动脉下型 VSD。

（5）伴轻度以上主动脉瓣反流。

（6）重度肺动脉高压伴双向分流。合并梗阻性肺动脉高压。

（7）合并出血性疾病和血小板减少。

（8）合并明显的肝肾功能异常。

（9）心功能不全，不能耐受操作。

三、操作方法及要点

（一）术前准备

1. 辅助检查　心电图、X 线胸片及超声心动图。

2. 术前检验　血常规、出凝血时间；肝功能、肾功能、电解质；梅毒、艾滋病及肝炎病毒标志物。

3. 术前用药　术前 1d 开始口服阿司匹林，小儿 3 ～ 5mg/（kg·d），成人 3mg/（kg·d）共 6 个月。

4. 器械及药品准备

（1）心导管检查器材：DSA 影像设备，心电、血压监护仪，穿刺针，各种鞘管，各种类型直头及弯头导引钢丝，猪尾巴导管等。

（2）封堵器材：封堵器或弹簧圈及其附件，圈套器，血管钳 2 把。

（3）急救器材及药品：必备的器械，除颤仪，临时心脏起搏器，心包穿刺设备，简易呼吸器，气管插管器具等。常用的药品包括地塞米松、肾上腺素、阿托品、多巴胺、利多卡因、硝酸甘油、吗啡、鱼精蛋白、呋塞米等。

（二）超声心动图检查及常规诊断性导管检查

1. 经胸超声心动图（TTE）或经食管超声心动图（TEE）检查　TTE 评价 VSD 的位置、

大小、数目、与瓣膜的关系，膜部 VSD 需测量缺损边缘距主动脉瓣距离，VSD 伴有室间隔膜部瘤者，需检测基底部缺损直径、出口数目及大小等。术前筛选必须观察的切面有心尖或胸骨旁五腔心切面，心底短轴切面和左心室长轴切面。在心尖或胸骨旁五腔心切面上重点观察 VSD 与主动脉瓣的距离和缺损的大小。在心底短轴切面上观察缺损的位置和大小。左心室长轴切面观察缺损与主动脉瓣的关系及是否合并主动脉瓣脱垂。右房室瓣与 VSD 关系通常可选择主动脉短轴切面，心尖或胸骨旁五腔心切面等。在 TTE 显示不清时可行 TEE 检查。近心尖部肌部 VSD，还需检查周围解剖结构，有助于封堵器及介入途径的选择。

2. 左右心导管检查和心血管造影检查　10 岁以下儿童选择全麻，≥ 10 岁儿童和成人在局部麻醉下穿刺股静脉，常规给予肝素 100U/kg，先行右心导管检查，抽取各腔室血氧标本和测量压力，如合并肺动脉高压，应计算肺血管阻力和 Q_p / Q_s。左心室造影取左前斜 $45° \sim 60° +$ 头位 $20° \sim 25°$，必要时增加右前斜位造影，以清晰显示缺损的形态和大小。同时应行升主动脉造影，观察有无主动脉窦脱垂及反流。

（三）介入器材的选择

膜周部 VSD 封堵治疗选择封堵器的合适与否与并发症的发生有一定的关系，因此应根据 VSD 的形态，缺损大小，缺损与主动脉瓣的距离选择不同类型的封堵器。VSD 远离主动脉瓣，首选对称型 VSD 封堵器；VSD 靠近主动脉瓣，选择偏心型封堵器为佳；多孔型缺损可选择左右两侧不对称的细腰型封堵器。选择的封堵器应比 VSD 的最小直径大 $1 \sim 3mm$。

（四）封堵方法

1. 膜周部 VSD 封堵方法

（1）建立动、静脉轨道：通常应用右冠状动脉造影导管或剪切的猪尾导管作为过隔导管。经主动脉逆行至左心室，在导引导丝帮助下，导管头端经 VSD 入右心室，将 260mm 长的 0.032in 泥鳅导丝或软头交换导丝经导管插入右心室并推送至肺动脉或上腔静脉，再由股静脉经端孔导管插入圈套导管和圈套器，套住位于肺动脉或上腔静脉的导丝，由股静脉拉出体外，建立股静脉 - 右心房 - 右心室 -VSD- 左心室 - 主动脉 - 股动脉轨道。当上述方法建立的轨道不通畅时，有可能缠绕腱索，需将导引导丝送至右心室，重新操作导丝经右房室瓣至右心房进入上腔静脉或下腔静脉。在上腔或下腔静脉内圈套导丝，建立轨道可避免导丝缠绕腱索。

（2）由股静脉端沿轨道插入合适的输送长鞘至右心房与过室间隔的导管相接（对吻），钳夹导引导丝两端，牵拉右冠造影导管，同时推送输送长鞘及扩张管至主动脉弓部，缓缓后撤输送长鞘和内扩张管至主动脉瓣上方。从动脉侧推送导丝及过室间隔导管达左心室心尖，此时缓慢回撤长鞘至主动脉瓣下，沿导引导丝顺势指向心尖，撤去导引导丝和扩张管。

（3）封堵器的选择：所选封堵器的直径较造影测量直径大 $1 \sim 2mm$。缺损距主动脉窦

2mm 以上者，选用对称型封堵器。不足 2mm 者，选用偏心型封堵器。囊袋型多出口且拟放置封堵器的缺损孔距离主动脉窦 4mm 以上者选用细腰型封堵器。

（4）封堵器放置：将封堵器与输送杆连接。经输送短鞘插入输送系统，将封堵器送达输送长鞘末端，在 TTE / TEE 导引下结合 X 线透视，将左盘释放，回撤输送长鞘，使左盘与室间隔相贴，确定位置良好后，封堵器腰部嵌入缺损处，后撤输送长鞘，释放右盘。在 TTE / TEE 监视下观察封堵器位置、有无分流和瓣膜反流，随后重复上述体位左心室造影，确认封堵器位置是否恰当及分流情况，并做升主动脉造影，观察有无主动脉瓣反流。对缺损较大、建立轨道相对困难者，可选用偏大输送长鞘，保留导引导丝，待封堵器放置满意后撤出导丝。

（5）释放封堵器：在 X 线及超声检查效果满意后即可释放封堵器，撤去输送长鞘及导管后压迫止血。

2. 肌部 VSD 封堵方法

（1）建立经 VSD 的动静脉轨道：由于肌部 VSD 多位于室间隔中部或接近心尖，在技术上与膜部 VSD 封堵术不尽相同。通常建立右股动脉 - 主动脉 - 左心室 - 右心室 - 右颈内静脉（或右股静脉）的轨道。

（2）封堵器的放置与释放：输送长鞘经颈内静脉（或股静脉）插入右心室，经缺损处至左心室，封堵器的直径较造影直径大 2 ～ 3mm，按常规放置封堵器。

3. 弹簧圈封堵法

（1）经静脉前向法：建立股静脉 - 右心室 -VSD- 左心室 - 股动脉轨道，选 4 ～ 5F 输送导管，沿轨道将输送导管通过 VSD 送入左心室。选择弹簧圈的大小为弹簧圈中间直径至少比右心室面 VSD 直径大 1 ～ 2mm，而远端直径等于或略大于左心室面直径。再依左心室 -VSD- 右心室顺序释放弹簧圈。首先推送远端弹簧圈入左心室面盘绕 2 ～ 3 圈，然后略后撤，释放弹簧圈于缺损处，弹簧圈部分骑跨在 VSD 上。随后后撤输送导管，使弹簧圈的其余部分释放于 VSD 内及右心室面。如 VSD 呈囊袋形，宜大部分弹簧圈释放在瘤体内。

（2）经动脉逆向法：先将长导引导丝从左心室通过 VSD 进入右心室，交换 4 ～ 5F 输送导管入右心室，按右心室 -VSD- 左心室顺序释放弹簧圈。

（五）封堵效果判定及术后处理

封堵器安置后在 TTE/TEE 及左心室造影下观察，确定封堵器放置位置恰当，无明显主动脉瓣及房室瓣反流或新出现的主动脉瓣和房室瓣反流，为封堵治疗成功。如术中并发三度房室传导阻滞，应放弃封堵治疗。

术后患者安置于病房进行监护，心电监测，24h 内复查超声心动图，术后观察 5 ～ 7d 情况良好后出院随访。手术后 24h 肝素化，为预防感染应用抗生素。术后口服阿司匹林小儿 3 ～ 5mg/（kg·d），成人 3mg/（kg·d），共 6 个月。

患者术后 1 个月、3 个月、6 个月、12 个月随访，复查心电图和超声心动图，必要时摄 X 线胸片。

（六）特殊情况下室间隔缺损的处理

1. 直径小于 5mm VSD，无症状且年龄大于 3 岁　是否需手术治疗尚存争议。但缺损可引起心内膜炎，某些特殊部位如肺动脉瓣下缺损等可能会因长期的血液冲击造成瓣膜等病变。另外，患者终身存在这种生理缺陷，可能会有心理负担，加上社会因素影响如升学、就业等。因此，建议根据患者的具体情况选择介入治疗。

2. 嵴内型 VSD　缺损位于室上嵴之内，缺损四周均为肌肉组织，从左心室分流的血液往往直接进入右心室流出道，其上缘距主动脉瓣较近，有些缺损上缘即为动脉右冠窦，容易使右冠瓣失去支撑造成瓣膜脱垂。如超声检查在心底短轴切面上，缺损位于 11 点半至 1 点钟位置，距离肺动脉瓣 2mm 以上，直径小于 5mm 者有可能介入治疗成功。与膜部缺损不同，嵴内型 VSD 常规角度造影往往不能显示缺损分流口，需要左前斜到左侧位 65°～90° 造影，加头向成角造影，也可取右前斜位造影，以显示缺损大小。封堵时必须保证封堵器左心室侧的零边朝向主动脉瓣。在放置过程中可先将封堵器的左盘面在左心室内推出鞘管，观察封堵器的指向标志是否指向心尖部，如方向不对，可将封堵器全部放在左心室内推出鞘管，顺钟向旋转推送杆，多方向观察封堵器指向标志指向心尖部后回拉封堵器的右心室盘和腰部至鞘管内；或拉出体外，通过将封堵器的指向标志指向 6 点钟的位置推送入输送鞘管内，保证推出鞘管后封堵器的指向标志指向心尖，如位置和方向不合适，可反复调整直至位置正确。由于嵴内型缺损边缘全为肌肉组织，封堵器放置后不会发生移位。嵴内 VSD 与希氏束相距较远，封堵后一般不引起房室传导阻滞。术后出现交界区心动过速和室性加速性自主心律较多，一般不需要特殊处理，心律失常多在 1 周内自行消失。

3. 膜部瘤型 VSD　左心室面入口通常较大，右心室面出口较小。由于膜部瘤形态复杂，其大小、出入口的位置、出入口间的长度、囊壁厚薄均有较大差异。根据造影结果大致可分为漏斗型、漏斗管型、莲蓬型、囊袋型 4 种，其中以漏斗型最常见。

（1）漏斗型：如漏斗型膜部瘤左心室面入口直径在 12mm 以内，出口上缘距主动脉瓣膜 2mm 以上，一般选择对称型或偏心型封堵器封堵缺损左心室面即可达到完全封堵，方法与不合并膜部瘤的缺损相同。术中将左心室盘完全覆盖膜部瘤左心室基底部，右心室盘从膜部瘤右心室面口拉出后打开，使封堵器腰部卡在出口处，右心室盘将整个瘤体夹住移向室间隔左心室面。如缺损上缘距主动脉右窦 4mm 以上，应选择细腰型封堵器，这样能保证完全封堵入口，同时封堵器的右心室面相对较小，放置后可以平整的盘片显示，对右房室瓣的影响较小，且不影响右心室流出道，封堵器的腰部直径应比出口直径大 1～2mm 或相等。如缺损上缘距主动脉右冠窦 2mm 以上，可选择对称型封堵器，腰部直径应比出口直径大 1～3mm。如果缺损上缘距主动脉窦小于 2mm 大于 1mm，可选择与缺损左心室面入口大小相同的零边偏心封堵器，将封堵器的零边准确放置在主动脉瓣下。

（2）漏斗管型：一般缺损直径较小，入口与出口间的距离较长，放置封堵器后封堵器的左心室面可张开，而右心室面不能充分张开，呈现"丁"字形外观，此种类型 VSD 选择弹簧圈封堵可能更合适。对直径较大的漏斗管型缺损，可应用对称型或偏心型封堵器，封堵器腰部直径比出口直径大 1～2mm。

（3）莲蓬型：此型缺损出口多，出口方向不一致，出口间距离不一。在选择封堵器时需要考虑封堵器能否完全覆盖入口，是否影响主动脉瓣、右房室瓣的启闭，以及对右心室流出道的影响。一般主张完全封堵左心室面入口，这样左心室基底部被完全覆盖后右心室面多发破口的血流就自然被堵闭。如果选择封堵右心室面出口，应选择大孔送入鞘管，以保证封堵器腰部能充分展开。通常选择细腰封堵器可以达到封堵左心室的入口，且不影响右房室瓣和流出道。其他种类的封堵器也可选择，但是必须完全封堵入口，且封堵器应能较好展开。

（4）囊袋型：一般左心室基底部直径较大，多在 10mm 以上，瘤体也大，入口与出口均大于 10mm，缺损的上缘距主动脉窦应大于 3mm，可选择对称型封堵器，封堵器腰部直径应比缺损直径大 3 ~ 4mm，如出口小，可选择细腰型封堵器，封堵器腰部直径比缺损直径大 1 ~ 3mm。总之，由于 VSD 膜部瘤的大小、位置、形态、破口多种多样，应根据具体情况，灵活选择封堵的部位及封堵器型号，总的原则是在不影响主动脉瓣、右房室瓣功能的基础上，达到完全阻止过隔血流的目的，并能减少并发症的发生。

4. 合并重度肺动脉高压　VSD 一般较大，分流量小，当发生重度肺动脉高压时，常伴有比较严重的心功能不全，能否封堵主要根据缺损是否适合堵闭和肺动脉压力升高的程度及性质，如 VSD 适合封堵，并且是动力型肺动脉高压，可以选择介入治疗（详见第 5 章）。

四、并发症的防治

1. 心导管检查并发症　见第 2 章"四、心导管检查并发症的防治"。

2. 心律失常　术中可有室性期前收缩、室性心动过速、束支传导阻滞及房室传导阻滞，多在改变导丝、导管和输送鞘位置和方向后消失，不需要特殊处理。加速性室性自主心律多见于嵴内型 VSD，或膜周部 VSD 向肌部延伸的患者，与封堵器刺激心室肌有关。如心室率在 100 次 / 分以内，不需要药物治疗。心室颤动较少见，可见于导管或导引导丝刺激心室肌时。术前应避免发生低血钾，一旦发生应立即行电复律。三度房室传导阻滞和交界性逸搏心律，与封堵器的大小、VSD 部位和术中操作损伤有关。交界性逸搏心律可见于合并三度房室传导阻滞时，若心率在 55 次 / 分以上，心电图 QRS 在 0.12s 以内，可静脉注射地塞米松 10mg/d，共 3 ~ 7d。严密观察，心室率过慢，出现阿 - 斯综合征时，需安置临时心脏起搏器。3 周后如仍未见恢复，需安置永久起搏器。三度房室传导阻滞多发生于术后早期，近年来也有在晚期发生三度房室传导阻滞，因此，术后应长期随访观察研究。近年的临床观察显示，术后传导阻滞的发生主要与封堵器的结构与性能有关，进口封堵器出现的晚期房室传导阻滞，与封堵器在形变过程中产生的持续张力有关。国产封堵器 2004 年曾出现多例房室传导阻滞，经改进封堵器的结构和性能后，传导阻滞的发生率明显降低，提示封堵器大小的选择和结构与性能的调整是预防和减少房室传导阻滞发生的主要举措。术后迟发型的三度房室传导阻滞，药物治疗效果通常欠佳，应予以永久起搏器置入治疗。

3. 封堵器移位或脱落　与封堵器选择偏小，操作不当有关。脱落的封堵器可用圈套器捕获后取出，否则应外科手术取出。

4. 腱索断裂　在建立轨道时由于导引导丝经腱索内通过，此时在左前加头位投照上可见导管走行扭曲，通常应重新建立轨道，强行通过鞘管可引起腱索断裂。应用猪尾巴导管经右房室瓣至肺动脉，可减少进入腱索的机会。如发生腱索断裂，应行外科处理。另外，输送鞘管放置在左心室内，鞘管从腱索间通过，此时送出封堵器或牵拉，可引起左房室瓣的腱索断裂。

5. **右房室瓣关闭不全**　发生率 1.6%，与缺损部位，操作方式和封堵器大小有关。隔瓣后型 VSD 与右房室瓣关系密切，置入封堵器后可引起明显的右房室瓣反流。操作过程中也可损伤右房室瓣及腱索，主要是轨道从腱索中通过，继之强行送入导管或鞘管，导致腱索断裂。因此，术中在建立轨道时应确认导引导丝未经右房室瓣腱索中通过。释放封堵器时，应将鞘管远端推进封堵器时再旋转推送杆，以防止与腱索缠绕。封堵器边缘过长，特别是选择封堵器过大，腰部因缺损口小，封堵器腰部伸展受限，出现边缘相对较长，或封堵器的盘片形成球形外观，释放后占据较大空间，影响右房室瓣关闭。术中应行超声监测，如发现明显的右房室瓣反流，应放弃封堵治疗。

6. **主动脉瓣反流**　与封堵器和操作有关。如边缘不良型的 VSD，选择封堵器的边缘大于 VSD 至主动脉瓣的距离，封堵器的边缘直接接触主动脉瓣膜均影响主动脉瓣的关闭。封堵器左心室的盘片直径大于主动脉瓣下流出道周径的 50%，封堵器放置后可引起流出道变形，导致主动脉瓣关闭不全。在封堵过程中操作不当，或主动脉瓣膜本身存在缺陷，导引导丝可直接穿过主动脉瓣的缺陷处，如果未能识别，继续通过导管和输送鞘管，可引起明显的主动脉瓣反流。在主动脉瓣上释放封堵器，如操作不当也可损伤主动脉瓣，引起主动脉瓣的关闭不全，因此不宜在主动脉瓣上释放封堵器。

7. **残余分流**　经过封堵器的分流在短时间内随着封堵器中聚酯膜上网孔被血液成分填塞后分流消失，明显的残余分流见于多孔型 VSD 封堵治疗的患者，封堵器未能完全覆盖入口和出口。如为多孔型 VSD，应保证封堵器的左侧面完全覆盖入口，否则放弃封堵治疗。

8. **溶血**　与存在残余分流有关，高速血流通过封堵器可引起溶血。表现为酱油色尿、寒战、贫血和肾功能不全等，应严密观察，对轻度溶血者，停用阿司匹林，静脉滴注止血药，口服或静脉滴注碳酸氢钠。如系弹簧圈引起的分流并发溶血，也可再放置一封堵器或弹簧圈。如血红蛋白 < 70g/L，应外科手术取出封堵器。

9. **急性心肌梗死**　国内曾有术后发生急性广泛前壁心肌梗死的病例报道，可能与术中抗凝不够导致导管内或封堵器表面形成的血栓脱落至冠状动脉内引起。此种并发症极少见，一旦发生处理困难。术中应常规抗凝，一般按 100U/kg 给予肝素抗凝，或根据 ACT 监测结果指导应用肝素剂量。术后密切观察，如出现腹痛或胸痛症状，应及时检查心电图。如早期发现，可行溶栓治疗。

10. **心脏及血管穿孔**　防治同 ASD 封堵术。

11. **神经系统并发症**　头痛、脑卒中等。

12. **其他**　局部血栓形成及周围血管栓塞。

（贾之祥　马　路）

第9章

动脉导管未闭的介入诊疗

动脉导管是胎儿时期肺动脉与主动脉间的正常血流通道。胎儿出生后，肺膨胀并承担气体交换功能，肺循环和体循环各司其职，动脉导管可在数月内因失用而闭合，如1岁后仍持续不闭合，即为动脉导管未闭（patent ductus arteriosus，PDA）。

一、概述

PDA是一种较常见的先天性心血管畸形，占先天性心脏病的10%～21%，多见于女性，早产儿发病率明显增加，体重＜1kg发病率高达80%。其可单独存在或与其他任何形式的先天性心脏病并存。PDA最常合并室间隔缺损（ventricular septal defect，VSD）及房间隔缺损（atrial septal defect，ASD）。成人中等直径（4～9.9mm）PDA存在左心室容量负荷升高或者肺动脉高压的趋势，成人大直径（直径≥10mm）PDA可发展为艾森门格综合征（Eisenmenger syndrome，ES）。超声心动图作为发现及诊断PDA的首选检查方法，并随着诊断水平的提高，对动脉导管评估的准确性也越来越高，可以有效地替代有创操作。超声心动图除了对PDA的诊断外，对PDA引起的心脏形态、血流动力学及功能变化的判定也具有其他检查手段无可替代的优势。一般认为，在胸骨旁大动脉短轴切面稍作调整，可以完整地显示动脉导管，在心脏舒张中期到末期，可以准确地评估动脉导管的形态及血流。PDA随着介入技术的成熟及医疗设备的不断更新、研发，目前PDA介入封堵术因其创伤小、疗效好、并发症少、恢复快、住院时间短等优势，已逐渐成为治疗PDA的首选方案。超声心动图还在介入术中、术后评估中起重要作用。

PDA的分型，Krichenk根据造影所示的具体形态将PDA分为5个类型：

1. A型　呈漏斗型，管长7～10mm，导管最窄处在肺动脉端，于主动脉开口处有深而宽的壶腹部。此型最常见。根据导管最窄处与气管的关系又分为3个亚型：A1，导管最窄处在气管的前缘；A2，导管最窄处在气管的中央；A3，导管最窄处在气管的后缘。

2. B型　类似窗型，PDA短，导管最窄处在主动脉端。根据导管最窄处与气管的关系又分为3个亚型：B1，导管最窄处在气管的前缘；B2，导管最窄处在气管的中央；B3，导管最窄处在气管的后缘。

3. C型　PDA呈管状，无狭窄部分，主动脉端无壶腹部，导管两端直径基本相等。

4. D型　整个PDA有多处狭窄部分。

5. E型　PDA形状奇异，呈很长的圆锥状，导管狭窄部远离气管的前缘。还有一种PDA类似小指状，或呈牙签状，即细长管状且肺动脉侧管径明显变窄。

以上分型主要是为PDA介入治疗选择适宜的封堵器材提供依据，同时有助于置入封堵器时的准确定位。

二、介入诊疗的适应证与禁忌证

（一）绝对适应证

体重 > 8kg，具有临床症状和心脏超负荷表现，不合并需外科手术的其他心脏畸形。

（二）相对适应证

体重 4 ～ 8kg，具有临床症状和心脏超负荷表现，不合并需外科手术的其他心脏畸形。通过标准听诊技术不能闻及杂音的"沉默型"PDA。导管直径 > 14mm。合并感染性心内膜炎，但已控制 3 个月。合并轻～中度左房室瓣关闭不全、轻～中度主动脉瓣狭窄和关闭不全。

1. Amplatzer 法　①左向右分流不合并需外科手术的心脏畸形的 PDA；PDA 最窄直径 > 20mm，年龄通常 ≥ 6 个月，体重 ≥ 4kg；②外科术后残余分流；③感染性心内膜炎治愈后 3 个月，心腔内无赘生物者。

2. 可控弹簧栓子法　①左向右分流不合并需外科手术的心脏畸形的 PDA；若使用单个由美国 Cook 公司生产的可控弹簧栓子封堵，PDA 最窄直径应 < 2.0mm，若使用单个德国 pfm 公司生产的 pfm 螺旋状弹簧圈栓子封堵，PDA 最窄直径应 ≤ 3mm，年龄通常 ≥ 6 个月，体重 ≥ 4kg；②外科术后残余分流。

3. 血管塞（plug）法　PDA 呈小指状或牙签状。

（三）禁忌证

感染性心内膜炎、心脏瓣膜和导管内有赘生物。严重肺动脉高压出现右向左分流，肺总阻力 > 14Wood 单位。合并需外科手术矫治的心内畸形。依赖 PDA 存活的患者。合并其他不宜手术和介入治疗疾病的患者。

1. Amplatzer 法　①依赖 PDA 存在的心脏畸形；②严重肺动脉高压并已导致右向左分流；③败血症，封堵术前 1 个月内患有严重感染；④活动性心内膜炎，心内有赘生物；⑤导管插入途径有血栓形成；⑥对镍钛金属过敏者；⑦合并出血性疾病和血小板减少者；⑧合并明显的肝、肾功能异常者；⑨心功能不全，不能耐受手术者。

2. 可控弹簧栓子法　①窗型 PDA；②余同 Amplatzer 法禁忌证。

3. 血管塞（plug）法　①窗型 PDA 或 PDA 粗大者；②余同 Amplatzer 法禁忌证。

三、操作方法及要点

（一）术前准备

1. 药品　1% 利多卡因、肝素、对比剂及各种抢救药品。

2. 器械及备用氧气　血管穿刺针，动脉鞘管，0.035in（0.889mm）导引钢丝（长

260cm）及 0.035in（0.889mm）直头导丝（145cm 长）。猪尾巴导管及端侧孔导管。美国 AGA 公司生产 5/4mm ～ 16/14mm 直径 Amplatzer 封堵器：5 ～ 8F 输送鞘。国产动脉导管未闭封堵器直径 6/4mm ～ 22/24mm，7 ～ 12F 输送鞘。美国 Cook 公司生产的直径为 3mm（5 圈）、5mm（5 圈）、6.5mm（5 圈）及 8mm（5 圈）可控弹簧栓子（防磁）；5F Judkins 右冠状动脉导管。备用氧气及气管插管等器械。

3. **仪器设备**　C 形臂心血管造影机；多导生理记录仪、心脏监护仪、临时起搏器和心脏电复律除颤器。

4. **病史及体检**　询问有无对金属过敏史。

5. **相关化验及检查**　包括血常规、尿常规，生化全套，凝血酶原时间、活动度，乙型肝炎、丙型肝炎免疫学检查，梅毒、艾滋病相关检查；心电图、X 线胸片、术前超声心动图、术中床旁超声心动图。

6. **备皮及碘过敏试验**

7. **需全身麻醉的患儿术前 4h 禁食、禁水**

8. **知情同意**　向患者及其家属或监护人解释病情及与介入治疗有关的事项，包括成功率，拟选用的器材及术中和术后可能出现的并发症等，并签署知情同意书。

9. **术前及术后用药**　术前 48h 口服阿司匹林 3 ～ 5mg/kg，每日 1 次，氯吡格雷 75mg，每日 1 次。

（二）介入器材选择

有以下几种，应用最为广泛的是蘑菇伞形封堵器（Amplatzer PDA 封堵器及国产类似形状封堵器）。

1. **蘑菇伞形封堵器**　封堵器由镍钛记忆合金编织，呈蘑菇形孔状结构，内有 3 层高分子聚酯纤维，具有自膨胀性能。Amplatzer 封堵器主动脉侧直径大于肺动脉侧 2mm，长度有 5mm、7mm 和 8mm 3 种规格，肺动脉侧直径可分为 4 ～ 16mm 7 种型号。国产封堵器与其相似，但直径范围加大。

2. **弹簧圈**　包括不可控弹簧圈封堵器如 Gianturco coil 和可控弹簧圈封堵器如 Cook detachable coil、PFM Duct-Occlud coil，多用于最窄直径 ≤ 2.0mm 的 PDA。

3. **其他封堵器**　包括 Amplatzer Plug，成角型蘑菇伞封堵器，肌部和膜部室间隔缺损封堵器等。其中 Amplatzer Plug 多用于小型长管状 PDA，而后 3 种多用于大型 PDA。

（三）操作过程

1. **心导管检查术**　成人可采用局部麻醉，儿童或不能配合手术者采用全身麻醉，术前 5 ～ 6h 禁食、禁水，同时给予添加了一定比例钾、镁的等渗盐水和足够热量的葡萄糖静脉补液。穿刺股动、静脉，送入动静脉鞘管，6kg 以下婴幼儿动脉最好选用 4F 鞘管，以免损伤动脉。常规静脉推注肝素 100U/kg。行心导管检查测量主动脉、肺动脉等部位压力。经股静脉行右心室导管检查，测量血流动力学指标，评估体 - 肺循环分流量、计算肺循环血流量、肺循环血管阻力、体循环血管阻力、肺小动脉阻力及肺动脉压力等。行主动脉弓降部造影了解 PDA 形状及大小，常规选择左侧位 90°造影。成人动脉导管由于钙化、短缩，在此位置不能清楚显示时可加大左侧位角度至 100°～ 110°或采用右前斜位 30°加头 15°～ 20°来明确解剖形态。注入对比剂的总量≤ 5ml/kg。

2. 封堵器的选择及置入操作　根据《2015 年先天性心脏病相关性肺动脉高压诊治中国专家共识》，将先天性心脏病相关性肺动脉高压的严重程度进行分级（表 9-1）。继发重度肺动脉高压者，必要时行急性血管反应试验及试封堵术。根据 PDA 形态的 5 型，即漏斗形（a 型）、短管形（b 型）、长管形（c 型）、狭窄形（d 型）、怪异形（e 型），应根据测量的直径和长度选择封堵器。

表 9-1　先天性心脏病相关性肺动脉高压分级

项目	正常	轻度	中度	重度
肺动脉收缩压（mmHg）	15 ～ 30	31 ～ 45	46 ～ 70	> 70
肺动脉平均压（mmHg）	10 ～ 20	26 ～ 40	41 ～ 55	> 55
肺血管阻力（dyn·s/cm^5）	≤ 250	251 ～ 560	561 ～ 800	> 800
肺 / 体循环压力比值	≤ 0.3	0.31 ～ 0.45	0.46 ～ 0.75	> 0.75
肺 / 体循环阻力比值	≤ 0.3	0.31 ～ 0.45	0.46 ～ 0.75	> 0.75

注：1 mmHg=0.133kPa

（1）建立轨道：送入端孔导管至肺动脉，通过 PDA 将直径 0.9mm、长 260cm 的加硬导丝送至降主动脉，保留导丝，撤出端孔导管。如遇经静脉侧送入加硬导丝通过 PDA 困难的患者，可从股动脉侧应用右冠状动脉导管，送入一根超滑长导丝通过 PDA 至肺动脉或上腔静脉，再经股静脉侧送入抓捕器，抓取长导丝头端并拉出体外，建立股动脉 - 降主动脉 -PDA- 肺动脉 - 右心室 - 右心房 - 下腔静脉 - 股静脉轨道。经导管送入 260cm 加硬交换导丝至降主动脉后撤出端孔导管。X 线透视下沿导丝将相应直径的输送鞘管送入降主动脉，撤出导丝；使用肝素盐水冲洗传送长鞘管，保证鞘管通畅而且无气体和血栓。沿交换导丝送入相适应的传送长鞘管至降主动脉后撤出内芯及交换导丝。

（2）蘑菇伞封堵（Amplatzer）法：选择比 PDA 最窄处内径大 3 ～ 6mm 的蘑菇伞封堵器，将所选的封堵器安装于输送钢缆顶端，将其连接于输送杆前端，回拉输送杆，使封堵器进入装载鞘内，用生理盐水冲洗去除封堵器及其装载鞘内气体。从传送鞘管中送入封堵器至降主动脉打开封堵器前端，释放封堵器的主动脉侧伞盘；将封堵器缓缓回撤至 PDA 主动脉侧，再将整个系统一起回撤至 PDA 的肺动脉侧，嵌在导管主动脉端，固定钢缆，回撤传送鞘管，直至封堵器全部展开，使封堵器腰部镶嵌在动脉导管内并出现明显腰征，观察 5 ～ 10min，可从传送导管内注入对比剂重复主动脉弓降部造影，或者需从对侧股动脉穿刺，送入猪尾巴导管，行主动脉造影。显示封堵器位置良好，无残余分流或仅存在微量分流时，可逆时针旋转钢缆，将封堵器完全释放，撤出导管，压迫止血。

（3）弹簧圈栓塞法：包括可控和非可控型弹簧圈，目前主要应用可控弹簧圈，较少应用非可控型弹簧圈。封堵方法包括经股静脉顺行法和经股动脉逆行法。

1）经股静脉顺行法：经股静脉送入端孔导管至肺动脉，经 PDA 将直径 0.9mm、长 260cm 的加硬导丝送至降主动脉，保留导丝，撤出端孔导管，在 X 线透视下沿导丝将相应直径的输送鞘管送入降主动脉，选择适当直径的可控型弹簧圈经输送鞘管送入降主动脉，将 2～3 圈置于 PDA 的主动脉侧，1～2 圈置于 PDA 的肺动脉侧。观察 5～10min 后重复主动脉弓降部造影，如弹簧圈位置合适、成形满意、无或微量残余分流，可操纵旋转柄释放弹簧圈，撤出导管，压迫止血。

2）经股动脉逆行法：采用经动脉侧放置弹簧圈方法，先将导管从动脉侧送入，通过 PDA 置放于肺动脉内，再将选择适当的弹簧圈装载到传送导丝顶端，送入端孔导管内，小心将其送出导管顶端 2～3 圈，回撤全套装置，使弹簧圈封堵导管主动脉侧。经静脉途径放置弹簧圈方法同蘑菇伞封堵法，先释放主动脉侧弹簧圈，再将端孔导管退至动脉导管的肺动脉侧，继续推送传送装置，使弹簧栓子在肺动脉侧形成 1.5～2 圈，10min 后重复主动脉弓降部造影，显示弹簧圈位置合适、形状满意、无或微量残余分流则可操纵旋转传送柄，释放弹簧栓子。动脉法若要在释放前明确封堵效果，可从传送导管内注入对比剂观察或者需从对侧股动脉穿刺，送入猪尾巴导管，行主动脉造影。撤除长鞘管及所有导管，局部压迫止血包扎。

3）血管塞（plug）法：穿刺单侧股动脉，置入血管鞘，肝素化。采用 Pigtail 导管于主动脉弓与降主动脉交界处左侧位 90°行降主动脉造影，测量动脉导管的管径和长度。①建立钢丝轨道：采用 4F 右冠状动脉导引导管超选入动脉导管，手推对比剂造影，确定导管位于动脉导管后导入 0.032in×260cm 导引导丝，导丝沿动脉导管—左肺动脉—肺动脉干送至右心室。②动脉导管封堵及造影：保留钢丝轨道，退出导管，交换与血管塞配套的输送鞘，沿导丝送至肺动脉干，将血管塞送至肺动脉，释放前盘，整体回撤输送系统，于动脉导管内释放中间柱体，降主动脉端释放尾盘，透视下评估血管塞是否成形良好，推拉试验评估血管塞是否稳固，并经输送鞘手推对比剂造影评估封堵效果及降主动脉有无狭窄。③术中超声评估：行术中超声检查评估封堵器的稳固性、封堵效果及左肺动脉、降主动脉有无狭窄，经证实封堵成功且无降主动脉及左肺动脉狭窄后释放血管塞。拔管、清点器械、压迫止血后加压包扎，患者术侧肢体制动 6h，卧床休息 24h。

（四）术后用药与随访

患者术后局部压迫 4～6h，卧床 20h；静脉给予抗生素 3d。常规肝素抗凝 48h，口服阿司匹林 100mg/d 加氯吡格雷 50～75mg/d 抗血小板治疗 6 个月，若同时合并有侵入性操作或手术，则预防感染性心内膜炎治疗。6 个月后，继续口服阿司匹林 100mg/d，至术后 1 年。若患者合并有高凝状态等其他需要口服抗凝药的情况，则长期抗凝治疗。术后 24h、1 个月、3 个月、6 个月、1 年复查心电图、超声心动图，必要时复查心脏 X 线片。

（五）特殊动脉导管未闭的处理

1.合并重度肺动脉高压　正确判断肺血管病变的类型是手术成功的关键。当患者心导管检查 $Q_p/Q_s > 1.5$、股动脉血氧饱和度 > 90%，可考虑行介入治疗。可先做试验性封堵，并严密监测肺动脉、主动脉压力和动脉血氧饱和度的变化，如肺动脉收缩压或平均压降低20% 或 30mmHg 以上，肺小血管阻力下降，而主动脉压力和动脉血氧饱和度无下降或上升，且无全身反应，主动脉造影证实封堵器位置合适，无对比剂分流，可进行永久封堵；如肺动脉压力升高或主动脉压力下降，患者出现心悸气短、心前区不适、烦躁、血压下降等明显的全身反应时，应立即收回封堵器，并对症处理。对于试验性封堵后肺动脉压无变化、患者无全身反应、血氧饱和度及心排血量无下降者，预后难以估测，此时最好做急性肺血管反应试验，若结果为阳性者可释放封堵器，术后需应用降低肺动脉压的药物治疗；若结果为阴性者应该选用药物治疗一段时间后，再进行心导管检查判断能否封堵治疗，对这部分患者的介入治疗尤应慎重。

2. 婴幼儿 PDA 封堵要点

（1）正确选择封堵伞的型号：婴幼儿 PDA 弹性较大，置入封堵器后动脉导管最窄直径大多增宽，年龄越小扩大越明显，最好大于 PDA 最窄处 4～6mm，管状 PDA 选用封堵器要大于 PDA 直径的 1 倍以上，同时要考虑到主动脉端的大小，使主动脉侧的伞盘尽量在主动脉壶腹部内，以免造成主动脉管腔狭窄，术后要测量升主动脉到降主动脉的连续压力曲线，如压差大于 10mmHg 提示有狭窄必须收回封堵器，重新置入合适的封堵器或改为外科手术。

（2）要避免封堵器过分向肺动脉端牵拉，造成医源性左肺动脉狭窄，多普勒超声心动图若显示左肺动脉血流速超过 1.5m/s，提示存在左肺动脉狭窄，应调整封堵伞的位置。

（3）动脉导管形态变异：婴幼儿 PDA 内径较大，以管状形态居多，主动脉壶腹部直径相对较小，常规蘑菇伞置入后会凸入主动脉腔内，容易造成主动脉的变形和管腔狭窄，此时选用成角型封堵伞治疗，可以减少封堵器置入后占据部分管腔和因对主动脉的牵拉所引起的变形。

（4）传送鞘管的使用体重：≤ 8kg 的婴幼儿静脉不宜选用 > 9F 的鞘管。送入鞘管时应该用逐渐增粗的鞘管逐一扩张静脉穿刺口，以免大鞘管的突然进入造成静脉痉挛、撕裂、内膜卷曲断裂而产生静脉血栓和破裂等并发症。

3. 巨大 PDA　体重 < 8kg，PDA 直径 ≥ 6mm，或成人 PDA 直径 ≥ 10mm 为巨大PDA，可选用国产大号蘑菇伞或肌部室间隔缺损封堵器封堵。操作中应该避免反复多次释放和回收，以免引起肺动脉夹层。

4. 中老年 PDA　随着年龄的增长，中老年 PDA 血管壁钙化明显，开胸手术危险大，易出现大出血、残余漏和动脉瘤等并发症，应该积极建议患者做介入治疗。≥ 50 岁患者常规行冠状动脉造影排除冠状动脉病变。由于中老年 PDA 管壁纤维化严重，血管弹性差，不宜选择过大的封堵器，以免造成术后胸闷不适等症状。一般选择 ≥ PDA 最窄直径 2～4mm封堵器。年龄较大的患者病史长，心肌损伤较重，术中常出现血压升高、心律失常等，术前应给予镇静药物，常规准备硝普钠、硝酸甘油等药物及时对症处理。

5. PDA 外科手术后再通　PDA 术后再通者由于局部组织粘连、纤维化及瘢痕形成，管壁弹性差，可伸展性小，且结扎后漏斗部有变小、变浅的倾向。封堵器直径与 PDA 最窄直径不能相差太大，以免造成主动脉弓或肺动脉的狭窄，一般比最窄直径大 1～2mm

即可，若 PDA 管径无变化，则大 3 ～ 4mm。对于形态怪异的小导管多选用弹簧圈封堵。

6. 合并下腔静脉肝下段缺如 PDA 合并下腔静脉肝下段缺如时，常规方法操作受限，可通过特殊途径释放封堵器。根据 PDA 的大小和形状，穿刺右锁骨下静脉、右颈内静脉，最好是选用右颈内静脉或经主动脉侧送入封堵器进行封堵。

（六）疗效评价

介入治疗的主要目的在于安全、有效地封堵 PDA，避免外科开胸手术。目前最广泛采用的方法是运用弹簧圈或 ADO Ⅱ 封堵器封堵小直径（2.0mm ≤直径< 4.0mm）PDA，而采用 Amplatzer 或国产封堵器封堵中（4mm ≤直径< 10mm）、大直径（直径≥ 10mm）PDA。《2008 年美国心脏病学会 / 美国心脏协会成人先天性心脏病治疗指南》提出，成人 PDA 更适合接受介入治疗包括封堵器及弹簧圈封堵，介入治疗成功率高且并发症少。近年来，术中超声检查的应用，评估封堵器的稳固性、封堵效果及左肺动脉、降主动脉有无狭窄，大大减少了相关并发症的发生。

四、并发症的防治

目前，PDA 介入治疗操作方便、适应证范围广、相关并发症少。因此，只要严格选择适应证，规范手术操作，熟练掌握导管操作技术，严格进行术前、术中及术后监护，可将并发症发生率降至最低。

1. 溶血 主要与术后残余分流过大或封堵器过多突入主动脉腔内有关。尽量封堵完全，避免产生喷射性残余分流。一旦发生溶血多采用保守疗法，包括应用激素、止血药、碳酸氢钠等，酌情输血，保护肾功能，多数患者可自愈。残余分流较大，内科药物控制无效者，可再置入 1 枚或多枚封堵器（常用弹簧圈）封堵残余缺口。若未奏效且患者病情有恶化的趋势，应行外科手术。

2 封堵器脱落 主要为封堵器选择不当，个别操作不规范造成，术中推送封堵器切忌旋转动作，以免发生脱载。操作要规范，封堵器定位要准确。一旦发生弹簧圈或封堵器脱落可酌情通过网篮或异物钳将其取出，难以取出时要急诊外科手术。

3. 主动脉及肺动脉夹层 操作要轻柔、规范。一般采用非手术治疗、带膜支架或外科手术；若为肺动脉夹层也可尝试经主动脉侧送导丝，建立股动脉 -PDA- 肺动脉 - 股静脉轨道，然后进行封堵。

4. 左肺动脉及降主动脉狭窄 封堵器释放前，若有明显压差，应更换或取出封堵器。应用蘑菇伞封堵器的降主动脉狭窄发生率为 0.2%，主要发生在婴幼儿，系封堵器过多突入降主动脉造成。轻度狭窄（跨狭窄处压差小于 10mmHg）可严密观察，如狭窄较重，需考虑接受外科手术。左肺动脉狭窄主要由于封堵器突入肺动脉过多造成。应用弹簧圈的发生率为 3.9%，蘑菇伞封堵器的发生率为 0.2%。并发症与 PDA 解剖形态有关，术中应对其形态有充分的了解，根据解剖形态选择合适的封堵器有助于避免此种并发症。轻度狭窄可严密观察，若狭窄较重则需行外科手术。

5. 残余分流和封堵器移位 释放前若出现较明显残余分流，应更换封堵器。释放后出现少量残余分流可随访观察；中量以上残余分流应行再次封堵术或外科处理。采用弹簧圈和蘑菇伞封堵器均有残余分流的发生。一般可以采用 1 枚或多枚弹簧圈将残余分流封堵，必要时接受外科手术。封堵器移位的发生率为 0.4%，如移位后发现残余分流明显或影响到正常心脏内结构，须行外科手术取出封堵器。

6.心前区闷痛 蘑菇伞封堵器发生率为 0.3%。主要由于置入的封堵器较大，扩张牵拉动脉导管及周围组织造成，一般随着置入时间的延长逐渐缓解。

7.术后早期一过性高血压 短暂血压升高和心电图 ST 段下移，多见于大型 PDA 封堵后，系动脉系统血容量突然增加等因素所致，可用硝酸甘油或硝普钠静脉滴注，部分患者可自然缓解。少数患者出现术后高血压可酌情使用镇静及降压药物。

8.血小板减少 可酌情输入血小板及应用糖皮质激素。

9.股动脉血栓形成 多见于低体重的患儿，可酌情使用血管扩张剂、肝素或尿激酶等。

10.血管损伤 穿刺、插管可损伤血管，术后患者下肢制动、伤口加压致血流缓慢，穿刺处形成血凝块，均可致动脉栓塞或部分栓塞。因此，在拔出动脉套管时，应轻轻压迫穿刺部位 10 ~ 15min，压迫的力量以穿刺部位不出血且能触及足背动脉搏动为标准。血栓形成后应行抗凝、溶栓和扩血管治疗。若药物治疗后上述症状不能缓解，应考虑外科手术探查。股动脉的出血、血肿形成，多是由于穿刺后未能适当加压或外鞘管较粗、血管损伤大造成。一般小血肿可自行吸收，大血肿则将血肿内血液抽出后再加压包扎。

11.声带麻痹 Liang 等报道 1 例小型 PDA，应用弹簧圈封堵后出现声带麻痹。可能是动脉导管较长，直径较小，置入弹簧圈后引起动脉导管张力性牵拉和成角，从而损伤附近的左侧喉返神经。

12.心包积液或心脏压塞 罕见，主要与术中操作不当有关，若非手术治疗无效，应尽快采用心包引流或外科处理。

13.感染性心内膜炎 PDA 患者多数机体抵抗力差，反复呼吸道感染，若消毒不严格，操作时间过长，术后抗生素应用不当，都有引起感染性心内膜炎的可能。导管室的无菌消毒，规范操作，术后应用抗生素，是预防感染性心内膜炎的有力措施。术前 1 个月内若无感染发热史，术中消毒严格、操作规范，一般可避免该并发症的发生。

14.死亡 死亡率极低，国内外仅见个案报道，可见于 PDA 合并重度肺动脉高压术后及封堵器脱落后处理不及时或不当所致。

(张金萍 马 路)

第10章

冠状动脉瘘的介入诊疗

先天性冠状动脉瘘（coronary artery fistula，CAF）是一类比较罕见的先天性畸形，是冠状动脉主干和（或）其分支与某一心腔或大血管间存在的异常交通，使冠状动脉血流绕过心肌毛细血管床而产生分流，血管造影显示先天性CAF患病率为0.3%～0.8%，约占儿童冠状动脉畸形的50%，是影响全身血流动力学稳定性的最常见的冠状动脉畸形。一般认为CAF是由于心脏胚胎发育过程中心肌窦状间隙未能完全退化而持续存在所形成的。CAF的诊断三联征：①与动脉导管未闭听诊位置不同的连续性心脏杂音；②大动脉或心室水平的左向右分流；③冠状动脉造影中发现扭曲、增粗、变形的冠状动脉。常因心肌"窃血"而致心肌缺血。CAF患儿出生后的数年内出现并发症包括心肌缺血、充血性心力衰竭、感染性心内膜炎和主动脉瘤扩张。本病常与产生连续性杂音的其他心脏病相混淆，除非术前进行冠状动脉造影检查，术前很难明确诊断。

一、概述

根据文献报道，CAF可以起源于两支冠状动脉的任何部位（包括左主干），但绝大多数起源于右冠状动脉（55%）和左冠状动脉前降支（35%），双侧冠状动脉起源占5%，而起源于左冠状动脉回旋支的则非常少见。90%以上的CAF瘘入右心系统而产生左向右分流，根据发生率的高低依次为右心室、右心房、肺动脉、冠状静脉窦和上下腔静脉，而瘘入左心系统者则相对少见。

Sakarupare将CAF分为5型。Ⅰ型：引流入右心房；Ⅱ型：引流入右心室；Ⅲ型：引流入肺动脉；Ⅳ型：引流入左心房；Ⅴ型：引流入左心室。5%～30%的冠状动脉瘘合并其他先天性心脏病变，最常见的是伴或不伴室间隔缺损的肺动脉瓣或主动脉瓣闭锁。瘘可单发，且多与心腔相通，亦可多发，且多以密集血管网的形式常与肺动脉交通。CAF大小依据不给CAF供血的冠状动脉血管最大直径＜1倍、1倍≤最大直径＜2倍、最大直径≥2倍，可分为小型、中型、大型CAF。一般认为随着时间的推移，小型CAF可能会自行封闭。通常CAF患者并没有明显的症状，而只是在冠状动脉造影术（CAG）或无创心脏成像时被偶然发现。大多数的CAF是先天性的，然而获得性CAF也变得越来越多，原因可以是疾病导致的冠状动脉或心肌损伤（血管炎、心肌梗死等），或者是心脏介入或心脏手术（经皮冠状动脉介入治疗、起搏器置入术、换瓣手术及左心耳封堵术等），还可以是胸部创伤。

（一）病理生理

冠状动脉之间或与冠状静脉之间的瘘使冠状循环血容量增多，分流量可达心排血量的1/5，这种高容量、高动力循环，久之可导致心力衰竭。由于瘘管血管阻力通常较远端冠状动脉低，导致血液易通过瘘而使远端冠状动脉血流减少，这种窃血现象使部分冠状动脉灌注不足，发生心肌缺血，出现心绞痛、心肌梗死等。高容量、高动力循环导致心功能不全，尤其是窃血导致的心肌缺血是冠状动脉瘘病理变化的关键。

（二）临床表现

一般说来，CAF 病程进展缓慢，若无并发症发生，临床症状出现比较晚且缺乏特异性，尤其是成年患者，容易与其他心脏血管性疾病相混淆，造成误诊或漏诊。或终身无症状，为尸检所发现。亦可能因分流量大而幼年发病，甚至夭折或影响生长发育。有研究者认为20 岁以前无症状者可达 59%，20 岁以后仅为 21.8%。冠状动脉瘘偶可自然闭合，其机制可能为血管局部肌肉性闭合、纤维化或血栓栓塞性闭合。分流量、瘘的交通部位、伴发的其他异常，以及畸形之间发生的功能矫正等决定症状出现的早晚和严重程度。其主要症状包括疲乏无力、胸闷气促、呼吸困难、胸痛（一般提示心肌缺血，甚至心肌梗死）、发热（一般提示感染性心内膜炎）、心悸、脑卒中及心脏压塞和晕厥等。CAF 的心脏杂音相对来说比较有特点，胸前区可听到一个比较柔和、浅表的连续性杂音。多数患者心前区可闻及Ⅱ～Ⅳ级连续性杂音，其特点是杂音并不局限于第 2 ～ 3 肋间，不向左锁骨下传导。且在收缩期内和舒张期内都有升降起伏，并在舒张期达到高峰，而大多数其他性质的连续性杂音（如动脉导管未闭）一般都在整个心动周期内变化，且多在收缩期达到高峰。如果 CAF瘘入左心室，则一般仅表现为舒张期杂音，这一点需要注意，否则容易造成误诊。CAF 杂音最响亮的部位依瘘管出口所在心腔或大血管的不同而不同。跨瘘口压差越大杂音越响，但并不代表瘘口越大。部分患者甚至可触到震颤。随循环容量逐渐增多，引入端压力逐渐增高，使瘘口两端压差减少，杂音会逐渐减弱或变为收缩期杂音。一般引流入肺动脉杂音最响部位为胸骨左缘第 2 ～ 3 肋间；引流入右心房者为胸骨右缘；引流入右心室为胸骨左下缘或剑突处。左向右分流量大者可出现第二心音分裂和第二心音亢进。部分瓣膜可有相对性或功能性杂音。

（三）临床诊断

冠状动脉瘘临床表现无特异性。而临床心电图、心脏 X 线及右心导管检查结果，往往亦缺乏特异征象，不能为本症诊断提供直接依据。在诊断上仅根据临床表现有时很难与动脉导管未闭、主 - 肺动脉隔缺损、主动脉瘤破裂、室间隔缺损伴主动脉关闭不全等相鉴别。但体征仍有诊断价值。

彩色多普勒超声心动图（CDE）检查能够发现大多数 CAF，对本病具有确诊价值，同时可以评价心脏功能，筛查感染性心内膜炎、心脏压塞等并发症，是首选的检查手段。在临床上 CAF 的 CDE 图像特征比较明显：①在瘘口的心腔或肺动脉内 CDFI 显示异常血流束信号；②瘘的一支冠状动脉明显扩张；③异常血流束起始部宽度相当于瘘口直径；④无论哪支冠状动脉瘘至哪个心腔均显示左心房、左心室和主动脉根部内径增大，根据上述图像特征不难对 CAF 作出正确诊断。

封堵术前应用 CDE 诊断 CAF 需与主动脉窦瘤破裂进行鉴别。二者相同之处是都有左心房、左心室内径增大，主动脉根部增宽。鉴别点是二维超声心动图（2DE）显示前者一定是有瘘的一支冠状动脉扩张；后者破裂的主动脉窦呈"风向袋样"改变，窦瘤膨出顶部的回声中断处为破口大小。CDFI 显示前者在瘘口所在的心腔内显示异常血流束信号；后者显示主动脉内血流信号通过破裂的主动脉窦直接进入心腔内。瘘至肺动脉内还要与动脉导管未闭进行鉴别。CAF 异常血流束信号可在肺动脉内不同部位，而动脉导管未闭则分流束信号从动脉导管开口端发出。也有研究者提出，CAF 与川崎病进行鉴别，川崎病只是 2DE 显示冠状动脉的某一部分扩张，CDFI 不可能在心腔或肺动脉内显示异常血流束信号。

当前，选择性冠状动脉造影仍然是诊断 CAF 的金标准，不仅能明确诊断，更重要的是可以显示冠状动脉走向及引流部位、瘘口大小及瘘口近心端的冠状动脉分支的分布情况。分流量小的瘘口端冠状动脉正常或轻度扩张，分流量大的瘘口近心端冠状血管明显增粗，而瘘口远端冠状动脉变细或不显影（窃血征象），引流的心腔随后显影，显影程度随分流量而异。左心室及升主动脉造影可明确诊断。如分流量小，冠状动脉显示不清，则可做选择性冠状动脉造影。此外，CT 或 MRI 血管成像技术可以提供三维立体图像信息，对手术方式的选择有一定帮助。

（四）治疗

采用何种治疗方案，主要取决于患者的症状、瘘管的形态和大小及冠状动脉窃血的程度。对于不同种类的瘘管及是否伴随相应症状，建议的治疗方案也不同。一般来说，无论有无症状，都应该在作出诊断后封闭大型 CAF；而对于没有症状的中小型瘘，只有在出现症状（如心律失常、心肌缺血等）后再选择封闭。对于瘘管口径比较小、对血流动力学影响轻微和无临床症状的 CAF 可以采取保守疗法，但对此当前仍然存在比较大的争议。多数心血管中心还是建议在症状出现前治疗，以利于减少晚期手术的并发症和病死率。若不进行外科或介入治疗，应推荐其服用抗血小板药物，甚至抗生素，以防止并发症的发生。且应密切随访，一旦出现症状或并发症则应及时选择适当的方法进行治疗。对于伴有症状的冠状动脉瘘，不论年龄大小均需治疗。治疗可分为内科心导管介入治疗和外科手术治疗两种方法。

1. **心导管介入治疗**　相对优于外科手术，经导管介入治疗冠状动脉瘘住院时间短、费用低、创伤小，术后恢复快等优点而日益被临床医师及患者家属所接受，但必须严格掌握手术适应证，规范操作，避免手术并发症的发生。中国的专家共识建议在患者外周血管条件允许的情况下，部分 CAF 可以选择经导管介入治疗。

无论是外科手术还是介入治疗，其根本目的是关闭瘘口，并且不损伤正常的冠状动脉，防止心肌缺血及遗漏是治疗成功的关键，所以，必须做心导管检查：①明确冠状动脉瘘的解剖位置，尤其是多发性瘘，冠状动脉瘘的途径、有无扭曲。这往往会影响介入术中导引钢丝轨道的建立而导致介入失败。②测量瘘口近端、远端冠状动脉直径，瘘口大小；瘘口上游有无侧支血管及伴随畸形，这是影响介入治疗的一个重要因素。③血流动力学评价，同时对部分患者选择性做球囊堵塞试验，以预测冠状动脉瘘堵塞术后是否有可能导致心肌缺血甚至心肌梗死等并发症的发生。

2. 手术治疗　手术仍是分流量大的患者的根本治疗方法，外科手术病死率 2%～7%，多由于合并其他先天性心脏病（影响手术的风险），而单纯的冠状动脉瘘外科手术的病死率为 0。缺血心脏改变严重者可行冠状动脉旁路术并封闭瘘口。可将冠状动脉瘘手术适应证归纳为：①无症状而左向右分流量大于 30% 者；②心电图有心肌缺血改变；③肺动脉高压；④充血性心力衰竭；⑤细菌性心内膜炎；⑥冠状动脉瘤样扩张且有潜在破裂危险者；⑦心前区杂音明显，造成就业困难等社会问题者。另外，对于一些罕见的亚型如冠状动脉与肺动脉（pulmonary artery，PA）瘘、双支 CAF，外科手术是最佳治疗手段。

二、介入诊疗的适应证与禁忌证

（一）介入封堵的适应证

①有明显外科手术适应证的先天性冠状动脉瘘，不合并其他需要手术矫正的心脏畸形；②外伤性或冠状动脉介入治疗所致医源性冠状动脉瘘；③易于安全到达、能够清晰显影的瘘管；④非多发的冠状动脉瘘开口、单发冠状动脉瘘进行封堵术治疗效果较好；⑤冠状动脉瘘口狭窄、瘘管瘤样扩张；⑥少数情况下，冠状动脉一支或多支（多为间隔支）形成与心腔相连的多发的微小血管网，可用带膜支架进行封堵。

（二）介入封堵的禁忌证

①需栓塞的冠状动脉分支远端有侧支发出，该处心肌组织供血正常；②受累及的冠状动脉血管"极度"迂曲；③右心导管提示右向左分流，重度肺动脉高压；④封堵术前 1 个月内患有严重感染。对于多个瘘口的冠状动脉瘘，目前宜作为相对禁忌证。如果瘘口的解剖特征适合栓塞，术者经验丰富，可以尝试封堵。

堵塞材料和大小尺寸的选择是成功的关键。无论用什么材料堵塞，释放位置均应置于瘘管下方瘘口附近，而不应在瘘管上方，因此置入的导引导管应有足够支撑力，导引钢丝应软而光滑，以免损伤冠状动脉内膜。

三、操作方法及要点

经导管介入封闭 CAF 一般有 3 条不同的路径，为经动脉、经静脉和动静脉环路路径（动静脉轨道的建立）。①经动脉路径：从动脉侧插管，实现闭合瘘口。②经静脉路径：从静脉（股静脉或颈内静脉）侧实现闭合瘘口。当瘘源于冠状动脉远端时，首选经静脉路径，因为它可以降低冠状动脉血管创伤性破裂的风险。③动静脉环路路径：当血管扭曲或者存在较大的远端瘘管，多采用动静脉环路路径。此时，在大而曲折的瘘管中，可以借助圈套装置形成动静脉轨道，以最大限度地支持导管和装置输送。

经导管介入封闭 CAF 的材料包括弹簧圈、微弹簧圈、覆膜支架、自膨胀伞状封堵器及 Amplatzer 封堵器等。弹簧圈封堵是多数情况下的首选方案，弹簧圈在过去大多用在颅内动脉瘤的治疗中，其相对柔软，较其他器材有较好的顺应性，可以按照需求调整投放位置，不易损伤血管，安全性高，效果好。对于中小型瘘的治疗，若在弹簧圈释放后，术后复查及随访中发现有明显残余分流，或是多源性 CAF，在解剖结构上无法放置弹簧圈，以及在瘘口附近有冠状动脉粥样硬化时，应选择覆膜支架置入的方法。值得注意的是，当采用覆膜支架置入时，应考虑冠状动脉侧支闭塞、支架内再狭窄和支架内血栓形成的风险。

冠状动脉可与邻近的心腔、动脉、静脉、支气管和其他纵隔结构之间产生瘘管。CAF 可以是一个单一来源的简单瘘管，通过单一管道引流；也可以是一个复杂的瘘管，涉及多个瘘管结构的缠绕血管。当一个侧支靠近引流部位时，在弹簧圈栓塞之前，术者在远端进行冠状动脉球囊充气，在过了几分钟后，确保没有冠状动脉侧支受影响时再进行弹簧圈栓塞。对于第一个线圈部署后有明显残余分流的患者，可以使用其他替代技术。当患者的血管条件不满足时，就不能进行经导管介入治疗，如血管极度扭曲、动脉瘤形成或冠状动脉内有多个分流点时，经导管介入不适于这部分患者，则需要外科手术结扎修复。

（一）弹簧圈堵塞法

弹簧圈法最适合于冠状动脉瘘口部狭窄、供血冠状动脉直径较小的患者。可选用 Cook 公司或 pfm 公司的可控弹簧圈，有直径 5mm-5 圈、8mm-5 圈等型号，推送可控弹簧栓子的导管顶端有与栓子相匹配的螺旋纹，末端附带一旋转柄，经 5F 输送导管或者 5F Judkins 右冠状动脉造影导管送入。选用直径应大于冠状动脉最小直径的 20% 以上，手术时可通过调整弹簧圈的形状、位置，尽量推送到瘘口上缘远离正常的冠状动脉。非可控弹簧圈尽管价廉，但由于不可回收，不易调整弹簧圈的形状及位置，并发症多，目前临床已比较少用。根据冠状动脉瘘堵塞情况可放置多个弹簧圈。术后进行主动脉或冠状动脉造影复查。

应用钢丝弹簧圈进行堵塞冠状动脉瘘，方便、价廉、递送导管较细、损伤小且便于操作，尤其适用于较狭窄的冠状动脉瘘口或被堵塞的冠状动脉血管下游无正常血管分支时。采用弹簧圈堵塞可获得终止异常冠状动脉血流作用，但不适用于粗的冠状动脉瘘口。

（二）Amplatzer 堵塞装置

一般选用动脉导管未闭（PDA）封堵器，适用于较大的冠状动脉瘘（以往需要多个弹簧圈堵塞或只能行外科手术修补）。直径至少为开口于右侧心腔瘘口直径的 2 倍，其原理同堵塞动脉导管未闭装置相同。

（三）可脱卸球囊法

应用特种可脱卸的球囊送到所需堵塞血管的上游，达到堵塞异常血流的目的。该法较少应用于先天性血管畸形，适用于弯曲的较粗的血管腔，当部分扩张的球囊脱卸后可随血流漂至所需堵塞的血管位置，其球囊内可注入等渗对比剂，经数天、数周，球囊缩小或破裂后，由于血管腔内血栓形成可维持血管堵塞状态，有时球囊堵塞和弹簧圈同时应用。

（四）PTEE（聚四氯乙烯）- 带膜支架（Jostent）

瑞典 JOMED 公司产品，为球囊扩张性支架，由两层不锈钢丝编织而成的管状支架，两层不锈钢丝之间是一层多聚酯包膜。上述方法中，经导管可控弹簧栓子栓塞法最为常用，占介入治疗的 92% 左右，其他方法仅限于个案报道。有专家建议符合下列条件时选择弹簧栓子封堵术：易于安全到达需栓塞的瘘管、单发的冠状动脉瘘开口、冠状动脉瘘口狭窄、瘘口附近无正常的冠状动脉分支、瘘管呈瘤样扩张、引流瘘口有明确的狭窄，上述选择标准可认为是封堵术的最佳适应证。若瘘口较大，瘘口附近有正常冠状动脉的分支，多用 Amplatzer 的 PDA 堵塞装置，若骑跨于瘘口之上，则须选择至少为最窄直径 2 倍的封堵器。

目前使用的封堵器材多为可控的，因此，可不必单独行堵塞试验，栓塞试验和封堵过程可同时完成。若封堵器为不可控弹簧栓子，则需要行冠状动脉堵塞试验，以 0.89mm 直径的导丝经累及的冠状动脉插至尽可能靠近冠状动脉瘘口附近，撤去冠状动脉导管保留导丝于冠状动脉内，扩张微球囊以模拟冠状动脉内封堵，为 10 ～ 15min。观察心电图、心率、血氧饱和度，如无明显变化，可行堵塞术。

根据影像学表现和选择的封堵器的不同，可选择经动脉顺行途径和经静脉逆行途径栓塞。弹簧栓子及带膜支架的栓塞多经顺行性途径；Amplatzer 的 PDA 封堵器，由于应用递送导管较粗，操作长鞘管插至冠状动脉瘘管有一定困难，因此多经静脉途径。经静脉途径时，寻找瘘口及输送鞘管能否通过瘘口是非常关键的，可建立动静脉轨道来解决问题。具体方法：经皮穿刺右股动静脉，从动脉端插入冠状导管，沿导管送入长的"J"形交换导丝至冠状动脉瘘，穿越冠状动脉瘘至右心系统。经静脉端插入网篮导管（或异物钳），抓取"J"形交换导丝，将导丝从静脉端拉出体外，从而建立股静脉 - 右心房或右心室（亦可穿刺房间隔至左心房）- 冠状动脉瘘 - 受累及的冠状动脉 - 升主动脉 - 股动脉的导丝轨道。然后将输送鞘管沿导丝送至冠状动脉瘘内，位置确定后，将选择好的封堵器推送至瘘管内，尽可能使其腰部卡在狭窄的瘘口。手术过程中应避免损伤右心房室瓣及冠状血管。

无论应用何种堵塞装置，在术中都应严密监测心电图有无 T 波或 ST 段变化，并在释放前做选择性冠状动脉造影，以评价堵塞装置的位置及残余分流情况。

四、并发症的防治

导管介入术后并发症是首要关注的问题，如冠状动脉血栓形成、心肌梗死和冠状动脉穿孔等。远端型 CAF、巨大 CAF 和患者年龄较大等可能有更高的冠状动脉血栓形成风险。通常无严重并发症。包括导管、导丝刺激所致的心律失常、冠状动脉痉挛；后者通过冠状动脉内注射硝酸甘油（200 ～ 300μg）对大多数患者有效。由于弹簧圈位置不当可能堵塞正常冠状动脉，引起缺血改变；由于封堵器大小不合适导致的封堵器脱落和异位栓塞及术后残余分流和溶血；冠状动脉夹层（包括瘘夹层）及冠状动脉穿孔，为严重并发症，处理不当或不及时，可能导致患者死亡。此时常规使用带膜支架来处理。因存在支架内血栓形成和心肌梗死的风险，故需考虑口服抗凝药或延长双联抗血小板治疗疗程，但术后抗凝药物种类和时长有待商榷。少数患者可发生心动过缓，甚至室颤，因此必须具备抢救设备。

　　由于冠状动脉瘘介入治疗的局限性，目前有相当一部分患者仍然需外科手术修补，特别是冠状动脉与左心系统的瘘，介入治疗更应慎重，因此应全面、系统地评价解剖畸形、血流动力学，从而选择最佳的治疗途径。

（吴超联　马　路）

第 11 章

先天性肺血管狭窄的介入诊疗

肺血管狭窄包括肺动脉狭窄（pulmonary artery stenosis，PAS）和肺静脉狭窄（pulmonary vein stenosis，PVS）。事实上，二者均有先天性和继发性原因。PAS 是指肺动脉主干、左右肺动脉及周围肺动脉单发或多发性狭窄，狭窄的形式有局限性、节段性及弥漫性，可为单侧，也可为双侧。PVS 则是指各种原因导致肺静脉管腔狭窄所引发的一系列疾病。

一、先天性肺动脉狭窄的支架治疗

（一）概述

大多数先天性肺动脉狭窄是先天性心脏病伴肺循环发育不良的结果，如法洛四联症、肺动脉闭锁、三尖瓣闭锁伴肺动脉狭窄或闭锁等。另一种是肺动脉先天性狭窄，尤其在左肺动脉，是由于动脉导管未闭或导管韧带连接处缩窄所致。肺动脉分支的狭窄是 Williams 综合征、Alagille 综合征和先天性风疹的特征之一。先天性肺动脉狭窄在存活的新生儿中的发病率约为 0.08%，占先天性心脏病的 2% ～ 3%，其中 50% 以上合并有其他先天性心血管畸形。据估计我国每年有 3000 ～ 5000 名先天性肺动脉狭窄患儿出生。

大多数继发性肺动脉狭窄是由于外科手术引起的，许多复杂先天性心脏病外科手术后吻合口狭窄（如 Fontan、Glenn、Blalock-Taussig 术后）或建立于右心室流出道至肺动脉（PA）之间的心外导管的狭窄，完全型大动脉转位行动脉调转术后可致肺动脉狭窄，腔静脉 - 肺动脉吻合术后也可引起有症状的狭窄；少见病因为大动脉炎、主动脉夹层，以及肺癌、纤维性纵隔炎、纵隔肿瘤等压迫肺动脉，导致肺动脉狭窄。也有肺移植术后出现肺动脉继发性狭窄的报道。20 世纪 80 年代，肺动脉球囊扩张成形术成功地应用于肺动脉狭窄的介入治疗，其创伤小、风险低，可明显降低右心室收缩压，减轻肺动脉狭窄程度，且获得了较好的疗效，但术后再狭窄发生率在 15% ～ 20%，患者长期临床受益小于 35%。因而，支架置入治疗肺动脉狭窄被应用于临床。

（二）肺动脉狭窄支架置入术的适应证

1. 先天性肺动脉狭窄

（1）单纯的先天性肺动脉分支狭窄：左、右肺动脉分支狭窄较常见，约占先天性肺动脉狭窄的 40%，是接受经皮支架置入最常见的原因。在成人及年龄较大的儿童中，单纯的肺动脉狭窄常选择经皮、经股静脉行肺动脉扩张后置入支架，用于解除肺动脉的狭窄，避免开胸手术。由于其创伤小、术后恢复快、疗效好、术后再狭窄率低而被广泛接受。

（2）复杂先天性心脏病合并的肺动脉狭窄：①在外科直视手术下联合支架置入。常见合并肺动脉狭窄的复杂先天性心血管畸形，如法洛四联症、大动脉转位合并室间隔缺损、主动脉弓狭窄合并室间隔缺损、左心室发育不良等。②外科手术联合经皮腔内支架置入术：合并有单心室畸形的先天性心脏病的患儿目前主要的治疗方法是 Fontan 手术，但肺动脉狭窄是施行此手术操作的一个危险因素。当合并有肺动脉狭窄（造影检查中发现有肺动脉单个狭窄病变或连续的长的狭窄病变，且肺动脉管腔直径足够大，能通过支架鞘管者）在行 Fontan 手术前期，先行腔静脉 - 肺动脉吻合术，再选择经皮、经右侧颈内静脉或锁骨下静脉行肺动脉狭窄的支架治疗，可获得良好效果，明显降低跨狭窄处压力阶差，为下一步的 Fontan 手术打下基础。

（3）复杂先天性心脏病合并有肺动脉分支分叉部位狭窄：在血管分叉处置入支架时，由于支架扩张常导致对侧分支血管闭塞，从而限制了支架置入的应用。目前对于上述情况常采用在外科手术的术前、术中或术后将支架包埋在 2 个独立的球囊表面，使 2 个球囊分别进入血管分叉的两边，同时扩张支架，置入 2 枚支架，从而避免了上述并发症。

2. 继发性肺动脉狭窄

（1）肺癌、纤维性纵隔炎、纵隔肿瘤等原因导致的肺动脉狭窄：继发性肺动脉狭窄造成肺动脉高压，形成狭窄压力阶差，从而引起一系列临床症状。此类情况临床上应用经皮、经股静脉支架置入可明显改善症状。

（2）复杂先天性心脏病外科手术后吻合口狭窄或经外科手术建立心外导管修复后心外导管出现狭窄：由于患儿本身存在解剖异常，加上前次手术后的局部粘连，再次手术容易损伤心脏和大血管，术后创面渗血也较多，短期内再次开胸手术的风险较高。球囊血管成形术可以延缓手术替换管道的时间，但是单纯球囊扩张无法维持良好的术后效果，无法起到令人满意的姑息作用；而通过经皮支架置入于狭窄的心外导管后可获得良好效果。

3. 右心室流出道狭窄　对于低体重、发绀严重和肺动脉发育不良的患者，右心室流出道支架置入提供了一种有效的缓解治疗手段。Dohlen 等报道了 9 例严重的法洛四联症新生儿，采用球囊扩张 Palmaz 支架置入右心室流出道后，获得了理想的效果，狭窄明显减轻，手术后氧饱和度由 73%（60% ～ 85%）升高至 94%（90% ～ 98%）（P=0.008），没有手术相关的死亡发生，为二期外科手术创造了条件。

4. 右心室肺动脉外管道狭窄　法洛四联症患者接受右心室肺动脉外管道是一种常用的治疗手段，但是外管道由于退化、纤维化或内膜增殖及外压导致的狭窄又十分常见。再次手术风险和死亡率均高，因此，采用经导管的方式进行球囊扩张或支架置入是一种有效的治疗手段。

（三）肺动脉狭窄支架置入术的禁忌证

目前普遍的共识是继发于大动脉炎的肺血管狭窄，如在动脉炎的活动期，即使血管病变解剖上非常适合经皮介入治疗，也应列为禁忌。

（四）肺动脉狭窄支架置入术并发症的防治

肺动脉支架置入的早期并发症有支架移位、支架断裂、肺动脉分支狭窄及破裂、假性动脉瘤形成、栓塞形成及肺水肿等。Van Gameren 等的多中心研究资料中，左肺动脉狭窄、右肺动脉狭窄及右心室流出道狭窄支架置入术的并发症发生率分别为 19%、13% 和 46%，而出现死亡、严重血流动力学紊乱需要手术处理、发生持久解剖结构或者功能损害的严重并发症的概率分别为 8%、4% 和 18%。

　　推荐有经验的介入医师应用标准输送鞘置入支架，可降低严重并发症的发生。此外，在血管分叉处置入支架时，使用长鞘置入支架存在堵塞分支血管的风险，Vance 在不使用长鞘的情况下，将支架包埋在 2 个独立的球囊表面使 2 个球囊分别进入 2 根血管，直视下防止支架堵塞分支。支架置入产生假性动脉瘤的原因可能是球囊与管道直径比值过大，球囊扩张使管壁变薄所致，推荐球囊膨胀直径限制在正常管道直径的 1.1 倍，可避免假性动脉瘤的产生。

　　肺动脉支架置入主要的长期并发症就是支架内再狭窄，主要是由于血管的损伤反应或者异物刺激引起局部平滑肌细胞的增生、迁移、细胞外基质及胶原过度合成促使新生内膜增生所致。McMahon 等报道再狭窄发生率约为 3.8%。随着支架技术的改进，再狭窄发生率已明显下降，但随着可降解支架的降解，支架的支撑作用消失，因此由肺癌、纤维性纵隔炎、纵隔肿瘤等压迫导致的继发性肺动脉狭窄不应使用可降解支架。此外，一种非常罕见的并发症——右肺动脉支架置入后，支架压迫冠状动脉左主干，可表现为急性冠状动脉综合征，也可表现为慢性冠状动脉缺血症状。Hamzeh 等报道的 2 例先天性心脏病合并右肺动脉狭窄的患者，在右肺动脉支架置入术后出现冠状动脉左主干受支架压迫，导致 1 例表现为急性冠状动脉综合征，另 1 例表现为慢性冠状动脉缺血症状。因此，对于有动脉干异常，尤其是有先天性心脏病外科修复史合并右肺动脉狭窄的患者，推荐在支架置入前行 CT 血管成像或血管造影明确右肺动脉与冠状动脉左主干的毗邻关系，以避免此并发症。

二、肺动脉分支狭窄的介入诊疗

（一）概述

　　肺动脉分支狭窄（pulmonary branch stenosis，PBS）是指左、右肺动脉及周围肺动脉单发或多发性狭窄，狭窄的形式有局限性、节段性及弥漫性，可为单侧，也可为双侧，可由多种原因造成。如在一些遗传代谢病，如 Williams 综合征、Alagille 综合征等患儿，可能存在多部位狭窄或肺动脉分支发育不良。也有可能为先心病手术后吻合口纤维化、瘢痕增生导致肺动脉补片处狭窄，常见的如法洛四联症及肺动脉闭锁术后补片或管道连接处狭窄；也可能因为术中吻合口的血管过度牵拉，如大动脉转位术后的再狭窄。无论先天性还是获得性 PBS，即使是单侧病变也可潜在地影响肺动脉血流动力学进而造成右心室的功能不全，引起患者临床症状及表现，因此，只要 PBS 显著就需择期治疗。PBS 大致可分为 4 种类型：①狭窄局限于 PA 主干或单侧分支；②狭窄位于左右 PA 分支起始处；③多发远端分支狭窄； ④狭窄涉及左右 PA 分支及远端多节段。

　　孤立性肺动脉分支狭窄在临床很少见，可与其他先天性心脏病合并出现，最常见的肺动脉分支狭窄是法洛四联症术后残留肺动脉分支狭窄。如果有适合介入治疗的病例，掌握好适应证，即可行介入治疗。

（二）肺动脉分支狭窄的球囊扩张术适应证

1. 右心室收缩压 / 左心室收缩压≥ 50%。
2. 右心室收缩压≥ 50mmHg。
3. 继发性右心室功能不全。
4. 肺核素扫描示患侧肺灌注 / 对侧肺灌注低于 35%/65%。
5. 术中造影等影像学检查发现显著分支狭窄。

（三）肺动脉分支狭窄的支架置入术适应证

迄今为止，国内外尚无具体的肺动脉支架治疗 PBS 的标准或指南。目前其适应证选择与 PBS 球囊扩张术大致相同：①狭窄处的压力梯度≥ 20mmHg（1mmHg =0.133 3kPa）；②右心室或近侧主肺动脉压力＞主动脉压力的 1/2 或右心室压力＞ 50mmHg；③单边肺血流量＜ 35% 或两肺之间的血流量差异≥ 35%/65%。

（四）支架置入方法及要点

1. **支架选择**　临床上用于治疗肺动脉分支狭窄的支架，按结构和材质分为金属支架及生物可降解支架。目前临床上主要使用金属支架治疗肺动脉分支狭窄，其材料主要是不锈钢、铂铱合金、钽、钛、镍钛合金及钴铬合金等。

按照释放方式可将支架分为 2 种，一种为自膨胀式，一种为球囊扩张式。

（1）自膨胀支架由镍钛记忆合金制成。镍钛记忆合金具有超弹特性，在输送时可压缩到很小体积，释放后能够恢复到原有形状。能够采用较小的输送鞘进行输送，支架通过性好，能够到达扭曲的血管，同时，也适合在较长的血管病变使用。镍钛合金具有磁相容性，可接受磁共振成像检查。自膨胀支架缺乏"生长性"，不能进行球囊扩张增加直径，不适用于儿童和青少年，同时置入后内膜增殖严重，容易移位。因此，自膨胀支架现在很少用于先心病肺动脉狭窄的治疗，仅在部分先心术后成人患者外管道狭窄中有一定的使用价值。

（2）球囊扩张支架采用手工方式或预载于球囊之上，通过球囊扩张后置入血管狭窄部位。其置入病变血管后的直径取决于扩张球囊的大小，同时，根据需要可以再次进行扩张以增大其直径，因此可用于婴幼儿和青少年的肺动脉狭窄的治疗。

根据支架类型的不同，各有其不同特点，如 Palmaz 系列支架由 316L 不锈钢通过激光刻蚀技术制成，根据其直径分为小号、中号、大号和加大号不同类型，用于不同部位的血管。其优点在于径向支撑力良好，定位准确并且可以获得较大的扩张直径。但是，也有支架过于坚硬、边缘锐利，易于损伤血管和球囊等缺点。

2. **操作方法及要点**　在气管内插管麻醉下穿刺股动脉和股静脉并行肝素化（100U/kg），做常规左、右心导管术，持续监测主动脉压力；测定肺循环与体循环压力比值，以及右心室、肺动脉、左右肺动脉的压力，记录跨狭窄段压差；选择性右心室和（或）肺动脉、左或右肺动脉造影等，判断病变的位置和狭窄的程度；造影后再根据每一病变的特点确定支架规格，球囊导管直径通常由狭窄邻近血管直径决定，支架长度根据狭窄范围确定；长鞘的直径一般为球囊导管所需直径 + 1（F），将长鞘管沿导丝送入并通过狭窄部位，支架固定在球囊导管上再沿导丝通过长鞘管送入狭窄部位。手推对比剂确定支架位置，定位准确后扩张球囊导管使支架扩张，置入肺动脉狭窄部位。

（五）并发症的防治

支架再狭窄是肺动脉支架置入术后的主要并发症之一，除患者体格生长导致的支架相对狭窄外，支架本身对于血管局部的刺激导致内膜增殖是主要原因之一，这一现象在现有的肺动脉支架中均存在，以自膨胀支架的再狭窄最为明显。

其他并发症：支架断裂、支架移位、支架球囊分离、球囊破裂、肺充血、咯血、胃肠道出血、臂丛神经麻痹、球囊导管退出困难等。

三、肺静脉狭窄的介入诊疗

肺静脉狭窄（pulmonary vein stenosis，PVS）是指各种原因导致肺静脉管腔狭窄所引发的一系列疾病。PVS 严重程度取决于管腔狭窄程度、狭窄分布范围及病变累及支数。PVS 可引起肺组织节段性淤血 / 水肿、上游肺动脉灌注降低、肺通气血流分布异常。随疾病进展，病变相应侧肺小动脉逐渐出现继发性病理改变，最终导致混合性肺高血压和右心功能不全。

（一）概述

2017 年美国心律协会（HRS）/ 欧洲心律协会（EHRA）/ 欧洲心律失常协会（ECAS）/ 亚太心律学会（APHRS）/ 拉丁美洲心律学会（SOLAECE）专家共识将 PVS 定义为肺静脉或肺静脉分支的管腔直径减少，分为轻度狭窄（减少 < 50%）、中度狭窄（减少 50% ～ 70%）及重度狭窄（减少 > 70%），根据病因可将 PVS 分为先天性 PVS（congenital PVS，CPVS）和获得性 PVS（acquired PVS，APVS）。CPVS 是一种由先天性肺静脉管腔狭窄或闭锁导致肺静脉血液回流受阻引发的先天性心脏病（congenital heart disease，CHD），包括原发性 PVS、肺静脉发育不良或缺如及肺静脉异位连接伴狭窄等。一般而言，多支重度狭窄和闭塞或合并其他先天性心脏畸形患者，多起病早，病情重，以婴幼儿居多；而孤立性（单纯性）CPVS 起病相对较晚，常见于儿童和青少年。严重 CPVS 往往预后不良，总体死亡率 46% ～ 58%，APVS 多继发于心房颤动行射频导管消融术后、纤维纵隔炎（fibrosing mediastinitis，FM）、外科肺静脉修复术后、结节病、胸部放疗、恶性肿瘤浸润、纵隔肉芽肿和肺移植术后。其中，外科手术（如完全性肺静脉异位连接矫正术、肺静脉板障术、Fontan 术等）后和心房颤动射频导管消融术后发生的 PVS 又归为医源性 PVS。心房颤动导管消融术是成人 APVS 最常见的病因。PVS 的发生与消融术式和消融能量类型（射频导管消融、冷冻球囊消融等）、术者经验等相关。多与消融术式、消融部位和射频能量相关。高能量和长时间消融与 PVS 发生可能存在正相关。

PVS 的临床症状缺乏特异性，表现为咳嗽、进行性呼吸困难、运动耐量下降、咯血、晕厥、反复肺部感染和胸腔积液等，症状严重程度取决于病因、病程、病变累及支数、狭窄位置、狭窄程度和范围、侧支建立情况及临床合并症等。PVS 因症状不典型，往往延迟诊断或漏诊和误诊。临床有 PVS 误诊导致患者接受长程和大剂量抗生素治疗（误诊为肺炎）、抗凝治疗（误诊为肺栓塞）、抗结核治疗（误诊为肺结核），甚至外科胸腔镜活检或肺叶切除（误诊为胸部肿瘤）的报道。因此，PVS 的临床筛查和诊断尤为重要。

　　肺静脉 CT 血管成像（CT angiography，CTA）可明确诊断 PVS，并能用于治疗前、后的影像学评估，具有较好的时间和空间分辨率，可提供较多诊断细节，尤其是狭窄段和远、近端肺静脉分布和走行，是诊断 PVS、判断狭窄部位和程度、鉴别狭窄病因（如周围组织压迫肺静脉管壁等）及随访的主要检查手段（图 11-1，图 11-2）。目前已成为确诊 PVS 的首选检查方法。缺点包括对比剂再循环后肺静脉充盈和显影欠佳，易高估病变程度，尤其是近心端重度狭窄或次全闭塞性病变。

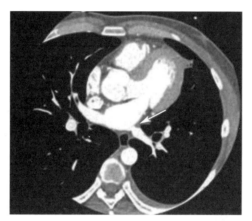

图 11-1　肺静脉 CT 血管成像 [心房颤动消融术后左下肺静脉狭窄（箭头所示）]

图 11-1 ～图 11-3 摘自：中华医学会心血管病学分会，中华心血管病杂志编辑委员会，肺静脉狭窄诊治中国专家共识 [J]. 中华心血管病杂志，2023，51（9）：930-943

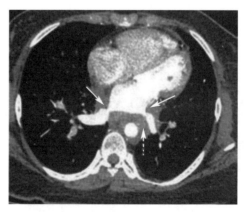

图 11-2　肺静脉 CT 血管成像 [纤维纵隔炎压迫致多支肺静脉重度狭窄（实线箭头示肺静脉狭窄，虚线箭头示大量增生的纤维组织）]

肺静脉磁共振血管成像（magnetic resonance angiography，MRA）能清晰显示肺静脉走行、解剖特征（如分叉病变）、开口直径，图像接近肺静脉直接造影，对于临床疑似轻度狭窄病例，可通过测定肺静脉 - 左心房连接处流速估测压差，明确狭窄程度。

选择性肺静脉造影：是一种有创性检查，包括直接肺静脉造影、肺小动脉楔入造影，是目前诊断 PVS 的"金标准"，同时还能通过心导管检查对基础血流动力学进行判断和评估。肺小动脉楔入造影可显示狭窄远心端肺静脉回流，血管走行、分布和侧支循环（图 11-3A）。

但对于合并供血肺动脉分支狭窄患者较难实施。直接肺静脉造影可评估近心端血管狭窄程度、肺叶内或叶间侧支循环、介入术后残余狭窄和肺静脉回流速度，并能测定肺静脉和左心房压及跨狭窄压差（图 11-3B、C）。

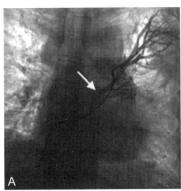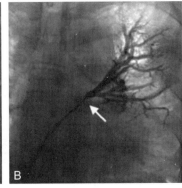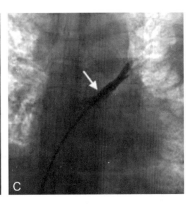

图 11-3　肺静脉造影

A. 肺小动脉楔入造影显示相应肺静脉回流，近心端狭窄（箭头所示）；B. 直接肺静脉造影显示近心端严重狭窄（箭头所示）；C. 直接肺静脉造影显示支架置入后狭窄解除（箭头所示），肺静脉 - 左心房回流通畅

近年来更多应用肺静脉 CTA、选择性肺小动脉造影和肺静脉直接造影进行综合评估。国内有学者提出肺静脉血流分级标准，对不同分支肺静脉狭窄程度评估有一定应用价值（表 11-1）。

表 11-1　肺静脉血流分级标准

分级	评定标准
0 级	导管远端无搏动性血流，肺静脉远端无充盈，对比剂快速回流入左心房（1 个心动周期）
1 级	导管远端无搏动性血流，肺静脉远端完全充盈，对比剂缓慢回流入左心房（≥ 4 个心动周期）
2 级	导管远端未见搏动性血流，肺静脉远端完全或部分充盈，对比剂缓慢回流入左心房（2～3 个心动周期）
3 级	导管远端可见搏动性血流，肺静脉远端无充盈，对比剂快速回流入左心房（1 个心动周期）

目前 PVS 尚无特效药物，多为对症治疗，如肺叶和间质水肿者可给予利尿剂，反复咯血者可给予止血剂，PVS 继发肺静脉血栓者可予抗凝治疗，严重 PVS 相关性肺高血压多由肺静脉高压引起，肺动脉高压靶向药物在 PVS 患者中应慎用。多项研究表明肌纤维母细胞参与

PVS 的内膜增殖过程。近年来一系列抑制肌纤维母细胞增殖的化疗药物及靶向药物被尝试用于治疗 PVS，然而疗效并不确定。总之，PVS 药物治疗仍处于探索阶段。目前针对不同病因 PVS 的外科干预方法、干预时机尚无明确标准，手术方式包括肺叶切除、静脉成形（无线缝合技术）和肺叶移植。有明确相关症状、肺静脉呈慢性闭塞或多支病变，手术方式以血管成形术为主；对于一侧 PVS 合并反复咯血者，当常规技术无法治愈时，可选择肺叶切除；如 PVS 累及肺实质，肺静脉呈弥漫性狭窄或发育不良，则选择肺叶移植。外科手术和围术期出血风险大、血管成形术后再狭窄和再闭塞率较高、术后患者肺功能受损等因素，限制其在临床开展。PVS 的介入治疗即经导管肺静脉成形术，包括球囊扩张成形术和支架置入术，是目前治疗 PVS 的主要手段，尤其对影像学上表现为肺静脉近心端或近中段局限性狭窄及闭塞性病变，疗效肯定，可即刻解除狭窄，改善肺静脉回流，缓解症状。

（二）介入治疗适应证

中华医学会心血管病学分会及《中华心血管病杂志》编辑委员会，参考美国心脏协会儿科心脏病心导管检查及介入治疗适应证的科学声明（2011 版）中对 PVS 介入治疗的建议，拟定如下推荐意见（表 11-2）。

表 11-2　经导管肺静脉球囊扩张成形术与肺静脉支架置入术治疗 PVS 的推荐意见[a]

PVS 类别	推荐类别	证据级别
射频导管消融术后 PVS	I	C
年龄较大儿童、青少年和成人肺移植术后或肿瘤、纤维纵隔炎压迫所致 PVS	I	B
肺静脉异位引流外科修复术后 PVS（仅肺静脉球囊扩张成形术）	II a	C
孤立性先天性 PVS	II b	C
婴儿或年龄较小儿童肺移植术后或肿瘤压迫所致 PVS	II b	C
肺静脉异位引流外科修复术后 PVS（仅肺静脉支架置入术）	II b	C
需手术治疗的先天性心脏病合并 PVS	III	C

　　注：PVS. 肺静脉狭窄；a. 对推荐类别的定义如下：I 类，指已证实和（或）一致公认有益、有用和有效的操作或治疗；II 类，指有用和（或）有效的证据尚有矛盾或存在不同观点的操作或治疗，其中 II a 类指有关证据或观点倾向于有用和（或）有效，应用这些操作或治疗是合理的，II b 类指有关证据或观点尚不能被充分证明有用和（或）有效，可考虑应用；III 类，指已证实和（或）一致公认无用和（或）无效、并对一些患者可能有害的操作或治疗，不推荐使用。证据级别的定义如下：A 级证据指资料来源于多项随机临床试验或荟萃分析；B 级证据指资料来源于单项随机临床试验或多项非随机对照研究；C 级证据指仅为专家共识意见和（或）小型临床试验、回顾性研究或注册登记研究

　　由于 PVS 疾病谱不断演变，有学者根据患者临床表现和影像学特点将 PVS 介入治疗适应证归纳为：①单支肺静脉近心端狭窄、程度＞70%，伴相关症状；②无症状，同侧 2 支肺静脉近心端均出现狭窄，程度＞70%；③多支、多段肺静脉重度狭窄，可同期或分期逐次干预。单支 PVS、程度介于 50%～70%，无症状者，可每 3～6 个月进行影像学随访。

由于 PVS 病因不同，狭窄分布范围和部位存在个体差异，操作上优先处理肺静脉近心端及近中段狭窄，远端狭窄和闭塞仅在必要时行小球囊扩张，建议 PVS 介入治疗尽可能在有经验的中心进行。

（三）介入治疗的原则和操作建议

先天性或医源性 PVS 病变血管呈类动脉样改变，表现为内膜增生纤维化、平滑肌增殖，采用治疗动脉狭窄的介入技术（如普通或高压球囊成形术、大直径球囊扩张式支架置入术等）处理 PVS 安全有效。自膨式支架支撑力较弱，无法有效地扩张重度狭窄血管，且支架过长，术中易移位，临床实践中较少应用。药物洗脱支架（如冠状动脉系统药物洗脱支架）直径偏小，多数情况下与肺血管直径不匹配，实际应用中有较高的再狭窄率，因此不建议使用。

关于选择何种介入治疗方法（单纯球囊扩张成形术、支架置入术），各中心经验不同。单纯球囊扩张成形术仅用于婴幼儿多发性 PVS、弥漫性长段病变、远心端病变等支架难以置入，支架与血管直径不匹配，预期存在支架内再狭窄、血栓高风险的病变及支架内再狭窄等。以往肺静脉支架多用于初始球囊扩张无效或球囊扩张成形术后再狭窄，近年来逐渐广泛应用于临床。与球囊扩张成形术比较，支架置入可避免术后早期血管弹性回缩，技术成功率相对较高，再狭窄发生率较低。但由于支架直径所限，在处于生长期的婴幼儿和儿童中的应用仍受一定限制。

目前在国内应用较多的为外周血管金属裸支架，材质以不锈钢和镍铬/钴铬合金为主，直径范围 6～10mm，长度 17～37mm，适用 6～8F 输送鞘管。支架置入前需综合考虑患者年龄、病变性质、狭窄程度、病变部位及术后再狭窄发生率等再制订介入治疗策略。支架长度和直径的选择原则：支架长度应覆盖所有狭窄病变，不影响远端分支且近端不过度突出于左心房；支架直径则参考狭窄邻近正常血管直径，部分病变可在此基础上置入更大直径支架（具体参见不同病因 PVS 的介入治疗策略）。介入治疗技术成功的评价标准：①形态学上覆盖所有狭窄段，残余狭窄 < 10%；②狭窄远近段肺静脉压差 < 5mmHg（1mmHg=0.133kPa）或流速 < 1.5m/s；③无介入相关并发症。

介入治疗的操作建议：①局部麻醉、深度镇静或全身麻醉下穿刺双侧股静脉，将短鞘分别置入左、右股静脉，完成基础心导管检查。②经右侧股静脉置入 5/6F 猪尾巴导管至左、右肺动脉分别造影，评估左、右肺动脉供血，并使左心房显影。③对怀疑狭窄的肺静脉，使用端孔导管或球囊导管行逐支肺小动脉楔入造影（肺小动脉楔入造影的对比剂用量一般为 5～10ml），显示肺静脉回流途径，判断管腔直径。④诊断 PVS 并拟行介入治疗者，沿左心房影穿刺房间隔，在左心房留置 8.5F Swartz 房间隔穿刺鞘（如穿刺鞘通过房间隔困难，可使用球囊扩张房间隔便于鞘管通过），记录左心房压力。肝素化后测定活化凝血时间（activated clotting time，ACT），ACT 控制在 250～350s。⑤保持左侧股静脉辅路，通过肺小动脉造影再循环显示狭窄侧肺静脉路径，判断肺静脉-左心房开口。以右侧股静脉为主路，泥鳅导丝引导下将端孔导管（Judkin 造影导管、多功能导管、Cobra 端孔导管或各类冠状动脉大腔导管等）沿 Swartz 鞘经左心房通过血管狭窄段，到达肺静脉远端，测定各部位压力，并行肺静脉造影。对严重 PVS 或肺静脉闭塞（PVO）病变，需使用穿透性更强的 0.014in（1in=0.025 4m）经皮冠状动脉成形术导丝（如 Gaia 系列、Conquest Pro 系列等或外周血管系统 0.018in V-18 导丝）通过病变，术中应在数字减影血管造影下反复定位，避免导丝进入闭塞段血管壁导致夹层或误入心包。关于透视体位的选择，左上、右上肺静脉多采用后前位，左下肺静脉以左前斜位、右下肺静脉以右前斜位更清晰。⑥导丝通过严重狭窄段后，起始时多采用小直径球囊，可逐步增加球囊直径依次扩张狭窄段，完成病变处血管预塑形，然后通过造影判断狭窄远近端管腔直径和扩张后的狭窄程度，最后依据病变特点选择球囊扩张成形术或支架置入术。

（四）不同病因 PVS 的介入治疗策略

1. 先天性肺静脉狭窄（CPVS）　美国心脏协会儿科心脏病心导管检查及介入治疗适应证的科学声明（2011 版）中，对于外科肺静脉异位引流术后吻合口狭窄更推荐行肺静脉球囊扩张成形术（Ⅱa 类推荐）或支架置入术（Ⅱb 类推荐）。目前 CPVS 的介入治疗仍存在挑战，①患者年龄分布范围广，婴幼儿和儿童处于生长发育期，初始干预以球囊扩张成形术、置入最大直径的药物洗脱支架或大直径金属裸支架为主；②可呈多支、多段分布，累及单侧或双侧肺；部分患儿表现为弥漫性肺静脉发育不全；③随年龄增长，PVS 病变可能进展；④可合并其他肺血管畸形或心内解剖畸形。导致 CPVS 预后不良的因素包括双侧 PVS、3 支以上 PVS、婴幼儿期发病、肺动脉压增高、肺动脉收缩压与主动脉压之比 > 0.8、右心功能下降、治疗后出现新发的 PVS、存在远端 PVS 病变等。如患者合并以上情况，死亡率 > 50%，介入治疗需更谨慎，建议肺移植。

2. 医源性 PVS　医源性 PVS 占 APVS 比例较大，尤以心房颤动射频导管消融术后 PVS 更为常见。肺静脉球囊扩张成形术或支架置入术是成人消融术后 PVS 的首选治疗方法（Ⅰ 类推荐）。早期诊断和治疗 PVS 可改善血流动力学，缓解症状，且长期预后良好。研究显示在心房颤动射频导管消融术后 PVS 患者中，与单纯球囊扩张成形术相比，大直径金属裸支架置入可明显降低介入术后再狭窄发生率和管腔丢失，改善肺循环。大直径支架定义为造影下直径 > 病变邻近参考血管直径的 1.1 倍和（或）直径 > 8mm 的支架。心房颤动消融术后 PVS 多位于肺静脉 - 左心房连接处，解剖结构显示该处为心房肌和肺静脉的延续，血管壁内包绕心肌袖组织；另一方面，组织病理学提示该处 PVS 病变血管内膜和中膜呈非钙化异常纤维性或肌性增生，推测以上两方面是大直径支架置入策略的解剖学及病理学基础。医源性 PVS 还见于外科血管成形术后吻合口狭窄或闭塞，其与外科缝合技术和术后瘢痕增生相关，同样适合腔内介入治疗。

3. 周围组织压迫相关性 PVS　肿瘤、结节病或邻近增生组织（如 FM）可能挤压、包裹乃至浸润肺静脉，狭窄部位多位于肺静脉近中段靠近肺门处，其中 FM 相关性 PVS 最常见。由于 FM 相关性 PVS 多合并肺动脉受累，国内曹云山团队根据 FM 压迫导致肺血管狭窄特点，将 FM 导致的肺血管狭窄分为动脉型、静脉型和混合型，其中以混合型居多。如狭窄累及同侧肺动脉和肺静脉，建议先处理肺静脉，肺静脉有效开通后再干预相应肺动脉。FM 相关性 PVS 存在以下特点：①血管受压较久，管腔狭窄严重，甚至闭塞；常累及多支肺静脉，往往合并相应部位串联肺动脉和周围气道受压，介入术中扩张血管时，由于组织推移刺激邻近受压气道，患者易出现频繁咳嗽和气急加重。②病变常位于肺门处，血管壁结构基本正常，无明显内膜增生和平滑肌细胞增殖，部分血管外膜因周围组织侵蚀呈炎症性改变，并与周围组织粘连，导致血管壁僵硬、易破裂。③血管周围增生的纤维组织致密伴钙化，使得介入过程中血管损伤、支架移位、支架膨胀不良的发生概率增加。FM 相关性 PVS 的介入治疗需综合考虑周边（近心端和远心端）邻近正常血管直径，采用小球囊逐级扩张。术中充分评估血管弹性和观察球囊"腰征"变化，并控制球囊扩张压，如球囊成形术效果欠佳，可行支架置入术。应在平衡血管扩张和损伤基础上，尝试大直径支架置入，以减少术后中远期支架内再狭窄的发生率。部分患者随病程演变，纵隔内纤维组织进行性增生，术后仍发生疾病进展，且再狭窄发生率高，因此 FM 相关性 PVS 患者需更严密随访。

4. 肺静脉血栓　肺静脉血栓发生率不高，但极易误诊和漏诊，好发于肿瘤、肺叶切除或肺移植术后、肺静脉重度狭窄、肺静脉瘤样扩张、新型冠状病毒（COVID-19）感染及白血病等。患者可出现肺静脉梗阻或闭塞、类二尖瓣狭窄症候群，表现为反复和多发肺水肿、移植肺衰竭、肺梗死、体循环栓塞等。

肺静脉血栓的病理生理学机制尚不明确，推测与血流淤滞、管腔狭窄致局部湍流，以及医源性或免疫炎症反应损伤静脉壁有关，以双侧上肺静脉好发。

肺静脉血栓的诊断需综合病史、实验室检查（D- 二聚体）、经胸或食管超声心动图和肺静脉 CTA，考虑介入治疗者可行肺小动脉楔入造影或肺静脉造影，回流肺静脉内可见活动性或非活动性充盈缺损，或条索状狭窄及闭塞，结合光学相干断层成像和血管内超声（intravascular ultrasound，IVUS）可清晰地显示病变血管血栓的分布、性质和特征。

已有使用低分子肝素、华法林、达比加群酯等药物溶解肺静脉血栓的报道，因此，肺静脉血栓治疗以抗凝为基础。如合并肺部感染，应加强抗感染治疗；对于肺叶切除或肺移植术后继发性肺静脉血栓，首选外科病变切除、吻合端切除；合并大量咯血或肺梗死者，可考虑肺叶切除。对于 PVS 伴肺静脉血栓者，有文献报道在充分抗凝基础上，术中应在脑保护装置的辅助下实施肺静脉支架置入术。

（五）介入治疗的并发症

介入手术并发症的发生率为 3% ～ 4%，严重并发症包括心脏压塞、卒中和肺静脉损伤撕裂。严格规范操作流程，术中合理选择支架、球囊及术后规律用药并定期随访，对于预防、避免和尽早发现并发症非常重要。

1. 术中并发症　①导丝机械性损伤病变远端肺静脉导致咯血；②术中空气或者微血栓脱落至冠状动脉可致心电图一过性 ST 段抬高；③病变血管处血栓（可为原发肺静脉血栓或术中未有效肝素化继发血栓）脱落经左心系统至远端重要脏器，导致脑栓塞、肾栓塞、肠系膜动脉栓塞等；④肺静脉撕裂导致血胸，或者病变侧置入过大直径支架致肺静脉内膜撕裂、夹层或血肿；⑤肺静脉扩张导致剧烈疼痛及内脏神经反射性晕厥；⑥支架移位及支架内血栓形成；⑦左心耳、左心房穿孔；⑧肺静脉 - 左心房入口处破裂致急性心脏压塞。

2. 术后并发症　①支架内血栓形成；②介入术后再狭窄。

3.术中并发症预防及处理　对于术中并发症,严格规范操作流程,穿刺房间隔后肝素化,测定 ACT 使其维持 250 ~ 350s 可有效减少栓塞发生。应充分冲洗导管,避免空气或小血栓进入心腔或血管。通过肺静脉狭窄段后应进行造影确认导丝位于肺静脉远端真腔,避免误入左心耳或假腔甚至管腔外。操作动作轻柔,防止硬质导丝损伤肺静脉远端导致咯血。对于严重狭窄或者闭塞血管,术中以小球囊逐级扩张,避免直接使用大直径支架导致病变血管损伤(如血管撕裂或夹层)。术中一旦发生心脏压塞或血胸,应迅速穿刺引流。如血管破裂,保留轨道导丝,尽快以球囊压迫破口并严密观察,如出血无法控制,应迅速行气管插管以保持气道通畅,并转至外科手术处理。术后并发症的处理详见"(六)介入治疗术后随访及再狭窄的判断和处理"部分。

(六)介入治疗术后随访及再狭窄的判断和处理

1.术后用药和随访　介入术后的抗栓治疗尚无明确标准,多为经验性用药。有文献报道介入治疗术后在抗凝基础上联合单药和(或)双联抗血小板治疗(阿司匹林 + 氯吡格雷)3 ~ 6 个月。据国内已有经验,支架置入后建议口服抗凝药(非维生素 K 拮抗剂类口服抗凝药或华法林)12 个月,同时联合单药(氯吡格雷)抗血小板治疗至少 3 个月。术后 6 ~ 12 个月复查肺静脉 CTA,根据血管情况(包括弹性回缩、内膜增生、血栓或再狭窄)调整抗栓药物方案。术后还需考虑患者个体差异,如 PVS 病因、基础疾病、合并症、出血风险等,儿童则需根据体重调整药物剂量和类型。尚无直接证据证实抗栓治疗可降低 PVS 介入术后再狭窄的发生率,但为防止介入术后局部微血栓形成,仍建议使用抗栓治疗。术后 3 个月、6 个月、12 个月应常规随访,询问患者相关症状,对继发肺高血压者应复查超声心动图,评估肺动脉收缩压、心腔大小及心功能。术后 6 ~ 12 个月复查肺静脉 CTA 尤为重要,既能评估狭窄远端肺静脉回流和管腔,还可判断介入治疗后有无再狭窄发生。由于单次介入治疗 12 个月后病变处再狭窄发生率明显降低,对无明显临床症状、再狭窄或新发狭窄证据不足的患者,无须反复行肺静脉 CTA 检查。

2.介入治疗术后再狭窄　PVS 介入治疗术后再狭窄值得关注,其定义为与术后管腔直径比较,管径丢失 50% 及以上。临床上分为早期急性闭塞和慢性再狭窄,前者的原因包括球囊扩张成形术后病变血管弹性回缩和支架内血栓形成;后者多指介入术后 3 个月以上,球囊扩张后原病变处或置入支架内再次发生狭窄,程度大于 75%。支架内再狭窄(in-stent restenosis,ISR)定义为通过数字减影血管造影或肺静脉 CTA 检查,支架内或支架两端 5mm 以内血管狭窄超过 75%,甚至再次闭塞。ISR 的危险因素包括支架局部贴壁不良、支架直径过小、多枚支架重叠串联置入、支架未完全覆盖病变。肺静脉 ISR 的腔内影像学检查(IVUS)发现,慢性再狭窄处以内膜增厚或中膜平滑肌增生为主,无明显血栓附着,推测 ISR 主要发生机制为炎症反应致使血管内膜或中膜过度增生。

对于再狭窄的处理及预防,首先应尽量避免再狭窄的危险因素,其次对再狭窄高危患者加强随访。有学者建议在 IVUS 指导下进行 PVS 介入治疗,有助于优化支架直径的选择和支架置入后腔内评估,降低 ISR 发生率。对再次出现临床症状、影像学证实再狭窄,且局部血流动力学紊乱(压差 5mmHg 以上)的患者,建议再次进行介入治疗。常用的介入治疗策略包括高压球囊扩张术和支架内再置入支架。随着药物涂层球囊在治疗冠状动脉支架内再狭窄的优势日益凸显，已有文献报道使用大直径外周血管药物涂层球囊联合金属裸支架治疗 PVS 术后 ISR，但其在 PVS 中的疗效仍需进一步验证。

　　PVS 是一类相对少见的肺血管疾病，病因多样，对临床疑似者需重视病史和影像学检查，做到早诊断、早治疗。药物仅为姑息治疗，外科手术难度高、风险大，介入治疗是目前治疗重度 PVS 的主要手段，近期疗效可靠，可迅速改善局部血流动力学，缓解症状，提高患者心肺功能。针对不同病因的 PVS，介入治疗策略大致相同，大直径金属裸支架置入可降低患者 ISR 发生率，保持远期血管畅通，规范操作流程可避免并发症的发生，提高血管开通率。尽管如此，PVS 仍存在认识盲区，包括发病机制、新型肺静脉靶向药物、外科手术、介入治疗后再狭窄等，介入治疗器械还需进一步更新，长期疗效有待观察。

（李秋实　马　路）

第 12 章

肺动静脉瘘的介入诊疗

肺动静脉瘘（pulmonary arteriovenous fistula，PAVF）为先天性肺血管畸形，故又称为肺动静脉畸形（PAVM）。血管扩大迂曲或形成海绵状血管瘤，肺动脉血液不经过肺泡直接流入肺静脉，肺动脉与静脉直接相通形成短路。1897 年首先由 Churton 发现描述，称为多发性肺动脉瘤。

一、概述

1939 年 Smith 应用心血管造影证实本病。文献命名较多，如肺动静脉瘤，肺血管扩张症（haemagiectasis of the lung），毛细血管扩张症伴肺动脉瘤（haemorrhagic telangiectasia with pulmonary artery aneurysm）。另外，本病有家族性，与遗传因素有关，如遗传性出血性毛细血管扩张症（Rendu-Osler-Weber 病）。80% 以上的 PAVF 为先天发育异常所致，其他因素为创伤、感染、长期肝硬化、二尖瓣狭窄等。还有研究报道妊娠是肺动静脉瘘患者病情恶化的病因之一，其机制尚不清楚。

这种畸形是由各种不同大小和不等数目的肺动脉和静脉直接连接。常见者动脉 1 支、静脉 2 支。二者之间不存在毛细血管床。病变血管壁肌层发育不良，缺乏弹力纤维，又因肺动脉压力促使病变血管进行性扩张。肺动静脉瘤是一种肺动静脉分支直接构通类型，表现为血管扭曲、扩张，动脉壁薄，静脉壁厚，瘤呈囊样扩大，瘤囊及其分隔中，可见血栓。病变可位于肺的任何部位，瘤壁增厚，但某区内皮层减少，变性或钙化，为导致破裂的原因。另有右肺动脉与左房直接交通，为少见特殊类型。

病理上可分为两型：囊型和弥漫型。囊型瘘管部形成蜿蜒屈曲的团状血管瘤囊，瘤壁厚薄不均，又分为单纯型和复杂型。80% ～ 90% 属单纯型，为 1 支供血肺动脉与 1 支引流肺静脉直接沟通，瘤囊无分隔。复杂型为 2 支以上的供血肺动脉与引流肺静脉直接沟通，囊腔常有分隔，弥漫型可局限于一个肺叶或遍及两肺，动静脉之间仅有多数细小瘘管相连，而无瘤囊形成。由于血管腔内压力较低，管壁仅轻度增厚。受累的动、静脉常呈弯曲状扩张，静脉往往有变性或钙化。菲薄变性的囊瘘发生自发性破裂，继而形成局限性含铁血黄素沉着症。

病变分布于一侧或两侧肺，单个或多个，大小可在 1mm 或累及全肺，常见右侧和两侧肺下叶的胸膜下区及右肺中叶。本病约 6% 伴有 Rendu-Osler-Weber 综合征（多发性动静脉瘘，支气管扩张或其他畸形，右肺下叶缺如和先天性心脏病）。

由于 PAVF 不影响心脏血流动力学，大多数患者无症状。当分流量较大时可出现呼吸困难、发绀、杵状指、红细胞增多症等症状。

与其相关的神经系统并发症包括偏头痛、TIA、缺血性卒中、脑脓肿、癫痫等。PAVF

的患者中缺血性卒中的发病率在 10% ～ 18%，TIA 发病率在 6.5% ～ 37%。研究显示：多发性 PAVF 较单一病变缺血性卒中发病率更高。大部分 PAVF 会逐渐增大，导致相关的神经系统疾病发病率增加，已有多例关于未经治疗的 PAVF 患者反复出现缺血性卒中的病例报道。

有证据显示 PAVF 患者较 PFO 患者缺血性卒中及 TIA 复发率更高。为防止 PAVF 患者症状进展及预防相关并发症，一旦确诊即应积极治疗。

既往检测 PAVF 的方法有：肺血管 CT 三维重建，磁共振（MR）及肺动脉造影。近期，专家们更喜欢用选择性"肺动脉声学造影"检测 PAVF：多功能管头送至左、右肺动脉，嘱受检者行 Valsalva 动作，推注混合盐水，若存在肺动静脉瘘，则心脏超声立即发现左心有大量微泡显影。特别是对肺动脉造影未能发现簇状动静脉瘘的微小肺动静脉瘘者，肺动脉声学造影中心脏超声见其左心有大量微泡显影即可能存在微小肺动静脉瘘。

介入封堵治疗是通过经皮股静脉导管在近肺动脉瘘的供血动脉处放置栓塞物，其操作简单、疗效可靠、创伤小，且可多次分期治疗，虽有可能会造成栓塞或封堵器材脱落、移位，但可最大限度地保留肺组织，成功率达 80% ～ 100%。

介入封堵治疗已逐步替代外科手术治疗，成为 PAVF 的首选治疗方法。

二、介入诊疗的适应证与禁忌证

（一）适应证

从解剖结构上看，PAVF 最重要的结构是供血动脉，而介入治疗的目的即阻断供血动脉，完全截断右向左分流。以往研究认为供血动脉直径 < 3mm 的患者，不需要接受介入治疗。但 2017 年英国胸科学会关于肺动静脉畸形的临床声明中提出，对于放射可见的 PAVF，无"3mm 规则"。因此，目前对于 PAVF 的治疗倾向于发现即干预，最大程度降低出现反常栓塞等并发症的可能。

凡有活动后呼吸急促、发绀，咯血、胸痛等相关症状且病变局限的患者，均需治疗；对于无明显症状，但因进行性病变，可发生破裂、出血、细菌性心内膜炎、脑脓肿、栓塞等致死性并发症的需要治疗。

（二）禁忌证

1. 碘过敏。
2. 各种原因不能平卧或烦躁不安不能配合手术者。
3. 合并有其他脏器衰竭者：如心力衰竭，肾衰竭，呼吸衰竭者。
4. 血常规指标：白细胞低于 $3.0 \times 10^9/L$，血小板低于 $30 \times 10^9/L$。出凝血时间大于正常值 2 倍者。

三、操作方法及要点

1. 栓塞材料　目前应用于肺动静脉瘘的栓塞材料大致有：①明胶海绵。Ivalon 碎片，适合于肺小动静脉瘘栓塞。但明胶海绵是一种暂时性栓塞材料，一定时间后能吸收。现已很少应用。②弹簧栓子。适合于单发囊状或肺小动静脉瘘栓塞，对于供血动脉直径在 $3 \sim 7mm$ 尤为合适；但若供血动脉直径 $> 7mm$ 时往往需多枚弹簧钢圈才能达到完全封堵，因来源方便，价格便宜，目前最为常用。③可脱落球囊。作为大型栓塞物可用于直径 $> 7mm$ 供血动脉的栓塞，球囊未脱落前可反复充盈的特点可用于预栓塞性试验并可重新定位，联合弹簧钢圈有加强栓塞效果。其主要缺点是原位球囊日后可发生球囊萎陷，而发生再通与症状复发。④ Amplatzer 封堵器。具有定位可靠，栓塞技术简单的优点可获得满意的栓塞效果。国内已有研究者试用于供血动脉粗大的囊状 PAVM，一般选用 Amplatzer 的 PDA 封堵器。与弹簧钢圈作为栓塞材料相比较，在直径 $> 7mm$ 的供血动脉栓塞时，Amplatzer 封堵器仅需一步操作即可达到完全栓塞效果；而弹簧钢圈的置入往往需多枚才能有与之相同的栓塞效果。而且移位、脱落等并发症也明显减少，因此，有学者建议在栓塞直径 $> 7mm$ 的供血动脉时，可将该封堵器作为首选。选择直径应大于供血动脉 2mm。选择过大型号会导致封堵器双盘与腰部结构展开不良，向供血动脉近端延伸覆盖正常的肺动脉分支，因此，对于 $< 2mm$ 的供血动脉，应采用弹簧栓子。

2. **栓塞方法**　经右股静脉穿刺插管，行肺动脉造影后进行栓塞治疗。输送器可选用 6F 或 7F 端孔导管。弹簧栓子栓塞治疗技术的关键是正确选择栓塞部位，选择大小合适的弹簧栓子。为避免残留的供血动脉与支气管动脉形成侧支，栓塞部位应尽量在其远心端靠近瘤囊侧以避免影响其周边肺血管，但栓塞点也不要过于接近瘤囊，以免弹簧栓子脱入瘤囊进入体循环。在引入血管过短（$< 3cm$）或细小（$< 3mm$）时可在其近心端甚至上一级分支释放弹簧栓，以防止弹簧栓脱入体循环或空气逆栓塞的发生。

3. **弹簧栓子大小的选择**　囊状 PAVM 栓塞，一般应选择大于栓塞动脉直径 50% 的弹簧栓子，因弹簧栓子直径过小会脱入瘤囊并进入体循环，直径过大会使弹簧栓子拉长，栓塞附近的正常肺动脉。多发弥散型肺小动静脉瘘栓塞，一般应选择大于栓塞动脉直径的 $30\% \sim 40\%$ 的弹簧栓子。当血管直径较大，如一枚弹簧栓子不足以使靶血管完全栓塞时，则选用多枚弹簧栓子进行栓塞。对这种情况，建议采用 PDA 封堵器，因其可一步到位。采用经导管法进行栓塞，囊状 PAVM 可达到完全栓塞。弥散型小动静脉瘘，仅能够进行部分有效栓塞，达到姑息治疗目的。

4. **在实际操作过程中，要注意 4 点**　①应当多投照位充分展示瘤囊引入血管的长度、走行、直径、与周围亚段肺血管分支的关系；②应当准确判断供血动脉，即使是单发囊状肺动静脉瘘也可有多支引入血管，故在完成病变血管栓塞后还应将端孔导管回撤至肺段或叶动脉水平重复对比剂"冒烟"，必须以栓塞后瘤囊完全不显影为准；③对囊状肺动静脉瘘引入血管的栓塞尽可能应用多枚弹簧栓，使其在栓塞处形成蜂窝状结构，以避免弹簧栓移位和减少后期因引入血管和侧支血管交通所致再通的可能；④对多发囊型肺动静脉瘘，应对所有供血动脉逐一进行栓塞。无论是单纯型还是复杂型囊状 PAVM，都要力求栓塞完全，使右向左分流消失。而多发弥散型肺小动静脉瘘栓塞较困难，栓塞点选择在引起分流肺动脉近病变处；如为两肺广泛病变，仅选择病变较重的部位进行栓塞以期达到姑息性治疗目的或作内外科镶嵌治疗。

四、并发症的防治

1. **栓子脱落**　主要见于囊状 PAVM，因栓子直径过小脱入瘤囊或释放进入瘤囊，再进入体循环。

2. **空气栓塞**　因操作不当空气经导管进入肺动脉可导致空气栓塞，如术中出现胸痛，心电图 ST 段抬高，可考虑空气栓子进入冠状动脉所致，给予扩血管药物后一般症状缓解，心电图恢复正常。

3. **肺栓塞**　较少见，主要为栓塞了正常的肺动脉所致。另外，导管栓塞治疗的缺点是部分病例可以再通，需行再次治疗。

（刘晶晶　马　路）

第 13 章

房间隔造口术

房间隔造口术（atrial septostomy）是指通过球囊导管或其他器材，撕裂并扩张房间隔，造成左右心房直接交通，血液可在心房之间直接流动达到治疗目的的治疗方式。

一、概述

正常情况下，左右心房和左右心室之间分别由房间隔和室间隔相隔，这样保证血液在心血管流动的正常途径，使血液经右心至肺血管充分氧合后，再经左心分配至外周各器官和组织，供应足够的氧分。左心衰竭（简称左心衰），左心室代偿功能不全，出现严重的肺循环淤血，肺动脉高压和右心衰竭均能够被稳定可控的心房间分流所减轻。1966 年首例应用球囊导管进行房间隔造口术，以替代开胸行房间隔切开术，治疗完全型大动脉转位等重症复杂先心病患者。球囊房间隔造口术（balloon atrial septostomy，BAS）是通过特殊（球囊）导管扩张和撕裂房间隔，新建或扩大房间交通，形成造瘘口，用以调节心房水平右向左分流量，对于发绀属先天性心脏病患儿用以增加左心血氧含量。本法首先应用于发绀属先天性心脏病姑息性治疗，目前也有用于晚期肺动脉高压减症治疗。之后微型刀房间隔切开术及静态球囊房间隔扩张术也逐步应用于临床。随着射频房间隔穿孔术及房间隔支架等装置的研发成功，房间隔造口术的介入治疗得到了进一步的发展，目前根据需要可建立限制性及非限制性的心房交通。

对于肺高血压及右心衰竭患者，房间隔造口术是一种用以缓解进展性肺高血压患者病情或右心衰竭病情的姑息性介入手术，房间隔造口术已成为 WHO 心功能Ⅲ～Ⅳ级且有药物治疗史患者复发晕厥时的指南推荐方案，而且该介入手术可作为患者在等待心肺移植前的姑息性桥接治疗。

该术通过人工房间隔造口，可形成右向左分流，减少患者右心压力，缓解右心负荷，同时左心输入量增加。虽然该术不能改变患者肺部血流动力学，但是可以降低交感神经过度活跃。除此之外，房间隔造口术可长期缓解患者症状，稳定患者血压水平，改善组织氧供情况。

二、介入诊疗的适应证与禁忌证

（一）适应证

1.房间隔造口术指征（包括球囊房间隔造口术、切割球囊房间隔造口术、球囊房间隔扩大术、房间隔支架置入术）　适用于婴幼儿完全型大血管转位（TGA），二尖瓣闭锁，三尖瓣闭锁、室间隔完整的肺动脉瓣闭锁，完全性肺静脉异位引流（TAPVC），左、右心发育不良综合征等患者。

（1）Ⅰ级推荐

1）为了减轻左心房压力时，或者房间隔完整或限制性缺损的大血管转位患者，为了增加心房混合时推荐行房间隔造口术（证据级别：B）。

2）体外膜肺患者如发生严重肺水肿或回心血量很少、静脉血氧饱和度很低时推荐行房间隔造口术减轻左心房压力（证据级别：C）。

（2）Ⅱa级推荐

1）左心发育不良的患者，如房间隔完整或限制性缺损时，可行房间隔造口术减轻肺静脉高压（证据级别：B）。

2）如需要减轻左心房压力，可行房间隔穿刺术及采用心房间人工合成材料或生物合成材料（如 Gore-Tex）的静息球囊扩张术（证据级别：C）。

（3）Ⅱb级推荐

1）三尖瓣闭锁合并房间隔完整、肺动脉闭锁合并室间隔完整和限制性房间隔缺损、完全性肺静脉异位引流合并限制性房间隔缺损等患者行外科手术前可行房间隔造口术减轻肺循环压力和体循环压力（证据级别：B）。

2）患有肺动脉高压且内科治疗效果欠佳的患者，因严重肺血管疾病可行房间隔造口术，通过牺牲血氧饱和度来增加心排血量（证据级别：C）。

2. **球囊房间隔造口术适应证**　婴儿年龄＜6周最为有效。球囊房间隔造口术主要适用于：

（1）增加动脉血氧饱和度：主要为 TGA，伴或不伴有其他心脏畸形。如果患儿的血流动力学稳定、氧合足够，根治手术可在 12～24h 进行者，可不必行球囊房间隔造口术。

（2）缓解右心房高压，改善右心功能不全及体循环淤血：包括三尖瓣闭锁、室间隔完整型肺动脉瓣闭锁等，右心梗阻型先心病及完全性肺静脉异位引流伴限制性房间隔缺损或卵圆孔未闭等。

（3）缓解左心房高压，改善肺循环淤血：左心室发育不良综合征伴限制性房间隔缺损或卵圆孔未闭者。

3. **射频房间隔造口术（联合应用射频消融和球囊扩张（CURB）**　治疗左心衰竭的适应证。

（1）年龄≥18周岁。

（2）明确的慢性心力衰竭症状、体征，药物疗效欠佳伴 NYHA 心功能分级Ⅲ或Ⅳ级，持续 3 个月以上。

（3）超声心动图提示左心室舒张功能减低。

（4）动脉收缩压≥90mmHg。

（5）射血分数减低心力衰竭：LVEF 20%～40% 伴左心室舒张末期压或 PCWP ≥18mmHg。

（6）射血分数保留心力衰竭：LVEF＞40% 伴左心室舒张末期压或 PCWP≥18mmHg。

4. 射频房间隔造口术治疗右心衰竭的适应证

(1) 年龄≥18周岁的特发性或先心病术后肺动脉高压（心脏结构完整）。

(2) 药物治疗后仍无法控制的右心衰竭，WHO心功能分级Ⅲ级或Ⅳ级，或反复出现晕厥。

(3) 肺动脉平均压＞50mmHg，肺血管阻力＞12 Wood单位（未停靶向药物测量）。

(4) 右心房平均压8～20mmHg。

(5) 左心室舒张末期压（LVEDP）或PCWP＜18mmHg。

(6) 静息条件下，外周动脉血氧饱和度≥88%。

5. 射频房间隔造口术治疗重度肺动脉高压的适应证

(1) 年龄≥18周岁的特发性或先心病术后肺动脉高压（心脏结构完整）。

(2) 肺动脉平均压＞50mmHg。

(3) 充分药物治疗后仍然无法控制右心衰竭或反复出现晕厥。

(4) 右心房平均压8～20mmHg。

(5) 左心室舒张末期压（LVEDP）≤18mmHg。

(6) 静息条件下，外周动脉血氧饱和度≥90%。

6. 房间隔造口支架术适应证　药物治疗效果不佳的左心衰竭或肺动脉高压右心衰竭。

（二）禁忌证

虽然研究证实房间隔造口术可以改善多个年龄段（含儿童）特发性PAH患者生存率，但是该手术具有一定的风险性。手术死亡率高风险因素包括平均右心房压＞20mmHg，左心室舒张末压＞18mmHg，静息动脉血氧饱和度＜90%，肺循环阻力指数＞55Wood单位·m²。

因此，现指南对于房间隔造口术的禁忌指征包括右心房压＞20mmHg，室内静息动脉血氧饱和度＜90%，其主要顾虑为在这些条件下患者低氧血症风险升高。

需要指出的是，若患者右心房压力显著升高，其血流动力学反应明显不同，因此，部分右心房压力升高的患者或可接受房间隔造口术，右心房压力升高应视为一项相对禁忌证。同时术者应准备心房封堵工具以应对患者出现动脉血氧饱和度降低的情况。

三、操作方法及要点

1. 术前准备

(1) 做好相关的化验检查；经胸和（或）食管超声心动图检查；心电图及X胸片等检查。

(2) 详细病史及体检，询问有无对金属过敏史。

(3) 备用氧气及药品。

(4) 各种器械和气管插管的准备。

(5) 术前4h禁食、禁水；备皮。

(6) 向患者及其家属或监护人解释术中可能出现的并发症并签署知情同意书。

2. 方法及要点

（1）球囊房间隔造口术经股静脉将球囊导管送入至右心房，经卵圆孔达左心房，以对比剂少量充盈球囊后，迅速由左心房抽拉球囊至右心房及右心房与下腔静脉交界处，然后再推送球囊至右心房，以撕裂卵圆孔周围房间隔组织，抽吸对比剂使球囊吸瘪后再次将球囊导管插入左心房，重复 2 ～ 5 次，直至扩张的球囊经过房间隔无阻力为止。复查左右心房平均压差小于 0.4kPa 即 3mmHg 为有效。较大的婴儿，如房间隔组织较厚而硬或卵圆孔已闭合，可采用带刀片的导管行房间隔切开术。

最常用的为 Rashkind 球囊房间隔造口术，由于 6 周以内的小婴儿（尤其新生儿期）卵圆孔瓣一般较菲薄，在外力作用下容易撕裂；另外新生儿期大部分患儿卵圆孔开放，导管可由右心房经卵圆孔顺利进入左心房。因此应用头端带有可扩张性球囊的导管插入下肢血管，经下腔静脉、右心房、卵圆孔达左心房，然后用对比剂扩张头端球囊，由左心房至右心房快速拽拉球囊，经房间隔的扩张球囊，将卵圆孔瓣膜撕裂，形成足够房间隔缺损，从而改善异常血流动力学及低氧血症，要达到满意的球囊造口，卵圆孔原发隔要薄，另外左心房应足够大以容纳球囊。如房间隔较坚韧，可行微型刀拉开房间隔，再用球囊导管撕裂造口，或应用静态球囊扩张法行房间隔造口术，有时使用特制的房间隔交通装置形成永久性交通。

（2）经导管射频房间隔造口术（Combined Use of Radiofrequency-ablation and Ballon-dilation，CURB 术式，联合应用射频消融和球囊扩张术式）：首先行左、右心导管检查及选择性冠状动脉造影术，根据术中左心室舒张末期压力水平，决定是否行经导管射频房间隔造口术（CURB 术式），根据患者血流动力学参数进行个体化精准造口；穿刺房间隔，进行球囊扩张，白箭箭头所示为扩张过程中球囊中央形成的"腰征"（图 13-1A），完全扩张后，"腰征"消失（图 13-1B）。主要流程为：卵圆窝定位→卵圆窝消融→分级球囊扩张→房间隔造瘘口边缘消融→术后超声评估造瘘口。

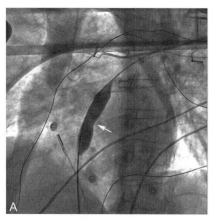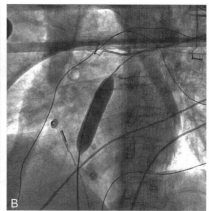

图 13-1　射频房间隔造口术球囊扩张过程

射频房间隔造口术根据患者血流动力学参数进行个体化精准造口；箭头所示为扩张过程中球囊中央形成的"腰征"（A 图），完全扩张后，"腰征"消失（B 图）

图 13-1 和图 13-2 摘自：闫朝武 . 全球首例射频房间隔造口术（CURB 术式）治疗左心衰竭获得成功 . 严道医声网　2020-10-13 19：16

而后应用射频消融导管对瘘口边缘进行消融，从而确保瘘口稳定，抑制其再闭塞（图13-2，彩图1）。

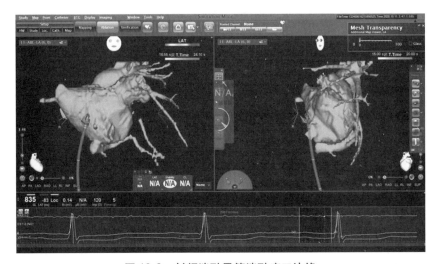

图 13-2   射频消融导管消融瘘口边缘

应用射频消融导管对瘘口边缘进行消融，从而确保瘘口稳定，抑制其再闭塞

具体手术步骤如下图（图13-3，彩图2），造口术后，患者低血压即刻改善，临床症状大幅好转（图13-4，彩图3），术后心脏不良重构大幅改善（图13-5）。

（3）MicroFlux®房间隔造口支架术：先在局部麻醉下穿刺股动脉、股静脉，完成心导管检查评估后转为全身麻醉，在食管超声引导下穿刺房间隔，穿刺成功后将加硬导丝送入左上肺静脉建立轨道，根据患者病情行球囊预扩张后置入6mm孔径房间隔造口支架，经透视及食管超声评估支架左右盘展开良好，夹持于房间隔两侧，固定稳定、位置良好，食管彩超显示心房水平分流，分流孔直径符合预期大小，心导管检查评估达到预期效果，释放造口支架。

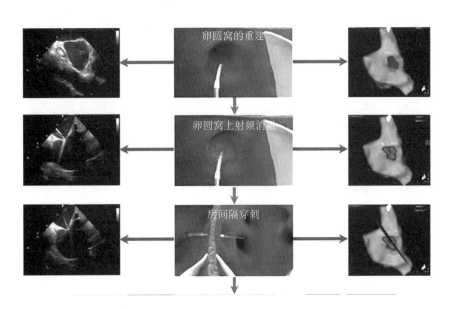

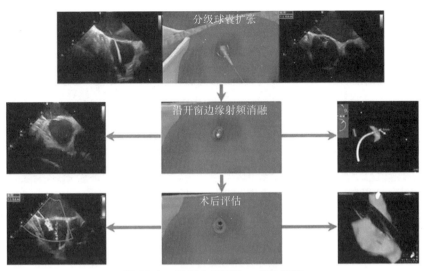

图 13-3 射频房间隔造口术流程图

其原理是采用分级球囊扩张术进行精准的个体化造口，采用经导管射频消融使瘘口保持长期稳定开放

图 13-3～图 13-5 摘自：Yan C, Wan L, Li H, et al. First in-human modified atrial septostomy combining radiofrequency ablation and balloon dilation [J]. Heart, 2022, 108 (21)：1690-1698. doi：10.1136/heartjnl-2022-321212

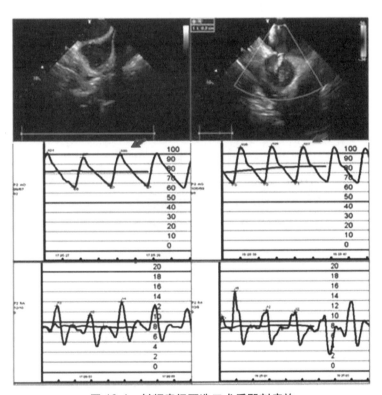

图 13-4 射频房间隔造口术后即刻疗效

造口术后，患者低血压即刻改善，主动脉（AO）收缩压从 99mmHg 升高至 106mmHg（红色箭头所示）。患者临床症状大幅好转，胸闷、头晕症状消失。注：左侧，术前；右侧，术后

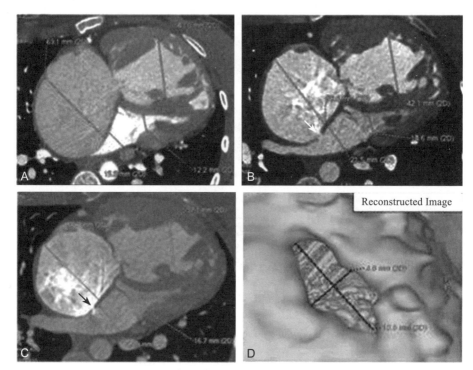

图 13-5　射频房间隔造口术 MSCT 随访

与术前（A）相比，术后心脏不良重构大幅改善：高度扩大的右心逐渐回缩，而被挤压缩小的左心容积获得改善（B，术后 3 个月；C，术后 1 年）。MSCT 检查提示所造瘘口通畅，大小稳定（箭头所示）；重建图提示瘘口呈椭圆形（D）

MicroFlux® 房间隔造口支架采用一体式差异内皮化技术（中心分流区防内皮化设计、边缘非分流区促内皮化设计），在全球具有先进性。镍钛合金雕刻支架框架提供分流区强大的径向支撑力，分流孔抗压缩能力更强。全球首创内卷式立体构型支架设计，可适应和无损夹持贴合不同形态的房间隔。支架采用巧妙的可控释放机构：在术中任何时刻均可重复回收释放，即使支架完全解脱释放后亦可微创抓捕回收。MicroFlux® 具有多种规格支架，可以根据评估结果选择更合适的分流孔径，个体化匹配不同心腔解剖和血流动力学特点的患者。目前 MicroFlux® 房间隔造口支架系统多中心注册临床试验正在开展，未来将造福更广大的心力衰竭患者。

四、并发症的防治

球囊对房间隔的过度牵拉可引起房性心律失常及左心房、肺静脉与右心房的撕裂。较重者可引起心脏压塞，需紧急手术治疗。

（李连杰　马　路）

第 14 章

主动脉窦瘤破裂的介入诊疗

主动脉窦瘤（也称瓦氏窦瘤、乏氏窦瘤）及其破裂，是一种少见的先天性心脏病，约占先天性心脏病的 2%。发病率东方人高于西方人。主动脉窦瘤破裂在临床并不常见，但其预后凶险不易控制，一旦明确诊断，应立即通过手术封堵缺口，纠正血流动力学异常。因此，积累该病的诊断经验以提高诊断准确率、缩短确诊时长、为尽早手术争取时间意义重大。

一、概述

（一）病因

关于主动脉窦瘤形成的原因，一般认为先天性心脏病是主动脉窦瘤破裂的最常见病因。形成主动脉窦瘤的根本原因是胚胎发育阶段主动脉窦部动脉壁中层发育缺陷。病理组织学证实，与主动脉瓣纤维环相连接的窦壁缺乏中层弹力纤维，仅由血管内膜和外膜及心腔间的结缔组织构成薄弱的窦壁。其次是由于主动脉瓣环本身的发育缺陷或托垫于窦壁外的肌肉组织发育不良。在以上病理基础上，主动脉窦长期受到主动脉高压血流的冲击，导致窦壁被动扩张，中层组织与纤维环分离，形成突向低压心腔的假腔并逐渐扩张形成囊状瘤体，即为主动脉窦瘤。

合并存在的先天畸形也是主动脉窦瘤形成的重要因素，本病患者常并发其他心血管畸形，如室间隔缺损、主动脉瓣畸形及关闭不全、动脉导管未闭、房间隔缺损、主动脉缩窄、肺动脉瓣狭窄及永存左上腔静脉等。其中合并室间隔缺损最多，占 60%。由于室间隔与右冠窦的相邻的解剖关系，使右冠窦最常受累。室间隔缺损多为干下型，并且大部分都伴有主动脉瓣脱垂及关闭不全。干下型室间隔缺损时右冠窦失去了邻近的右心室漏斗部的支持，在主动脉高压血流作用下右冠窦逐渐形成瘤样突出。窦瘤的形成则会进一步加重瓣叶的脱垂及关闭不全。

主动脉窦瘤及其破裂，除先天性原因外，尚有极少数由后天病因引起，如梅毒、细菌及真菌感染引起的；患者常伴有主动脉本身的病变。主动脉中层坏死是老年患者发生主动脉窦瘤的重要原因。

主动脉窦瘤壁长期承受主动脉的压力而日益变得脆弱，在某些外因的作用下，例如患者进行剧烈的生理活动，遭受外伤，发生感染性细菌性心内膜炎等，遭受骤然增加的压力而破裂，使瘤体破至邻近心腔、心包腔或肺动脉产生心腔内分流时，即称为主动脉窦瘤破裂（upture of aneurysm of aortic Sinus，RAAS）。

此外，还有一种先天性病变，即在主动脉和心腔之间存在一个小缺损，没有与任何组织隔离。这种病变极为罕见，临床只有少数报道，称为主动脉心腔瘘。

（二）病理改变

主动脉窦瘤多发生在右冠状动脉窦和无冠状动脉窦，以右冠状动脉窦为多见（80%），其次为无冠窦（15%），左冠窦极为少见（5%）。RAAS 以破入右心室（63%）为多，其次为右心房（32%），极少见破入左心室、心包腔或肺动脉。主动脉窦瘤外观为白色薄壁的纤维膜样囊状膨出结构或筒状结构，直径为 0.5～2.0cm，长度为 0.4～4.0cm。顶端有一个或数个大小不等的破口。无冠状动脉窦多破入右心房，而左冠状动脉窦可破入左心房、左心室成心包腔，但极为少见。

主动脉窦瘤如果不引起主动脉瓣关闭不全或右心室流出道梗阻，则患者无血流动力学方面改变，也无临床症状。RAAS 往往突然发生，会对血流动力学方面产生极大的影响。由于巨大压力阶差，会产生大量左向右分流。引起右心容量负荷增大，产生右心肥大和肺动脉高压乃至右心衰竭。主动脉窦瘤还可引起主动脉瓣环扩大，瓣叶移位或脱垂，产生主动脉瓣关闭不全。RAAS 则会加重主动脉瓣反流，左心室负担骤然增加，心脏扩大，极易失去代偿能力。同时，由于患者脉压增大，舒张压下降，引起冠状动脉供血不足，或因左冠状动脉窦瘤压迫左冠状动脉，患者出现心肌缺血甚至心肌梗死，都可造成左心衰竭。

（三）临床表现

未破裂的主动脉窦瘤患者，除少数因瘤体过大可有梗阻或压迫的相应表现外，大多无自觉症状。少数先天性主动脉心脏瘘患儿，可于出生后听到表浅的连续性杂音，患儿常有肺部感染病史，伴有乏力、气急、发育不良等症状。一般无心力衰竭。

大部分患者均在 RAAS 时出现症状，包括突发性剧烈胸痛、心悸、呼吸困难。甚至急性心力衰竭。数小时后，或经休息、胸痛、气急等症状可能缓解，逐渐转为心慌、气促、易疲乏等慢性症状；患者还可能丧失劳动能力。

RAAS 后，在患者胸骨左缘第 3～4 肋间可闻及Ⅳ～Ⅴ级表浅连续性杂音，并有震颤；肺动脉第二心音亢进。由于患者舒张压显著下降，脉压增大。出现水冲脉、枪击音、毛细血管搏动等外周血管阳性体征。此外，患者还可出现心脏扩大、心脏压塞及心肌缺血等表现。

X 线检查当主动脉窦瘤未破裂时，患者心脏图像大都正常。破裂者，心影进行性扩大，肺血增多。并可出现肺动脉段突出等肺动脉高压的改变。主动脉窦瘤破入右心室者，左右心室明显扩大；破入右心房者，则表现为右心房极度扩大，主动脉结正常或缩小。

彩色多普勒超声诊断主动脉窦瘤破裂具有特异性，被认为是具有确诊价值的无创性检查方法。它能在主动脉根部显示出瘤体形状、大小、部位、破入腔室、异常分流多少、分流走向及并发症，提供具有特征性的血流动力学信息，是诊断主动脉窦瘤破裂的可靠方法。借助声学造影或彩色多普勒，可显示主动脉窦瘤与心腔间的分流。

逆行升主动脉造影，可显示主动脉窦瘤的位置、大小及其破入的心腔（图 14-1）。通过造影可观察是否合并主动脉瓣关闭不全，如有关闭不全可确定其程度。心室造影可显示心内其他合并畸形。

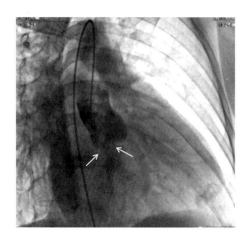

图 14-1　逆行升主动脉造影

逆行升主动脉造影显示主动脉窦瘤破入右心房，箭头指向破口位置及破入右心房

图 14-1～图 14-3 摘自：郭军，韩宝石. 主动脉窦瘤破裂的介入治疗. 严道医声网，2017-12-08 10：48：20 https：//www.drvoice.cn/v2/article/2516

二、外科及介入诊疗适应证

无症状的主动脉窦瘤患者，无须治疗。但主动脉窦瘤突然破裂的患者，当破口比较大时，其预后很差，这是因为主动脉的高压血液直接灌注到右心，使右心突然承受巨大的容量负荷，迅速导致患者心力衰竭而死亡。因此，主动脉窦瘤破裂患者一经确诊，应尽早施行手术，甚至是施行急诊手术。伴有心力衰竭者，无论对内科药物治疗的反应如何，均应及时施行手术。主动脉窦瘤未破裂者，若合并心内畸形、主动脉瓣关闭不全、右心室流出道狭窄和梗阻，或有其他血流动力学方面改变时，均应施行手术治疗。

传统的外科手术治疗方法是开胸经心腔切口和（或）主动脉切口行直视下破口修补术；同期需更换主动脉瓣者约占 30%。通过曾经施行介入治疗和外科手术治疗的瓦氏窦瘤破裂（RSVA）患者的对比研究发现，外科手术经常合并有更严重的主动脉反流及手术相关副损伤，包括感染性心内膜炎、主动脉瓣损伤、破裂口增大，甚至破裂复发等。近年新兴的先天性心脏病介入治疗，特别是 Amplatzer 封堵器的应用，为治疗 RAAS 开辟了新的途径。主动脉窦瘤绝大多数破裂至右心室，部分破裂至右心房，形成心底部左向右分流。由于瘤体大多未波及瓣环和主动脉瓣，并且窦瘤破口大多距右冠状动脉开口和瓣环根部尚有一段距离，当破口较小时，对这类患者可以考虑采用经导管封堵治疗。以下情况不适宜封堵，应进行外科手术修补：紧靠右冠状动脉开口部或瓣环和主动脉瓣的患者；破口比较大，封堵器难以有效进行封堵者；合并干下型室间隔缺损、主动脉缩窄、主动脉瓣畸形及关闭不全等心脏畸形者。

据报道，用 Rashkind 封堵器及 Gianturco coil 弹簧圈进行封堵，但这两种封堵装置主要通过股动脉逆行性置入，不仅操作复杂，且对动脉损伤较大，因此其应用范围受限。随着应用 Amplatzer 封堵器介入封堵 VSD 和 PDA 的日渐成熟，其方法学同样适用于 RAAS 的封堵，而 Amplatzer 的 PDA 封堵装置（ADO）又符合 RAAS 的形态学特点，因此，目前国内外成功进行封堵 RAAS 一般均应用该种装置，但它毕竟不是专为主动脉窦瘤破口设计，还需要进一步改良和完善。

封堵适应证：①年龄 3 岁以上，体重大于 15kg；②主动脉右冠窦或无冠窦受累及；③瘤体破入右心房或右心室；④心功能可以耐受手术，无合并其他需要外科处理的心血管疾病；⑤主动脉窦瘤破口直径 ≥ 2mm。又有文献总结介入治疗的理想适应证：经胸超声心动图

（TTE）及经食管超声心动图（TEE）证实主动脉窦瘤破口存在，且为主动脉右冠状动脉窦到右心室水平的左向右分流，瘤体未累及瓣环或主动脉瓣，窦瘤破口边缘至主动脉瓣环距离≥7mm，并且窦瘤破口距右冠状动脉开口≥5mm，心功能可耐受手术，排除其他严重心脏畸形患者。相对适应证：主动脉窦瘤破裂（RAAS）又称瓦氏窦瘤破裂（RSVA）合并其他先天性心脏畸形，但无右向左分流，心功能良好患者，可以慎重选择行介入治疗。

选择封堵时应注意瘤体位置，以选用的封堵器不影响周围结构（瓣环、主动脉瓣及右冠状动脉）为原则，与窦瘤破口的距离：窦瘤破口边缘至主动脉瓣环距离7mm，距右冠状动脉开口≥5mm（无冠窦瘤破裂不用考虑此问题）。

禁忌证：窦瘤破入左心房或左心室；严重肺动脉高压并已导致右向左分流者；严重主动脉瓣关闭不全；瘤体影响右心室流出道，造成明显狭窄者；主动脉窦瘤累及左冠窦者；心腔内有赘生物或血栓；合并感染性心内膜炎，以及存在其他感染或出血性疾病；肝肾功能严重异常、一般状况差不能耐受手术者；合并其他复杂先天性心脏畸形需外科手术处理者。合并其他不适于进行介入治疗的结构性心脏病；导管入路或封堵器安置处有血栓等。

然而，虽然窦瘤破入左心室既往被认为是介入治疗 RSVA 的禁忌证，但 Srivastava 等仍采用 3 个动脉导管未闭封堵器（Amplatzer duct occluder，ADO）为一例 5 岁男患儿成功地同时封堵了 RSVA 及合并的动脉导管未闭（PDA）与冠状动脉瘘。因此，关于介入治疗 RSVA 的适应证与禁忌证还需进一步探索。

三. 操作方法及要点

操作方法与介入封堵 VSD 相类似，即先建立股动脉 - 主动脉窦瘤破口 - 股静脉轨道，再经股静脉顺行性置入 ADO 封堵器。这种方法不仅减少了对股动脉的损伤，而且还能在封堵伞释放前适时地实施造影检查，验证封堵效果，其操作安全性高，即使对直径较大的窦瘤破口也同样有效（图 14-2，图 14-3）。

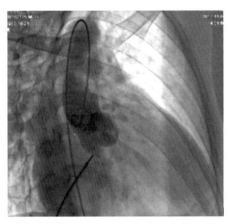

图 14-2　RAAS 封堵后升主动脉造影图
升主动脉造影显示主动脉右窦窦瘤底部破口已封堵，造影分流消失

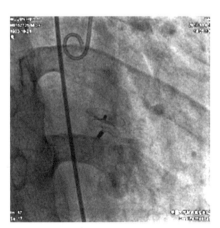

图 14-3　RAAS 封堵器释放后封堵器位置影像图

四、并发症的防治

介入治疗中应注意以下问题：①应经主动脉根部造影从多个投射角度确定窦瘤破裂的部位、大小、破口与主动脉瓣的距离，以选择合适的封堵伞，封堵前后注意观察主动脉瓣功能变化，反流加重时应慎重释放封堵器；②封堵前后注意观察冠状动脉开口与破口的关系，封堵后进行冠状动脉造影观察冠状动脉灌注情况；③合并其他不适于进行介入治疗的心脏畸形和严重主动脉瓣关闭不全时，不宜采用介入治疗，应考虑及时同期外科处理心脏畸形和主动脉瓣，以防止难治性心力衰竭的发生。因为现阶段介入治疗还无法完全替代外科手术，切不可以偏概全。

经皮穿刺主动脉窦瘤破裂口封堵术方法简单易行，国外报道中期随访疗效可靠，其结果同外科手术组，无复发病例。国内最近也有少量报道。应当承认，由于目前全球开展的主动脉窦瘤破口介入封堵病例较少，因此仍需大量临床实践和长时间的随访。同时应严格掌握适应证，使这项相对简单、微创的介入治疗技术真正地发挥其应有的价值。

总之，经导管 RAAS 封堵术为此类患者提供了一条低风险、低并发症、低花费、高生活质量的治疗方法。是一种对外科手术有益的补充疗法，适合于无须其他外科处理心血管病变的主动脉窦瘤破裂。其近期疗效良好，中远期疗效有待进一步研究。

（廉鸿飞　马　路）

第 15 章

复杂先天性心脏病介入诊疗及"镶嵌"治疗

随着介入心脏病学的发展，不仅一些简单的先天性心脏畸形，如瓣膜狭窄、心内间隔缺损等，可以通过介入方法得到根治。在复杂先天性心脏病的矫治过程中，也越来越多地应用多种介入技术。心血管介入治疗因具有操作简便、创伤小、可重复性强、能到达手术野不易到达的部位等优势与外科手术互为补充从而简化手术过程、降低手术风险及并发症的发生率、使治疗效果最优化。

一、概述

随着先天性心脏病（先心病）治疗手段的迅速发展，微创手术、腔内介入等手段都对临床治疗起了很大的推动作用，但主要应用于简单先心病。对于复杂先心病，近年来提出了介入治疗与外科手术治疗联合应用，即镶嵌治疗（hybrid therapy）的新理念，并取得了初步的临床效果，该技术减少了手术创伤，扩大了手术适应证，改善手术即刻及远期获益。广义上来说，先心病镶嵌治疗包含手术前镶嵌治疗（如球囊房间隔造口术、主肺动脉侧支血管栓塞术等）、手术中镶嵌治疗（如经胸微创室间隔缺损封堵、经胸肺动脉瓣球囊扩张术、肺动脉狭窄扩张、各种经胸瓣膜置入手术等）、手术后镶嵌治疗（如术后残余分流封堵、主动脉缩窄术后再狭窄支架置入、法洛四联症远期肺动脉瓣置入等）。而狭义的先心病外科镶嵌治疗，主要是指术中镶嵌治疗。

（一）介入治疗在外科手术前的应用

外科手术前介入治疗的应用，可有效缓解重症复杂先心病患者的危重情况，为外科手术治疗赢得时间，也可以使某些手术简化，降低手术难度，为外科手术提供更好的条件。

1. **房间隔造口术** 1966 年首例应用球囊导管进行房间隔造口术，以替代开胸行房间隔切开术，治疗完全型大动脉转位等重症复杂先心病患者。之后微型刀房间隔切开术及静态球囊房间隔扩张术也逐步应用于临床。随着射频房间隔穿孔术及房间隔支架等装置的研发成功，房间隔造口术的介入治疗得到了进一步的发展，目前根据需要可建立限制性及非限制性的心房交通。

2. **主动脉至肺动脉侧支血管的封堵术** 主动脉至肺动脉侧支血管常见于肺动脉闭锁伴有室间隔缺损、重症法洛四联症等疾病。可以单独供应某一肺段，也可以和中央肺动脉一起供应同一肺段，即双重供应。对于未经手术的患者，该血管有利于肺血流灌注，从而增加氧合血含量，但在外科根治术后，这些侧支血管会引起肺循环血流增多，左心容量负荷增加等后果。对于这些患者在接受根治术前需行主动脉造影以明确侧支循环情况，对于较粗大的双重供血血管进行封堵。

3. 体 - 肺分流术后通道的封堵术　体 - 肺分流术是肺血少型的复杂发绀型先心病的常用姑息性治疗方法，对于已行体 - 肺分流术的患者，在外科矫治术前应行分流通道封堵，经导管封堵较外科手术方便、创伤小、并发症少。

（二）介入治疗在外科手术中的应用

1. 肌部室间隔缺损的封堵术　临床上单纯外科治疗难以探查，需在体外循环下进行，同时行左心室切口，术后通常心功能差，难以耐受。单纯介入治疗可能面临患者年龄小、血管细、封堵装置无法运送等因素。近年来，国内外开始采用心脏不停跳下食管超声引导通过右心室小切口行介入治疗获得成功。此技术改良对婴儿，特别是新生儿患者具有重要意义。

2. 肺动脉分支狭窄球囊扩张及支架置入术　对于各种原因心导管难以进入的严重肺动脉分支狭窄，又必须行开胸手术的患者，可在手术中直视下进行球囊扩张和置入血管内支架，从而避免经皮介入所致的破裂、穿孔、断离和乳头肌或腱索损伤，甚至材料脱落等并发症，有效缓解症状，缩短手术时间，提高血管成形术后狭窄血管的再通率。

（三）介入治疗在外科手术后的应用

介入治疗在外科手术后的应用，可解决外科手术遗留的某些问题，避免再次外科手术。

1. 残余分流　对于术后残余分流，由于外科开胸术后胸腔内纤维组织增生，部分患者纵隔或胸腔粘连，手术视野难以显露，再次外科手术容易损伤心脏及大血管，且术后创面渗血较多，因而二次开胸手术风险大。通过介入方法行残余分流封堵就更为简便，效果确切。

2. 残余梗阻　外科术后发生的血管腔狭窄，如主动脉狭窄术后再狭窄、肺动脉残余狭窄等，采用经皮球囊扩张和安置血管内支架较外科手术方便且风险小，并发症少，可部分或完全替代外科手术或减少外科手术的机会。

3. Fontan 手术后窗孔封堵术　对于单心室等复杂先心病患者，在进行心房内通道或心外管道腔静脉与肺血管吻合术时，通常在心房间开一窗口，防止术后早期静脉压过高，但部分患者可出现低氧血症，且存在反常栓塞的风险，通常在血流动力学调整稳定后关闭窗口，介入治疗封堵可获满意效果。

综上所述，随着介入治疗技术的发展及手术技术的改进，镶嵌治疗可充分发挥介入治疗与手术治疗的优势，二者联合应用、相互补充，提高了复杂先心病的手术成功率及其手术效果，改善了患者预后。

（杜 克 马 路）

二、复杂先天性心脏病的体肺侧支血管栓塞术

体肺侧支栓塞术是经皮穿刺股动脉插入输送鞘管，在透视下将封堵器材经输送导管送至靶血管进行栓塞，与外科手术相结合，以提高治疗某些合并体肺侧支的复合或复杂先天

性心脏病的成功率及效果。1974 年 Zuber buhler 等首次报道了 1 例法洛四联症患者进行经导管体肺侧支血管栓塞术获得成功。1992 年阜外心血管病医院率先引进该技术，目前在我国大的医学中心已成为先心病复杂畸形镶嵌治疗手段之一。

（一）设备、仪器及药品要求

1. **导管室**　符合心脏介入准入条件的导管室。
2. **设备**　C 形臂心血管造影机及相应的 X 线防护设备（铅衣、铅围脖、铅屏蔽）。
3. **仪器**　包括多导心电生理记录仪、心脏电复律除颤器、临时起搏器、心电监护仪、血压监护仪、气管插管、麻醉呼吸机、血氧饱和度检测仪、血氧测量仪及高压注射器。
4. **器材**　器材准备包括一次性使用的导管，包括动脉穿刺鞘管、端孔导管、猪尾巴导管、Cobra 导管、右冠状动脉造影导管、145cm 长（0.035in）导丝、260cm 长（0.035in）加硬导丝、股静脉穿刺针和各种规格型号的血管栓塞器及其输送鞘管，包括弹簧栓子、血管塞（Plug）、明胶海绵及 PDA 封堵器等。
5. **药品**　药品准备包括消毒药品、麻醉药品、各种抢救药品、抗心律失常药品、异丙肾上腺素、阿托品及肝素。

（二）适应证

1. **肺动脉闭锁**　肺动脉闭锁合并室间隔缺损或重型法洛四联症伴体肺侧支血管形成，适合外科手术矫治或外科矫治术后，并具备以下特点。
（1）侧支血管直径一般≥ 2mm。
（2）侧支血管有明显血流动力学意义，增加左心室容量负荷或术后出现低心排血量综合征、左心衰竭等。
（3）拟栓塞的侧支血管所供血的肺段应同时存在固有肺动脉及其分支供血（即双重供血）。
2. **肺血减少**　肺血减少的复杂先天性心脏病行 Blalock-Taussig 分流术后，准备再次实施根治术前栓塞 Blalock- Taussig 分流血管。
3. **其他特殊情况**　如隔离肺、先心病外科手术后的静脉侧支血管（严格说并不属于体肺侧支血管）、医源性或外伤性体 - 肺动脉交通等。

（三）禁忌证

1. **唯一血供来源**　体肺侧支血管为某一肺叶或肺段的唯一血供来源时，是栓塞术的绝对禁忌证。
2. **解剖形态特殊**　体肺侧支血管解剖形态特殊，置入栓塞材料有可能移位或脱落并导致其他重要血管栓塞的。
3. **感染**　明显的局部感染或全身感染，患者有菌血症或脓毒血症时。
4. **凝血机制障碍**　凝血机制障碍，导致置入栓塞材料后难以诱发血栓形成时。

（四）操作方法及要点

1. 术前准备

（1）询问病史：有无金属过敏及晕厥病史，近 1 个月内有无发热等。

（2）术前常规物理检查：包括听诊心律、心率、心脏杂音，测量血压并触诊有无肝大及下肢水肿、肺内啰音等。记录年龄、性别、身高、体重。

（3）检查患者心电图、X 线胸片、经胸超声心动图、肺动脉增强 CT 或肺血管磁共振成像及各项检验指标，包括动脉血氧饱和度，了解病情以便适应证选择。

（4）与患者和其家属谈话：介绍介入治疗适应证、操作过程、并发症等。与法定年龄患者和家属签订检查知情同意书。

（5）不配合或需在全身麻醉下施行的患者术前 4h 禁食、禁水。

（6）备皮：一般为右侧或双侧腹股沟部备皮。

（7）建立静脉通路。

（8）碘过敏试验（必须为阴性）。

（9）情绪紧张者可酌情应用镇静药。

（10）预防性应用抗生素，青霉素需做过敏试验。

（11）选择性心室造影、大动脉造影和侧支血管造影，确定患者有无手术矫治的适应证，以及体肺侧支血管的解剖细节和血供范围，选择拟栓塞的"靶血管"，并根据其解剖特征准备好可能的栓塞材料及输送导管。

（12）外科矫治术前的体肺侧支血管栓塞术应按照外科手术准备，气管插管，并准备好从导管室转移至手术室的所有保障措施。

2. 操作技术要点

（1）入路：绝大多数为股动脉、静脉侧支可用股静脉，并根据患者畸形特点个体化选择，静脉推注肝素 100U/kg 体重。

（2）根据拟栓塞的靶血管的形态个体化选择导管：常用端孔导管、右冠状动脉造影导管 Cobra 导管和 Simons 导管等。

（3）栓塞材料：根据拟栓塞的靶血管的形态、管径个体化选择，常用 Gianturco 弹簧栓子、可控弹簧栓子、可脱落球囊、各种封堵器、血管塞及明胶海绵、栓塞微粒等。

（4）拟栓塞的靶血管选择性造影。

（5）交换导丝。

（6）选择大小适宜的栓塞材料。

（7）栓塞后造影评价栓塞效果。

3. 成功标准

（1）侧支血管完全闭塞、几近闭塞或部分闭塞。

（2）无严重并发症。

4. 术后处理

（1）严密注意血氧饱和度和心率的变化。

（2）在有手术指征的情况下尽快行外科矫治手术。

（3）侧支血管不完全栓塞者注意尿液颜色的变化，防范溶血的发生，复查尿常规、血常规。

（4）血管穿刺部位并发症的防范。

（5）侧支血管部分栓塞者应注意预防感染。

（6）定期随访时间，6 个月至 1 年以上。影像学检查了解封堵材料的形态、位置的变化。

（五）并发症预防及处理

1. 技术相关性严重并发症

（1）栓塞材料脱落、移位：尽量栓塞到位，防止封堵材料部分或全部脱入主动脉。该并发症一般尝试介入方法取出。

（2）靶血管穿孔、破裂：术中操作轻柔，可减少该并发症的发生。一般采用介入方法。

（3）严重低氧血症：尽快外科手术矫正心脏畸形。

2. 术后并发症

（1）溶血：尽量栓塞完全，防止产生高速血流的残余分流。可采用激素及碳酸氢钠药物治疗，无效者再行栓塞术。

（2）血管内膜炎：非手术治疗。

（3）肺梗死：避免栓塞单一供血的靶血管，非手术治疗。

（曹如梅　马　路）

三、室间隔完整型肺动脉闭锁的介入诊疗

室间隔完整型肺动脉闭锁（pulmonary atresia with intact ventricular septum，PA/IVS）是一种少见的发绀型先天性心脏病，占先天性心脏病的 1%～3%。PA/IVS 的病理解剖包括肺动脉瓣的完全梗阻、发育不良且发育程度不等的右心室及三尖瓣、伴或不伴冠状动脉畸形。该病自然病死率极高，如果不进行药物治疗和手术干预，患儿 2 周内死亡率达 50%，6 个月内死亡率为 85%。

（一）概述

PA/IVS 是一种完全的右心室流出道梗阻伴有不同程度的右心室和三尖瓣发育不良，并伴发冠状动脉畸形的先天性心脏病。胎儿期 PA/IVS 可以导致三尖瓣和右心室逐渐发育不良，并随之可能出现单心室循环，出生后需要多次手术干预。新生儿期 PA/IVS 在解剖条件合适的情况下，可以接受包括经皮球囊肺动脉瓣成形术（percutaneous balloon pulmonary valvuloplasty，PBPV）及动脉导管支架置入术在内的介入治疗以缓解临床症状，既可避免在新生儿期进行外科手术，也有利于右心功能的恢复，从而为需要二次治疗的患儿争取条件。经皮外周血管介入治疗可作为 PA/IVS 一期手术首选治疗方法，对于右心室、三尖瓣

环和肺动脉发育较好的患儿，PBPV 较为适用，而三尖瓣瓣环越小，则对动脉导管越依赖，越适于置入动脉导管支架。与发达国家相比，我国 PA/IVS 介入治疗开展力度远远不够。随着"产前 - 产后一体化"诊疗模式的兴起，PA/IVS 患儿出生后及时救治率明显提高，介入治疗愈发需要得到更多关注和推广。

（二）适应证及禁忌证

目前针对 PA/IVS 的初始介入治疗主要包括经皮肺动脉瓣射频打孔术（radio frequency perforation，RFP）、经皮球囊肺动脉瓣成形术（percutaneous balloon pulmonary valvular plasty，PBPV）与经皮动脉导管内支架置入术（PDA stenting）。尽管整体治疗策略的框架已基本成形，但是具体的适应证仍存在一些争议。

目前认为，介入治疗只适用于肺动脉瓣膜型闭锁。对于右心室发育良好或轻度发育不良，三尖瓣 Z 值 > － 2.5，且无明显右心室 - 冠状动脉交通的病例，首选经导管肺动脉瓣打孔术联合 PBPV。对于右心室发育处于临界范围，三尖瓣 Z 值在 － 4.5 ～ － 2.5，且不存在右心室依赖性冠状动脉循环（right ventricle dependent coronary circulation，RVDCC）的患儿仍建议选择介入治疗作为初始治疗，双心室修补可能性最大化。对于右心室重度发育不良，三尖瓣 Z 值 < － 5.0，需要额外建立稳定的肺血流来源，PDA 可保持动脉导管自然管腔开放，较改良体 - 肺动脉分流术血流动力学更为稳定。

1. 适应证

（1）PA 呈隔膜型，右心室发育近于正常。心腔由三部分结构组成。

（2）漏斗部开放呈长管形，发育好，肺动脉发育好。

（3）无右心室依赖性冠状动脉循环（窦状隙开放）。

2. 禁忌证

（1）肺动脉闭锁是以肺动脉瓣、漏斗部、肺动脉干及其分支的闭锁，伴有发育不良。

（2）肺动脉干发育不良。

（3）右心室腔很小，右心室容积缩小发育不良，心壁有胚胎期的窦状隙开放。

（4）三尖瓣叶、瓣环发育小，三尖瓣狭窄。漏斗腔严重细小。存在冠状动脉异常。

（三）介入治疗方法

1. 经导管肺动脉瓣导丝打孔术　1991 年 Latson 成功进行了 1 例 PA/IVS 新生儿经导管肺动脉瓣导丝打孔术联合球囊扩张术，该病例使用 0.014in 导丝的硬性尖端进行打孔。受器械限制，该技术引进国内早期也同样使用 0.014in 冠状动脉导丝的硬性尖端对闭锁性肺动脉瓣进行穿孔。随着专门用于冠状动脉完全闭塞的特殊 0.014in 导丝的改进，软性尖端即具有足够穿刺能力，可以替代硬性尖端对 PA/IVS 新生儿肺动脉瓣穿刺打孔。

2. 经导管肺动脉瓣射频打孔术　经导管肺动脉瓣射频打孔术需在透视引导下使用 2F 电极导管，控制射频打孔发生器选择 5 ～ 10W 的能量进行穿孔，打孔成功后应用球囊逐级扩张肺动脉瓣。

3. 动脉导管支架置入术　对于右心室发育欠佳的病例，肺动脉瓣膜扩张成形术后血氧饱和度仍维持在 90% 以下，且在不能脱离前列腺素 E1 的情况下，动脉导管未闭（PDA）支架置入术被认为是为 PA/IVS 患儿提供稳定肺血流来源的有效方法，可避免与严重低氧血症相关的早期死亡。

支架长度由导管长度决定，导丝放置后在侧位面上测量导管长度，使其伸直，提高了长度测定的准确性。支架长度的选择使得肺动脉和主动脉两端都被覆盖，同时避免与主动脉后壁接触。当支架完全扩张时，可能会发生一定程度的支架短缩，特别是在动脉导管弯曲和支架过度扩张的情况下。一旦支架尖端穿过动脉导管最狭窄的部分，需重复血管造影，并进行微调以准确定位支架。

4. 非体外循环下 Hybrid 术　通过内科介入和外科手术治疗相互结合应用的治疗模式称为 Hybrid 或镶嵌治疗。

（1）手术操作：胸骨正中切口或胸骨下段切口，肝素化（1mg/kg）后于右心室流出道表面缝荷包，在食管超声引导下置入穿刺鞘管。确认穿刺针对准刺破闭锁的膜性肺动脉瓣后，在钢丝引导下放入球囊扩张管，球囊扩张后利用超声即时观察肺动脉瓣压差变化。若压差仍 > 30mmHg，则选择比初次扩张球囊大 1 ～ 2 号的球囊管重复扩张。

（2）镶嵌治疗优势与介入下肺动脉瓣球囊扩张术或直视下肺动脉瓣切开术相比，镶嵌治疗具有如下优势：①操作更简单；②利用食管超声监测，可避免 X 线辐射；③避免了体外循环及相关并发症，缩短手术后呼吸机辅助和监护室时间；④术中如出现右心室壁或肺动脉壁的破裂、出血或恶性心律失常，均可在直视下予以处理，增加手术安全性；⑤术中或术后早期氧饱和度难以维持者，可术中同时加做体肺分流术，以免发生缺氧，避免再次手术。

5. 介入下肺动脉瓣球囊扩张术　介入下肺动脉瓣球囊扩张术是利用激光或射频肺动脉瓣打孔后再进行球囊扩张。一方面此技术因径路和血管大小限制常有右心室破裂穿孔、三尖瓣乳头肌或腱索损伤等并发症发生，另一方面术后需要长时间应用前列腺素 E1 维持动脉导管开放，来维持相对合适的围术期氧饱和度，仍有约 1/3 以上患者需再次行外科体肺分流术。因此，虽然该技术目前国外应用较多，但是限于设备要求及存在的并发症，国内小儿心内科很少开展。

（四）并发症的预防与处理

相比外科手术，经皮导管介入治疗固然有病死率低、创伤小、术后恢复快等缺点，然而，血管穿孔、腱索损伤、心包积血等并发症仍时有发生。这可能与器材的选择、缺乏操作经验等相关。因此全面评估极其重要，同时也要重视围术期管理和手术操作的精细。

（李　杰　马　路）

四、复杂先天性心脏病外科术后的介入诊疗

肺血减少型先天性心脏病（先心病），是心脏外科临床常见的病种，此类疾病在经历外科根治或改善症状手术后可能存在残余畸形，需介入治疗作为补充措施。

（一）体肺循环栓塞术

通常运用于肺血减少性发绀；复杂先天性心脏病如法洛四联症（TOF）、肺动脉闭锁（PA）、室间隔缺损、房间隔缺损因右室流出道和（或）肺动脉狭窄或闭锁常有体肺侧支血管参与肺部血供。术后出现"灌注肺"或咳血等并发症。

体肺循环栓塞术在复杂性心脏病治疗中的应用：心导管检查及心血管造影可明确诊断体肺侧支的起源、走行、供血范围及是否与固有肺动脉存在交通，也可以获得主动脉、肺动脉及侧支血管压力等血流动力学数据，为外科矫治的适应证及术式选择提供理论依据。心血管造影直接指导下的血管栓塞术，因操作相对简便，栓塞效果可靠，减少术中回血过多及术后出现"灌注肺"的发生率，目前已成为处理与固有肺动脉相交通的体肺侧支的首选治疗方法，也是外科术前漏诊体肺侧支而未对其处理，进而导致术后出现"灌注肺"或咳血等并发症的补救治疗方法。

（二）心外管道全腔静脉肺动脉连接术

通常运用于单心室或功能性单心室，三尖瓣闭锁，外管道与心房之间的开窗术后发绀、低氧血症、体循环栓塞及运动耐量降低。

心外管道全腔静脉肺动脉连接术已成为单心室或功能性单心室，如三尖瓣闭锁等首选的外科手术矫治方法。其目的是将体静脉血与肺静脉血分隔开通过提高体静脉压和降低肺血管阻力来达到满意的肺血流，使体静脉血直接回流至肺循环而功能性单心室起到体循环泵的功能。这样既减轻了功能性单心室的负荷也保证了足够的心排血量。术前患者若存在肺动脉压力增高（≥ 18mmHg）、肺动脉狭窄或发育不良，主动脉瓣下流出道梗阻、左心室舒张末压 ≥ 12mmHg 及房室瓣反流等危险因素，常加行外管道与心房之间的开窗术以防止术后肺动脉压力明显升高，增加体循环血量，降低术后死亡率及并发症的发生率。但外管道开窗后存在右向左分流，若分流量大患者临床上常出现发绀、低氧血症、体循环栓塞及运动耐量降低等后果，常需对其进行闭合，而经导管外管道开窗封堵术是近年来采用的一种新技术但仅有少数临床报道。其方法学及适应证的选择等尚有待进一步探讨。

（三）房间隔造口术

通常运用于先天性完全型大动脉转位、完全性肺静脉畸形、左心发育不良。

房间隔造口术以房水平分流为主要生存循环的一些复杂先天性心脏病，如完全型大动脉转位、室间隔完整的三尖瓣闭锁、完全性肺静脉异位引流及左心发育不良综合征等，手术能起到很好的姑息治疗作用：特别是对完全型大动脉转位的患儿，可达到快速有效缓解患儿发绀及气促，改善低氧血症，纠正酸中毒，从而提高患儿生存率，改善预后。完全型大动脉转位患儿的年生存率已由以前的 20% 左右提高到 85% 以上。所用造口器材由最初的房间隔穿刺针、普通球囊、造口球囊到目前的切割球囊、普通支架、蝶形造口支架等，已经能较准确地对造口的大小、位置进行细微控制。

（四）动脉导管（或体肺侧支）内支架置入术

通常运用于主动脉弓离断、室间隔完整的肺动脉闭锁、肺动脉发育不良的重度肺动脉瓣狭窄等。

某些的肺血少发绀属先天性心脏病，如主动脉弓离断、室间隔完整的肺动脉闭锁、肺动脉发育不良的重度肺动脉瓣狭窄等，完全依赖动脉导管及其他体肺侧支提供肺循环血供，如果动脉导管及体肺侧支发育不好或闭合则很快会危及患儿生命，使其来不及得到根治就夭折。所以外科矫治的初期手术就是建立体肺分流以促进肺血管发育，为根治术做准备。而动脉导管或体肺侧支内支架置入术可以增加体肺分流量、成为一种外科体肺分流术的替代疗法，避免多次手术的危险，提高手术预后。另外支架置入后，发生支架内再狭窄还可根据需要进行支架内球囊扩张，以调节肺血流量，有外科分流术不具备的可操纵性。动脉导管内支架置入术较外科分流术有更为明显的优势。支架置入途径可以根据具体情况选择，如果肺动脉瓣狭窄或闭锁，主肺动脉发育尚好则可先行，肺动脉瓣球囊扩张或打孔术后再通过静脉途径置入支架。如果主肺动脉发育欠佳、动脉导管肺动脉端有狭窄，则可通过动脉途径置入支架。

（五）球囊扩张支架置入术

通常运用于动脉狭窄、静脉狭窄、人工血管外通道狭窄。

外科术后血管狭窄球囊扩张支架置入术包括动脉狭窄、静脉狭窄、人工血管外通道狭窄，大多与手术吻合口的瘢痕形成及人工血管材料有关。Mustard 及 Senning 术后（治疗大动脉转位的房内转流术）常容易造成肺静脉口狭窄、腔静脉口狭窄，外科处理起来颇为麻烦，而球囊扩张及支架置入则可较为简单地解决这些问题，从而避免二次手术的风险，另外右心室 - 肺动脉外通道的术后狭窄也可通过球囊扩张来推迟外科更换人工血管的时间。如果 Blalock-Taussig 分流在肺动脉尚未锻炼到足以接受根治术前就发生狭窄则必须加以处理，此时球囊扩张及支架置入无疑又成为较理想的选择。

（六）主动脉缩窄球囊扩张支架置入术

通常运用于主动脉缩窄外科矫治术后再狭窄：目前认为单纯球囊扩张术对主动脉缩窄外科矫治术后再狭窄的治疗效果较好，支架置入术对成人主动脉缩窄的治疗效果较明确，对于年龄较小的儿童，一般不主张支架置入，因为随着生长发育，支架内狭窄不可避免。但对于一些合并主动脉缩窄的复杂先天性心脏病在外科矫治前预先对缩窄部位进行扩张，则无疑对改善左心室功能、降低手术难度有积极的意义。近年有较多研究显示主动脉缩窄内置入支架后若发生再狭窄尚可以行支架内再扩张，能够降低再狭窄两端的收缩压差，部分患者可以得到根治，进一步拓宽了支架置入术治疗先心病的适应证。

（七）残余病变或再发病变的补救性治疗

通常运用于各种缺损修补术后残余漏，外科瓣膜成形术，或生物瓣置换术后残余狭窄，血管结扎不全或缝线脱落，外科术后房性心动过速，室上性心动过速等。

对心外科手术后的残余病变或再发病变进行补救性治疗，避免二次手术，改善预后。这些外科术后的并发症主要包括各种缺损修补术后残余漏，外科瓣膜成形术，或生物瓣置换术后残余狭窄，血管结扎不全或缝线脱落等。采用的介入技术包括各种缺损封堵术、瓣膜扩张术、血管成形术、栓塞术等。由于介入技术的创伤少、可重复性，更容易使患者及家属从心理上接受，达到二次手术所不能达到的社会心理效果，所以临床意义重大。目前四联症矫治术后残余肺动脉瓣狭窄、室间隔缺损的介入治疗成功病例并不少见。对心外科手术后出现房性心动过速或室上性心动过速的患儿采用电生理射频治疗也是术后常用的介入技术之一。

总之，目前已开展的各种先天性心脏病介入治疗技术均可与外科手术联合应用于复杂先天性心脏病的根治方案中，其技术适应证、禁忌证、并发症与其常规应用（主要指简单先天性心脏病的介入治疗）相同。但有几个问题需要特别注意，介入治疗时机的选择。介入治疗是在外科手术前、术中还是术后进行，介入技术及器材的选择。选择怎样的介入技术及器材来保证预期的治疗效果，介入技术与外科手术的配合。

（曹如梅　杜　克　李　杰　马　路）

第三篇

瓣膜病的介入诊疗

第 16 章

经皮球囊肺动脉瓣成形术

肺动脉瓣狭窄（pulmonary valve stenosis，PVS）是一类常见的先天性心脏畸形，约占活产婴儿的 0.5‰，占所有先天性心脏病的 8%～10%，且其发生率呈稳定上升的趋势，亚洲人群的发生率高于欧美国家，常和肺动脉瓣上及瓣下狭窄合并出现。PVS 导致右心室持续性的高压会引起右心代偿性增大，心室壁增厚，最终发展为右心功能衰竭。中度狭窄年长者活动后可出现疲劳或气促；严重狭窄者活动后可出现呼吸困难和乏力，突发晕厥或者猝死。越来越多的患者在儿童时期通过介入手段进行矫治，1982 年，Kan 等首先报道采用球囊扩张导管进行静态的球囊扩张技术，称为经皮球囊肺动脉瓣成形术（percutaneous balloon pulmonary valvuloplasty，PBPV），此后获得广泛应用。30 余年来，随着对 PBPV 应用的适应证、方法学、手术前后血流动力学、作用机制及随访等深入研究及较大数量的临床应用研究，表明 PBPV 为简便、有效、安全、经济的治疗 PS 的首选方法，对于大部分病例，PBPV 可替代外科开胸手术。

一、概述

经皮肺动脉瓣球囊成形术自 1982 年首次出现后，目前已成为 PVS 的首选治疗方式，但部分患者在长期随访时会出现反流或再狭窄等事件，尤其是解剖结构特殊的 PVS 患者疗效欠佳。Noonan 综合征患者 60% 会出现 PVS，并且约 30% 为重度狭窄，80% 的该类患者球囊扩张后压差不会显著下降，65% 的患者需要再次介入或手术干预。

PVS 几乎均为先天性，是较常见的先天性心脏畸形，约占先心病患儿的 10%，发病率在国内居先天性心脏病的第四位。瓣膜大都为三叶式，也可为二叶式、单叶或四叶式，少部分患者（尤其是合并 Noonan 综合征时）常伴有明显的瓣膜发育不良。

（一）病理改变

PVS 可分为瓣膜型、瓣上型（肺动脉型）、瓣下型（漏斗型）和混合型（漏斗部合并瓣膜部狭窄）4 种。其中瓣膜型狭窄最多见占 75%，其次为瓣下型和混合型，而瓣上型最少见。约 50% 可同时伴有其他先天畸形如 VSD、ASD 等。Milo 等依据解剖和造影检查将单纯 PVS 分为 3 型。

1. 圆顶样肺动脉瓣狭窄　此型常见，占 PVS 的 60%～70%。其瓣膜交界缘融合，瓣叶略增厚，但瓣叶平滑有弹性，瓣口呈圆形，位于中央，造影可见狭窄肺动脉瓣呈圆顶样，瓣环不狭窄，瓣口射流征明显，肺动脉干狭窄后扩张。这类 PVS 最适宜行经皮球囊肺动脉瓣成形术（PBPV）。

2. 肺动脉瓣发育不良型　肺动脉瓣叶明显增厚，坚硬、高低不平，可见隆起呈椰菜花样。造影显示瓣叶水平不规则充盈缺损，无瓣口射流征及肺动脉干狭窄后扩张。此类 PVS 行 PBPV 早期报道效果不佳，而用超大球囊扩张行 PBPV 可望使部分病例获得成功。

3. 肺动脉瓣"沙漏样"畸形　伴瓶样瓣窦、瓣孔水平肺动脉瓣狭窄，瓣孔偏离中心，瓣窦深，此型宜外科手术治疗。

（二）临床表现

PVS 轻、中度狭窄者常无自觉症状。重度狭窄者，运动耐量差，可出现心悸、疲乏和气急等症状，严重时可有发绀、晕厥和右心衰竭等表现。主要体征是肺动脉瓣区喷射性收缩期杂音，随着狭窄程度加重，该杂音逐渐增强及响度达峰后移，P2 减弱伴分裂，吸气后更明显。肺动脉瓣区喷射性喀喇音表明瓣膜无重度钙化，活动度尚可。先天性重度 PVS 者，早年即有右心室肥厚，可致心前区隆起伴胸骨旁抬举性搏动。

（三）辅助检查

狭窄后的肺动脉扩张为本病特征性改变，因此，X 线示肺动脉段突出（瓣膜型狭窄），而漏斗部狭窄则肺动脉段凹陷明显，两肺血管纹理减少。心电图多为右心室肥厚伴劳损。

超声心动图和心导管检查是 PVS 诊断和评估的主要方式。通过超声心动图测量峰值流速、跨瓣压差等评估 PVS 的程度。超声心动图可见右心室、右心房内径增大，胸骨旁肺动脉长轴及短轴切面可见肺动脉瓣反射增粗、增强，开放受限，肺动脉瓣狭窄后扩张。瓣膜型狭窄者可显示肺动脉瓣开放受限并呈圆顶状突入肺动脉。漏斗部狭窄者可见漏斗部心室肌肥厚，右心室流出道狭窄、梗阻。可利用超声多普勒测量肺动脉瓣的最大血流速度（V_{max}）及跨瓣压力阶差（ΔP），ΔP 与心导管测值对比相关性好，可作为术前病例选择的主要依据。

心导管可测量肺动脉跨瓣压差、右心室收缩压等血流动力学指标，准确评估狭窄的程度；同时右心室造影可见增厚的肺动脉瓣和收缩期喷射性血流束，呈现"射流征"和"圆顶征"。右心导管检查取血氧测定血氧饱和度。测定右心室及肺动脉压力。计算出 ΔP，右心室造影可显示瓣膜狭窄的射流征及肺动脉狭窄后扩张。据此可确定肺动脉瓣狭窄的类型、程度，如果确定为 PBPV 适应证者，依据右心室造影可测定肺动脉瓣环直径，以选择 PBPV 球囊的直径。球囊大小的选择与 PBPV 成功与否有密切关系，因此，应准确地测定肺动脉瓣环直径。

（四）治疗

1982 年，首先应用经皮球囊成形术治疗小儿 PVS 获得成功报道后，该技术迅速发展。此后对 PBPV 的作用机制、适应证、方法学、手术前后的血流动力学、随访及较大数量的临床应用研究表明，PBPV 为简便、安全、有效、经济的治疗方法，现已经成为治疗 PVS 的首选方法。PBPV 术的机制主要是借助球囊快速充盈时产生的均力将粘连融合的瓣膜撕裂，使狭窄的瓣孔扩张，解除肺动脉瓣狭窄。

二、介入诊疗的适应证与禁忌证

（一）适应证

1.典型肺动脉瓣狭窄　跨肺动脉瓣压差≥40mmHg。

（1）最佳年龄2～4岁。

（2）单纯性PVS或同时合并有继发性流出道狭窄者，患者有明显症状。

（3）心电图示右心室肥厚，超声波或X线显示显著右心室肥大，如行右心室造影可见肺动脉瓣狭窄，瓣膜增厚，凹凸不平，对比剂通过狭窄的瓣膜显示射流征，或呈"鱼嘴状"改变，肺动脉主干狭窄后明显扩张，心导管检查跨肺动脉瓣压力阶差≥30mmHg者。

（4）ΔP≥30mmHg，或右心室收缩压≥50mmHg，或平均压≥25mmHg。

（5）重症PVS伴心房水平右向左分流的先心病，如法洛三联症亦有满意的效果。

（6）复杂性先心病伴PVS者，特别是肺动脉瓣狭窄为单纯性者，PBPV可作为姑息疗法以缓解低氧血症，替代第一期的开胸手术，如法洛四联症。此外，当患儿年龄组较小，手术危险性较大时，也可选择PBPV术，以改善症状。

（7）外科手术后或肺动脉瓣球囊成形术后再狭窄者。

（8）重症新生儿肺动脉瓣狭窄。

（9）对瓣膜发育不良型的PVS约2/3有效，主要为轻、中度型的病例。

2.青少年及成人患者　对于青少年及成人患者，跨肺动脉瓣压差≥30mmHg，同时合并劳力性呼吸困难、心绞痛、晕厥或先兆晕厥等症状。

（二）相对适应证

1.重症PVS伴心房水平右向左分流。

2.轻、中度发育不良型PVS。

3.婴幼儿复杂先天性心脏病伴PVS：暂不能进行根治术者，应用PBPV进行姑息治疗，缓解发绀。

4.部分婴儿重症法洛四联征伴PVS，可试行球囊瓣膜及血管成形术作为姑息疗法，以缓解发绀及肺动脉分支狭窄。

5.PVS经球囊扩张及外科手术后残余压力阶差。

6.室间隔完整的肺动脉瓣膜性闭锁：右心室发育正常或轻度发育不良，可先行射频打孔，再进行球囊扩张术。

7.重症PVS伴左心室腔小及左心室功能低下：可逐步分次行球囊扩张术。

（三）禁忌证

1.肺动脉瓣下漏斗部狭窄；PVS伴先天性瓣下狭窄；PVS伴瓣上狭窄。

2.重度发育不良型PVS。

3.婴儿极重型PVS合并重度右心室发育不良或右心衰竭。

4. 极重度 PVS 或室间隔完整的肺动脉瓣闭锁合并右心室依赖性冠状动脉循环。

5. PVS 伴需外科处理的右房室瓣重度反流。

（1）单纯肺动脉瓣狭窄依据以上分型属 2 型即"沙漏样"者；

（2）合并瓣环明显发育不良或瓣上、瓣下明显狭窄者及瓣叶明显增厚者；

（3）肺动脉瓣二叶畸形所致的狭窄；

（4）在早期即出现明显症状及血流动力学改变的患儿，多为肺动脉瓣口极重度狭窄，因导管极难通过狭窄的瓣口进入肺动脉，且由于瓣口过小插入导管可使瓣口循环阻断而加重心力衰竭甚至导致猝死，这类患儿宜外科手术治疗。

三、操作方法及要点

（一）术前准备

1. **化验检查准备**　包括血常规、肝肾功能、体格检查、心电图、X 线胸片、超声心动图等检查，测定瓣环直径，初步明确 PVS 类型及严重程度，评价手术的安全性、手术效果和可能发生的并发症。

2. **设备器材准备**　数字减影血管造影机（放射线引导方法）、超声心动图诊断仪、高压泵、普通导管主要包括 MPA2 导管、猪尾巴导管、右冠导管等，导丝包括 0.035in 普通导丝、交换导丝、0.035in 超硬交换导丝（260cm），适用于超声引导的多弯导管等。根据患者年龄、体重及瓣环直径选用不同类型及规格的球囊。一般对于体重 20kg 以下的儿童选用聚乙烯单球囊（直径通常有 10mm、12mm、15mm、18mm、20mm、25mm 等多种型号，球囊长度分 20mm、30mm、40mm 3 种），一般选用球囊直径为肺动脉瓣瓣环直径的 1.2 ～ 1.4 倍。

（二）操作方法

1. **右心导管检查及右心室造影**　常规进行右心导管检查，测定跨肺动脉瓣压力阶差。然后行左侧位右心室造影，观察 PVS 的类型及严重程度，并测量肺动脉瓣环直径作为选择球囊大小的依据。

2. **球囊成形术方法**　全麻或局麻下行股静脉插管，并监测心电图、动脉血氧饱和度（SaO_2）及动脉血压。根据病情选用单球囊或双球囊扩张术。

（1）单球囊肺动脉瓣成形术：先以端孔导管或球囊端孔漂浮导管由股静脉途径插入到肺动脉，然后经导管插入长度为 260cm 的直头或弯头加硬导引导丝并固定于肺下叶动脉，撤去端孔导管，循导丝插入球囊导管。先以少量 1：3 或 1：4 稀释对比剂扩张球囊以观察球囊是否骑跨在瓣环中央，如果球囊位置良好，则用稀释对比剂快速扩张球囊，随球囊腔内压力的增加，腰征随之消失。一旦球囊全部扩张，腰征消失，立即回抽对比剂。通常从开始扩张至吸瘪球囊总时间为 5 ～ 10s，这样可减少由于右心室流出道血流中断时间过长而引起的并发症。通常反复扩张 2 ～ 3 次，有时 1 次的有效扩张即可达治疗目的。球囊扩张后重复右心导管检查，记录肺动脉至右心室的连续压力曲线，测量跨瓣压差，并做左侧位右心室造影以观察球囊扩张后的效果及右心室漏斗部是否存在反应性狭窄。

（2）双球囊肺动脉瓣成形术：为了达到足够的球∶瓣比值，有些病例需做双球囊扩张术，简易的双球囊直径的计算方法为，一个球囊直径加上另一个球囊 1/2 直径的和。双球囊的有效直径亦可根据以下公式计算：

$$D=[D_1+D_2+\pi（D_{1/2}+D_{2/2}）]/\pi$$

（D 为双球囊有效扩张直径，D_1 和 D_2 为应用的球囊直径，π 为圆周率）

由左右股静脉进行穿刺插入球囊导管，方法同单球囊扩张术。然后先推送一侧球囊导管直至肺动脉瓣处，以少量稀释对比剂扩张球囊，使瓣口位于球囊中央，然后吸瘪球囊。再推送对侧球囊导管至肺动脉瓣处，使 2 支球囊导管处于同一水平。2 支球囊导管同时以稀释对比剂进行同步扩张，通常 2 ～ 3 次。观察球囊扩张时腰征存在的程度，以判别采用球囊直径是否足够。为了获得满意的扩张效果，选用的 2 枚球囊的直径和长度应大致相同，以避免由于球囊大小相差的悬殊，在球囊扩张时产生上下滑动，同时尽量使肺动脉瓣口骑跨于球囊导管中央。

（3）Inoue 导管球囊扩张术对于年龄大于 10 岁或体重大于 30kg 者还可用 Inoue 导管行球囊扩张术。方法同单球囊法，但导引导丝需要使用左心房盘状导丝。

（三）扩张球囊的选择

PBPV 在由 Kan 首先报道时，采用的是单球囊导管技术，其后又相继出现了双球囊导管技术和三叶形球囊导管技术。一般患者采用单球囊扩张，对于瓣环较大者，也可采用双球囊成形技术，其优点是：①可用于瓣环较大者；②用两根较小的导管对各穿刺的血管损伤较小；③在扩张时两个球囊间总留有些间隙，因而不会完全阻断血流；④对狭窄严重的患者可做顺序扩张。但操作过程比较复杂，操作时间长，穿刺两侧股静脉，增加了发生并发症的概率。有报道应用三叶球囊成功进行 PBPV 术者，该导管系由 3 个大小相同的 4cm长的球囊围绕安装在同一根导管远端，3 个球囊同步扩张，以达到治疗目的，其优点是球囊充盈时，囊间空隙可允许部分血流通过，且不存在双球囊扩张时步骤烦琐的缺点。

Inoue 球囊是一种尼龙橡胶球囊导管，多年来用此球囊进行经皮穿刺二尖瓣球囊成形术取得良好效果。Inoue 球囊配备有专用的用来充盈球囊的注射器，根据注射器内所抽吸稀释对比剂的剂量不同，1 根球囊导管可充盈成不超过自身最大规格直径的多种直径，而球囊腰部又能保持比较良好弹性。该球囊长 3 ～ 4cm，球囊充盈及回抽时间可控制在2 ～ 3s，对血流动力学影响较小，因而也适用于肺动脉瓣膜狭窄的瓣膜成形术，目前国内治疗 PBPV 多应用 Inoue 球囊。

在行 PBPV 时，Inoue 球囊前半部分扩张后回拉球囊导管，此时球囊刚好卡在狭窄的肺动脉瓣膜之上，然后再迅速扩张整个球囊完成 PBPV。Inoue 球囊的该种设计可避免PBPV 时球囊移位而损伤心脏及肺动脉。同时，Inoue 球囊最大型号为 30mm 而球囊长度仅3 ～ 4cm，理论上可扩张任何巨大肺动脉瓣环者，在一定程度上具有其他球囊导管所不具备的优点。然而，Inoue 球囊导管外径为 12F，且其所配备的专用钢丝前端钢圈直径较大，因而只适用于较大儿童及成人。

乳胶尼龙网球囊导管亦可用于肺动脉瓣狭窄的治疗，应用乳胶尼龙网球囊导管操作容易，疗效好，充盈和排空时间短，对肺动脉瓣口堵塞时间短，不易发生因球囊充盈和排空慢引起的脑缺血发作，因此较安全。

（四）操作要点

1. 麻醉　多采用局部麻醉，小儿可采用氯氨酮静脉麻醉。

2. 右心导管检查　经皮右侧股静脉穿刺，用 6F 端孔导管经右侧股静脉做右心导管检查，包括各腔室的压力、血氧饱和度、右心室与肺动脉间压力差和连续压力曲线及右心室造影术。根据连续压力曲线的测定，可区分其是瓣膜部、漏斗部还是混合性肺动脉狭窄。

3. 右心室造影　多用 6F 猪尾巴导管，也可用带侧孔和端孔的多功能导管造影。可选用以下投照体位：侧位是最常用的体位，可充分展开瓣环，清楚地观察肺动脉狭窄呈穹窿状打开和射流征。对三尖瓣反流较明显者，该位置可能因反流影响肺动脉观察，可加后前位或右前斜 20° 的投照，若希望了解肺动脉分叉及远端分支情况，还可采用后前位或左前斜加大角度头位造影。

根据右心室造影所测量的肺动脉瓣环直径选择合适大小的球囊，选择球囊比肺动脉瓣环直径大 20%～40%，如用双球囊导管时，两个球囊直径的和比瓣环大 50%。

4. 经端孔心导管送入　行经皮二尖瓣球囊成形术（PBMV）时应用的直径 0.6mm，长 175cm 的左心房的导引钢丝（俗称 Inoue 两圈半导丝）至左下肺动脉，使导丝前端在扩张的肺动脉内自然形成约 1.5 个圆圈，以此固定该专用导丝。也可应用长 180～200cm 的导引钢丝。

5. 扩张血管穿刺部位　用扩张导管扩张血管穿刺部位，以便球囊导管顺利通过。当应用 Inoue 球囊时，将延伸钢芯插入球囊导管将球囊撑直，以利于进入皮下及血管。也可以经 10F、12F 的动脉短鞘送入 Inoue 球囊。

6. 球囊导管扩张狭窄瓣膜　沿导引钢丝送入球囊导管至肺动脉，将延伸钢芯撤至下腔静脉。经球囊导管注入少量 1 : 3～1 : 6 稀释对比剂，可见球囊被狭窄瓣膜压迫征象，由此确定球囊正确部位。先充盈球囊的前半部分，回拉导管，使球囊中央卡在狭窄肺动脉瓣处，用手推注稀释对比剂，每次扩张 3～5s，间隔 3～5min 重复 1 次，经 2～4 次扩张后球囊被压征象消失，估计肺动脉瓣狭窄已解除，同时监测右心室压力明显下降，肺动脉与右心室压力阶差明显缩小后即可退出球囊导管。

用乳胶尼龙网球囊导管扩张时，可将球囊导管送至右心房，导入右心室，然后充盈球囊前部，球囊导管可随血流窜入肺动脉。或者先将导引钢丝送入左下肺动脉，再沿导引钢丝送入球囊导管。

（五）操作步骤

1. 放射线引导经皮肺动脉瓣球囊成形术

（1）右心室造影：经皮穿刺右侧股静脉，用猪尾巴导管（婴幼儿可用 Berman 漂浮球囊导管）行右心室造影，左侧位投照，了解 PVS 的程度、瓣膜形态、测量瓣环及瓣口直径。

（2）右心导管检查：选用合适型号的 MPA2 导管（或其他右心导管）行右心导管检查，

测量肺动脉压、右心室压，并记录肺动脉至右心室连续测压结果，了解压差大小及有无压力移行区（漏斗部狭窄）。

（3）放置交换导丝：后前位 X 线透视下将右心导管再次送入肺动脉（可配合普通导丝操作），通过右心导管送入长 260cm 的交换导丝固定于左下肺动脉远端，撤出右心导管。扩张穿刺部位，退出普通动脉鞘管，换上球囊导管专用鞘管（7 ~ 12F）。

（4）送入球囊导管：将选择好的球囊导管沿交换导丝送入肺动脉，使球囊中部固定于狭窄瓣口处。球囊送入前要检查有无破损及漏气，并用对比剂排尽球囊内空气。

（5）扩张肺动脉瓣：通过推注稀释的对比剂（1 ∶ 3 稀释）使球囊快速充盈完全直至球囊的"腰形切迹"消失，然后迅速回抽对比剂使球囊排空，回抽过程中球囊导管顺势前送至肺动脉远端，以防阻塞右心室排血时间过长，通常从开始扩张至吸瘪球囊的总时间应 < 10s。如此可以重复数次，每次间隔 3 ~ 5min，直到效果满意。

（6）重复测压评价效果：如"切迹"消失满意则可重复右心导管检查，观察右心室压力下降情况和有无右心室流出道激惹等。如扩张效果不满意，可再次送入交换导丝及球囊导管行球囊扩张，直至压力下降满意。一般肺动脉瓣跨瓣压差下降至 25mmHg 以下或较术前下降 50% 以上为效果满意。

（7）效果满意后停止扩张，撤出导管、导丝，穿刺点压迫止血，绷带加压包扎。

2. 单纯超声引导经皮肺动脉瓣球囊成形术

（1）手术准备及麻醉方法同本章三、操作方法及要点（一），单纯超声引导经皮肺动脉瓣球囊成形术的操作要点与超声引导经股静脉封堵 PDA 相同。术前先测量胸骨右缘第 3 肋间至右侧股静脉穿刺点的距离，并在多弯导管上标记该工作距离。

（2）穿刺右侧股静脉，置入动脉鞘，静脉注射肝素 100U/kg。经动脉鞘送入多弯导管及导丝。导丝头部应伸出导管外 2 ~ 4cm，将导管及导丝一起向前推送。导管及导丝插入体内到达工作距离后，后撤导丝，在超声心动图引导下，调整多弯导管方向，使其通过三尖瓣进入右心室。测量右心室压力后，于主动脉短轴切面微调导管方向，使其朝向右心室流出道，轻轻推送导丝，即可将导丝通过肺动脉瓣送入肺动脉内。经导管测量右心室及肺动脉压力后，交换超硬导丝，退出导管，并测量该导管插入体内的距离。

（3）沿导丝送入球囊，球囊直径为肺动脉瓣环直径 1.2 ~ 1.4 倍。超声在主动脉短轴切面或剑突下切面监测，固定球囊及导丝，以生理盐水快速扩张球囊，超声可见明显球囊回声，一旦球囊全部扩张，腰征消失，立即回抽生理盐水。退出球囊后，经导丝送入 MPA2 导管测量肺动脉压力及右心室压力，若压差仍 > 40mmHg，则增加球囊直径后再次进行扩张。如果术后肺动脉与右心室（漏斗部）之间跨瓣压差 ≤ 25mmHg，心脏超声显示肺动脉瓣狭窄已解除，为肺动脉瓣球囊成形术效果良好。

（4）若压差下降满意，退出导丝、导管，超声评估肺动脉瓣反流情况。退出动脉鞘，穿刺点压迫止血，绷带加压包扎。

（六）操作注意事项

1. 建立轨道　建立固定于肺动脉的轨道钢丝是 PBPV 成功的关键步骤之一。Inoue 两圈半导丝前端伸出导管后能自然弯曲成 1.5 个圆圈。该钢丝除最远端偏软外，形成圆圈具有一定刚性，恰好能固定在扩张肺动脉内。部分患者的钢丝经端孔导管送入主肺动脉后，钢丝在肺动脉内形成完整圆圈有一定难度，而猪尾巴导管前端自然弯曲，钢丝前端经猪尾巴导管更易于在肺动脉内形成圆圈。对于部分严重肺动脉瓣膜狭窄，猪尾巴导管难以通过肺动脉瓣膜患者，可先用端孔导管进入肺动脉再通过交换钢丝交换送入猪尾巴导管。

2. **避免穿过三尖瓣腱索**　建立轨道时应严格按照操作规程，避免穿过三尖瓣腱索。如球囊导管沿钢丝轨道通过三尖瓣时有阻力，应考虑钢丝有经过腱索可能。此时，将球囊及钢丝撤出，重新建立轨道后再行扩张。

3. **选择合适的球囊与瓣环比值**　行 PBPV 术时，选择合适的球囊与瓣环比值也是手术成功的关键之一。如球囊 / 瓣环比值过小，瓣膜狭窄解除常不理想，但如果球囊 / 瓣环比值过大，可造成肺动脉瓣关闭不全。单纯性 PVS，一般认为球囊 / 瓣环比值为 1.2 ～ 1.4 是安全有效的；对重症 PVS，采用较小球囊 / 瓣环比值即可获得较满意的扩张效果，但有效的扩张次数不宜过多，否则可引起反应性漏斗部痉挛；对于轻型 PVS，采用较大球囊 / 瓣环比值才能获得满意效果；对轻、中度发育不良型 PVS，仍可选择球囊扩张术，球囊 / 瓣环比值常需要在 1.4 ～ 1.5 才能有效，如仍无效再考虑手术治疗。

4. **右心室压力**　由于球囊直径大于瓣环，在扩张时先充盈前囊，使其腰部位于狭窄瓣口固定后，再充盈整个球囊。此时后囊容易刺激右心室流出道，引起继发性流出道痉挛、狭窄，如术后测压 ΔP 低于术前，无须特殊处理。只要肺动脉瓣环直径测量准确，球囊扩张时清晰出现腰凹，并将腰凹扩开，即使 PBPV 后即刻右心室收缩压不降反而升高，也无须因在心室压力暂时升高而选用更大的球囊导管。其远期疗效仍然满意。

一般情况下，术后继发右心室流出道狭窄可逐渐恢复直至消失，继之右心室压力亦随之降低。如右心室流出道反应性狭窄持续时间较长，可给予普萘洛尔 1.0 ～ 1.5mg/（kg·d），口服 1 ～ 6 个月。术后 1 个月、3 个月、6 个月进行超声心动图随诊。

（七）术后处理及随访

1. **压迫止血、监护与超声**　术后局部穿刺处压迫止血，重症及小婴儿需重症监护，24h 内复查超声心动图。

2. **术后用药**　PBPV 后伴右心室流出道反应性狭窄者，给予普萘洛尔 0.5 ～ 1.0mg/（kg·d），分 2 ～ 3 次口服，通常服用 3 ～ 6 个月。

3. **术后随访**　术后 1 个月、3 个月、6 个月和 12 个月进行随访，复查心电图及超声心动图。

（八）疗效评价

PBPV 术后长期随访表明，肺动脉瓣狭窄解除以后，ΔP 可随之下降，右心室肥厚程度减轻，右心室舒张功能障碍逐渐恢复，其远期效果与外科手术相同。PBPV 术比手术治疗有诸多优越性，可替代外科手术，创伤小，安全可靠，且可重复进行；患者痛苦小，恢复快，手术费用低，效果肯定。

尽管 PBPV 术是目前治疗 PVS 的常用且有效的介入性治疗方法，但需术者具有熟练的导管操作技术，严格选择适应证，做好各种术前的准备工作，对肺动脉狭窄的程度、部位、特点，做好精确的定位和定量诊断。如果适应证选择不当，操作不规范、不熟练等，均可引起严重并发症，甚至造成死亡。其常见并发症有心律失常、穿刺部位静脉损伤、右心室流出道激惹及损伤、肺动脉损伤及穿孔、肺动脉瓣关闭不全等。一般认为，由于肺循环压力较低，右心室对肺动脉瓣关闭不全的耐受性较好，即使发生轻到中度的关闭不全，也不会造成严重的血流动力学紊乱，对于 PBPV 术引起的肺动脉瓣反流的远期影响仍须进行长期随访。

（九）特殊类型 PVS 的处理

1. 发育不良型 PVS　为 PBPV 术后效果不良的主要原因之一，由于其病理改变轻重不一，因此球囊扩张的效果亦不一致。

（1）诊断标准：根据心导管及心血管造影（或超声心动图）检查的表现，其诊断标准如下。

1）肺动脉瓣增厚呈不规则或结节状，肺动脉瓣活动差且不呈幕顶状活动。

2）瓣环发育不良，小于正常平均值。

3）无或仅有轻度狭窄后扩张。

以上 3 项条件均存在，称重型发育不良 PVS。如有肺动脉瓣叶发育不良表现，而上述诊断条件 1 项或 1 项以上缺少者，为轻、中度型发育不良 PVS。

（2）球囊瓣膜成形术的疗效观察：瓣膜发育不良 PVS 可伴或不伴 Noonan 综合征，治疗成功率为 20% ～ 70%，约 14.3% 的患者 1 年后需重复 PBPV。

（3）影响球囊扩张术效果的因素：发育不良 PVS 球囊扩张术后的效果不一，与以下因素有关。

1）狭窄的严重程度及解剖特征：发育不良 PVS，瓣叶增厚、坚硬、高低不平，瓣环发育不良，瓣叶交界可能融合，这些解剖特征直接影响球囊扩张效果。扩张效果可能和瓣叶交界处融合与否有一定关系，亦为 PBPV 效果不一的原因之一。

2）选择球囊直径的大小：早期对发育不良 PVS 进行 PBPV 效果不佳，与选择的球囊未达足够的球囊：瓣环比值有关。目前推荐应用超大球囊法，即球囊：瓣环比值达 1.4 ～ 1.5，近期良好效果达 69%，远期效果达 77%。因此对于发育不良 PVS，尤其轻型病例，仍可首选球囊扩张术，如无效再考虑进行开胸手术。

2. PVS 伴心房水平右向左分流　重症 PVS 引起右心室压力明显增高，多伴卵圆孔开放，或合并小型房间隔缺损（ASD），从而引起心房水平右向左分流。如以瓣膜型狭窄为主，宜行球囊扩张术。可先以小球囊进行扩张，随后以较大单球囊或双球囊再次扩张，但需警惕空气、血块通过卵圆孔或 ASD，造成体循环栓塞。如伴有继发孔型 ASD 适合封堵者，可同时进行封堵术治疗。

3. PVS 伴继发性右心室漏斗部肥厚　部分中、重度 PVS 患者可伴有右心室漏斗部继发性狭窄，虽然肺动脉瓣梗阻解除后即刻，右室漏斗部与右心室底部压差仍存在，但右心室漏斗部肥厚可逐渐消退,因此 PBPV 仍为首选治疗方法。如右心室流出道为非继发性肥厚,则 PBPV 后难以消退。

4. **新生儿 PVS**　通常 PBPV 的最适合年龄为 2～4 岁,新生儿期即出现症状者,多为重症 PVS,常伴低氧血症及酸中毒,须急症处理。单纯 PVS 为球囊成形术指征,但并发症多见。如 PVS 合并右心室发育不良型或伴漏斗部狭窄,则不是球囊扩张术的首选指征,常需做体 - 肺分流术。

5. **球囊扩张术在复杂先天性心脏病中的应用**

(1) 法洛四联症:在大部分心血管中心,重症法洛四联症伴肺动脉发育不良者,常规采用分期手术,先应用分流术或右心室流出道跨瓣补片术缓解发绀,改善低氧血症,第二期采用根治术。也有报道采用 PBPV 及肺动脉分支狭窄球囊扩张术,以改善低氧血症及促进肺动脉发育,从而替代外科姑息手术。选用球囊扩张的对象为有明显低氧血症,缺氧发作或伴肺动脉分支狭窄者。操作方法与单纯性 PVS 球囊成形术相同,球囊:瓣环比值报道不一,由于法洛四联症瓣环都小于正常,选用球囊:瓣环比值宜偏大。由于漏斗部狭窄依然存在,PBPV 后右心室压力及肺动脉 - 右心室压力阶差仅轻度降低,或无明显改变,但术后 SaO_2 有不同程度的升高,缺氧改善,肺血流增加,有助于肺动脉分支发育。少数患者球囊成形术后发生反应性右心室漏斗部狭窄而引起缺氧。

(2) 室间隔完整的肺动脉闭锁:室间隔完整的肺动脉闭锁为婴儿期少见的重症发绀型先天性心脏病,多死于低氧血症,需早期应用前列腺素 E 扩张动脉导管,改善低氧血症。为保证患者存活,可行射频打孔术,然后行 PBPV。这种方法可作为外科根治术之前的姑息手术,但部分病例结合本法和今后的介入治疗可达到根治目的。

(3) 外科手术后右心室流出道梗阻:适应证包括生物瓣膜置换术后再狭窄,主要应用于法洛四联症伴肺动脉闭锁、完全型大动脉转位及永存动脉干等病例,外科根治术时采用同种或异种生物瓣作右心室肺动脉带瓣管道,术后发生再狭窄,可考虑做球囊扩张术。其球囊扩张成功率报道不一(33%～100%),其疗效能维持多久尚需进一步观察,由于方法简便且有一定效果,仍为外科再次置换瓣膜或安置血管内支架前的治疗手段。肺动脉瓣上狭窄大部分见于完全型大动脉转位解剖纠治手术后肺动脉吻合口处狭窄,需根据病情决定是否选用球囊扩张术;室间隔缺损伴肺动脉高压患儿,婴儿期曾行肺动脉环扎手术,在做室间隔缺损根治术时,环扎拆除后发生肺动脉瓣上狭窄,也可试行球囊扩张术。以上患者出现右心衰竭症状和(或)右心室压力大于主动脉压力 60% 以上者,由于多合并心内畸形,常需外科手术治疗。

(4) 其他复杂发绀型先天性心脏病伴 PVS:除了法洛四联症外,PBPV 还可应用于其他复杂先天性心脏病伴 PVS,如单心室伴肺动脉瓣狭窄、完全型大动脉转位伴室间隔缺损、肺动脉瓣及瓣下狭窄等。PBPV 后使肺血流量增加,以改善低氧血症,从而替代开胸体 - 肺动脉分流术。

四、并发症的防治

PBPV 虽为治疗肺动脉瓣狭窄的首选方法,但仍有 5% 左右的并发症的发生率,总死亡率＜ 0.5%，多见于新生儿、小婴儿及重症病例。

（一）心律失常

心律失常常见的有导管刺激心壁引起的期前收缩、房性或室性心动过速，多为一过性，撤离导管则消失。在球囊扩张时，有时可见严重的窦性心动过缓或窦性暂停，甚至出现严重的房室传导阻滞，上述情况在使用单球囊扩张时更易发生。可能与球囊扩张时间过长或球囊过大有关，一般迅速抽瘪后可消失，若心动过缓持续存在，可应用阿托品或异丙肾上腺素提高心率，必要时施行临时心脏起搏。术后房室传导阻滞仍存在可能与球囊过大损伤传导束有关，可使用皮质激素。罕有传导阻滞不恢复者，如不恢复要考虑安装永久心脏起搏器。

（二）阿 - 斯综合征

阿 - 斯综合征多发生于单球囊扩张时，患者可出现血压下降、意识丧失，甚至抽搐，与球囊阻塞肺动脉瓣口时间过长有关。此时，应迅速排空和退出球囊。双球囊或多叶球囊可明显减少该并发症的发生。

（三）肺动脉瓣关闭不全

肺动脉瓣环撕裂及出血，肺动脉瓣关闭不全，肺动脉瓣反流是 PBPV 的常见并发症，发生率为 10%～60%，多数为轻中度，很少引起临床症状，多数病例可在术后一段时间内消失。少数发展为中度关闭不全，可能需要手术修补。此并发症主要与球囊选择过大有关。

（四）三尖瓣关闭不全和右心衰竭

三尖瓣关闭不全，三尖瓣重度反流和右心衰竭较少发生，发生率＜ 0.2%。它多由于球囊过大、过长，损伤腱索或三尖瓣瓣膜引起，需外科手术治疗。急性严重三尖瓣关闭不全甚至可造成急性右心衰竭。

（五）心脏及大血管破裂

粗暴的操作，过大、过长的球囊，尤其存在严重肺动脉狭窄时可能发生心脏及大血管破裂。常见的破裂部位在肺动脉、流出道及下腔静脉与髂静脉的连接处（主要是婴幼儿）。若破口在心包腔，可引起心脏压塞，破口在心包腔以外，可引起失血性休克。一旦发生上述情况应及时进行心包引流、外科干预治疗。

（六）反应性右心室漏斗部狭窄

部分患者在 PBPV 后，虽然瓣口梗阻已解除，但右心室压力下降不满意，这是由于发生反应性漏斗部狭窄所致。因连续压力曲线显示肺动脉与漏斗部压差已解除，而漏斗部与右心室入口之间存在压力阶差。反应性漏斗部狭窄常发生于严重肺动脉高压、扩张球囊过大、过度刺激右心室流出道等。在较严重的肺动脉瓣狭窄的病例，增高的右心室压力可致使流出道的肌肉代偿性肥厚，当狭窄的瓣膜解除后，右心室压力骤降，代偿性肥厚的部分在右心室强力收缩时造成完全性阻塞，严重者可发生猝死。右心室流出道的刺激或过大的球囊损伤右心室流出道则可引起右心室流出道的痉挛。PBPV 术后的漏斗部反应性狭窄多不需要外科手术治疗，一般术后 1～2 年消失。有学者认为这是流出道激惹、痉挛所致，可用普萘洛尔治疗。

（七）轻型并发症

1. 血管并发症　如动静脉血栓形成，股静脉撕裂，导管穿刺部位出血。
2. 肺动脉瓣瓣叶撕裂　可引起轻度血流动力学障碍。
3. 呼吸暂停　常由于球囊扩张时间过长或过频引起。
4. 心律失常　扩张术中可引起一过性高度房室传导阻滞或快速心律失常。
5. 右心室流出道损伤　常引起反应性漏斗部狭窄。

（八）一过性反应

在球囊扩张过程中，由于球囊堵塞右心室流出道引起血压下降、心动过缓、缺氧等，一旦球囊吸瘪，上述反应即消失。

（九）并发症的预防

为了预防以上并发症，PBPV 时应该注意以下事项。
1. 严格掌握适应证。
2. 术前需要全面评价 PVS 的解剖与生理。
3. 选择合适的球囊导管，规范操作。
4. 术中及术后需严密监测血流动力学、血氧、酸碱及电解质平衡，出现异常及时纠正及处理。
5. 术后需要入专门监护室内观察，观察内容包括局部穿刺部位止血、生命体征监测，必要时术后 2h 内复查超声心动图。

（甘　璐　马　路）

第 17 章

经皮球囊主动脉瓣成形术

广义主动脉瓣狭窄是先天性或获得性因素导致的主动脉瓣狭窄、主动脉瓣下狭窄、主动脉瓣上狭窄的统称。狭义主动脉瓣狭窄（aortic stenosis，AS）是由于主动脉瓣胚胎期发育异常而导致的左心室流出道梗阻性病变，瓣膜形态可为单瓣、二瓣、三瓣或四瓣，临床上最多见为二叶式主动脉瓣（bicuspid aortic valve，BAV），是成人最常见的先天性瓣膜疾病，随着人口老龄化，瓣膜退行性病变导致的 AS 的患病率已远远高于风湿性心脏病。

一、概述

流行病学调查证明，全世界约有 1.3% 人口患有该疾病，与西方人群相比，我国 AS 患者 BAV 比例较高，AS 患者中 BAV 比例高达 40% 左右，明显高于西方国家。由于瓣叶结构的异常，二叶式主动脉瓣易发生瓣膜狭窄及关闭不全，主动脉瓣钙化程度较高，主动脉瓣反流多于 AS。

1986 年 Lababidi 首先报道经皮球囊主动脉瓣成形术（percutaneous balloon aortic valuloplasty，PBAV）治疗主动脉瓣狭窄，随着介入材料、方法学的不断改进，AS 球囊扩张术取得了很大进步，30 多年的临床实践表明，PBAV 和外科瓣膜切开术效果基本相同，在国外大多数小儿心血管中心已成为先天性 AS 的首选治疗方法，对于适合做 PBAV 的成人病例，介入治疗仍为有效的治疗方法。与 PBPV 相比较，PBAV 有较多严重并发症，并且再狭窄的发生率也较高，临床研究表明 5～9 个月再狭窄发生率为 40%～80%，再狭窄 6～9 个月后可再次出现临床症状，导致 PBAV 在国内手术例数较少。自 2000 年以来，PBAV 技术在高危患者姑息治疗中地位的确立，即其可满足经导管主动脉瓣置换术（TAVR）术前预扩张的需求，以及存在复杂基础疾病患者 TAVR 术前对 AS 的评估，PBAV 技术再度受到临床关注。主动脉瓣狭窄跨瓣压差 ≥ 60mmHg 是球囊成形术的适应证。球囊成形术成功的关键在于谨慎选择合适的患者，熟练地掌握操作方法，严格挑选球囊的类型、大小和长度，避免损伤腱索和瓣膜周围组织。新生儿和婴幼儿的球囊扩张风险较大，要注意减少并发症的发生。

术前对患者进行严格筛选和准确评估是是否可以介入干预治疗的重要环节，包括 AS 严重程度的评估和主动脉根部解剖结构的评估，以筛选合适的患者实施经皮主动脉瓣球囊成形术，提高手术成功率。AS 严重程度的超声心动图评估经胸超声心动图（transthoracic echocardiography，TTE）是诊断和评估 AS 的首选方法，其不仅能够评估心脏的大体形态和整体功能，还可通过观察瓣叶数目和形态、钙化程度和分布及是否合并其他瓣膜病变初步做出病因诊断，用于指导手术决策。在术前心脏超声检查中，需要测量二尖瓣环直径、左心室直径、主动脉瓣环直径，了解左心室和主动脉瓣环的发育情况，如果二尖瓣、左心室和主动脉瓣均发育良好，可选择 AS 球囊扩张术。对于依赖动脉导管开放的单纯重症 AS 患者，以及合并左心室收缩功能减退的单纯性 AS 患者，无论跨瓣峰值压差如何，均推荐行球囊扩张术。

重度 AS 患者术前左室射血分数（LVEF）、左心室心肌整体纵向应变（GLS）与 TAVR 相关并发症及预后密切相关，还可预测术后临床不良事件的发生。瓣叶数目对 PBAV 方案及患者预后预测也有极大影响，二叶瓣瓣环呈不规则形且主动脉根部及升主动脉异常扩张均会增加手术难度，并会增加术中瓣周漏、瓣膜移位、主动脉夹层等并发症的发生风险；当患者因肺部疾病或瓣叶严重钙化等因素导致 TTE 图像不满意时，经食管超声心动图（transesophageal echocardiography，TEE）可弥补其不足，清晰显示瓣叶数目、钙化分布等特征。

30 多年的临床实践表明，PBAV 和外科瓣膜切开术效果基本相同，因此对于适合做 PBAV 的病例，介入治疗仍为有效的治疗方法。但与 PBPV 相比较，PBAV 有较多严重并发症，并且再狭窄的发生率也较高。我国主动脉瓣狭窄的发病率较欧美国家为低，PBAV 在国内报道较少，须规范操作，慎重应用该技术。国外大多数心血管中心已成为先天性 AS 的首选治疗方法。

二、介入诊疗的适应证与禁忌证

（一）明确适应证

典型主动脉瓣狭窄不伴主动脉严重钙化：心排血量正常时经导管检查跨主动脉瓣压差 ≥ 60mmHg，无或仅轻度主动脉瓣反流；对于青少年及成人患者，若跨主动脉瓣压差 ≥ 50mmHg，同时合并有劳力性呼吸困难、心绞痛、晕厥或先兆晕厥等症状，或者体表心电图（安静或运动状态下）左胸导联出现 T 波或 ST 段变化，亦推荐球囊扩张术。

1. 儿童单纯性 AS　如果静息状态下经导管测量的跨瓣收缩期压差 ≥ 50mmHg，推荐进行球囊扩张术。如果静息状态下经导管测量的跨瓣收缩期压差 ≥ 40mmHg，并且在静息或运动时合并有心绞痛、晕厥等症状，或者心电图上有缺血性 ST-T 改变，也推荐进行球囊扩张术。

2. 依赖于动脉导管开放的新生儿单纯性重症 AS 及合并左心室收缩功能减退的儿童单纯性 AS　无论跨瓣收缩期压差如何，均推荐进行球囊扩张术。

（二）相对适应证

1. 新生儿重症主动脉瓣狭窄

（1）对于无症状、心电图上无 ST-T 变化的儿童或青少年 AS 患者，静息状态下经导管测量的跨瓣收缩期压差 ≥ 40mmHg，准备参加竞技体育运动，可以考虑进行球囊扩张术。

（2）对于无症状、心电图上无 ST-T 变化的儿童或青少年 AS 患者，在深度镇静或麻醉状态下经心导管测量的跨瓣收缩期压差 < 50mmHg，但在非镇静状态下超声多普勒测量的

跨瓣平均压差＞ 50mmHg，可以考虑进行球囊扩张术。

2. 隔膜型主动脉瓣下狭窄。

（三）禁忌证

1. 主动脉瓣狭窄伴中度以上主动脉瓣反流。

2. 发育不良型主动脉瓣狭窄。

3. 纤维肌性或管样主动脉瓣狭窄。

4. 主动脉瓣上狭窄。

5. 心导管测量的跨瓣收缩期压差＜ 40mmHg，没有相关症状和心电图改变。

6. 合并明显主动脉瓣反流，需要进行主动脉瓣置换或整形术的 AS 患者。

三、操作方法及要点

（一）术前准备

1. 药品：1% 利多卡因、肝素、对比剂及各种抢救药品。

2. 氧气与器械：血管穿刺针，动静脉鞘管，0.035in（0.889mm）导引钢丝（长 260mm）及 0.035in（0.889mm）直头导丝（长 145cm），猪尾巴导管及端侧孔导管，球囊导管；备用氧气及气管插管等器械。

3. 仪器与设备：C 形臂心血管造影机、多导生理记录仪、心脏监护仪、临时起搏器和心脏电复律除颤器。

4. 病史及体检：询问患者有无过敏史。

5. 相关化验检查：包括血常规、尿常规，生化全套，凝血酶原时间及活动度，乙型肝炎、丙型肝炎免疫学检查，梅毒、艾滋病相关检查。

6. 相关辅助检查：心电图、X 线胸片、术前超声心动图、术中床旁超声心动图、经食管超声心动图，初步明确主动脉瓣狭窄的类型及严重程度。

7. 备皮及碘过敏试验。

8. 需全身麻醉的患儿术前 4h 禁食、禁水。

9. 术前谈话：向患者及其家属或监护人解释病情及与介入治疗有关的事项，包括成功率，拟选用的器材及术中和术后可能出现的并发症等，并签署知情同意书。

（二）诊断性心导管检查

成人可采用局部麻醉，儿童或不能配合手术者采用全身麻醉。常规股动脉及股静脉插管，肝素 100U/kg 抗凝，先行右心导管检查，测量血流动力学指标，评估体 - 肺循环分流量、计算肺循环血流量、肺循环血管阻力、体循环血管阻力、肺小动脉阻力及肺动脉压力等；然后进行左心导管检查，猪尾导管置于升主动脉进行测压和造影，观察主动脉瓣反流程度及瓣口负性射流征。由于瓣口狭窄及射流的存在，猪尾巴导管难以直接插至左心室，可取直头导丝经导管伸出于导管头端，操作导丝插至左心室，然后循导丝插入猪尾导管，但应避免误入冠状动脉,亦可应用端孔导管通过狭窄的主动脉瓣口插至左心室。导管入左心室后,先测量左心室压力及跨瓣压差,再行长轴斜位左心室造影,观察瓣膜狭窄类型,并测量主动脉瓣环及瓣口直径。

（三）球囊导管的选择

1. 球囊大小　选用球囊直径略小或等于瓣环直径,通常选择球囊:瓣环比值为 (0.8 ～ 1.0) : 1 或更小。球囊与瓣环直径比值小于 0.9 是 PBAV 术后再狭窄的独立危险因素；球囊与瓣环直径比值大于 1.1 则会使主动脉瓣反流的发生率显著增加。目前推荐的最佳球囊与瓣环直径比值为 0.9 ～ 1.0。对于年长儿,也可采用双球囊进行 PBAV 术,从而避免使用过大球囊导管对血管的损伤,其效果与单球囊 PBAV 术相似。

2. 球囊长度　由于瓣膜处高速血流及脉压大,过短的球囊不容易使扩张球囊的中央固定于狭窄的瓣膜口,目前除应用通用的 3cm 长的球囊外,还推荐应用 4 ～ 6cm 长的球囊。

3. 球囊的稳定性　保持球囊在左心室流出道的稳定性可提高 PBAV 术的成功率并减少主动脉瓣反流的发生。应用加硬导丝及较长的球囊有助于增加球囊的稳定性；在球囊扩张时通过右心室临时起搏加速心室率可减少球囊的快速运动从而维持其稳定性。但对于心功能不全的婴儿患者,一般不需要使用右心室临时起搏。

4. 单、双球囊瓣膜成形术的选择　年长儿及青少年瓣环较大,单一球囊难以达到足够的球囊:瓣环比值者,可选用双球囊瓣膜成形术；重症主动脉瓣狭窄的年长儿或成人,可先以较小球囊进行扩张,再以大球囊或双球囊进行扩张。

（四）球囊扩张术方法

1. 单球囊主动脉瓣成形术　最常用的为逆行股动脉插管法。首先由导管插入 260cm 长的“J”形加硬导引钢丝至左心室,撤去导管,留置长导引钢丝于左心室内,然后循导丝插入球囊导管,直至主动脉瓣口处。先以少量稀释对比剂扩张球囊,确定球囊中央跨于狭窄的主动脉瓣口。如果球囊位置良好,则用稀释对比剂快速扩张球囊,随球囊腔内压力的增加,腰征随之消失。一旦球囊全部扩张,立即吸瘪球囊。通常从开始扩张球囊至吸瘪球囊总时间为 5 ～ 10s,反复 2 ～ 3 次,每次间隔 5min 左右。术中密切注意心率、心律、血压,术毕拔管局部压迫止血。在球囊扩张时为了避免左心室射血所引起的球囊来回移动,在球囊扩张时可于右心室临时起搏加速心率。采用逆行性途径进行 PBAV 术时,导丝和导管通过狭窄的主动脉瓣口进入左心室是操作上的难点,需要耐心探查,尽量避免对瓣膜和冠状动脉的损伤。对于重度 AS 患者,在导管甚至导丝通过狭窄的瓣口前就应准备好球囊导管,尽量缩短操作时间；对于新生儿危重性 AS 患者,可先选用较小球囊扩张,然后再选用合适大小的球囊扩张。

2. 双球囊主动脉瓣成形术　经皮穿刺一侧股动脉,先以导丝插至股动脉及降主动脉,再循导丝经止血扩张管插入 1 支导管至左心室,并保留 1 支长导丝于左心室；再在对侧股动脉进行穿刺,插入另 1 支导管至左心室,并同样置一支长导丝于左心室。先在一侧将球囊导管插至左心室,以少量对比剂扩张球囊以调整球囊的位置,然后在对侧插入另一支球囊导管，并调整球囊导管位置，一旦 2 支球囊导管在合适的位置后，2 枚球囊同时进行扩张。由于球囊间留有间隙，因此当球囊扩张时 2 枚球囊位置相对稳定，而且血压下降幅度较单球囊为小。在某些特殊情况下，也可采用脐动脉、腋动脉及颈动脉插管法（适用于新生儿或小婴儿）行 PBAV；不宜动脉插管者，可经房间隔穿刺法（或卵圆孔）行 PBAV。

3. 新生儿及小婴儿 PBAV　此种主动脉瓣狭窄多为重症，可伴有左心功能不全，由于动脉细小，瓣口狭窄严重，并发症及死亡率增高。由于左心室排血量减少，常通过动脉导管的右向左分流以维持降主动脉血流，动脉导管一旦发生生理性收缩，可引起体循环血流量减少，产生严重并发症，因此这类患者有时需用前列腺素 E 维持动脉导管开放，以保证体循环血流量。穿刺部位仍以股动脉最为常用，优点为插管操作方便，但局部血管并发症发生率达 40%，常因体循环灌注不足或肝素应用不足而致血栓形成；另有 10% ～ 20% 病例，导丝不能越过主动脉瓣。其他插管途径包括脐动脉、腋动脉和颈动脉。近年来，颈动脉途径应用较多，它与心脏距离近，行径较直，操作导管较易进入左心室，同时亦可保留股动脉以备后用。通常选用球囊直径等于或略小于瓣环，早期应用冠状动脉扩张导管，近年来已备有各种直径的球囊和 4 ～ 5 F 导管供选择。新生儿 PBAV 的病死率和外科手术相仿，并发症除与球囊成形术相关外，主要与主动脉瓣狭窄的解剖类型有关。主动脉瓣环 ≥ 7mm 的病死率明显低于瓣环 < 7mm 的患者。

4. 局限性主动脉瓣下狭窄的球囊成形术　局限性主动脉瓣下狭窄为左心室流出道梗阻性先天性心脏病，按其病理改变可分 3 种类型，即纤维肌肉嵴型、管状狭窄型及隔膜型。该畸形可进行性加重，一般认为压力阶差 ≥ 30mmHg 的患者都应手术治疗，以预防主动脉瓣反流。隔膜型主动脉瓣下狭窄可尝试球囊扩张术，而纤维肌肉嵴型狭窄与管状狭窄型均非球囊扩张术的指征。扩张方法与主动脉瓣狭窄的球囊成形术相仿，但采用的球囊直径一般和瓣环相等，当压差缓解不满意时，可选用略大于瓣环直径的球囊。球囊扩张 2 ～ 6 次，直至腰征消失为止。即刻效果良好，约 1/4 患者发生再狭窄，可再次扩张。

（五）术后处理及随访

术后局部穿刺处压迫止血，静脉压迫 4 ～ 6h，动脉压迫 12h，密切观察血压、心率、心律、心电图的改变，术后 2h 内复查超声心动图，以早期发现可能出现的严重并发症，另外需观察股动脉穿刺侧的足背动脉搏动情况。术后 1 个月、3 个月、6 个月和 12 个月随访，包括临床检查、心电图及超声心动图。

（六）疗效评价

介入治疗的主要目的在于安全、有效地解除 AS，缓解临床症状。近年来，术中超声检查的应用，PBAV 术中重复测量跨瓣压力阶差，并做升主动脉造影以评价主动脉瓣狭窄解除的情况及是否发生或加重主动脉瓣反流。一般认为 PBAV 成功的标准为：跨主动脉瓣压差下降 50% 以上；主动脉瓣口面积增大 25% 以上；主动脉瓣反流无明显加重，大大减少了相关并发症的发生。

四、并发症的防治

只要严格选择适应证，规范手术操作，熟练掌握导管操作技术，严格进行术前、术中及术后监护，可将并发症发生率降至最低。随着 PBAV 介入治疗操作技术的不断规范、设备的进步及适应证的严格筛选，相关并发症少，但 PBAV 的并发症远多于 PBPV，发生率约 40%，因此有一定的危险性，需要有熟练的技术，精确的判断，及时处理可能发生的危急状态，并需要有外科的密切配合。

（一）再狭窄

PBAV 后最主要的问题在于较高的再狭窄率，大样本临床研究表明 5～9 个月再狭窄发生率为 40%～80%，尽管患者可从 BAV 中获益，但生存率并未得到改善，再狭窄 6～9 个月后可再次出现临床症状，术后主动脉瓣狭窄的病理改变表现为在朝向主动脉方向瓣叶面的内皮细胞下及间质中出现脂质的堆积，该过程和动脉粥样硬化过程极为相似。在该病变过程中过氧化的低密度脂蛋白、脂蛋白（a）、炎症细胞在病变部位的聚集和钙盐的沉积都参与了主动脉瓣狭窄的发生发展。近来研究发现，主动脉瓣狭窄病理变化过程中主动脉瓣成骨活动表现尤为明显，病变早期主动脉瓣受到血流切应力及异常血流冲击的影响，瓣膜内皮细胞功能出现异常，使脂质在细胞内膜下堆积，特别是低密度脂蛋白，激活了局部炎症过程，同时在主动脉瓣局部的血管紧张素转化酶系统作用下，激活了主动脉瓣泡沫纤维层中高表达血管紧张素 I 受体的成纤维细胞向肌成纤维细胞分化。目前普遍认为肌成纤维细胞可向类成骨细胞型分化，最终该过程促进了主动脉瓣钙化结节的形成。尽管如此、过去 10 年间在多个导管室多次 PBAV 治疗证实，该治疗方法是安全有效的。较多临床研究表明，除了进行 3 次以上 BAV 治疗的患者，术后主动脉瓣反流发生率较高。而其他并发症发生率均较低。

（二）主动脉瓣反流

PBAV 后主动脉瓣反流的发生率早期报道不一，大部分为轻度，中至重度反流为 4% 左右，低于外科手术。严重主动脉瓣反流可引起急性左心衰竭，常需作换瓣准备。术后主动脉瓣反流发生的机制还不十分清楚，可能与以下因素有关。

1. 球囊：瓣环比值　主动脉瓣反流的严重程度和球囊：瓣环比值大小相关，采用球囊：瓣环比值≤ 1.0 可明显减少主动脉瓣反流的发生率。

2. 球囊的稳定性　球囊在左心室流出道扩张时，左心室的有力收缩及左心室向主动脉射血，可导致球囊从左心室流出道向主动脉瓣口快速运动，从而损伤主动脉瓣，引起关闭不全。因此，保持球囊的稳定性，有可能减少主动脉瓣反流的发生率，同时也有利于提高球囊扩张的成功率。其方法为应用较硬但头端软的导丝和较长的球囊以增加稳定性；右心室临时起搏加速心率，由略高于患者静息心率的刺激频率开始，每隔 5s 逐渐增加起搏频率。当球囊送达主动脉瓣水平时开始加速起搏频率，直到主动脉收缩压下降达 50% 时开始扩张球囊，通常平均起搏心率为 200 次/分左右，完成球囊扩张术后快速吸瘪球囊，停止心脏起搏。

（三）心律失常

快速心律失常包括期前收缩、室上性心动过速、短阵室性心动过速甚至心室颤动。缓慢心律失常包括窦性心动过缓、左束支传导阻滞、房室传导阻滞等。大部分为一过性，严重心律失常需紧急处理，包括球囊导管撤出心脏、药物及器械辅助治疗（电复律、起搏器）等。

（四）股动脉血栓形成

多见于低体重的患儿，可酌情使用血管扩张剂、肝素或尿激酶等。

（五）局部血管并发症

股动脉局部插管处血栓形成和（或）血管损伤发生率约12%，多见于新生儿和小婴儿，表现为局部动脉搏动减弱，最后消失，下肢皮肤温度下降或缺血状。血栓形成的处理包括肝素、链激酶及尿激酶等治疗，也可应用经导管法或外科手术法局部取栓并行血管损伤修补。对于新生儿及小婴儿，采用颈动脉或脐动脉插管可减少股动脉插管引起的局部血管并发症。

（六）左心室及升主动脉穿孔

导引导丝头端过硬及导管过于坚硬，在推送过程中可引起心室壁及升主动脉穿孔。球囊：瓣环比值超过1.2时，球囊扩张可引起主动脉壁、主动脉瓣及室间隔撕裂。主动脉破裂可引起内出血、血压下降和休克；左心室穿孔则引起心包积血、心脏压塞。一旦诊断明确，需快速心包穿刺减压，早期开胸手术修补心脏穿孔。因此，操作应轻柔，避免大幅度推送导管头端及顶压心脏壁，球囊选择不宜偏大。

（七）左房室瓣损伤

采用房间隔穿刺经（或开放卵圆孔）左心房、左房室瓣达左心室途径进行球囊扩张术时，有时可引起左房室瓣撕裂、腱索断裂，导致左房室瓣反流，目前已较少应用该途径。

（八）栓塞

导管操作过程中细小血块、空气或脱落瓣膜小片等都可引起动脉系统栓塞。因此导管操作时需肝素化，注意球囊排气，操作应熟练，防止血栓形成。

（九）主动脉及肺动脉夹层

操作要轻柔、规范。一般采用非手术治疗、带膜支架或外科手术。

（十）感染性心内膜炎

术前1个月内若无感染发热史，术中消毒严格、操作规范，一般可避免该并发症的发生。

（十一）心包积液或心脏压塞

罕见，主要与术中操作不当有关，若非手术治疗无效，应尽快采用心包引流或外科处理。

（十二）出血

由于 PBAV 在左心室及动脉高压系统进行操作，尤其在操作导引导丝插入左心室时，或交换导引钢丝、球囊扩张管及普通导管等时，容易引起局部穿刺点及导管接口处出血。因此，操作应规范化，尽量减少导引导丝及导管交换。

（十三）死亡率

总死亡率在 4% 左右，大多数发生在新生儿，可达 15%～50%，死亡原因除与手术本身有关外，主要与疾病严重程度及伴随疾病有关。

（张金萍　马　路）

第 18 章

经皮主动脉缩窄球囊血管成形术

1979 年 Sos 等首先报道对切除的主动脉缩窄段行球囊扩张获得成功，此后 Lock 等将这一技术应用于临床。30 余年的研究表明，球囊扩张术对外科手术后的局限性主动脉再狭窄可获得良好的效果，可部分替代再次外科开胸手术；而对于未经外科手术的主动脉缩窄，由于术后再狭窄及动脉瘤的发生率相对较高，目前仍存在一定争议。

一、概述

主动脉缩窄是指主动脉局限狭窄，管腔缩小，造成血流量减少。病变可以很局限，也可以累及较长片段，此时称为管状发育不良，两者可单独存在也可同时存在。可以发生在胸主动脉，也可以发生在腹主动脉，表现为不同的症状。

主动脉缩窄病因目前尚未清楚，主要存在两种理论。一种认为主动脉缩窄是从动脉导管来的组织环形扩展到主动脉壁内，因而认为导管闭合时的收缩和纤维化可波及主动脉，引起局部狭窄。另一种认为主动脉缩窄来源于胎儿血流方式异常。

主动脉缩窄最常发生于动脉导管或动脉韧带与主动脉连接的相邻部位。根据缩窄节段与动脉导管或动脉韧带的位置关系，可分为导管前型和导管后型 2 类。①导管前型：此型缩窄段位于动脉导管或动脉韧带近端，容易合并心血管其他畸形，也称复杂型。②导管后型：较常见，缩窄段位于动脉导管或动脉韧带远端，常为单独梗阻，也称单纯型。

主动脉缩窄的临床表现取决于缩窄的部位、严重程度、有无合并畸形及就诊时患者的年龄。

导管前缩窄容易合并心脏畸形。患儿常在婴儿期因充血性心力衰竭就诊，如果有未闭的动脉导管将血流送到胸主动脉，可有股动脉搏动。约 50% 的病例在出生 1 个月内动脉导管闭合时症状加重，表现为烦躁、呼吸困难等，左前胸及背部可有收缩期杂音。

导管后型主动脉缩窄的患儿幼年时期一般无症状。大儿童及成人常因上肢高血压、高血压并发症就诊，症状随年龄增长而加重，可有头痛、视物模糊、头颈部血管搏动强烈等表现。下半身因血供不足出现怕冷、容易疲劳甚至间歇性跛行。

原则上讲一旦明确诊断主动脉缩窄，均应尽早手术，以解除主动脉缩窄的远近端血压差异。缩窄部切除和端 - 端吻合术，适用于年幼儿童，狭窄比较局限的病例；主动脉缩窄成形术包括补片成形及人工血管移植术，适用于缩窄段较长，切除后端 - 端吻合有困难者，以 16 岁以上患者为佳；主动脉缩窄旁路移植术适用于缩窄范围广泛及缩窄部位不易暴露，切除有困难及再缩窄需要再次手术者。药物治疗：主要用降压药物控制高血压。介入治疗包括单纯球囊扩张血管成形术和支架置入术 2 种方式。总体而言，主动脉缩窄的介入治疗尚处于摸索阶段。

二、介入诊疗的适应证与禁忌证

（一）明确适应证

1. 主动脉缩窄外科手术后再狭窄　经导管测量的跨缩窄段收缩期压差 > 20mmHg，缩窄段形态适宜介入治疗者。

2. 主动脉缩窄外科手术后再狭窄，缩窄段形态适宜介入治疗　经导管测量的跨缩窄段收缩期压差 < 20mmHg，但伴有下列情况之一者：明显的侧支血管形成；单心室循环；左心收缩功能下降。

（二）相对适应证

未经外科手术的主动脉缩窄，如果合并严重的左心室功能减退、重度二尖瓣反流、低心排血量等情况时，球囊扩张术可作为一种姑息性缓解症状手术。

（三）禁忌证

1. 未经外科手术的局限性、隔膜型主动脉缩窄　经导管测量的跨缩窄段收缩期压差 > 20mmHg，年龄大于 4 个月。

2. 缩窄部解剖复杂的主动脉缩窄或术后再狭窄　某些系统性疾病如结缔组织病或 Turner 综合征等合并的主动脉缩窄或术后再狭窄，本着个体化的原则在仔细分析论证后可以考虑行球囊扩张术。

三、操作方法及要点

（一）球囊导管的选择

通常采用的球囊与缩窄部直径比值为 2.5 ～ 4.0；如无主动脉弓发育不良，选用球囊直径不大于缩窄段近端主动脉的直径；如伴有主动脉弓发育不良，球囊直径不宜超过降主动脉横膈水平的直径。采用单球囊不能满足需要时，可应用双球囊进行球囊扩张。选择的球囊长度通常为 3 ～ 4cm。

（二）球囊扩张

若球囊扩张过程中腰凹特别明显，切忌继续高压扩张，可换小型号球囊进行扩张，以防动脉瘤形成及动脉破裂；球囊扩张完毕后复查压力及血管造影，观察跨缩窄段压力阶差有无下降及缩窄部位形态，同时需要观察有无动脉瘤或主动脉夹层的形成。

（三）注意事项

如果主动脉缩窄较严重，导管在缩窄部位放置时间不宜过长，以免引起升主动脉血流受阻使缩窄段以上血压明显增高，通常撤去导管后保留长导引钢丝于升主动脉或左心室内备用；在球囊扩张术后，避免使用导丝或导管在缩窄部进行探查，因为导丝及导管容易通过创伤处引起夹层动脉瘤或血管壁穿孔，重则可引起大量出血。

（四）随访

系列的中、远期随访报道尚不多见。球囊扩张术后的再狭窄发生率与主动脉缩窄的解剖类型相关，局限性主动脉缩窄的再狭窄发生率要少于伴发主动脉弓发育不良者；术后动脉瘤的发生也是一个需要重视的问题，多于中长期随访时被发现。所有患者术后都应长期随访，定期复查上下肢血压、心电图、X 线胸片及超声心动图，必要时进行磁共振或 CT 检查，从而决定是否需要再次行球囊扩张术、安置支架或外科手术；推荐术后第 1 个月、3 个月、6 个月、12 个月及以后每年常规随访。

四、常见并发症及其防治

1. 股动脉血栓形成　可给予全身肝素化治疗或尿激酶溶栓，如经药物治疗无效，可应用经导管法或外科手术法取栓。

2. 主动脉夹层及动脉瘤形成　其发生率报道不一。球囊扩张术后即刻发生动脉瘤者较少，随访时间越长，动脉瘤发生率越高。

3. 主动脉破裂或穿孔　较少见，一旦发现导丝或导管已经偏离主动脉及弓部途径，应维持导管在原位，并抽吸导管内回血，如确定主动脉已穿孔，立即配血，密切监护呼吸及循环状态，行急诊开胸手术。

4. 出血　由于在动脉高压系统进行操作，容易引起局部穿刺点及导管接口处出血。故拔出导管后，局部用力压迫止血 10～20min；腹股沟局部加压包扎后，沙袋压迫 6h，患者卧床 12h，避免过早下床，减少下肢活动。

（赵　斌　马　路）

第 19 章

经皮球囊二尖瓣成形术

二尖瓣狭窄（mitral stenosis）是一种可致残甚至是致命的疾病。如不及时治疗，二尖瓣狭窄进行性加重可导致严重症状及并发症出现（如肺水肿、体循环栓塞、肺动脉高压）。经皮球囊二尖瓣成形术（percutaneous balloon mitral valvuloplasty，PBMV）1985 年引入中国，目前成为治疗单纯二尖瓣狭窄的首选方法，治疗二尖瓣狭窄的机制是通过扩张的球囊分离瓣叶粘连和钙化结节，从而增加瓣口面积和瓣叶的活动性，是二尖瓣狭窄（MS）的主要姑息治疗方法。主要是指根据所用扩张器械的不同可分为 Inoue 球囊法、聚乙烯单球囊法、双球囊法、金属机械扩张器法及各种自制球囊法等多种。目前 Inoue 球囊法最为常用，该技术由 1984 年日本心外科医师井上宽治（Kanji Inoue）首先在临床开展，并在全世界各大医疗机构迅速推广，成为瓣膜病介入治疗中应用最为广泛的技术之一。

一、概述

正常成人二尖瓣瓣口面积为 4 ～ 6cm²。当瓣口面积＜ 2.0cm² 时，即发生有意义的血流动力学改变。瓣口面积减小至 1.5 ～ 2.0cm² 属于轻度狭窄，1.0 ～ 1.5cm² 属于中度狭窄，瓣口面积＜ 1.0cm² 时属于重度狭窄。当严重狭窄时，左心房压须高达 20 ～ 25mmHg（1mmHg=0.133kPa）才能使血流通过狭窄的瓣口。升高的左心房压会导致肺静脉及肺毛细血管压升高，从而发生劳力性呼吸困难。当左心房压超过 30mmHg 时，出现呼吸困难、咳嗽、发绀等临床表现。值得注意的是，2014 年美国心脏协会（AHA）/ 美国心脏病学会（ACC）心脏瓣膜病指南中并未再提出以上分级，而是根据二尖瓣瓣口面积的大小，将二尖瓣瓣口面积≤ 1.5cm² 定义为"严重狭窄"，因为这种情况通常表示在正常心率时二尖瓣跨瓣压力梯度＞ 5 ～ 10mmHg。当二尖瓣瓣口面积≤ 1.0cm² 时则为"极其严重狭窄"。2016 年中国指南提出了二尖瓣狭窄的疾病进展分期（表 19-1）。

表 19-1　二尖瓣狭窄疾病进展分期

分期	定义	瓣膜解剖	瓣膜血流动力学	血流动力学结果	症状
A	有 MS 危险因素	舒张期轻度瓣膜凸起	正常的二尖瓣口流速	无	无
B	进展的 MS	伴交界处粘连的风湿性二尖瓣改变，舒张期二尖瓣叶凸起；MVA ＞ 1.5cm²	二尖瓣血流速度增加，MVA ＞ 1.5cm²，舒张期压差减半时间＜ 150ms	轻到中度左心房扩大；静息时肺动脉压力正常	无

续表

分期	定义	瓣膜解剖	瓣膜血流动力学	血流动力学结果	症状
C	无症状的严重 MS	伴交界处粘连的风湿性二尖瓣改变,舒张期二尖瓣叶凸起;MVA ≤ 1.5cm^2(极其严重 MS:MVA ≤ 1.0cm^2)	MVA ≤ 1.5cm^2(极其严重 MS:MVA ≤ 1.0cm^2);舒张期压差减半时间 ≥ 150ms(极其严重 MS:舒张期压差减半时间 ≥ 220ms)	重度左心房扩大,肺动脉收缩压升高 > 30mmHg	无
D	有症状的严重 MS	伴交界处粘连的风湿性二尖瓣改变,舒张期二尖瓣叶凸起;MVA ≤ 1.5cm^2(极其严重 MS:MVA ≤ 1.0cm^2)	MVA ≤ 1.5cm^2(极其严重 MS:MVA ≤ 1.0cm^2);舒张期压差减半时间 ≥ 150ms(极其严重 MS:舒张期压差减半时间 ≥ 220ms)	重度左心房扩大,肺动脉收缩压升高 > 30mmHg	运动耐力降低、劳力性呼吸困难

注:MS. 二尖瓣狭窄;MVA. 二尖瓣瓣口面积;1mmHg=0.133kPa

　　近 30 年来,应用 Inoue 球囊开展 PBMV 在我国获得广泛应用。根据国内 200 多家医院的统计结果,我国共完成 PBMV 接近 15 000 余例,且大多采用 Inoue 球囊技术,技术成功率稳定在 95.2% ~ 99.3%,严重并发症控制在 1% 以下,3 ~ 5 年再狭窄率在 15% ~ 31%。以其无创、并发症少,受到广大患者的欢迎。我国有 300 多万的风湿性二尖瓣狭窄的患者,其中很大一部分适合采用 PBMV 治疗,其进一步普及意义重大。许多国产球囊已在临床投入使用,效果满意。

　　所采用的技术有两类:①顺行途径技术;球囊导管经股静脉入右心房,穿过房间隔进入左心房,顺血流方向置于二尖瓣口;②逆行途径技术;球囊导管经股动脉、主动脉至左心房,逆血流方向置于二尖瓣口。

二、介入诊疗的适应证与禁忌证

　　2014 年 ACC/AHA 指南中指出,如果需要干预的二尖瓣狭窄患者没有左心房血栓或者中、重度的二尖瓣反流,而且瓣叶情况良好,应该优先选择 PBMV。对于无症状的患者,PBMV 的主要适应证为中、重度的二尖瓣狭窄(二尖瓣瓣口面积 ≤ 1.5cm^2),同时伴有休息或运动时存在肺动脉高压的证据;如果近期计划妊娠或者行非心源性外科手术的,也可考虑行 PBMV。2007 年欧洲心血管协会的指南中有相似的推荐。此外,因高龄或者手术风险极大而不能行外科手术的患者,或者瓣叶严重畸形的患者,如果左心房没有血栓且二尖瓣没有中、重度反流,可选择 PBMV 作为一种姑息疗法。虽然 PBMV 通常适用于慢性症状性患者,但是在一些紧急情况下,如心搏骤停、心源性休克或者急性肺水肿可行 PBMV。

(一)适应证

　　1. 瓣膜条件好　第一心音亢进,开瓣音,舒张期隆隆样杂音较响,年龄 < 50 岁,病程短,

窦性心律。

2. 中重度单纯二尖瓣狭窄　瓣口面积 0.6 ～ 1.5cm^2，瓣膜活动度好，(如 Wilkins 超声评分 < 8 分)，无明显钙化，左心房压力阶差 > 8mmHg，左心房平均压 > 11mmHg。

3. 有明确相关症状　心功能 Ⅱ ～ Ⅲ 级 (NYHA 分级)，无风湿活动存在。

4. 不合并其他瓣膜的病变　无体循环栓塞史，无左心房血栓。

5. 其他　不适宜或不耐受外科瓣膜置换术的 MS 患者。

根据我国的实际情况，在国外相关指南的基础上，中国专家修订出我国 PBMV 的适应证 (表 19-2)。

表 19-2　二尖瓣狭窄 PBMV 适应证

推荐	推荐等级	证据水平
有症状的中、重度二尖瓣狭窄患者 (严重狭窄，MVA ≤ 1.5cm^2，D 期) 瓣膜形态良好且无禁忌，推荐 PBMV	Ⅰ	A
无症状的重度二尖瓣狭窄患者 (极其严重狭窄，MVA ≤ 1.0cm^2，C 期) 瓣膜形态良好且无禁忌，PBMV 被认为是合理的	Ⅱ a	C
无症状的中、重度二尖瓣狭窄患者 (严重狭窄，MVA ≤ 1.5cm^2，C 期) 瓣膜形态良好伴有新发心房颤动且无禁忌，可考虑 PBMV	Ⅱ b	C
有症状的轻度二尖瓣狭窄患者 (MVA > 1.5cm^2) 如果运动时有显著二尖瓣狭窄的血流动力学证据，可考虑 PBMV	Ⅱ b	C
中、重度二尖瓣狭窄 (MVA ≤ 1.5cm^2，D 期)，心力衰竭症状严重 (NYHA 分级 Ⅲ / Ⅳ)，瓣膜解剖结构尚可，无外科手术计划或外科手术高风险者，可考虑 PBMV	Ⅱ b	C
二尖瓣球囊扩张术后或外科闭式分离手术后再狭窄，瓣膜形态良好且无禁忌证	Ⅱ b	C
合并二尖瓣轻、中度反流或者主动脉瓣轻、中度狭窄或反流，左心室舒张末期内径没有明显增大 (一般不超过 55mm)	Ⅱ b	C

注：PBMV．经皮球囊二尖瓣成形术；MVA．二尖瓣瓣口面积；NYHA．纽约心脏协会；－．无参考文献
推荐等级的表述沿用国际通用的方式：
Ⅰ类：指已证实和 (或) 一致公认有益、有用和有效的操作或治疗，推荐使用
Ⅱ类：指有用 / 有效的证据尚有矛盾或存在不同观点的操作或治疗
Ⅱ a 类：有关证据 / 观点倾向于有用 / 有效，应用这些操作或治疗是合理的
Ⅱ b 类：有关证据 / 观点尚不能被充分证明有用 / 有效，可以考虑应用
Ⅲ类：指已证实和 (或) 一致公认无用和 (或) 无效，并对一些病例可能有害的操作或治疗，不推荐使用
对证据来源的水平表述如下：
证据水平 A：资料来源于多项随机临床试验或荟萃分析
证据水平 B：资料来源于单项随机临床试验或多项非随机对照研究
证据水平 C：仅为专家共识意见和 (或) 小规模研究、回顾性研究、注册研究

(二) 禁忌证

1. 二尖瓣狭窄合并中度以上的二尖瓣关闭不全或主动脉瓣关闭不全或狭窄；中、重度二尖瓣反流。

2. 左心房有血栓或有体循环栓塞史。

3. 瓣下结构病变重：二尖瓣有明显钙化，Wilkins 超声评分＞12 分；严重瓣膜钙化或者交界处钙化。合并严重的主动脉瓣疾病、严重的器质性三尖瓣狭窄、严重的功能性三尖瓣反流合并瓣环扩大。

4. 有未控制的感染性心内膜炎及合并其他部位感染者。

5. 疾病处于风湿活动期。

6. 高龄合并严重的冠状动脉疾病者：合并严重冠状动脉疾病需冠状动脉旁路移植术治疗。

Wilkins 超声心动图评分（超声积分，表 19-3）是应用最为广泛的，用来评价二尖瓣形态学特征的技术，可用于评价 PBMV 即刻和随访效果。超声积分≤ 8 分的患者行 PBMV 取得即刻及远期良好效果的可能性大。

表 19-3　Wilkins 超声心动图

得分	活动度	瓣下增厚	瓣叶增厚	钙化
1	瓣叶活动程度大，仅瓣尖受限	瓣叶下结构轻度增厚	瓣叶厚度基本正常（4～5mm）	小范围超声亮度增加
2	瓣叶基底部及瓣叶中部活动正常	腱索增厚达全长 1/3	瓣叶中部正常边缘显著增厚（5～8mm）	亮度增加范围扩大，限于瓣叶边缘
3	舒张期瓣叶主要从基底部连续前向运动	腱索增厚达远端 1/3	整个瓣叶显著增厚（5～8mm）	亮度增加范围扩大，至瓣叶中部
4	舒张期瓣叶几乎没有前向运动	所有腱索均增厚并短缩累及乳头肌	所有瓣叶均显著增厚（＞5～8mm）	大部分瓣叶组织亮度增加

注：表中 4 项标准每项得分 1～4 分，最高可得 16 分

三、操作方法及要点

（一）器械准备

1. 经皮穿刺左、右心导管术及造影常规器械　包括 5～7F 动静脉鞘、6F 端侧孔导管、5F 猪尾巴导管、导引钢丝及测压设备，血管穿刺针、150cm 长的"J"形导丝、压力监测仪等。

2. 房间隔穿刺器械　包括 Brockenbrough 房间隔穿刺针、房间隔穿刺配送鞘（Mullin 鞘）、左心房盘状导引钢丝、弹性左心房导引导丝（Stylet）、房间隔扩张器及配套设备。

3. Inoue 球囊系统　由日本 Toray 公司生产，包括二尖瓣球囊导管、延伸器、扩张器、左心房引导导丝（环状导丝）、操纵导丝、注射器、卡尺等几部分。国产 Inoue 球囊结构组成与其相似。

（二）术前准备

术前准备主要包括病史、体格检查、血常规、肝肾功能、电解质、凝血功能、心电图

及 X 线胸片和超声心动图（包括食管超声心动图），若食管超声心动图未见血栓，应尽快安排 PBMV（一般在检查后 24h 进行），否则应予以抗凝治疗。心房颤动患者心室率控制在平均心室率≤ 100 次 / 分，超声心动图评价二尖瓣瓣膜形态、功能、瓣口大小及左心房是否存在血栓。对于心房颤动或怀疑有左心房血栓的患者，术前应行经食管超声检查。所有患者术前均要完成常规心电图、胸部 X 线及相关实验室检查，并签订术前知情同意书。

（三）操作步骤

1. 心导管检查　常规消毒腹股沟区，局麻下穿刺股动、静脉，经股静脉先常规行右心导管检查，测量多部位血氧饱和度、肺动脉压、肺毛细血管楔压、心排血量等，必要时做右心房造影，以观察三尖瓣环、左心房及主动脉根部相对解剖关系。行左心室或升主动脉造影检查，目的是评价二尖瓣和主动脉瓣狭窄或关闭不全的程度及肺动脉高压的程度等。

经股动脉送入 5F 或 6F 猪尾巴导管行左心导管检查测量左心室舒张末压，计算出二尖瓣跨瓣压差，并连续监测左心室压力。必要时做主动脉或左心室造影，以观察瓣膜反流程度及监测股动脉血氧饱和度。

2. 房间隔穿刺　穿刺股静脉成功后，经鞘管送入 0.889mm "J" 形交换导丝（150cm 长）至上腔静脉，退出鞘管，沿导丝将改良的 Mullin 鞘和扩张导管送至上腔静脉，撤出导丝，在透视下经套管送入 Brockenbrough 穿刺针，将房间隔穿刺针经 Mullins 鞘和扩张导管送至距扩张导管顶端约 10mm 处，连接压力导管，并冲洗穿刺针，针尾端保留 1cm 在套管外，使针尖始终在套管内。针尾指针指向时钟 4 ～ 5 点的角度，在透视下回撤全套装置达恰当穿刺点。准确找到卵圆窝的部位，并在此处穿刺。房间隔穿刺点确定方法通常有以下 3 种：

（1）Ross 法：后前位下利用导丝将 Mullin 鞘导入上腔静脉，送入 Brockenbrough 穿刺针至上腔静脉处，然后缓慢回撤到右心房的同时顺时针方向旋转指向左后方向；继续向下缓慢回撤时可见穿刺针头端滑进卵圆窝，透视下表现为穿刺针头突然向脊柱左侧移动，此为 "跳跃征"，提示穿刺鞘管已就位于卵圆窝。

（2）Ross 改良 - 右前斜位法：在后前位中增加右前斜位（40° ～ 50°），是为了更好地判断穿刺针的方向，避免穿刺针方向超前刺入主动脉，或过后刺破右心房游离壁，为了保证安全，需要行主动脉根部造影。

（3）右心房造影指导房间隔穿刺点定位法：将房间隔穿刺导管或右心导管放置于右心房中下部水平，合并有三尖瓣重度反流或者中、重度肺动脉高压时建议置于肺动脉内，将 20 ～ 30ml 的对比剂（建议非离子型碘对比剂）手工快速注射，直至左心房显影，将左心房影进行水平上下、左右平均画 2 条线（形成 "井" 字形），取左下交叉点为房间隔穿刺点（巨大左心房，适当向操作者左下方移位）。

确定穿刺点后，套管尖端抵住房间隔卵圆窝处，推入穿刺针，有轻微突破感，经穿刺针回抽有血液，注入对比剂可见左心房顶部或测压证实针尖在左心房，固定穿刺针，轻轻将房间隔穿刺套管旋入左心房，撤出穿刺针，经套管送入左心房引导导丝，退出房间隔穿刺套管，再经外周静脉注入肝素（50 ～ 100U/kg），术中监测全血激活凝血时间（ACT），使之数值维持> 250s。

送入左心房导丝入左心房房间隔穿刺成功后，沿穿刺针套管送入左心房导丝至左心房顶部，使其在左心房内弯曲成圈，这时撤出穿刺套管。应尽量避免将左心房导丝送入左心耳部。

3. **球囊导管操作方法**　沿左心房盘状导引钢丝送入 14F 房间隔扩张器，以蚊式钳扩张穿刺点处皮肤和皮下组织、静脉入口，沿左心房导丝送入扩张管（俗称黑管），依次扩张皮肤入口处、股静脉及房间隔穿刺处直至左心房导丝近端即将弯曲处。扩张完房间隔穿刺处后，将穿刺管撤至右心房侧，同时观察患者心率及血压有无变化，并询问患者的感觉，如无异常情况，撤出扩张器，沿左心房盘状导引钢丝送入二尖瓣球囊导管，当球囊送入左心房后，撤出金属延伸管及左心房盘状导引钢丝，经球囊内腔管测左心房压。经球囊导管插入二尖瓣导向探条（Stylet），将球囊前部少量充盈，共同向前推送整个系统使球囊前端达到二尖瓣口，逆时针旋转 Stylet，并轻轻回撤，将球囊送入左心室。一旦球囊进入左心室，轻微前后移动球囊导管，确保未穿越腱索。经球囊导管侧孔注入少量稀释后的对比剂将球囊前部充盈，此时轻轻回撤球囊导管，将球囊腰部卡在二尖瓣瓣口，并快速注射已稀释好的对比剂，待球囊导管的腰部完全充盈后快速回抽球囊内液体，同时轻轻回撤球囊导管使其滑退至左心房。

但在一些特殊情况下，比如左心房巨大或房间隔穿刺点位置较高时，通过上述方法球囊导管不能顺利送至左心室时，需要采取顺时针旋转 Stylet，在肺静脉前部向后旋转球囊导管，使导管抵在左心房的后下壁并形成支点，使球囊顶端由后向前指向二尖瓣瓣口，进一步向二尖瓣环前送部分充盈球囊，轻微前后移动，将球囊送入左心室。

如果二尖瓣球囊导管无法通过严重狭窄二尖瓣口，可考虑建立股静脉 - 右心房 - 左心房 - 左心室 - 主动脉 - 股动脉轨道，有利于球囊导管通过二尖瓣进行有效扩张。

4. **球囊导管操作要点**

（1）Inoue 球囊在送入前可以用少量对比剂涂抹于球囊表面减少球囊与皮肤及皮下组织间的摩擦阻力，然后将准备好的球囊导管与皮肤成接近 60°～ 90°的角度沿左心房导丝送入，直到其球囊大部分通过房间隔后（通常此时球囊导管尖端已达到左心房导丝的近弯曲处），将延伸器与球囊尾端内导管松开并回撤延伸器 4 ～ 5cm，继续推送球囊导管使球囊部分完全进入左心房后，将球囊内导管和延伸器同时回撤，使球囊恢复至原始长度，继续推送球囊导管使其在左心房内呈反"C"形，这时同时撤出左心房导丝及延伸器。在球囊导管送入左心房后，通过内导管给予肝素抗凝（100U/kg）。

（2）球囊导管跨过二尖瓣口将透视由正位改为右前斜位 30°，在透视下送入操纵导丝至球囊导管顶端，采用直接法使球囊导管跨过二尖瓣口指向心尖部，部分充盈远端球囊。

（3）扩张二尖瓣口，当球囊进入左心室与左心室长轴平行，在心尖部与二尖瓣口间移动自如后，由助手将远端球囊进一步充盈，同时术者将球囊导管回撤使之卡在二尖瓣口上，此时助手迅速将注射器中剩余的对比剂全部推入球囊，然后迅速回抽（通常整个充盈和回抽的时间≤ 5s）。回抽过程中，术者先前送、后回撤导管，球囊导管自动脱入左心房内，然后嘱患者用力咳嗽，询问其感觉，观察心率及血压变化，并重新测定左心房、左心室压力。

（4）单球囊或双球囊技术：房间隔穿刺过程与上述相同，但需要在主动脉与腔静脉间建立轨道，一般可先将漂浮球囊经房间隔、左心房、左心室送到主动脉，然后通过导管送入一根（单球囊技术）或两根（双球囊技术）260cm 长"J"形交换导丝至降主动脉。此后，以该导丝作为轨道，送入合适直径的单个或双个球囊对二尖瓣实施扩张。

（5）扩张效果的判定：一般来说，如果球囊扩张后"腰征"消失、左心房压力及跨瓣压差明显下降、心尖部舒张期杂音减弱消失而无收缩期杂音出现、超声心动图检查瓣口面积 $> 1.5cm^2$ 或增加 50% 以上，患者自觉胸部呼吸轻松感则提示扩张成功，可以终止扩张，如不满意则可在综合评价后决定是否再次扩张或增加球囊直径再次扩张。

（6）撤出球囊导管：当完成扩张后、将左心房导丝和延伸器一同插入球囊导管内，导管后送至左心房，到达下腔静脉水平时保持延伸器不动，仅送入左心房导丝至左心房，使其远端在左心房内打圈后再送入延伸器，与内导管结合后一并推送至球囊导管尾部的插槽内。然后同时回撤左心房导丝及球囊导管至体外，局部穿刺点压迫止血后加压包扎。

5. 球囊直径的选择　球囊直径（mm）= 身高（cm）/10 + 10，可作为球囊扩张终点直径。选择合适的球囊，仔细进行球囊导管的排气及核实球囊充盈直径，将延伸器自球囊导管内腔插入，将延伸器与内导管尾端锁定，然后将内导管和延伸器一起推送至球囊导管尾端的孔槽内以备用。

6. 球囊扩张有效性判断

（1）心尖区舒张期杂音减轻或消失；

（2）左心房平均压 ≤ 11mmHg；

（3）跨瓣压差 ≤ 8mmHg 为成功，≤ 6mmHg 为优；

（4）心脏超声提示瓣口面积达到 $1.5cm^2$ 以上为成功，$≥ 2.0cm^2$ 为优。

由于 PBMV 目前是一姑息性治疗方法，其疗效的判断应以缓解症状、不出现二尖瓣关闭不全为原则，不能片面追求较大的二尖瓣瓣口面积而承担更大的并发症危险。每次扩张后，必须仔细观测血流动力学变化、听诊心尖部杂音变化、了解患者感受等，综合评价其扩张效果。

7. 停止扩张的标准

（1）交界处完全分离；

（2）瓣口面积 $> 1cm^2/m^2$ 体表面积，或瓣口面积 $≥ 1.5cm^2$；

（3）出现二尖瓣反流，或反流增加 25%。

8. 操作注意事项

（1）股动静脉穿刺点的选择：一般主张选择较低的静脉穿刺点（腹股沟皱褶下 1 ～ 1.5cm 处），这样可以避免穿过腹股沟韧带而不易送球囊，也有利于术后止血；同时在穿刺股静脉时注意进针角度可略偏大、皮下走行不宜过长，否则也可导致球囊导管送入困难。

（2）房间隔穿刺点的选择：行 PBMV 时，为了尽量使穿刺部位适合于球囊导管进入左心室，注意要根据不同情况调整穿刺点位置。当左心房相对较小时，以前所述的参考穿刺点可能会靠近二尖瓣口（太靠前了），从而使球囊导管容易入肺静脉，且二尖瓣与左心室轴线角度增大，从而影响球囊导管入左心室，此时穿刺点应稍偏右点；左心房明显增大时，房间隔明显凸向右心房，使穿刺针很难在参考穿刺点上停留，此时穿刺点应稍偏下（水平方向至脊柱右缘）；合并主动脉瓣疾患时或升主动脉扩张时，房间隔趋于垂直位，卵圆窝会因之偏前、偏上，此时穿刺点应轻微偏前上；对于左心房耳部疑有血栓者，穿刺点则宜偏后下。如透视下左心房影显示不清，可采用肺动脉造影来显示左心房边缘，作为定位参考。

（3）球囊导管送入和扩张技术：由于球囊导管较硬，且外径粗，所以，在送入过程中动作一定要轻柔，一定在透视下完成，特别是在球囊导管通过房间隔时，应密切注意心电图、血压变化；入左心房后球囊导管与导丝尽量避免顶住左心房壁（特别是耳部），导丝要成圈，球囊要呈半圆形，以免造成左心房穿破；球囊导管入左心室时应尽量避免球囊入腱索内，如入腱索透视下导管有打折显像发生，一般将远端球囊轻度充盈后进左心室可以基本避免；在扩张二尖瓣口时，术者与助手要配合默契，助手应快速充盈和排空球囊，在回抽球囊过程中，术者可向前轻推球囊导管至左心室再回撤，可减少血流阻断时间，同时减少房间隔穿刺部位的张力，减少损伤。

（四）PBMV 后的处理

1. 术后局部穿刺部位沙袋压迫 6h，卧床 24h。

2. 术后常规应用抗生素 2d。

3. 术后 24h、3 个月、6 个月、12 个月复查胸 X 线、超声心动图、心电图。

4. 药物管理

（1）抗凝：心房颤动患者（阵发性、持续性或永久性的）建议长期服用华法林抗凝，监测国际标准化比值（INR），维持 INR 在 2.0 ～ 3.0。

（2）其他药物治疗：如果 PBMV 后仍然有症状，可尝试以下药物治疗。

1）利尿剂：利尿剂治疗和饮食限盐对改善症状十分重要，PBMV 后症状缓解不明显者，建议长期口服利尿剂，需定期检查电解质。

2）β 受体阻滞剂：β 受体阻滞剂可显著降低二尖瓣狭窄患者的心室率和静息时的心排血量，进而降低跨瓣压、肺毛细血管楔压和平均肺动脉压。

3）地高辛：由于多数二尖瓣狭窄患者仍保留有左心室收缩功能，因此地高辛在二尖瓣狭窄患者中的作用有限。对于合并有收缩性心力衰竭的患者，地高辛可改善症状。地高辛在控制二尖瓣狭窄合并快速心房颤动患者的心室率方面可能是有效的，但是不推荐作为一线药物使用。

5. 二尖瓣再狭窄预防：二尖瓣再狭窄定义为随访时二尖瓣瓣口面积 < 1.5cm^2 者，或随访时首次 PBMV 后二尖瓣瓣口面积所获得的增加值缩小了 50% 以上；二尖瓣瓣口面积10 年随访缩小变化趋势可参考以下公式：二尖瓣瓣口缩小面积（cm^2）=0.11× 随访时间（年）+ 0.068。

二尖瓣狭窄成功 PBMV 后再狭窄的发生是时间依赖性的，根据随访时间的不同，再狭窄的发生率为 4% ～ 40%。Palacios 等发现超声心动图评分和心房颤动是再狭窄的预测因子，超声心动图评分 > 8 分的患者中 10 例有 7 例发生再狭窄，而在评分 ≤ 8 分患者中，再狭窄率仅为 4%（27 例患者中 1 例再狭窄）。在另一项有 329 例患者参与的临床长期随访研究中发现，PBMV 后即刻二尖瓣瓣口面积和交界处二尖瓣反流或者撕裂也是再狭窄的独立预测因子。PBMV 后即刻二尖瓣瓣口面积 1.8cm^2 是术后 5 年内再狭窄和临床事件最好的预测阈值。术后即刻二尖瓣瓣口面积＜ 1.8cm^2 患者的无事件生存率要远低于≥ 1.8cm^2 的患者。

结合二尖瓣狭窄的主要病因，为预防术后再狭窄，应积极预防风湿活动。PBMV 后为防止风湿活动，对这些患者进行风湿热二级预防，可注射苄星青霉素 120 万 U，1 次 / 月，遇有青霉素过敏者可考虑使用红霉素口服。预防持续时间为 10 年或者直至 40 岁，甚至终身预防。

四、并发症的防治

PBMV 并发症主要为心脏压塞、二尖瓣关闭不全、体循环栓塞、医源性心房水平分流、心律失常、血管并发症等。

（一）房间隔穿刺并发症

1. 心脏压塞　主要发生在房间隔穿刺过程，是导致死亡的主要原因。国外文献报道发生率为 0.6% ～ 5%，国内报道为 0.5% ～ 1.5%。少量心包积液可观察生命体征，稳定者可以继续 PBMV；中到大量心包积液可引发急性心脏压塞，需要立即行心包穿刺减压并保留引流管，穿刺点多位于剑突下；非手术治疗稳定后可择期行 PBMV。经积极处理心包积液未见明显减少者应及时行外科修补术，或同时行瓣膜置换术。规范细致操作、提高技术熟练程度是减少心脏压塞发生的主要措施。

2. 房间隔缺损　术中球囊导管由右心房进入左心房，术后房间隔会遗留下直径约 3mm 的缺损，一般不会对患者产生影响。血氧测量判断 PBMV 后的房间隔左向右分流发生率为 3% ～ 16%，但是约 60% 的患者缺损可闭合，持续左向右分流量较小 [肺循环血流量 / 体循环血流量（Qp/Qs）＜ 2.0]，患者临床耐受良好。

（二）二尖瓣反流

二尖瓣关闭不全是 PBMV 术中较常见的并发症，轻度关闭不全可随访观察，中重度关闭不全则需择期或急诊行外科瓣膜置换术。Kim 等对 380 例成功行 PBMV 的患者进行了观察随访研究，结果显示 12.4% 的患者术后出现显著的即刻二尖瓣反流（轻度以上）。大多数二尖瓣反流为二尖瓣交界处反流，非交界处反流主要原因是小叶撕裂或腱索损伤。二尖瓣反流对患者的 8 年生存率没有明显影响。但是伴有显著二尖瓣反流的患者有更低的 8 年无事件生存率（无心源性死亡、二尖瓣置换、二次 PBMV、需入院治疗的心力衰竭、栓塞）（48% 比 83%）。二尖瓣交界处反流患者无事件生存率要高于非交界处反流患者（63% 比 29%），二尖瓣置换的概率也要远低于非交界处反流患者（15% 比 70%）。一旦发生重度二尖瓣关闭不全，应积极强心利尿治疗，在非手术治疗无效的情况下，须行外科二尖瓣替换术。严格掌握适应证、避免采用超大球囊多次扩张是防止其发生的重要措施。

（三）栓塞

体循环栓塞主要包括脑栓塞、冠状动脉栓塞及其他体循环栓塞，术前已存在的心腔内血栓（主要是左心房血栓）脱落是引起栓塞并发症的主要原因。另外，手术中抗凝不充分也会造成栓塞，球囊破裂会造成气体栓塞，二尖瓣上钙化脱落也可致栓塞。体循环栓塞发生率为 1%～3%，以心房颤动患者发生率较高，但也有窦性心律发生栓塞的报道应引起注意。若无禁忌，无论是阵发性还是持续性心房颤动，均应长期口服华法林抗凝，使 INR 维持在 2.5～3.0，以预防血栓形成及栓塞事件发生。其防治措施包括：充分肝素化、严格筛选病例以除外心腔内血栓、冲洗导管注意排气等。

（四）医源性心房水平分流

主要为球囊导管穿过房间隔所致，一般缺损在 3～5mm，大多呈裂隙状，随着左心房压力的减低，大多数可在 PBMV 术后 6 个月至 1 年自行愈合。

（五）心律失常

心律失常较多见，PBMV 术中可发生多种心律失常，室性心律失常多见，常为一过性，多为导管刺激所致。操作轻柔，注意心电监测可减少和避免，心律失常发生时可用药物控制。

（六）血管并发症

血管并发症较少发生。偶尔可见血肿、动静脉瘘、血管撕裂等。

五、特殊情况下二尖瓣狭窄的 PBMV

（一）心房颤动（房颤）

一项针对 355 例房颤患者和 379 例窦性心律患者的对比研究发现房颤组患者平均年龄更高，纽约心脏协会（NYHA）心功能分级多为Ⅳ级、超声评分多＞8 分、瓣叶钙化及外科瓣叶分离术病史的比例更高。房颤组患者手术成功率更低（61% 比 76%），院内死亡发生率更高（3% 比 0.5%）。房颤组患者接受 PBMV 后的远期疗效更差，其中主要的原因是术后二尖瓣瓣口面积更小（1.7cm² 比 2.0cm²）。同时，在 60 个月随访时，房颤组患者的总体生存率（68% 比 89%）及无事件生存率（32% 比 61%）明显低于窦性心律组患者。在房颤组患者中，PBMV 后发生心血管病事件的独立预测因素包括术后二尖瓣反流程度≥3 级（Sellers 分级）、超声评分＞8 分、术前心功能 NYHA 分级Ⅳ级。

（二）老年

年龄在 60 岁以上老年患者的 PBMV，由于瓣膜条件、各脏器功能均有不同程度的下降，建议扩张二尖瓣口球囊起始直径比起始扩张直径再减少 1～2mm，减少二尖瓣反流的并发症发生。

老年二尖瓣狭窄患者 PBMV 的长期无事件生存率可能较低，很大一部分原因可能是归根于多种联合病（如冠状动脉疾病）和瓣膜畸形或者钙化严重。但是，老年二尖瓣狭窄患者 PBMV 的效果仍然是令人满意的，尤其是在瓣膜形态良好的患者中。具有显著瓣膜和瓣下退行性改变的老年患者，需要外科手术换瓣。但是对于手术风险极高的老年患者来说，PBMV 同样也是个有效的低风险姑息疗法。

（三）妊娠

多数妊娠合并二尖瓣狭窄患者可以通过 β 受体阻滞剂和利尿剂缓解症状。如果药物治疗不理想，且超声心动图未发现心房血栓，可考虑选择 PBMV 治疗。行 PBMV 的最佳时间应该是妊娠期第 22 ～ 26 周，以尽可能减少放射线对胎儿的影响。我们推荐以下情况可行 PBMV。

1. 无症状的严重二尖瓣狭窄　二尖瓣瓣口面积 < 1.5cm^2，C 期且二尖瓣形态适合行 PBMV，推荐在妊娠前行 PBMV（I 级推荐，证据水平 C）。

2. 经药物治疗后心功能仍为 III ～ IV 级（NYHA 分级）的严重二尖瓣狭窄　二尖瓣瓣口面积 < 1.5cm^2，D 期的孕妇，且二尖瓣形态适合行 PBMV，推荐行 PBMV（II a 级推荐，证据水平 B）。

对于不伴有肺动脉高压和心功能良好的重度二尖瓣狭窄孕妇，并不推荐预防性使用 PBMV。

de Souza 等对 45 例合并严重心功能不全的妊娠期二尖瓣狭窄患者进行了 PBMV 和外科二尖瓣分离术对比分析，结果证实了 PBMV 的有效性，PBMV 的手术成功率为 95%。虽然两组症状改善情况相同，但是 PBMV 组胎儿并发症更少，新生儿死亡发生率更低（5% 比 38%）。总的来说，PBMV 操作是安全的，对婴儿发育无明显异常影响。

（四）儿童

儿童二尖瓣狭窄多为先天性二尖瓣狭窄，由于无法行外科瓣膜置换手术，可考虑行 PBMV 为后续治疗提供过渡，手术方式与成人相同。

（五）PBMV 后再狭窄

PBMV 后约 21% 的患者可因二尖瓣再狭窄出现心功能不全症状。除了选择二尖瓣置换术外，部分再狭窄患者仍可考虑行再次 PBMV，尤其是不具备外科手术条件的患者。

36 例有症状的二尖瓣狭窄患者行再次 PBMV 的观察性研究发现，再次 PBMV 手术成功率为 75%，1 年和 3 年的总生存率分别是 74% 和 71%，无事件生存率分别为 61% 和 47%。再次球囊扩张无事件生存率的独立风险因素与首次扩张时一样，包括术前超声心动图评分、术后二尖瓣瓣口面积、二尖瓣反流严重程度和肺动脉压力。

（六）左心房血栓

术前发现左心房血栓者（血栓一般位于左心耳）建议口服标准剂量的华法林 3 ～ 6 个

月或以上（维持 INR：2 ～ 3），复查经食管超声心动图左心房血栓消失后可行 PBMV。如果患者症状严重，以致不能坚持口服华法林 3 ～ 6 个月，可适当缩短抗凝时间，提前行经食管超声心动图检查明确血栓情况。左心房血栓没有完全消失者建议继续服用标准剂量的华法林直至血栓消失或者选择外科手术。

值得一提的是，另有文献报道，经华法林充分抗凝 3 ～ 12 个月后血栓仍存在者，仍完成了 PBMV。

（赵成凯　马　路）

第 20 章

经导管二尖瓣缘对缘修复术

二尖瓣是人体心脏中一种重要瓣膜，位于左心房和左心室之间，起到防止血液逆流的作用。但随着年龄的增长和某些疾病因素的影响，二尖瓣可能会发生损伤或疾病，导致二尖瓣反流（mitral regurgitation，MR）现象，严重影响心脏功能和健康。经导管治疗二尖瓣反流具有创伤小、可重复进行等优势，近年来各种基于外科二尖瓣修复术式的微创治疗 - 经皮二尖瓣修复术（percutaneous mitral valve repair，PMVR）被应用于临床，如经导管缘对缘修复（TEER）技术、经导管二尖瓣瓣环成形术、经导管二尖瓣置换术等，其中 TEER 是目前应用最广泛、证据最多的二尖瓣反流介入治疗技术。

一、概述

MR 是常见的瓣膜疾病之一，二尖瓣由于先天性异常或者后天性病变，在左心室收缩时无法完全闭合，便从左心房流入左心室的血液部分反流回左心房，引起一系列心脏的病理改变和临床症状，严重时可导致心力衰竭。我国 35 岁以上的成年人二尖瓣反流的总患病率为 18.4%，男女无明显差别。基于我国医院人群的大样本横断面调查提示，MR 是我国最常见的心脏瓣膜病，有学者估算目前我国需要治疗的 MR 患者约为 750 万。MR 按照疾病病程可分为急性 MR 和慢性 MR。按疾病病因可分为原发性 MR（瓣膜本身结构的病变导致）和继发性 MR（心脏本身或瓣膜支撑结构病变导致）。原发性 MR 比较常见，一般指由风湿性 MR、二尖瓣退行性病变、感染性心内膜炎及其他原因导致的，通常是指由于二尖瓣瓣膜结构的退行性病变（黏液样变性），如腱索拉长、腱索断裂、瓣环扩张、瓣叶增厚等导致瓣叶脱垂而引起的 MR，主要表现为二尖瓣脱垂或二尖瓣腱索断裂并发连枷样病变，是最常见的原发性 MR。继发性 MR 也称为"功能性 MR"（functional mitral regurgitation，FMR），主要是由于缺血或非缺血原因引起左心室结构和功能改变而造成的 MR，多见于扩张型心肌病和心肌梗死后心室重构的患者。

1991 年，意大利医师 Ottavio Alfieri 为 1 例 29 岁的患者实施房间隔缺损外科修复手术。术中发现该患者二尖瓣是双孔型的，仔细研究后发现这样的二尖瓣在功能上也正常。经过长期随访，该患者仍可健康存活，因此他认为双孔二尖瓣可能是人体的一种正常变异。在该病例启发下，他在为 1 例因腱索断裂、二尖瓣脱垂患者进行二尖瓣修复时，使用传统的外科二尖瓣修复技术均无效，他开始尝试二尖瓣缘对缘缝合术式进行修复，该患者在术后复查效果满意、长期预后良好。于是他提出了缘对缘修复技术，其核心技术就是将二尖瓣两个瓣叶进行缘对缘缝合，使得在心脏收缩期造成二尖瓣反流的两个瓣叶之间的间隙消失，而在心脏舒张期时二尖瓣变成了双孔而不影响瓣膜的舒张，从而达到治疗反流而不影响瓣膜功能的目的。

1998 年 Alfieri 团队发表了该技术 5 年随访结果，在纳入的 121 例患者中，部分为前瓣及双瓣叶脱垂患者，患者 5 年生存率为 92.0%±3.1%，免于再手术率为 95.0%±4.8%，验证了该技术中期效果良好。在该篇论文中，Alfieri 就大胆提出，缘对缘修复技术由于技术简单，具有实现导管化的前景。

自 1998 年起，就有许多人着手研发 TEER 器械，如 Alfieri 自己研发了一种经左心耳穿刺进入的经导管缘对缘修复装置并成功进行动物实验。爱德华公司研发了经静脉穿房间隔实施的二尖瓣缘对缘缝合装置 Mobius 系统。但以上各种装置由于设计上或技术上的缺陷最终未能应用于临床，直到 Mitra Clip 系统的出现，TEER 才真正走向临床。2003 年研究者报道了成功的 Mitra Clip 动物实验。同年，世界上第 1 例使用 Mitra Clip 系统行经导管二尖瓣修复术亦取得成功。

经导管二尖瓣缘对缘修复术是一种近年来逐渐发展起来的心脏瓣膜手术技术，它使用经皮穿刺的方式在不开胸的情况下完成瓣膜修复，相比传统的开胸手术具有手术创伤小、住院时间短、术后恢复快等优点。

它是一项基于外科二尖瓣缘对缘修复术的经导管介入技术，其采用二尖瓣夹合装置，经股静脉或心尖路径置入，在超声及 X 线引导下夹住二尖瓣反流区的前、后瓣叶并使之接合，使心脏收缩期时瓣叶之间间隙减少或消失，而舒张期时瓣口变成双孔或多孔，从而达到减少或消除二尖瓣反流的效果。

目前，对于中重度二尖瓣反流，心脏外科手术仍是主流的治疗方式，但相当一部分的二尖瓣反流患者因为心功能低下、合并症多、高龄等高危因素，不适合外科手术而得不到有效治疗。随着近年来心脏导管技术的发展，更多的高风险二尖瓣反流患者因不能耐受开胸手术而接受了导管介入治疗，并取得了令人满意的效果。

二、介入诊疗的适应证与禁忌证

（一）TEER 相关适应证

1. **原发性二尖瓣反流**　患者需同时满足以下几点：①反流量中重度及以上；②有临床症状，或无临床症状但左室射血分数（LVEF）≤ 60% 或左心室收缩末期内径（LVESD）≥ 40mm；③外科手术高危或无法行外科手术，且术前需经心脏团队充分评估；④预期寿命 > 1 年；⑤解剖结构适合行 TEER。

2. **继发性二尖瓣反流**　患者需同时满足以下几点：①中重度及以上反流；②经优化药物治疗或心脏再同步化治疗（CRT）等器械辅助治疗仍有心力衰竭症状 [纽约心脏协会（NYHA）心功能Ⅲ / Ⅳ级]；③超声心动图测得 LVEF 为 20% ～ 50%，LVESD ≤ 70mm；④肺动脉收缩压≤ 70mmHg（1mmHg=0.133kPa）；⑤预期寿命 > 1 年；⑥解剖结构适合行 TEER。

（二）TEER 相关禁忌证

1. 不能耐受抗凝或抗血小板药物。
2. 存在二尖瓣活动性心内膜炎。
3. 合并二尖瓣狭窄。
4. 夹合区域存在严重钙化或明显增厚等解剖结构不适合行 TEER。
5. 存在心腔内血栓。
6. 对药物治疗反应差的终末期心力衰竭。
7. 血流动力学不稳定且长期依赖血管活性药物或机械辅助循环支持。
8. 预期寿命＜1年。

三、操作方法及要点

建议在杂交手术室或改良的导管室进行，同时应满足摆放麻醉及超声心动图设备的要求。该手术对 TEE 的图像要求高，必须配备成像清晰、有实时三维成像功能的 TEE 探头及机器。此外，要求能够将超声心动图图像传送到显示屏上，以便术者实时观看、指导操作。目前，手术需要在全身麻醉下实施，需要配备麻醉机、呼吸机。行经心尖途径的 TEER 时需要配备心外科医师和外科手术器械。手术团队应至少包括 2 名术者、1 名护士、1 名心脏超声科医师及 1 名麻醉师。

（一）经股静脉途径

1. **房间隔穿刺**　首先在股骨头水平穿刺股静脉建立入路。房间隔穿刺点要比常规心内科介入手术穿刺点偏高、偏后，一般要求穿刺点要距离二尖瓣瓣环平面 4.0～4.5cm，这是手术成功与否的关键。为了达到这个要求，需在 TEE 引导下完成。完成房间隔穿刺后，确认无心包积液，然后常规肝素化。根据体重计算肝素用量，通常为 100U/kg，并监测活化凝血时间（activated clotting time，ACT），需维持在 250～300s。

2. **器械准备**　主要器械包括夹合器、可调弯指引导管、输送系统及固定装置。在进入体内前需充分排气及调试保证手术过程中无气体进入血管，并保证手术能顺利进行。

3. **送入可调弯指引导管**　通常选择右侧股静脉为入路血管。先使用 14～20 F 血管扩张鞘扩张右股静脉后再送入可调弯指引导管。随后在 X 线指引下，将导管送到右心房，然后缓慢通过房间隔，在 TEE 指引下使外鞘管通过房间隔 2cm 左右。最后拔出内鞘（需使用注射器回抽气体，保证无气体进入），使用固定装置将可调弯指引导管固定在体外，以避免体内移位。

4. **送入及调整输送系统**　通过指引导管将输送系统送入，在 X 线指引下使之缓慢前行。到达左心房时，在 TEE 指引下缓慢地将输送系统送入左心房直至二者相对位置处于标记位置（straddle），注意避免损伤心房壁及左心耳。在 TEE 指引下，通过调整指引导管和夹合器输送系统的前后和弯曲程度，把夹合器调整到二尖瓣需要夹合的区域，且使得输送系统走行轨迹垂直于左心室长轴，打开夹合器并调整好其行进的方向，然后缓慢送入夹合器，使其跨过二尖瓣口至瓣叶下方。全程需在经食管三维超声心动图辅助下完成，X 线可提供一定的帮助但非必需。主要参考切面为左心室流出道（LVOT）切面、交界联合切面及左心房外科视野切面，要调整夹合器使其在 LVOT 切面呈 "V" 字形展开、在二尖瓣交界联合切面呈 "1" 字形、在左心房外科视野切面垂直瓣膜闭合线，同时要确认夹合器在上述平面中均位于瓣口中央。

5. **捕获及夹合瓣膜**　该步骤为手术关键步骤之一，TEE 工作切面为 LVOT 切面（三腔切面）及二尖瓣交界联合切面。缓慢回撤夹合器输送系统，当二尖瓣前后瓣叶均坐落在夹合器两个臂时，放下带有倒刺的捕获系统捕获前后瓣叶，确认稳固捕获两个瓣叶后，将夹合器两个臂关闭。部分器械允许前后瓣叶独立夹闭，可根据实际情况先夹闭前叶或后叶，后调整输送系统夹合另外一个瓣叶。

6. **评估夹合效果**　需综合评估夹合效果，通过 TEE 观察夹合器位置和方向是否准确、前后叶是否充分捕获、MR 减轻的程度是否达到预期结果，同时评估平均跨瓣压差是否在 5mmHg 以内、左心房压力是否明显下降、肺静脉血流是否改善等。如夹合效果满意则准备释放夹合器，如不满意则打开夹合器调整位置重新夹合。如需移动夹合器位置或调整夹合器角度，为避免缠绕及损伤腱索，必要时可反转夹合器撤回至左心房，或更换器械规格型号，重复上述步骤，重新捕获瓣膜。

7. **释放夹合器并再次评估效果**　通过 TEE 确认夹合器固定良好、效果满意后可释放夹合器，随后在超声和（或）X 线指引下小心退出输送系统，避免损伤心肌组织。当输送系统完全撤出后，应通过 TEE 再次评估。

8. **必要时置入第 2 枚或更多夹合器**　考虑到部分患者的病变区域较宽（一般超过 15mm）或病变区域有多处，1 个夹合器无法完全消除反流，可考虑使用多个夹合器再次进行夹合。若第 1 个夹合器夹合之后仍有难以接受的残余反流，在测量的跨二尖瓣瓣口平均压差≤4mmHg、术前测量的二尖瓣瓣口面积足够的情况下，可考虑置入第 2 个瓣膜夹。撤出第 1 个夹合器的输送系统后送入第 2 个输送系统并重复上述操作，完成第 2 个夹合，并再次评估残余反流和狭窄风险，最终完成器械操作并撤出指引导管。需注意，第 2 个或多个夹合器的引入需要在 X 线及 TEE 指引下谨慎操作，在跨瓣前夹合器的打开程度要比第 1 枚夹合器小，以避免与之前置入的夹合器碰撞，导致其松动、脱落。一般情况下，需尽量使多个夹合器处于平行且相互靠近的位置。确认手术结束则退出指引导管，采用 8 字缝合法缝合股静脉穿刺部位，注意切勿缝合到伴行的股动脉。

（二）经心尖途径

目前应用于临床的经心尖途径二尖瓣修复系统主要为 ValveClamp 系统，由二尖瓣夹合器、二尖瓣跨瓣系统、输送系统及置入鞘 4 部分构成。夹合器分为前夹和后夹，前夹带有夹杆而后夹带有闭合环，通过夹杆和闭合环的相互锁定起到闭合作用。该手术同样需要在全身麻醉气管插管下进行，经心尖途径需要预备胸壁切口作为入路，通常需要心脏内科、超声科及心脏外科医师配合完成。

1. **手术入路准备**　手术开始前在 TTE 指引下进行入路定位并标记。消毒铺巾后，在标记处沿肋骨间隙做一 3 ～ 5cm 的切口，暴露心尖。超声指引下指尖敲叩击法，确定合适的心尖穿刺点，通过该穿刺点预期送入鞘管应能垂直于二尖瓣瓣环平面。心尖部预置荷包缝合线，随后进行心尖部穿刺，并将 16F 鞘管导入左心室。全程须在 TEE 指引下进行，超声工作切面为左心室两腔切面及四腔心切面。

2. **器械准备**　在系统进入体内前需充分排气、调试保证手术过程中无气体进入体内，并保证手术能顺利进行。

3. **送入输送系统**　通过 16F 鞘管进入跨瓣系统，在 TEE 指引下跨瓣器小心穿过二尖瓣进入左心房以避免损伤二尖瓣附件。轻轻向前推送 16F 鞘管，使其顺着跨瓣器缓慢穿过二尖瓣，随后撤出跨瓣系统。然后将带有夹合器的输送系统沿鞘管送入左心房。缓缓回撤鞘管，并调整夹合器位置，使其位于二尖瓣正中，并保证夹合器夹臂垂直于二尖瓣闭合线。

4. **夹合瓣膜**　该步骤为整个手术的关键步骤之一，需在 TEE 指引下谨慎操作。通过 TEE 反复确认夹合器位于合适位置后，小心缓慢地回撤输送系统，同时在 TEE 指引下保证上夹位于左心房、下夹位于左心室。轻轻向前推送输送系统，使下夹贴近并固定二尖瓣前后叶。经 TEE 确认夹合器位置良好后回撤上夹，上夹、下夹对合夹住二尖瓣瓣叶。缓慢往前推送闭合环，上、下夹朝向中心线闭合，使夹合器紧紧固定在瓣叶上。如夹合不满意，可推开闭合环，打开上、下夹，重复上述步骤重新夹合。

5. **释放夹合器**　通过 TEE 反复确认夹合器位置，并观察二尖瓣反流量，如满意，释放夹合器。

6. **闭合手术切口**　退出输送系统及 16F 血管鞘，并将预置的荷包线收紧。仔细观察伤口处是否渗血，在保证无出血的情况下逐层缝合胸壁，并置入引流管 1 根。

四、特殊情况下的缘对缘修复术

（一）房性 MR 的缘对缘修复

传统意义上的继发性 MR 是由于左心室重构导致 MR，二者相互影响，导致左心室重构及 MR 不断恶化。近期发现了一类特殊的 MR，即房性 MR，也被归入继发性 MR 范畴。在房性 MR 中，二尖瓣并不存在病理性改变，且不涉及左心室重构，左心室功能也在正常范围。房性 MR 可能是由于左心房扩大及瓣环扩张所致，发病机制目前认为有以下 2 种：① 二尖瓣瓣环扩张，但二尖瓣瓣叶无法充分代偿性重构，导致中心性反流；②二尖瓣后侧瓣环扩张突出于左心室游离壁，从而牵拉二尖瓣后叶引起对合不良，最终导致偏心性（后叶）反流。房性 MR 虽然左心室功能正常，但与原发性 MR 比较，其预后较差、生存率较低且心力衰竭入院率较高。及时对 MR 进行干预可改善患者预后。目前认为 TEER 可用于治疗房性 MR，但手术难度较大，需要在较为成熟的介入手术中心开展，往往选择较短较宽的二尖瓣夹合器。

（二）非中心区 MR 的缘对缘修复

TEER 最合适的解剖结构为二尖瓣瓣叶中心区反流，即二尖瓣后叶 2 区 / 二尖瓣前叶

2 区（Posterior leaflet 2/Anterior leaflet 2，P2/A2）区反流（图 20-1，彩图 4）。EVEREST 系列研究中入选的患者均为 P2/A2 区脱垂导致的反流，取得了理想的治疗效果。过去认为 TEER 只适合于中心区反流，但在"真实世界"临床研究中的经验及随后的部分临床研究表明，其同样可应用于非中心区如 1 区、3 区及交界区反流。但是，针对非中心区 MR 的缘对缘修复术具有一定挑战性。由于二尖瓣中心区无腱索连接，操作相对简单且安全性高，而边缘区及交界区则存在复杂的腱索结构，而且非中心区与二尖瓣瓣环平面存在夹角，术中超声心动图解剖定位在非中心区更为困难，这均增加了二尖瓣夹缠绕的风险。针对非中心区反流的缘对缘治疗，术中 TEE 的图像质量需良好，需在超声指引下精确定位，并且需在进入瓣环平面前调整好夹合器的角度，避免在瓣下旋转夹合器造成腱索缠绕。如术中效果不理想需退出夹合器重新定位，操作必须谨慎，避免暴力操作，且需经 TEE 确认没有腱索缠绕方能退出夹合器，否则容易造成腱索损伤，导致二尖瓣反流量增大。针对交界区（commissure 1/commissure 2）即 C1/C2 区 MR 需注意，二尖瓣夹合器在三维 TEE 平面进入角度非 12 ～ 6 点方向，C1 区建议选择 1 ～ 7 点方向，C2 区建议选择 11 ～ 5 点方向，二尖瓣夹尽量选择较短较窄的型号。

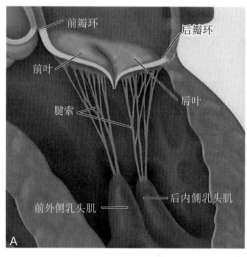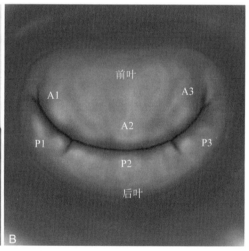

图 20-1　二尖瓣复合体的结构和功能

A. 二尖瓣复合体结构，主要包括二尖瓣环、二尖瓣叶、腱索、乳头肌、左心房和左心室；B. 二尖瓣外科视角示意图，二尖瓣前叶宽大，后叶狭长，二尖瓣前、后瓣叶心房面光滑，对合面粗糙，心室面下方连接着网状的多级腱索及乳头肌。在收缩期，二尖瓣环呈"D"字形，前瓣环占瓣环周径的 1/3，后瓣环占 2/3，前、后瓣叶紧密对合，瓣下结构协调牵拉，共同对抗左心室收缩力量，防止血液回流至左心房而导致二尖瓣反流。A1. 二尖瓣前叶 1 区；A2. 二尖瓣前叶 2 区；A3. 二尖瓣前叶 3 区；P1. 二尖瓣后叶 1 区；P2. 二尖瓣后叶 2 区；P3. 二尖瓣后叶 3 区

摘自：中国医师协会心血管内科医师分会结构性心脏病学组，亚太结构性心脏病俱乐部. 中国经导管二尖瓣缘对缘修复术临床路径（2022 全文版）[J/OL]. 中华心血管病杂志（网络版），2023，6：e1000153（2023-11-06）. http：//www. cvjc. org. cn /index. php /Column /columncon/article_id/322. DOI：10.3760/cma.j.cn116031.2023.1000153

（三）其他特殊技术在 TEER 中的应用

针对部分操作难度特别高的病变，有报道采用"双输送系统（double guiding）"技术，即常规的第 1 个输送系统到位后不释放，在对侧穿刺股静脉和房间隔后，置入第 2 个夹合器的输送系统，两个输送系统同时存在，先后逐步调整两个夹合器直到效果满意，然后完全释放夹合器。这项技术需要术者经验丰富，同时 2 个输送系统也会增加房间隔损伤的风险。"拉链（zipping）"技术，则是从一侧开始至另一侧（边缘—中央或中央—边缘）依次置入多个夹合器，完全封闭二尖瓣一侧，从而减少反流。在此基础上衍生出在第 1 个夹合器两边依次交替置入多个夹合器，更接近外科缘对缘修复术，以进一步减少发生明显二尖瓣残余反流或二尖瓣狭窄的风险。此外，部分高难度的病例还可采用快速起搏或电复律的方法，降低二尖瓣瓣叶摆动的幅度以增加瓣叶捕获的概率，改善 TEER 的效果。

五、并发症的防治与围术期管理

（一）围术期抗血栓治疗

在接受 TEER 治疗的患者中，抗血栓治疗包括术前及术后抗血栓治疗。

1. 术前治疗　对于准备行 TEER 的患者，若长期使用抗凝药物，应在术前停止抗凝，以便有充足的时间恢复正常凝血。一般应至少在术前 3d 停用维生素 K 拮抗剂（华法林），手术当日复查凝血谱，国际标准化比值应控制在 1.7 以下。应在术前 12h 停用低分子肝素。非维生素 K 拮抗剂口服抗凝药，如达比加群、利伐沙班，可在手术当日停药［COAPT 研究中的协议（Appendix A COAPT Clinical Trial Protocol Version 1.0）］。目前尚缺乏足够的循证医学证据指导术前抗血小板药物的应用，如患者长期使用抗血小板药物如阿司匹林、氯吡格雷，术前无须停药。如患者术前未口服抗血小板药物，是否需要双联抗血小板药物负荷仍无定论，可根据患者的实际情况而定。

2. 术后治疗　术后根据患者个体情况选择抗凝或抗血小板治疗。对于有抗凝指征的患者，如心房颤动、肺动脉栓塞或金属瓣膜置换等，应继续使用维生素 K 拮抗剂或非维生素 K 拮抗剂口服抗凝药。对于无抗凝指征的患者，目前尚缺乏大型的临床研究证据指导抗血小板药物的选择，根据既往的研究建议使用阿司匹林联合氯吡格雷的抗血小板治疗方案，通常使用阿司匹林 100mg/d+ 氯吡格雷 75mg/d，1 ～ 3 个月，然后改为阿司匹林或氯吡格雷单抗治疗，终身服用。

（二）术后并发症防治

TEER 安全性较高，并发症相对少见，主要为出血及血管并发症，发生率为 1% ～ 10%。偶有报道术后发生卒中及短暂性脑缺血发作。心脏结构性损伤虽也有发生，但甚少需要外科手术干预。TEER 围术期管理的重点在于如何避免发生并发症，临床医师需要了解手术过程从而快速识别术中及术后可能存在的风险。

1. 血管并发症　主要是假性动脉瘤、动静脉瘘、血肿、腹膜后出血、血栓形成、血管破裂/穿孔等；严重的血管并发症需手术干预治疗。TEER 采用股静脉入路，其血管并发症较动脉入路少。但由于需要使用 24F 大血管鞘，在鞘管推进过程中产生的局部压力也可能损伤股动脉，尤其是血管扭曲或钙化的患者。超声指引下穿刺可以准确定位穿刺点，能很好地避免发生血管并发症。标准的术后手动加压是实现止血安全、有效的方法。还有研究表明，8 字形缝合（通过包裹和折叠皮下软组织压迫股静脉）也是实现止血的有效方法。另外，使用 ProGlide（Abbott Vascular Inc.，美国）装置对较大尺寸的静脉鞘进行预埋缝合也是一种安全可靠的方法。一旦发生局部出血，可通过缝合血管或必要时行外科手术解决，并加强补液，必要时可输血。

2. 夹合器单叶脱位（single-leaflet device attachment，SLDA） SLDA 是指术中进行二尖瓣夹合时，单侧瓣叶从夹合器中脱位，而对侧瓣叶固定良好。其是 TEER 常见的并发症之一，发生率约为 4%。SLDA 可发生在手术过程中、术后 1d 甚至数月。一旦发生，往往需要置入第 2 枚夹合器。Everest 研究中共发生了 10 例 SLDA，其中 3 例发生在手术过程中，1 例发生在出院前，5 例发生在术后 30d 内，而只有 1 例发生在术后 30d 以后。在更大样本量的 ACCESS-EU 研究中，SLDA 的发生率为 4.8%，几乎均发生在术后 6 个月内。尽管 SLDA 发生率较高，但通常无须进行紧急外科手术或介入手术干预。有研究报道发生 SLDA 的患者中，约 40% 可以采取非手术治疗，约 40% 选择置入第 2 枚夹合器，需要外科处理的不足 20%。避免 SLDA 最重要的方法是术中精确的超声评估，尤其是夹合器捕捉瓣叶的过程及捕捉完毕后，确保瓣叶位置良好、瓣叶夹合的长度足够。

3. 夹合器脱落造成栓塞 夹合器脱落通常发生在夹合器释放的过程中，是 TEER 中最令人担心的并发症，一旦发生将导致栓塞，往往需要立即行外科开胸手术取出脱落的夹合器。夹合器脱落发生较为罕见。在大型临床注册研究中，只有 TCVT 和 TVT 研究曾报道过夹合器脱落，发生率远小于 1%。值得注意的是，也曾有研究报道夹合器脱落后顺血流方向移动最终导致外周动脉迟发性栓塞。手术过程中，术者应确定夹合器充分捕获两个瓣叶且固定良好后方可释放夹合器，以避免夹合器脱落。

4. 夹合器血栓形成 由于夹合器是异物，在体内可能导致血栓形成甚至造成血栓栓塞。术中，需要严格控制 ACT，通常维持在 250～300s。而术后的抗血栓方案目前仍无定论，建议经验性使用双联抗血小板方案，即阿司匹林联合氯吡格雷抗血小板治疗 1～3 个月，首次口服时是否给予负荷抗血小板药物，需根据经验及患者出血风险而定。

5. 二尖瓣瓣叶损伤 常见的二尖瓣瓣叶损伤包括瓣叶撕裂、穿孔及腱索断裂等，复杂的二尖瓣解剖结构比如严重的瓣叶脱垂、瓣叶退行性变或钙化等均是导致瓣叶损伤的重要原因。操作时需寻找合适的位置进行瓣叶夹合以避开病变组织从而避免损伤瓣叶或附件。需要注意的是，为达到满意的手术效果往往需要置入 2 枚甚至更多的夹合器，这大大增加了瓣叶损伤的概率。有研究报道，TEER 术中瓣叶损伤的发生率为 2% 左右。由于瓣叶或附件损伤可导致二尖瓣反流量增加，一旦发生往往需要及时干预。绝大多数情况下，需要外科手术干预，但如果二尖瓣解剖结构合适，如瓣叶较大且有足够的剩余组织供夹合，也可考虑再次置入夹合器以稳定受损瓣叶。

6. 二尖瓣狭窄 为尽可能减少 MR，有时会采用大夹合器或置入多个夹合器，但这可能会引起二尖瓣跨瓣压差升高。一旦二尖瓣平均跨瓣压差＞ 5mmHg，即引起二尖瓣相对狭窄。导致二尖瓣狭窄的高危因素主要包括：①术前二尖瓣瓣口面积＜ 4.0cm^2；②置入 2 枚或以上夹合器。TRAMI 研究曾报道，二尖瓣相对狭窄的发生率为 3%，而二尖瓣狭窄的发生会影响患者预后。术中释放夹合器前，需要通过 TEE 仔细评估二尖瓣反流量及狭窄程度。如二尖瓣平均跨瓣压差较高（＞ 5mmHg），且术前二尖瓣瓣口面积≤ 4.0cm^2，建议停止夹合器置入。若二尖瓣跨瓣压差较高，但术前二尖瓣瓣口面积＞ 4.0cm^2，建议更换夹合器位置重新夹合。此外，术中连续监测左心房压力也有助于判断是否出现二尖瓣相对狭窄。有时在夹合器置入后仍存在较大量的二尖瓣反流，常需要置入第 2 枚夹合器。若第 2 枚夹合器释放前左心房压力明显升高，提示二尖瓣很可能出现了相对狭窄，建议放弃置入夹合器。反之，则可以安全释放第 2 枚夹合器以减少二尖瓣残余反流。

7. 转外科开胸手术　转外科开胸手术在 TEER 术中较为少见，主要是由于以上严重并发症引起，如夹合器脱落栓塞、二尖瓣相关结构损伤导致大量反流等。

8. 其他并发症　包括心内膜炎、气体栓塞、急性肾功能不全、心脏压塞、起搏器导线脱位等，均较为罕见，发生原因及处理同一般心导管检查。

9. TEE 食管探头相关并发症　轻度口咽部出血最常见，一项大规模研究显示，该并发症与手术时间较长相关。

（邵兴龙　代政学　马　路）

第 21 章

经皮球囊三尖瓣成形术

三尖瓣是心脏 4 个瓣膜中面积最大的瓣膜，曾被认为作用不大，故常称之为"被遗忘的瓣膜"。一般而言，三尖瓣狭窄（tricuspid stenosis，TS）较为少见，多为先天性；三尖瓣关闭不全（tricuspid incompetence，TI）常见，多为继发性，大部分 TI 患者无明显症状，严重 TI 导致右心衰竭的病程长，除严重反流者一般患者症状较轻且发展缓慢，病情容易被忽视。

三尖瓣经皮球囊瓣膜成形术（transcatheter tricuspid valve replacement，TTVR）：通过经导管路径将球囊瓣膜置入三尖瓣位置，通过球囊扩张来恢复瓣膜功能。

一、概述

（一）病因及病理

三尖瓣狭窄的最常见病因仍为风湿热，常伴关闭不全、二尖瓣和主动脉瓣损害。病理改变与二尖瓣狭窄相似，但损害较轻。其他罕见病因有先天性三尖瓣闭锁和类癌综合征、心脏肿瘤、系统性红斑狼疮、感染性心内膜炎、心内膜心肌纤维化、心内膜弹力纤维增生症等。正常三尖瓣口面积 > $7.0cm^2$，< $1.5cm^2$ 时，出现血流动力学异常，产生舒张期三尖瓣跨瓣压差，右心房压和体循环静脉压增高、淤血。同时，右心室排血量减少。二尖瓣狭窄的肺部表现可因伴有明显的三尖瓣狭窄而减轻。

（二）临床表现

三尖瓣狭窄的主要症状是体循环淤血的症状如肝区不适、食欲缺乏、消化不良和腹胀等。有时伴有乏力和四肢水肿。单纯性三尖瓣狭窄，肺淤血的症状无或不明显，伴有二尖瓣狭窄的患者，因右心室血流量减少，心肺症状较单纯性二尖瓣狭窄者为轻。

体格检查：体循环淤血的体征可见面颊轻度发绀和黄疸。颈静脉怒张，甚至有搏动。肝大，质较硬，有触痛，有时可扪及收缩期前搏动。有腹水者，腹部膨胀，有移动性浊音。心脏检查时，心浊音界向右侧扩大。三尖瓣区第一心音亢进，第二心音后可有开放拍击音。胸骨左缘第 4 肋间可闻收缩期前或舒张期滚筒样杂音，有时可触及震颤。深吸气时，由于胸腔负压增加，右心房血流量增多，杂音明显加强。

（三）检查

1. 影像学检查

（1）X 线：右心房增大，上腔静脉扩张，但肺动脉段不突出。

（2）超声心动图：二维超声可确诊三尖瓣狭窄；多普勒超声可测算跨三尖瓣压力阶差。

2. 其他检查　心电图：右心房增大，Ⅱ、Ⅲ和 aVF 导联 P 波振幅＞0.25mV，无右心室肥大。

（四）鉴别诊断

右心房黏液瘤，当肿瘤阻塞瓣孔时，亦可引起三尖瓣狭窄的临床表现，但病史短，病程进展迅速，超声心动图有独特的云雾状图像，可资鉴别。

（五）治疗

1. 药物治疗
（1）有症状者对症处理，酌情给予扩血管、利尿、强心治疗。
（2）心房颤动时处理原则同二尖瓣狭窄。
（3）抗感染预防感染性心内膜炎。

2. 手术治疗　主要取决于合并的二尖瓣和主动脉病变。当跨瓣压差＞5mmHg；或瓣口面积＜2.0cm² 时，应手术治疗，风湿性心脏病可做交界分离术或人工瓣膜置换术。

3. 经皮球囊三尖瓣成形术　目前已被欧洲心脏病协会推荐为单纯严重三尖瓣狭窄的一线治疗。适于心功能Ⅱ、Ⅲ级；三尖瓣压力阶差＞5mmHg；无风湿活动；无右心房内血栓患者。

二、三尖瓣球囊成形术的适应证与禁忌证

（一）适应证

经皮球囊三尖瓣成形术适用于：
1. 单纯三尖瓣狭窄或伴轻、中度三尖瓣关闭不全者。
2. 心功能（NYHA）Ⅱ～Ⅲ级为最适宜；心功能Ⅳ级者，应经内科治疗使症状缓解后再扩张。
3. 三尖瓣压力阶差≥5mmHg（≥0.67kPa）。
4. 三尖瓣狭窄合并其他病变：如难以控制的心内膜炎、心脏肿瘤、人工瓣膜置换术后再狭窄者、多瓣膜病变、严重肝肾功能不全等患者、不能耐受外科开胸手术者，可先考虑三尖瓣扩张，再择期行瓣膜置换术。
5. 严重晚期的三尖瓣狭窄患者：不能耐受外科开胸手术，经皮球囊扩张术是唯一的选择。
6. 三尖瓣狭窄者行扩张术年龄没有限制。
7. 风湿活动控制 3 个月以上者。

（二）禁忌证

1. 右心房内有新鲜血栓形成。
2. 近期 3 个月内有动脉或肺动脉栓塞史或正在抗凝治疗中。
3. 合并严重三尖瓣反流。

4. 严重脊柱或下腔及下肢静脉狭窄畸形。

5. 有出血倾向。

6. 急性或亚急性心内膜炎或瓣膜上有赘生物。

7. 全身衰竭，特别是严重肝、肾、肺功能衰竭患者。

8. 普通心导管检查禁忌证者：如急性肝炎等。急性感染期、慢性化脓性病灶、急性心肌炎。

三、操作方法及要点

三尖瓣球囊扩张术与肺动脉瓣狭窄的球囊扩张术相似。一般用股静脉穿刺术；如果股静脉穿刺术失败，可选用颈内静脉途径。双球囊或多球囊扩张可采用双侧股静脉穿刺。

1. **方法及步骤要点**

（1）操作程序、麻醉和消毒同右心导管检查。

（2）经皮穿刺两侧股静脉，再插入 7F 穿刺鞘。以鞘插入 2 根球囊漂浮导管，同步测录右心房和右心室压力，依 Fick 法测得心排血量，作为术前的必备资料。然后将 2 根球囊漂浮导管送入右心室和肺动脉，再经球囊漂浮导管送入 2 根 J 形长导引钢丝，送达右心室及肺动脉。而后，退出球囊漂浮导管，再沿导引钢丝送入直径为 15 ～ 20mm 的球囊扩张导管，在 X 线透视下将两球囊放置于三尖瓣口。向两球囊内同时快速注入稀释对比剂，使球囊充盈达 303.98 ～ 405.30kPa（3 ～ 4 atm）时使"腰部"消失，持续 10 ～ 15s，又迅速抽完对比剂。如此反复进行 2 ～ 3 次。退出球囊扩张导管，送达球囊漂浮导管，反复测定血流动力学有关资料。

2. **术后处理** 同右心导管检查。

采用球囊瓣膜成形术治疗生物瓣狭窄是有一定危险性的。即使是术前经超声心动图检查无血栓或赘生物患者，术后仍有严重栓塞并发症的发生。若生物瓣原有小穿孔或瓣周渗漏，球囊导管送入后，可能误入小穿孔或瓣周小孔道，术后有可能并发严重的甚至是致死性的关闭不全。

四、并发症的防治

1. 短时低血压或一过性晕厥：少数人有短暂的意识丧失，清醒后无后遗症。

2. 右心室流出道痉挛：TTVR 术中对右心室的挤压致使发生右心室流出道痉挛，以致术后即刻右心室压和跨瓣压差下降不满意。

3. 心律失常：如室上性心动过速、室性心动过速及不同程度的房室传导阻滞，甚至室颤等，其中室性期前收缩及完全性右束支传导阻滞较常见。

4. 肺动脉损伤、穿孔等。

5. 三尖瓣再狭窄。

6. 三尖瓣反流：程度不同的三尖瓣反流是 TTVR 术的常见并发症。注意球囊大小的选择要合适。采取顺序性扩张。

（朱国东 马 路）

第 22 章

经导管三尖瓣缘对缘修复术

三尖瓣反流（tricuspid regurgitation，TR）是较为常见的心脏瓣膜疾病，但目前外科治疗率低，手术风险高且远期生存率低。随着经导管器械与技术不断创新及 TRILUMINATE 试验 1 年随访和 CLASP-TR EFS 两大重磅研究结果的公布，经导管三尖瓣修复术为外科手术中高风险人群提供了新的选择。本文就 TR 经导管缘对缘修复术现状与概况、不同器械介绍和临床证据、研究进展及未来面临的挑战进行综述。

一、概述

美国流行病学调查显示，中度以上 TR 总体人群患病率为 0.55%，且随年龄增长而增加，75 岁以上人群 TR 患病率约为 4%。我国尚缺乏 TR 患病率的大样本统计数据，复旦大学附属中山医院基于医院就诊人群的一项 14 万例超声数据研究显示，中、重度 TR 的检出率分别为 2.22% 和 1.39%，重度 TR 患者 5 年生存率约为 77.01%。

根据《三尖瓣反流介入治疗的超声心动图评价中国专家共识（2021 版）》TR 可分为原发性与继发性两类。继发性 TR 又称功能性 TR，最为常见，是指三尖瓣叶和腱索解剖结构病变之外，三尖瓣复合体功能障碍所致的 TR，常见于三尖瓣环扩张、右心室压力或容量负荷增加、右心室扩大或者功能障碍等，主要包括左心相关、右心室功能障碍、肺高压及右心房相关等情况。原发性 TR 又称为器质性 TR，远较继发性少见，约占 TR 的 10%，主要包括获得性病变（黏液退行性病变等）和先天性病变。

在疾病早期，症状主要为肺淤血（常见于继发性 TR）和静脉淤血（常见于早期原发性和晚期继发性 TR）的临床表现。TR 的严重程度可根据超声心动图的定性标准（如瓣膜形态、右心房和右心室扩大、下腔静脉扩张）、半定量标准（如肝静脉收缩期血流逆转）和定量标准（如反流口面积和反流量）等分为轻度、中度和重度。为满足介入术中即刻疗效评估需求，可根据缩流颈宽度、有效反流口面积、反流量、反流分数将 TR 程度进一步分为无、轻度、中重度、重度、极重度和巨量 / 瀑布样 6 个级别。

2020 年美国心脏病学会 / 美国心脏协会心脏瓣膜病患者管理指南对于重度 TR 患者手术治疗的建议为：对于左心瓣膜手术且合并重度 TR 患者，推荐同期处理三尖瓣（Ⅰ类推荐）；对于原发性重度 TR 或药物治疗不佳的继发性重度 TR 患者，可单独行三尖瓣手术（Ⅱa 类推荐）；对于单独存在的重度 TR，经导管三尖瓣介入治疗正发展成为新的治疗方案（无推荐）。

二、现有证据与适应证

三尖瓣经导管介入治疗主要包括经导管三尖瓣修复和置换，目前均处于研发探索或临床验证早期阶段。经导管三尖瓣修复术的方式可分为缘对缘瓣叶修复、瓣环成型、反流口填充等类型。目前经导管缘对缘修复术应用患者最多、证据最充分、器械进展最快。多项救治性临床应用研究或早期可行性临床试验的结果证实了三尖瓣经导管缘对缘修复术的安全性和有效性。

虽然三尖瓣经导管缘对缘修复术器械的设计各有特点，但手术过程大同小异，具体步骤为：患者全身麻醉和肝素化后，在 X 线及经食管超声心动图检查（transesophageal echocardiography，TEE）的引导下，经颈静脉或股静脉途径将血管鞘送入右心房，通过可调弯的输送系统将瓣叶夹闭器（以下简称瓣夹）送入右心室，调整角度后捕捉和钳夹三尖瓣瓣叶，利用 TEE 确认手术效果后释放瓣夹，如反流程度仍重可置入多枚瓣夹。

MitraClip 是美国雅培公司研发的二尖瓣经导管缘对缘修复术器械，也是最早应用于三尖瓣经导管缘对缘修复术的器械。MitraClip 的瓣夹材料采用的是钴铬合金骨架和聚合物表面涂层，目前已有 4 代产品。第三代产品设计了 NTR 和 XTR 2 种型号的瓣夹，宽度均为 4mm，而臂长分别 9mm 和 12mm。第四代产品 G4 在第三代的基础上增加了宽度为 6mm 的 NTW 和 XTW 2 个型号，使瓣叶的选取区域更宽以增大修复面积。此外，G4 的控制系统也进行了升级，前三代的系统只能同时抓捕瓣叶，而 G4 可以实现单侧抓捕瓣叶。

TriValve 是一项评价不同经导管三尖瓣修复器械有效性和安全性的国际多中心注册登记研究，共纳入 312 例外科高风险的重度 TR 患者，其中 249 例接受了三尖瓣经导管缘对缘修复术，其使用的器械为 MitraClip 第二代产品 NT 和第三代产品 NTR/XTR。该研究将 TR 分为微量、轻度、中度、重度、极重度 5 个等级，将术后 TR 降低至轻度或微量定义为手术成功。其研究结果表明：77% 的患者获得手术成功，89% 的患者反流程度至少降低 1 级；1 年随访时，72% 的患者 TR 为轻度或以下，69% 的患者纽约心功能分级 ≤ Ⅱ 级，手术成功的患者死亡率显著低于手术失败的患者（17.0% vs. 30.8%，$P=0.004$）。该研究结果提示经导管三尖瓣缘对缘修复术可靠性良好，能有效降低 TR 程度，并持续改善患者心功能，验证了经导管缘对缘修复术在 TR 治疗中的可行性和有效性。TriClip 是美国雅培公司研发的三尖瓣经导管缘对缘修复术器械，采用了 MitraClip 第四代 G4 相同的瓣夹，但使用的输送系统根据三尖瓣解剖位置和结构进行了改进，更加适应右心系统内的操作。

TriClip 于 2020 年 4 月已获 CE 认证，成为全球第一款获批的经导管三尖瓣修复装置。TRILUMINATE 是一项评价 TriClip 临床安全性及有效性的前瞻性多中心单臂临床研究，同样将 TR 分为 5 个等级，共 85 例中度及以上 TR 患者入选并成功手术；30d 数据显示 86% 的患者的反流程度至少降低 1 级；6 个月的全因死亡率为 5%，主要心血管事件发生率为 6%。有研究术后 1 年的数据显示：患者 TR 程度为中度或以下的占比 71%，而基线仅为 8%（$P < 0.000\,1$）；纽约心功能分级 ≤ Ⅱ 级占比 83%，而基线为 31%（$P < 0.000\,1$）；6min 步行距离也明显增加，从基线时的（272.3±15.6）m 提高到（303.02±15.6）m（$P <$

0.000 1）；1 年内全因死亡率和主要心血管事件发生率均为 7.1%。以上研究结果证实应用 TriClip 对外科手术高风险的中度及以上 TR 患者行三尖瓣经导管缘对缘修复术具有良好的安全性，能持续显著地改善患者临床症状和提高生活质量。

PASCAL 修复系统是由美国爱德华公司研发用于二尖瓣反流的经导管缘对缘修复术器械，于 2017 年首次应用于 TR 治疗，在 2020 年 5 月获得三尖瓣介入的 CE 认证。PASCAL 的瓣夹使用超弹性的镍钛合金作为骨架，其张力均匀分布可减少对瓣叶的损伤。PASCAL 的设计特点如下：用于锚定瓣叶的摩擦元为单排设计，减少了对瓣叶的损伤；瓣夹较宽且为流线型设计，可增大瓣叶对合的面积；瓣夹中央的垫片可减少中央性反流和减少夹闭瓣叶的张力，并增加瓣口面积；独特的折叠伸缩设计可避免进出瓣口时对腱索的牵拉损伤；可实现单侧抓捕瓣叶。另一型号的瓣夹 PASCAL Ace，减小了瓣夹和中央垫片的宽度，可满足不同解剖结构的需求。

2019 年 PASCAL 的可行性研究结果被公布，共纳入 28 例重度 TR 患者，外科手术风险均为高危，其中 92% 的患者为功能性 TR，手术成功率为 86%，30 d 随访时 85% 的患者 TR 为中度及以下，提示 PASCAL 修复系统治疗 TR 的临床可行性。2021 年公布了 PASCAL 1 年随访时的结果，共 30 例患者入组，生存率为 93%，86% 的患者 TR 为中度及以下，90% 的患者纽约心功能分级 ≤ Ⅱ 级，6min 步行距离从基线时的（275±122）m 提高到 12 个月时的（347±112）m [增加（72±82）m]，因急性心力衰竭需要再次住院 6 例，随访期间无卒中、心内膜炎或器械栓塞发生。

2021 年 CLASP-TR 的早期研究结果公布，该研究是一项单臂、多中心、前瞻性研究，该项研究共计纳入 34 例患者，97% 的患者 TR 为重度及以上；共 29 例患者成功置入了瓣夹，其中 85% 的患者术后 30 d 时 TR 严重程度至少降低了 1 级，52% 的患者 TR 为中度及以下，89% 的患者心功能恢复至纽约心功能分级 Ⅰ / Ⅱ 级，平均 6min 步行距离增加至 71m；主要不良事件发生率为 5.9%，无患者出现心血管死亡、卒中、心肌梗死、肾脏并发症或再次手术等。目前，在对 PASCAL Ace 系统进行评估的最新研究中，共纳入 16 例 TR 患者，69% 的患者获得 TR 严重程度减少，8 例（73%）手术成功的患者在置入 4 周后纽约心功能分级改善，右心房容积从（84±41）ml/m^2 减少至（69±36）ml/m^2，右心室舒张末期直径从（50±7）mm 显著减少至（47±8）mm；这提示新型经导管 PASCAL Ace 置入系统是安全和有效的，有可能改善重度 TR 患者的临床状态和右心逆向重构。

总体来讲，经导管缘对缘修复术大多数用于功能性 TR 患者，手术成功率及技术可重复性良好；早期和中长期随访结果提示经导管瓣膜修复系统具有优异的治疗效果，使患者心功能持续改善，且不良事件率低；同时，患者自身运动能力和生活质量有所提高，经导管三尖瓣缘对缘修复术（transcatheter edge-to-edge repair，TEER），逐渐成为部分高风险三尖瓣反流患者的治疗选择。2021 年欧洲指南推荐，对于有症状的重度继发性三尖瓣反流患者，经心脏瓣膜团队评估无法进行外科手术时，可考虑经导管治疗（Ⅱ b），这表明三尖瓣经导管治疗目前可考虑作为外科手术高危患者的替代疗法。

三、国内发展现状与手术操作要点

（一）国内发展现状

我国三尖瓣经导管介入治疗虽然起步晚但发展较快，目前已有 2 款器械进入临床研究，包括经导管三尖瓣瓣膜夹系统（DragonFly-T）（杭州德晋医疗科技有限公司，中国杭州）和 K-Clip 三尖瓣修复系统（上海汇禾医疗科技有限公司，中国上海）。

DragonFly-T 是继 TriClip 和 PASCAL 之外的第 3 个三尖瓣介入修复系统。由浙江大学医学院附属第二医院王建安教授团队与德晋医疗联合自主研发的经股静脉三尖瓣修复系统。2020 年王建安教授团队应用 DragonFly-T 完成中国大陆首例经导管三尖瓣缘对缘修复手术。DragonFly-T 在 X 线及在 TEE 引导下经股静脉途径导管下置入夹闭器，使夹子指向三尖瓣前叶与隔叶交界反流束起始点处，打开 DragonFly-T 的双臂至120°，心脏舒张期将夹子送入心室腔；调整夹子位置，使夹子的两臂位于前隔交界 3 点和 9 点；三尖瓣叶的捕获，夹闭前叶与隔叶，TEE 确认三尖瓣呈双孔，反流量明显减少；释放后即刻 TEE 监测及评估夹子的位置及固定情况、评估 TR 情况、三尖瓣平均跨瓣压差、无三尖瓣结构损伤、心脏压塞等并发症；如果 TR 减少程度不够理想，可尝试进行第 2 枚或第 3 枚钳夹。

依托 DragonFly 二尖瓣缘对缘修复系统优秀的技术平台基础，其核心功能和技术参数在比拟 TriClip 和 PASCAL 的同时，还具有一些独特优势，使其手术效果、安全性及操作便利性更好：瓣夹中央有可伸展压缩的球形垫片，术中瓣夹完全夹闭后如超声提示瓣口面积小于最低标准或无法满足置入第 2 枚瓣夹的需要，可于半夹闭的形态释放，中央展开的球形垫片可减少瓣夹内的中心性反流；而 TriClip 无中央垫片的设计，PASCAL 中央垫片无法伸缩，因此后来推出的 PASCAL Ace 减小了中央垫片的大小，DragonFly 的设计可根据术中的需要调整中央垫片的大小使其适应多样的解剖结构，减少了更换瓣夹种类或型号的时间，提高了手术的成功率；此外，DragonFly 同样采用了单侧瓣叶捕获技术以及双调弯输送系统，可满足三尖瓣经导管缘对缘修复术中过瓣及捕获目标瓣叶的需要。

K-Clip 由上海汇禾医疗科技有限公司自主研发的一款经静脉途径的三尖瓣修复系统。2021 年复旦大学附属中山医院葛均波院士团队完成临床试验的首例置入。K-Clip 操作可分为以下 5 个步骤。① K-Clip 输送系统到位：颈静脉穿刺后，穿导丝送入上腔静脉，并通过桡动脉于右冠状动脉置入导丝明确三尖瓣环位置，沿颈静脉导丝将输送系统送达上腔静脉出右心房口；②调整输送系统位置和方向：在超声引导下，输送系统前端靠近三尖瓣瓣环前后瓣叶交界处；③锚定件到位：在三尖瓣瓣环上攻入 K-Clip 的锚定件；④夹合部件夹合：打开夹合臂到最大，并与三尖瓣瓣环切线平行，然后对三尖瓣环后瓣进行夹合；⑤解脱：彩色多普勒显示 TR 程度减少 2$^+$ 以上，并观察夹合器的位置、固定情况、有无并发症，如果上述条件都满足，解脱夹合部件和锚定部件，退出导管鞘和输送系统。K-Clip 在设计上充分还原了外科三尖瓣环修复术的操作方式，同时也考虑了不同患者的解剖结构及三尖瓣的瓣环结构，具有重复性佳、简易操作、不易脱落等优势。

目前，上述国产器械的初步临床研究已经显示了满意的临床效果，且正在进行全国多中心注册临床研究，期待在未来能够使更多心脏瓣膜病患者获益。

以国内首款经导管三尖瓣瓣膜夹系统 DragonFly-T 为例，简要介绍经导管三尖瓣缘对缘修复术（T-TEER）的操作流程：

（二）手术操作要点

1. **股静脉穿刺**　TEER 术式最常见的是右股静脉路径，穿刺点一般高于股深静脉与股浅静脉的分叉处，首选股骨头中上段，可以股动脉搏动为参照；在股静脉分叉 1cm 以上穿刺，穿刺点位于股静脉正中处，穿刺后用手术刀和剪刀充分扩皮，建议在超声引导下建立血管通路，减少血管并发症发生。可以提前预埋 1 把 ProGlide 血管缝合器。使用血管扩张鞘扩张右股静脉使其可容纳 24F 的导引鞘。

2. **导引鞘进入右心房**　保持鞘管调节刻度位于初始位置，在正位透视下将导引鞘沿着超硬导丝置入右心房，直至导引鞘头端到达上腔静脉与右心房交界处后，将导引鞘固定在金属支架上，使用螺口注射器抽负压的同时将导丝和内芯抽出。导引鞘进入右心房后可使用经食管中段上下腔切面及三维模式观察器械的位置。

3. **瓣膜夹系统进入右心房**　沿着导引鞘送入瓣膜夹系统，待瓣膜夹头端与导引鞘平齐，把瓣膜夹系统固定在支架上，锁定瓣膜夹。缓慢后撤导引鞘，直至导引鞘的 Marker 点位于中鞘两个 Marker 点中间，实现骑跨，即 "straddle"。使用正位或者右前斜位的透视确定导引鞘和中鞘何时达到最佳的 "straddle" 位置，结合使用经食管中段上下腔切面及三维模式确定中鞘与导引鞘的相对位置。

4. **瓣膜夹调弯**　通过对中鞘调弯，使得瓣膜夹弯向三尖瓣瓣环平面。调弯过程中若出现瓣膜夹碰到房间隔或心房壁，可根据情况调整导引鞘，使瓣膜夹到达目标位置。操作应在经食管超声心动图（transesophageal echocardiography，TEE）的右心室流入 - 流出道切面的双平面成像模式下进行，避免损伤房间隔或心房壁。

5. **瓣膜夹定位**　调整瓣膜夹位置，使其位于目标夹持区域的上方。除单独调节中鞘的 M / L 键外，可通过整体平移导引鞘和中鞘，使输送系统整体靠近前隔或后隔区域。这一步的超声工作切面除右心室流入 - 流出道切面的双平面成像模式以外，可使用经胃底短轴切面结合三尖瓣的 3D en face 切面对瓣膜夹进行准确定位。

6. **调整瓣膜夹方向**　打开瓣膜夹双臂至 120°，顺时针或逆时针旋转操作手柄可以调整瓣膜夹的方向，在 3D en face 切面下进行观察使其垂直于目标夹持区域的瓣叶闭合线。

7. **调整输送系统轴向**　良好的轴向是后续抓捕瓣叶的重要前置条件，但其重要性在实践中常被低估。在右心室流入 - 流出道切面的双平面成像下，调整中鞘使其达到理想角度，避免发生 "septal hugging"，即瓣膜夹尾端太过贴靠房间隔，增加瓣叶夹持难度。若发生 "septal hugging" 难以抓取隔叶时，可通过调整导引鞘和中鞘的 A/P 键进行校正。

8. **轨迹测试**　检查瓣膜夹运动轨迹，即在右心室流入 - 流出道切面的双平面成像下进行轨迹测试，确认瓣膜夹的行进方向为直线，无 "点头" 现象，不偏向其他区域。良好的轨迹有助于提高抓捕瓣叶的成功率，并降低腱索缠绕等可能性。

9. 瓣膜夹进入右心室   于心脏舒张期将打开状态的瓣膜夹缓慢送入心室，到达瓣下即可，避免进入过深缠绕或损伤腱索，若夹持区域靠近交界区可关闭瓣膜夹送入。进入心室后可使用经胃底短轴或降低 3D 模式的增益再次确认瓣膜夹的方向及位置，若发生旋转或偏移，需再次调整方向和位置，必要时将瓣膜夹翻转撤回右心房重新调整。可以推进探头至食管下段，绕过房间隔、左心房和主动脉瓣，从而获得更清晰的右心室流入 - 流出道切面及相应的双平面切面。

10. 抓捕瓣叶   缓慢回撤瓣膜夹，确认有足够的瓣叶稳定在钳臂上，放下"抓捕器"（gripper）确认瓣叶捕获成功且夹合量合适后，3D en f ace 切面下再次确认瓣膜夹未发生旋转，缓慢关闭瓣膜夹，同时稍向右心室推进瓣膜夹系统以释放瓣叶张力，然后可以完全关紧瓣膜夹。

可以选择同时捕获或单独捕获瓣叶，这一步在右心室流入 - 流出道切面及双平面成像模式下进行，瓣膜夹关闭过程中可见反流逐渐减少，关闭后可在经胃底短轴切面及 3D-TEE 切面确认三尖瓣呈双孔形态。可以使用多平面重建模式同时对两个正交的长轴切面、短轴切面进行成像，更加清晰地显示瓣叶抓捕过程，提高手术效率。

11. 释放前评估   夹持效果评估主要分为以下 4 个方面：①评估置入位置、方向及瓣叶夹合量是否满意，确保瓣叶被充分夹持且未发生偏转或扭曲，避免因夹持不均匀或不足够发生单叶装置附着，通常使用长型号的瓣膜夹时瓣叶插入长度须达到 9mm 及以上；②使用双平面切面及彩色多普勒血流显像对残余反流进行定量评估；③评估患者的血流动力学获益，右心房压与基线相比应有所下降，肝静脉血流频谱应可见收缩期前向血流改善；④评估三尖瓣跨瓣压差在可接受的范围内，尤其是放置多枚瓣膜夹的情况下，避免发生三尖瓣狭窄。

若瓣叶夹持效果不佳，可优先选择调整瓣膜夹位置，即缓慢打开瓣膜夹至 270°，将其撤回右心房调整后再次夹持瓣叶。若在瓣膜夹夹持方向及位置评估良好的情况下仍有一侧的残余反流，可考虑置入第 2 枚瓣膜夹。

12. 释放瓣膜夹并评估   瓣膜夹释放后，需评估与上述步骤相同的参数，包括瓣叶夹持情况、残余反流、血流动力学获益、三尖瓣跨瓣压差等。若需要置入第 2 枚瓣膜夹，应根据当前解剖情况及第 1 枚瓣膜夹的型号确定再次置入的型号及位置。

13. 闭合血管路径   手术结束后，在透视下撤出 DragonFly-T 瓣膜夹输送系统和导引鞘，可通过使用血管缝合器 ProGlide 或传统的压迫 "8" 字缝合法封闭股静脉。

四、经导管三尖瓣缘对缘修复术面临的挑战

尽管多项临床试验的结果验证了经导管三尖瓣缘对缘修复式的安全性与有效性，但目前仍缺乏高质量的前瞻性对照研究和长期的有效性观察，面临着诸多挑战。

在装置设计、置入方式优化？如何提高手术成功率及降低手术并发症？由于三尖瓣瓣叶更为菲薄，夹闭过程更容易损伤，且三尖瓣的解剖结构较二尖瓣更为复杂，可能需要反复尝试夹持才能达到满意的手术效果，而初期临床研究结果表明有部分患者会有单侧瓣叶

脱落的情况，后期如发生瓣夹脱落会导致肺栓塞等严重后果，因此瓣夹结构设计既要保证足够的锚定力，又需减少锚定结构对瓣叶损伤。设计上可采用更加柔软的镍钛合金材料，延长夹子臂展、单侧瓣叶捕获技术、半夹闭状态释放策略等。目前此类产品均在不断优化，将会有更适合三尖瓣缘对缘修复的装置应用于临床。

此外需要明确哪些人群适合进行缘对缘修复？哪些患者真正获益？如何优化术中超声影像？缘对缘修复是否可以带来长期获益？①合适人群的选择：在目前经导管三尖瓣治疗研究中接受治疗的患者数量仍然有限，大多数登记注册研究中的患者无法手术或继发性TR 的"高手术风险"。对于原发性 TR 患者，没有足够的证据表明经导管治疗的可行性。因此，由多学科心脏团队选择患者对于优化经导管三尖瓣治疗的临床效果和有效性至关重要。近期一项通过倾向性评分匹配了经导管三尖瓣介入治疗队列与药物保守治疗队列，结果显示成功实施经导管三尖瓣介入治疗能够显著改善 TR 患者预后；根据三尖瓣环收缩期位移（TAPSE）对患者进行亚组分析显示，对于右心功能中间值型（TAPSE13 ~ 17mm）的患者，经导管三尖瓣介入治疗显著降低患者死亡率，提示相对于药物，经导管三尖瓣介入治疗降低 TR 患者的死亡率，其中右心功能中间值型的患者临床获益最为显著。但是治疗时机的选择仍然是目前临床难点。②解剖结构的复杂性：三尖瓣的解剖极其复杂，拥有相比二尖瓣更大的瓣环和瓣膜面积，变异性更大，瓣环组织更脆弱，瓣叶和腱索更菲薄；毗邻结构复杂，易产生对周围组织的损伤；瓣环呈半月马鞍形，形状不规则且最容易扩张，TR 程度最容易受容量负荷的影响；此外右心室存在丰富的肌小梁、肉柱和腱索、游离壁薄弱，因此在输送瓣夹进出瓣口时如何避免牵拉损伤腱索和游离壁是经导管缘对缘修复术的器械设计需重点关注的问题，TriClip 的翻转调节和 PASCAL 的可折叠伸缩均是为此设计；TriValve 研究中提出，有效反流孔面积 > 0.7cm²、对合裂隙 > 6.5mm、严重瓣叶牵拉或非中心性 / 前隔联合部反流等是缘对缘瓣叶修复手术操作失败的危险因素；对于三尖瓣环和（或）右心室严重扩张的患者，经导管缘对缘修复术联合瓣环修复，或者经导管三尖瓣置换可能会带来更大获益。③术中操作的挑战：瓣环形平面与上下腔静脉之间的夹角使经静脉通路复杂化，另外，TEE 质量欠佳等因素导致无法进行经导管三尖瓣缘对缘修复治疗。④手术成功的定义为术后 TR ≤ 2⁺，该指标沿用于二尖瓣反流缘对缘修复的定义，是否需要其他指标综合判断，以及术后 TR ≤ 2⁺ 与临床结局或右心功能改善的关系有待进一步探讨。

五、小结

三尖瓣解剖复杂、右心室变异大，对经导管三尖瓣缘对缘修复手术器械的设计和应用提出了较高的挑战；合适患者的选择、最佳介入时机更是缘对缘修复手术成功和长期获益的关键；经导管缘对缘夹闭联合瓣环修复可能会有更加广阔的适应证和更好的远期获益。总之，随着器械与技术的不断创新，高质量的研究结果的公布，我们相信经导管缘对缘修复术将会成为 TR 治疗重要的措施之一。

三尖瓣介入治疗装置大多数都处于临床研究阶段。目前未有产品获得国家药品监督管理局或者美国食品药品监督管理局批准，仅有 3 款产品获欧洲 CE 认证批准上市应用于临床：① TriClip（Abbott，Chicago，IL，USA）由雅培公司研制，主要是在二尖瓣缘对缘修复装置 Mitral Clip 的基础上改进而成；② PASCAL（Edwards Lifesciences，Irvine，CA，USA）也是一款缘对缘修复器械，起初用于 MR 手术，也被证实可以用于三尖瓣治疗；③ Cardioband 采用经股静脉方式置入带铆钉的成型环（Edwards Lifesciences，Irvine，California，USA），最开始用于二尖瓣修复，也被用于三尖瓣修复减少三尖瓣反流。

（代政学　马　路）

第 23 章

经导管瓣膜置换术

随着人口老龄化加速，退行性心脏瓣膜病已成为我国老年患者心力衰竭和死亡的重要病因。外科瓣膜置换术或修复术曾是重度心脏瓣膜病标准治疗方案，但超过 2/3 的患者由于高龄、并发症等危险因素无法手术，5 年内死亡率超过 50%。在经历了传统的外科胸骨正中切口手术和近期的微创小切口手术治疗时代，心脏瓣膜病目前正迎来经导管介入治疗时代。经导管瓣膜置换治疗技术已成为介入心脏病学最热门的研究方向之一。

一、经导管主动脉瓣置换术

经导管主动脉瓣置换术（transcatheter aortic valve replacement，TAVR），又称经导管主动脉瓣置入术（transcatheter aortic valve implantation，TAVI），是通过介入导管技术将人工主动脉瓣膜送至主动脉根部并释放固定，替代病变主动脉瓣功能的微创治疗技术。因其无须开胸、心脏停跳和体外循环等优点，TAVR 成为无法实施外科手术或手术高危的重度主动脉瓣狭窄（aortic stenosis，AS）和（或）主动脉瓣关闭不全（aortic regurgitation，AR）患者的有效选择。年龄是主动脉瓣狭窄（AS）的独立决定因素，随着人口老龄化社会的到来，AS、主动脉瓣反流（AR）等瓣膜性疾病的发病率越来越高，预计到 2040 年，AS 预计发病率将增加 1 倍以上。基于复旦大学附属中山医院约 30 万例患者单中心超声心动图分析，我国 75 岁以下人群中 AR 患病率高于 AS，AR 患者群体非常庞大。随着瓣膜性疾病发病率的升高，未来经导管主动脉瓣置换术（transcatheter aortic valve replacement，TAVR）量也将大幅增加。随着外科中危和低危 AS 患者进行 TAVR 循证证据的积累，最新的欧美瓣膜性心脏病患者管理指南已经不再按外科危险分层来选择 AS 患者的手术方式，而将年龄和预期寿命作为是否选择 TAVR 的主要因素。

TAVR 作为一种安全、有效的微创介入治疗方式，在治疗 AS 方面已经成为高龄患者的一线治疗手段。TAVR 最初被应用于治疗 AS，随后逐渐拓展到 AR 治疗领域。研究显示使用经心尖途径 TAVR（TA-TAVR）治疗外科手术高危的 AR 患者是安全、有效的，已有器械在我国上市和临床应用，并且得到我国专家共识的推荐。经股动脉 TAVR（TF-TAVR）较 TA-TAVR 创伤更小，安全性更高，死亡及并发症发生率更低，我国尚无具有 AR 适应证的上市 TF-TAVR 器械。国内外学者探索使用已上市的 TF-TAVR 瓣膜以"超适应证"方式治疗 AR 患者，结果显示可作为外科手术高危患者的另一选择。但 AR 患者相较于 AS 解剖结构、瓣膜选择、操作方式及并发症有其不同的特点，总体上使用已上市的 TF-TAVR 瓣膜治疗 AR 手术难度大，成功率较 AS 低。

（一）TAVR 的适应证

经导管主动脉瓣置换术就像其他任何手术一样，在进行手术前都要考虑其利与弊，并且都有各自的适应证。患者的选择是手术成功至关重要的一步，并且该手术的成功取决于多学科的合作，即需要心脏介入专家、心脏外科专家及麻醉专家的共同协作。TAVR 适应证包括：老年重度主动脉瓣钙化性狭窄，患者有症状如心悸、胸痛、晕厥；NYHA 心功能分级 Ⅱ 级以上（该症状为 AS 所致）；外科手术高危或禁忌；解剖上适合 TAVR；三叶式主动脉瓣狭窄；纠正 AS 后预期寿命超过一年。目前，TAVR 除了成为外科手术高危、禁忌的重度 AS 患者首选治疗外，已逐渐开展于外科手术中危的重度 AS 和外科手术低危的重度 AS、重度主动脉瓣反流、二叶式主动脉瓣、生物瓣置换术后衰败等患者的治疗中。

近年来 TAVR 指南更新的重点是适应证的拓展和干预方式的转变。由于低危患者 TAVR 循证证据和经验的积累，2020 年美国瓣膜性心脏病患者管理指南不再按外科危险分层作为主动脉瓣狭窄患者手术方式推荐，而是强调预期寿命、人工瓣膜耐久性及解剖特点作为选择外科主动脉瓣置换术（surgical aortic valve replacement，SAVR）还是 TAVR 的主要考量因素。2020 年及 2021 年，中国也及时进行了专家共识的更新：TAVR 的适应证和禁忌证更新如下：

1. 绝对适应证

（1）重度 AS，超声心动图示跨主动脉瓣血流速度 ≥ 4m/s，或跨主动脉瓣平均压差 ≥ 40mmHg（1mmHg=0.133kPa），或主动脉瓣口面积 ≤ 1.0cm^2，或有效主动脉瓣口面积指数 ≤ 0.6cm^2/m^2。对于低压差 - 低流速患者，根据左室射血分数是否正常需进行进一步评估（如行多巴酚丁胺试验）明确狭窄程度。

（2）患者有 AS 导致的临床症状（分期 D 期）如气促、胸痛、晕厥或心功能减低，包括左室射血分数 < 50% 及 NYHA 心功能分级 Ⅱ 级以上，且该症状明确为 AS 所致。

（3）存在外科手术禁忌或高危或存在其他危险因素，如胸部放射治疗后、肝衰竭、主动脉弥漫性严重钙化、极度虚弱等。

（4）解剖学上适合 TAVR，即主动脉根部及入路解剖结构符合 TAVR，特别是经股动脉路径（trans-femoral，TF）TF-TAVR 要求：包括瓣膜钙化程度、主动脉瓣环内径、主动脉窦内径及高度、冠状动脉开口高度、入径血管内径等。

（5）三叶式主动脉瓣。

（6）纠治 AS 后的预期寿命 > 1 年。

（7）外科主动脉生物瓣膜毁损且再次外科手术高危或禁忌的患者（无年龄要求），或中、高危且年龄 ≥ 70 岁。外科手术风险评估参考 2014 年美国瓣膜管理指南。

2. 相对适应证

（1）外科手术中、低危（STS 评分 < 4%）且年龄 ≥ 70 岁。

（2）二叶式 AS，因目前国内自膨胀瓣膜及球囊扩张瓣膜数据均提示经过充分的解剖形态评估和正确的手术策略，可达到不劣于三叶瓣的临床结果，可在有经验的中心及术者中开展。

（3）60 ～ 69 岁患者经过临床综合评估认为更适合行 TAVR 手术者。

（4）单纯严重主动脉瓣反流（aortic valve regurgitation，AR），外科手术禁忌或高危，预期治疗后能够临床获益，解剖特点经过充分评估适合 TAVR 手术者首选经心尖路径的成熟器械，TF-TAVR（经股动脉路径 TAVR）尚证据不足，仅可在有经验的中心及术者中进行探索性尝试。

（二）TAVR 的禁忌证

TRVA 禁忌证包括心室内新鲜血栓，左心室流出道严重梗阻，30d 内心肌梗死，左室射血分数＜ 20%，严重右心室功能不全，主动脉根部解剖形态不适合 TAVR（如合并夹层、瓣环过大、冠状动脉堵塞风险高等）。存在其他严重合并症，即使纠正了瓣膜狭窄仍预期寿命不足 1 年。

国内自 2022 年以来，对手术流程及单纯主动脉瓣反流经股动脉主动脉瓣置换发布了专家共识，终于在 2023 年形成中国的经导管主动脉瓣置换术临床实践指南，TAVR 的适应证推荐如下：

1. 有临床干预指征，拟行 TAVR 的患者　需经影像评估、实验室评估主动脉根部及瓣膜解剖条件适合置入介入瓣膜，否则推荐 SAVR（推荐，证据级别 A）。

2. 有 TAVR 指征但外周血管入路限制的患者　推荐 SAVR（推荐，证据级别 A）或建议经心尖等其他替代路径 TAVR（建议，证据级别 C）。

3. 有症状的重度 AS 患者　①年龄＞ 80 岁或≤ 80 岁但预期寿命＜ 10 年，且无经股动脉入路实施 TAVR 的解剖学限制，推荐股动脉入路 TAVR（推荐，证据级别 A）。②年龄 65 ～ 80 岁，TAVR 与 SAVR 均可选择，具体决策须经多学科讨论后由医患共同决定，需要综合考量瓣膜耐久性、患者预期寿命和手术风险等因素（推荐，证据级别 A）。考虑到生物瓣膜耐久性、我国人均寿命和医保政策，年龄 65 ～ 70 岁者倾向于 SAVR，70 ～ 80 岁者倾向于 TAVR。③如果患者年龄＜ 65 岁或预期寿命＞ 20 年，只要有瓣膜置换干预指征，推荐 SAVR（推荐，证据级别 A）。④对于美国胸外科医师协会（Society of Thoracic Surgeons，STS）评分≥ 8% 或衰弱指数≥ 2 或其他严重影响外科手术的情况，如果患者 TAVR 术后预期有≥ 1 年的有质量生活，可不受年龄限制，推荐行 TAVR（推荐，证据级别 A）。⑤对于 TAVR 或 SAVR 术后预期寿命＜ 1 年，或术后生活质量提高有限的患者，推荐行非手术治疗（推荐，证据级别 C）。

4. 无症状的重度 AS 患者　①左室射血分数（left ventricular ejection fractions，LVEF）＜ 50% 且无经股动脉入路 TAVR 解剖学限制的患者，SAVR 与 TAVR 之间的选择参考有症状的重度 AS 患者的推荐（推荐，证据级别 B）。②患者运动试验异常，主动脉瓣压差快速进展，脑钠肽（brain natriuretic peptide，BNP）为正常值 3 倍以上者，鉴于目前 TAVR 证据不足，建议行 SAVR 治疗（建议，证据级别 B）。③ LVEF ≥ 50%，如患者年龄＜ 65 岁或预期寿命＞ 20 年，只要有瓣膜置换指征，推荐 SAVR（推荐，证据级别 A）。

5. 特殊情况　①对于 BAV 患者，干预指征参考三叶式主动脉瓣，需要在经验丰富的瓣膜中心进行患者个体化评估，并由 2 位以上独立术者共同决定是否行 TAVR（推荐，证据级别 B）。②对于单纯 AR 患者，我国是目前少数拥有上市 TAVR 瓣膜产品的国家，队列研究提示了较为满意的中期临床结果。对于有外科干预指征的主动脉瓣三叶瓣患者，如果外科高危，且患者 TAVR 术后预期有≥1 年的有质量生活，建议 TAVR（建议，证据级别 C）。③对于外科高危或不能行外科手术的主动脉瓣生物瓣衰败患者，经多学科综合治疗协作组（MDT）综合评估后，建议行瓣中瓣 TAVR（建议，证据级别 B）。④对于危重症 AS 患者，建议先行主动脉瓣球囊扩张术，作为 SAVR 或 TAVR 的过渡治疗（建议，证据级别 C）。

（三）TAVR 的操作方法及要点

1. TAVR 的术前筛选　TAVR 术前筛选包括临床因素评估及影像学评估。

（1）临床因素评估内容

1）是否需要置换瓣膜，包括 TAVR 预期获益程度；

2）外科手术风险；

3）有无 TAVR 禁忌证。

（2）影像学评估是 TAVR 术前评估的重点，包括自体主动脉瓣膜、主动脉瓣环、主动脉、冠状动脉及外周动脉解剖情况，判断是否适合 TAVR 及置入瓣膜的型号。

1）经胸超声心动图（transthoracic echocardiography，TTE）或经食管超声心动图（transesophageal echocardiography，TEE）。可评估心脏形态及功能、瓣膜功能及解剖、主动脉根部的解剖。对于不能耐受 CT 检查患者，超声心动图检查可作为术前主动脉根部解剖评估主要手段。

2）多排计算机断层扫描（multi-slices computed tomography，MSCT）。MSCT 是目前 TAVR 影像学评估最主要的手段之一，是判断患者是否适合 TAVR 及选择人工瓣膜型号的主要依据。通过三维重建，可以多切面观察瓣膜形态，评估瓣膜厚度、钙化程度及其在主动脉根部所占体积，在瓣环平面测量瓣环的周长和面积，继而计算瓣环内径，为瓣膜型号、类型选择提供依据，并可评估术后瓣周漏的风险；MSCT 还可以用来评估冠状动脉开口的高度，预估冠状动脉阻塞的风险，评估冠状动脉病变。MSCT 也可用来对血管入径进行评估。

3）血管造影。主动脉根部造影测量主动脉瓣环、主动脉内径及冠状动脉高度等方面均不够准确，目前在术前很少应用。术中腹主动脉及分支造影可用来评估血管入径的情况。冠状动脉造影可用来准确评估是否合并冠心病及冠状动脉狭窄程度。

2. TAVR 的手术途径　TAVR 是心脏领域一项革命性的新技术，通常由心外科或心内科主导的多学科心脏团队配合进行（包括心外科、心内科、心脏超声室、放射科及麻醉科等）。通过导管将组装好的瓣膜支架置入到主动脉根部替代原有主动脉瓣，在功能上完成瓣膜的置换。TAVR 手术路径通常根据患者血管情况选择，可经由股动脉、心尖、锁骨下动脉、颈动脉或直接经主动脉置入执行，目前临床上以经股动脉（transfemoral，TF）、经心尖（transapical，TAp）、经锁骨下动脉（transsubclavian，TSc）3 种路径应用广泛。经股动脉逆行导丝跨瓣是目前经导管主动脉瓣置换术中最常见的跨瓣方法。研究显示与经股动脉路径、锁骨下路径相比，经心尖路径具有更高的术后早期死亡率及急性肾损伤发生率。尽管近年来 TAVR 瓣膜输送系统得到了优化，但经股动脉路径的血管并发症发生率仍相对较高。经锁骨下路径早、中期死亡率及并发症发生率均与经股动脉路径相仿。综上所述，经锁骨下路径不仅是经股动脉路径的替代方案，在某些髂股动脉条件不佳的患者经锁骨下路径也可作为首选。

3. TAVR 的操作要点　硬件设施及人员配备指南建议 TAVR 在改装后的心导管室或杂交手术室进行，并建立多学科心脏团队。心脏瓣膜病团队需要完成 4 点：①充分评估患者的临床和解剖适应证及禁忌证，了解患者意愿及经济能力等社会因素；②决定治疗方案，制订手术策略并评估其可行性，考虑可能出现的并发症及处理方案；③实施 TAVR 治疗并保障围术期管理质量；④远期随访康复指导。

操作要点：初步开展 TAVR 的中心，建议 TAVR 在全麻下，TEE 及数字减影血管造影（digital subtraction angiography，DSA）引导下完成。在 TAVR 经验丰富的中心，对预估手术难度和风险适中的患者，也可选择于局部麻醉联合镇静下、无 TEE 引导实施极简式TAVR。

（1）经股动脉入路自膨胀式瓣膜 TAVR，手术操作如下。

1）消毒铺巾：放置体表除颤电极于右肩背部和左肋弓前下方区域。碘伏消毒术野，铺无菌巾显露手术入路，胸骨正中切口消毒备用。

2）置入临时起搏导管：经颈静脉、锁骨下静脉或股静脉置入临时起搏导管至右心室心尖部，调试好起搏器备用。

3）建立血管入路：在瓣膜入径血管的对侧穿刺股动脉，置入动脉鞘，放置猪尾导管至主动脉根部，供测压与造影。从对侧股动脉（辅路）置入造影导管至腹主动脉或主路分支对入径股动脉（主路）进行血管造影，在 DSA 引导下穿刺入径股动脉，穿刺针进入点应在股动脉前壁的中间且股动脉分支以上。血管穿刺成功后，可预先放置动脉缝合装置，随后置入动脉鞘管。若双侧股动脉均无法作为入径，可选择其他入径，如颈总动脉、心尖部等，通常需外科医师配合建立通路。选择主入路血管穿刺并以血管缝合器预留缝线，血管条件不理想可外科切开显露血管穿刺。置入 6F（1F=1/3mm）股动脉鞘管，扩张皮肤及皮下组织。交换 8～10F 股动脉鞘管后沿主入路置入 6F 猪尾巴导管至主动脉弓降部，交换置入加硬支撑导丝。撤出猪尾巴导管和股动脉鞘管，沿加硬导丝缓慢置入引导鞘管（16～22F），在超硬导丝的支撑、引导下缓慢将引导鞘管推进至腹主动脉水平以上。鞘管型号由植入的瓣膜型号和患者外周血管直径共同决定。另一侧股动脉作为副入路，穿刺留置 6 F 股动脉鞘，术中造影使用，副入路股动脉条件不好时可以经桡动脉置入猪尾巴导管备用或使用单入路。

4）跨瓣并测压：跨瓣导丝一般选用直头导丝或直头亲水涂层导丝，指引导管一般为6F Amplatzer L 左冠状动脉造影导管。跨瓣导丝及指引导管进入左心室后，将指引导管交换为猪尾巴导管，退出导丝进行左心室内压力测定，再由猪尾巴导管导入塑形后的超硬导丝至左心室内。超硬导丝头端应塑形成圆圈状，增加与左心室的接触面积，以支撑扩张球囊及瓣膜输送系统。选择合适投照角度，一般选用 5F 或 6F 的冠状动脉造影导管（AL1、AL2、JR4 等）跨瓣，配合直头导丝。跨瓣成功后，交换猪尾巴导管，连接压力传感器测左心室压力，计算跨瓣压差并记录，或者可以使用超声检测跨瓣压差。随后，置入预塑形的超硬导丝，确保其导入左心室后获得稳定的支撑形态。

5）球囊预扩张：如果需要球囊扩张，应选定合适尺寸的球囊，经主入路沿超硬导丝将球囊置入主动脉瓣位置，经副入路置入猪尾巴造影导管于主动脉根部连接高压注射器，检查确认起搏器、除颤器、压力泵等均可正常工作。球囊扩张应在右心室快速起搏下进行，起搏的频率应以动脉收缩压＜60mmHg、脉压低于20mmHg为宜，一般为180～220次/分。当起搏后血压达到目标血压时，收缩压降至50mmHg（1mmHg=0.133kPa）左右，快速充分地扩张球囊，待球囊于主动脉瓣位置完全充盈，通过副入路猪尾巴导管行主动脉根部造影。造影完成后，迅速完全回抽球囊，快速抽瘪球囊，随后停止起搏。球囊充盈、排空应快速，总起搏时间应小于15s，以免长时间低灌注造成严重的并发症。将球囊撤至升主动脉，观察患者血压、心率，必要时可给予血管活性药物，如出现心室颤动应及时除颤。球囊预扩张有利于输送系统通过瓣口、稳定血流动力学，还可协助选择人工瓣膜型号、预测瓣膜堵塞冠状动脉的风险。各中心对球囊直径选择经验有所不同，但所选用球囊直径不宜超过自体瓣环直径。

6）置入输送系统：确定瓣膜型号，经主入路沿超硬导丝置入装载好的瓣膜输送系统，瓣膜输送系统头端跨过主动脉瓣进入左心室后，根据术者习惯调整至右冠状窦居中或左冠切线位等释放体位，确认猪尾巴造影导管位于无冠窦最底部，调整瓣膜支架底端预定位置平齐猪尾巴导管下缘，确保瓣膜预置初始位置良好。

7）瓣膜释放：瓣膜释放前，应将由辅路送入的猪尾巴导管放置在无冠窦的最低点作为参考。调整DSA投照角度，使得3个窦底在同一平面，术前MSCT可为此提供角度。瓣膜释放后最佳深度为0～6mm。由于多数情况下瓣膜释放过程中瓣膜会向下移位，故起始释放深度要略高于此深度，并在释放过程中根据瓣膜移位情况随时调整瓣膜的深度。瓣膜释放过程中可根据猪尾巴导管、瓣膜钙化影等标记或反复多次造影确认瓣膜深度，瓣膜深度的调整可通过推拉输送系统或者超硬导丝来完成。瓣膜释放过程应缓慢，瓣膜支架从竖直状态逐渐展开到锚定状态时瓣膜容易发生移位，此过程中可辅以快速起搏（一般频率120～150次/分，起搏时间10～20s），降低瓣膜移位的可能。术者的主要任务是稳定瓣膜释放过程中输送系统位置，保证瓣膜不发生严重移位，助手配合术者进行释放。释放中，助手首先将输送系统外鞘回撤至露出瓣膜底端，至瓣膜底端开始膨胀前，再次造影确定瓣膜初始位置良好。可根据血压情况进行120～180次/分快速起搏，确保在较低血压时释放，使瓣膜释放过程尽量稳定。逐步释放至瓣膜底端完全贴壁后，人工瓣膜阻挡主动脉瓣口，此时血压明显下降，稳定瓣膜，快速释放至2/3位置，停止起搏。如果使用可回收瓣膜系统，可再次造影确认瓣膜位置，瓣膜位置不理想时可在快速起搏下回收瓣膜重新调整位置，按前述步骤再次释放；当位置理想时，释放瓣膜尾端，完成释放。瓣膜完全释放后，撤出输送系统，保留超硬导丝，交换猪尾巴导管至左心室进行测压，测量跨瓣压差并记录。进行影像学、心电、血流动力学评估（主要包括瓣膜深度、瓣膜形态、跨瓣压差、瓣周漏、冠状动脉阻塞、心脏传导阻滞等）。其后猪尾巴导管置于主动脉瓣上造影，确认是否存在瓣周漏及冠状动脉显影情况，对于瓣膜膨胀不全或者瓣周漏严重者，可采取球囊后扩张或置入瓣中瓣。

　　球扩式瓣膜（Edward Sapien 系列瓣膜）的 TAVR 操作要点除了瓣膜释放过程不同外，其余操作与自膨式瓣膜的 TAVR 大致相似。自膨式瓣膜由于支架短，所以对瓣膜支架定位精确度要求高。精确的瓣膜定位需要在猪尾巴导管造影或 TEE 引导下完成。瓣膜释放时，猪尾巴导管放在右冠状窦，右冠状窦在 DSA 下投影处于另外两个窦之间的中央位置。瓣膜定位到理想位置后，在保证起搏器完全夺获的快速起搏心律下，使得收缩压降到 50mmHg、脉压小于 10mmHg 以下，迅速扩张、抽瘪球囊释放瓣膜。

　　8）入路关闭：常规检测下肢动脉搏动情况。在手术结束前应常规地从辅路股动脉行血管造影，以排除入径血管并发症。对穿刺血管预留缝合线实施缝合或对切开血管实施外科缝合闭合。入径血管的止血可采用外科缝合、Pro Star 或 Pro Glide 缝合等方法。

　　（2）经心尖入路 TAVR 手术操作

　　1）术前准备：建议放置体表除颤电极于右肩背部和左肋弓前下方区域，置入临时起搏导线至右心室心尖部调试备用。

　　2）心尖切口操作：左侧锁骨中线至腋前线第 5～6 肋间隙，透视下确定心尖位置逐层切开，显露心包，剔除心包外的脂肪。横行切开心包并悬吊显露心尖。确定心尖部无冠状动脉裸区，2 根 2-0 或 3-0 聚丙烯线带毛毡垫片做 2 圈直径 8～10mm 四边形或六边形荷包，避免损伤冠状动脉。确认无明显出血后，静脉给予肝素 1mg/kg，股动脉穿刺置入 6 F 股动脉鞘，经股动脉鞘置入猪尾巴造影导管至主动脉根部造影。

　　3）心尖穿刺和导丝置入：取合适投照角度，主动脉根部造影确认瓣膜形态及反流情况。荷包中点穿刺心尖置入 5F 穿刺鞘于左心室，指引导管配合泥鳅导丝经穿刺鞘置入左心室，跨越主动脉瓣，将导管远端置于腹主动脉的肾动脉平面以下，交换超硬导丝，注意避免导丝头端进入腹腔分支血管。TEE 确认导丝未缠绕二尖瓣腱索，随后撤出穿刺鞘，交换 14～16 F 鞘管进行心尖入路预扩张。

　　4）球囊预扩张：对于 AS 患者，经心尖置入瓣膜系统前，需要选择适当球囊进行预扩张；对于 AR 患者则无须本操作步骤。

　　5）置入瓣膜输送系统：确定瓣膜型号后，经心尖入路置入装载好的瓣膜输送系统。透视下，将输送系统头端送至升主动脉，确认瓣膜及定位键均位于主动脉瓣上。

　　6）瓣膜释放：确认输送系统与主动脉瓣及升主动脉良好同轴后，释放定位键，微调定位键方向，使 3 个定位键正对左、右、无冠 3 个窦底，缓慢回撤系统，超声及透视下观察定位键入窦，下降瓣膜仓至定位键中心位置，主动脉根部造影确认后释放瓣膜，确认位置良好后松开释放键。

　　7）输送系统撤出：调整输送系统同轴性，操作旋钮关闭瓣膜仓，经心尖撤出输送系统并收紧心尖荷包。

　　8）造影确认：造影及 TEE 评估瓣膜位置、瓣周漏、瓣膜跨瓣压差，必要时快速起搏下行球囊后扩张。

　　9）关闭心尖切口：控制血压，荷包线逐一打结，心尖荷包打结应适度，避免荷包缝线过紧切割心肌组织，腋后线放置胸腔引流管，肋间严密止血，逐层关闭切口。根据患者个体条件和术者团队经验选择是否进行鱼精蛋白中和。

（3）球囊扩张式瓣膜手术操作：球囊扩张式瓣膜采用短支架、球囊扩张式设计，常采用经股动脉入路，也可经心尖入路。不同入路准备及操作流程分别与自膨胀式瓣膜和心尖入路瓣膜大致相似，主要区别在于瓣膜的定位和释放。

球囊扩张式瓣膜释放过程一次成形，不可回收。输送系统头端跨瓣后，回撤外套管露出瓣膜支架，后缓慢回撤输送系统。调节输送系统的调弯装置使瓣膜支架在主动脉瓣环平面保持同轴。调整瓣膜支架至适当的初始位置。此过程以副入路猪尾巴标记导管及主动脉根部造影辅助确认，借助球囊与瓣膜支架中点标识协助定位（标识点与无冠窦或右冠窦底标记导管平齐）。于 180 次 / 分快速起搏，使收缩压降至 50mmHg 左右后，术者稳定输送系统，助手快速充盈球囊使瓣膜支架打开固定于主动脉瓣环后，回抽球囊，停止快速起搏，术后使用超声、术中造影确认瓣膜、冠状动脉及瓣周漏等情况，必要时可进行瓣膜支架打开后的球囊扩张（简称后扩）。手术结束前常规血管造影排除入路血管并发症。对穿刺血管预留缝合器实施缝合或对切开血管实施外科缝合闭合。常规检测下肢动脉搏动情况。

4. TAVR 术后抗血栓治疗　总体上，应权衡患者血栓风险和出血风险制订个体化方案。一般情况下，以双联抗血小板治疗 3 ～ 6 个月后，终身单药抗血小板治疗（通常为阿司匹林 100mg、每日 1 次，联合氯吡格雷 75mg、每日 1 次，治疗 3 ～ 6 个月，之后阿司匹林 100mg、每日 1 次）；对于发现有瓣膜血栓者，以及部分合并其他抗凝适应证的患者，给予单纯抗凝治疗。

（四）TAVR 手术并发症的防治

1. 瓣周漏　瓣周漏是 TAVR 术后的主要并发症之一，与主动脉瓣疾病的病理解剖及 TAVR 手术原理、器械类型及置入方式等相关。术前根据影像资料进行充分有效的评估，并选择适合的 TAVR 瓣膜类型和型号，是减少瓣周漏发生的重要手段。释放后瓣膜不完全扩张是瓣周漏发生的主要原因，针对这种情况可结合术后跨瓣压差测量的结果，选用适当型号的球囊进行后扩张，改善瓣膜扩张形态、贴壁情况等。对于瓣膜置入位置过深导致的瓣周漏，如果超声及主动脉根部造影提示瓣膜位置过深及瓣周散在多束反流，可考虑置入"瓣中瓣"减少瓣周漏。由于二叶瓣畸形、不规则钙化等解剖因素导致的位置固定且局限的瓣周漏，可在 TAVR 同期行介入封堵治疗。对于释放瓣膜位置过高、移位等情况导致的难以纠正的中大量瓣周反流，可能影响患者血流动力学稳定，应考虑术中改开胸手术行外科主动脉瓣置换。

2. 心律失常　TAVR 术后心律失常主要包括房室传导阻滞（atrioventricular block，AVB）及术后新发 AF 等。TAVR 后出现新发传导阻滞主要与心脏传导束系统受到人工瓣膜机械压迫相关，应避免使用过大的人工瓣膜及置入位置过深，对于束支传导阻滞的高危患者可考虑采用球囊扩张式瓣膜。

对于术后发生不同程度 AVB 患者应保留临时起搏电极 48h 以上，同时给予药物治疗。如果是一过性 AVB，并不要求置入永久起搏器，目前尚无证据显示 TAVR 术后高度 AVB 的患者是否应预先置入永久起搏器。一般而言，观察期限为术后 1 ～ 2 周，如果心律失常未见好转，建议置入永久起搏器。TAVR 术后迟发性 AVB 也有报道，一般在术后 1 个月内多见，可视心律情况行永久起搏器置入。

对于术后新发 AF 的治疗主要以药物控制心室率为主，同时给予规范抗凝治疗。如果超声心动图等检查排除心脏器质性问题，患者心悸、胸闷症状较明显，药物控制不佳者，可后期行 AF 射频消融治疗。对于术后持续性 AF，有长期抗凝禁忌者，为预防血栓栓塞等并发症，可选择左心耳封堵治疗。

3. 合并冠心病或术后冠状动脉急性闭塞　术中导致心肌梗死的最常见原因为急性冠状动脉闭塞。在术前评估时应特别注意冠状动脉开口高度、窦部容积、瓣叶增厚及钙化情况，以及人工瓣膜与冠状动脉开口的关系。术中冠状动脉闭塞高危患者可通过球囊预扩张同时根部造影观察冠状动脉灌注情况，或采用导丝进行冠状动脉保护。

研究显示，接受 TAVR 的患者中有 15% 以上合并需要血运重建手段干预的冠心病。多项研究显示在 TAVR 术前分期完成经皮冠状动脉介入治疗（PCI）或者与 TAVR 同期完成 PCI 均是可行的，且临床结果相似。但对于 LVEF < 30% 或 STS 评分 > 10% 者，PCI 风险明显增加，建议如果选择同期 PCI，可考虑术中先给予主动脉瓣球囊扩张改善血流动力学后再行 PCI。

对于术前影像学评估冠状动脉阻塞风险较高的患者，如无经心尖 TAVR 禁忌，可考虑经心尖 TAVR，一定程度上减小了冠状动脉开口阻塞的风险。如采用长瓣架自膨胀式瓣膜，可在瓣膜置入前冠状动脉内预置导丝、球囊或支架进行冠状动脉保护，瓣膜释放后即刻行主动脉根部造影明确冠状动脉血流情况，必要时可行血管内超声检查，如出现冠状动脉开口阻塞表现，即刻行冠状动脉开口球囊扩张或支架置入（冠状动脉开口烟囱技术）。

如术前未预置冠状动脉保护措施，瓣膜释放后造影提示冠状动脉阻塞，应迅速尝试开通冠状动脉。特别是患者因急性冠状动脉缺血出现循环不稳定时，应尽快术中转开胸行冠状动脉旁路移植术或在体外循环下取出 TAVR 瓣膜行 SAVR。对于术前评估冠状动脉风险极高或术中经球囊预扩张评估冠状动脉阻塞高风险的患者，应行外科手术治疗。

4. 瓣膜反流　人工瓣膜中心性反流多源于瓣膜位置和膨胀不良，必要时可通过球囊后扩张改善。TAVR 后的瓣周反流是常见并发症之一，发生率明显高于 SAVR。既往研究证实中量及以上的瓣周反流会影响临床结果及预后。预防瓣周反流措施包括术前细致的影像评估，选择适合的瓣膜型号；术中选择新一代的可回收或具有"外包裙边"的瓣膜；精确定位置入深度。

5. 瓣膜移位　瓣膜移位是相对常见的并发症。如果采用新一代可回收输送系统，在确认瓣膜植入位置不当或植入过程中发生移位时，可将瓣膜回收至输送系统重新定位释放。如采用不可回收输送系统，在瓣膜植入位置过深时，瓣膜释放后瓣周漏发生率较高，可考虑采用"瓣中瓣"方式进行补救。如瓣膜植入位置过高，超过主动脉瓣环平面，瓣膜释放后发生瓣周漏、冠状动脉开口梗阻风险较大，此时可将未完全释放的瓣膜拖至降主动脉胸段释放，后重新装载新的瓣膜完成定位释放。如瓣膜释放后确认瓣膜位置较高，甚至在主动脉瓣上，如患者无冠状动脉梗阻，血流动力学稳定，也可采用"瓣中瓣"技术，在该瓣膜下方重新定位释放"瓣中瓣"进行补救。如瓣膜明显移位至主动脉瓣环以上遮挡冠状动脉开口，或移位至左心室过深影响二尖瓣开闭，则需要中转外科手术处理。瓣膜植入术后也有可能发生晚期瓣膜移位。如术后出现血流动力学波动、舒张压降低、心电图变化等，应考虑瓣膜移位可能，此种情况下应行超声、CT、造影等检查明确瓣膜位置，必要时需再次介入手术或行外科手术处理。

经心尖入路短支架瓣膜术中如发生移位，除过深进入升主动脉，过浅进入左心室外，还有侧翻可能。轻度的瓣膜移位，瓣膜靠近主动脉瓣环平面（过浅），可考虑置入"瓣中瓣"进行补救。如瓣膜完全进入升主动脉内，有遮挡冠状动脉开口风险等情况，可选用适当球囊沿加硬导丝置入瓣膜内，将其送至降主动脉胸段安全位置后用球囊扩张固定支架，但应注意升主动脉、主动脉弓部均有足够瓣膜支架释放空间且无粥样硬化，避免操作过程中造成动脉夹层或斑块脱落等严重并发症。对于移位至左心室或升主动脉内难以纠正的瓣膜移位，应尽快中转外科手术治疗。

6. 卒中　目前我国各大中心显示有症状的卒中发生率约为 1%，TAVR 后 24h 是高危期。采用术中脑保护装置可能降低卒中发生率，但目前仍缺乏大规模临床研究数据支持。术前除对瓣膜及主动脉根部解剖结构进行评估分析外，对患者血管条件的评估分析也非常重要，需重点了解主动脉，特别是升主动脉及主动脉弓部的粥样硬化及钙化斑块情况。如血管粥样硬化严重，斑块脱落风险较大，应在术中谨慎操作导管导丝，可采用脑保护装置来减少脑血管事件的发生，还需要在术中充分抗凝，减少微血栓形成，并在置入前做好输送器的排气工作。根据研究报道，使用经导管脑保护装置能够有效减少血管内微栓子脱落。经心尖入路瓣膜置入时，荷包缝合大小及置入操作也需提防心脏在收缩舒张时将气体带入左心室。术后如高度怀疑脑卒中，尽快在窗口期完善头颅增强 CT/ 磁共振成像（MRI）检查或血管造影，并请神经科医师及时参与治疗。

7. 血管并发症　血管并发症是 TF-TAVR 的常见并发症，发生比例较高，但随着输送装置径线的不断缩小，血管并发症的发生率有进一步降低趋势。避免血管并发症的主要方法为加强术前评估，选择合理的切开或预缝合方式，必要时评估其他入路。如出现血管并发症可通过球囊封堵、覆膜支架置入及外科手术予以补救。

术前根据影像资料评估选择适宜的手术入路及术中规范操作，是减少血管并发症的重要手段。术前入路评估应重点分析入路血管直径、粥样硬化、钙化斑块、狭窄、迂曲、夹层等可能影响入路选择的因素。术中穿刺位置应选择血管条件较好的区域并力求穿刺点位于血管横径中心位置，可使用对侧造影指导或超声引导等方法提高穿刺成功率，微穿刺针的应用也有助于预防反复穿刺造成的出血、血肿等问题。可选择预置缝合器建立主入路，术中置入缝合器时应充分游离皮肤及皮下组织，并避免在钙化斑块部位置入缝线，注意通过观察缝合器侧口出血情况确认缝线置入于血管内壁。术后预置缝合器关闭伤口时应保留导丝，必要时可以追加缝合器，关闭血管后应行血管造影，明确是否存在穿刺点狭窄、闭塞、严重夹层、出血等并发症，必要时可经对侧入路置入支架或球囊扩张修复，或中转外科直视切口缝合修复。置入多把缝合器后出现入路血管狭窄、闭塞等并发症的概率明显升高，应予以关注。如术后出现血红蛋白降低而未发现明确出血的情况，应考虑腹膜后出血的可能。外科血管切开缝合技术能够明显降低穿刺部位出血、狭窄、夹层、闭塞、动静脉瘘等并发症。

8. **急性肾损伤**　对术前有明显肾功能不全表现的患者，术中需尽可能减少对比剂使用，并且在围术期慎用肾毒性药物，术中维持相对较高的血压保证肾脏灌注，术后密切关注尿量及肾功能。可以进行水化和利尿治疗。一旦发现少尿、无尿等，需尽早评估是否需要连续性肾脏替代治疗。

9. **感染性心内膜炎**　TAVR 围术期建议使用抗生素预防性治疗，对于感染高风险患者，需延长抗生素使用时间或根据临床经验及药敏结果提高抗生素使用等级。一旦发生感染性心内膜炎，需要积极抗感染治疗，效果不佳或介入瓣膜形成赘生物者，需要视情况尽快转外科手术移除介入瓣膜，行人工瓣膜置换术。

10. **胸腔积液**　胸腔积液少见于部分经心尖 TAVR 术后患者，与伤口止血处理不严格、术后给予抗凝治疗后慢性渗血有关，也见于年老体弱并且合并心力衰竭、低蛋白血症、贫血的患者。胸腔积液不积极处理，会引起患者出现气短症状，导致肺不张、低氧血症等严重情况。如发现中到大量胸腔积液，需要积极穿刺置管引流，并积极治疗原发病。对于可疑伤口渗血引起的反复血性胸腔积液，必要时需探查止血。极少数患者可因颈静脉穿刺操作不当导致胸腔积液或气胸，且术中往往不易发现，术中及围术期应注意观察患者循环、呼吸等生命体征，及时通过胸部 X 线平片、超声、造影等检查明确诊断，及时处理。

11. **主动脉根部破裂**　主动脉根部的主动脉窦、瓣环破裂较少见，TAVR 术中对于扩张球囊直径的把握至关重要；严重瓣环钙化的患者应适当降低球囊直径；并且需要尽量避免置入器械反复在根窦部暴力试探操作，避免选择过大型号瓣膜，减少球囊扩张次数；横位心的患者可使用圈套器技术辅助输送系统跨瓣；对于主动脉严重钙化的患者需选择其他安全入路。一旦发生此类并发症，需紧急体外循环下转外科开胸手术抢救，尽管如此，病死率仍然很高。

12. **心室穿孔 / 破裂**　心室穿孔 / 破裂主要与手术操作技术有关。术前评估发现左心室壁变薄（＜ 10mm）是高危因素。经股动脉完成 TAVR 应注意导丝、导管深度，减少刺激心室，注意避免选用的导管和导丝有尖锐拐角，如发现加硬导丝起支撑作用的头部有折角的现象，需要及时更换。术中第二助手需严密观察 X 线影像情况，及时调整导丝深度。术中、术后可能出现起搏导线损伤右心室导致右心室穿孔的情况。起搏导线的置入应在射线辅助下完成，并调整投照角度，确定起搏导线位置合适，放置完成后使用锁鞘固定。对于经心尖手术，术前、术后对心尖穿刺口荷包的处理需特别注意，缝合时进针要足够深，术后荷包打结力度适中，避免心肌撕裂造成严重后果。一旦出现心室穿孔 / 破裂，需要紧急心包穿刺置管以确保循环稳定，及时中转实施外科手术。

13. **二尖瓣损伤**　部分 TAVR 术中送入导丝或导管可能挂住二尖瓣乳头肌、腱索，甚至出现左心室假性室壁瘤。可用 TEE 确认导丝导管与二尖瓣装置的相对关系。如果出现二尖瓣装置损伤导致二尖瓣反流，少量反流可临床观察随访，中、大量及以上反流推荐积极处理，可考虑采取介入瓣膜成形术（如钳夹术）或急诊转外科开胸手术处理。

（陈　睿　代政学）

二、经导管二尖瓣置换术

经导管主动脉瓣置换术（TAVR）经过数十年的发展，已充分证明经导管瓣膜置换治疗心脏瓣膜病的可行性。在这一成功的基础上，经导管瓣膜修复正在被评估用以治疗其他瓣膜疾病，特别是二尖瓣反流（MR）的介入治疗。MR 介入治疗技术分为：经导管二尖瓣修复术（transcatheter mitral valve repair，TMVr）经导管二尖瓣置换术（transcatheter mitral valve replacement，TMVR）和经导管二尖瓣置入术（transcatheter mitral valve implantation，TMVI）两大类，经导管二尖瓣置换术（TMVR）可以通过提供新的瓣膜来提供有价值的替代方案，该植入术是将整个人工瓣膜经股静脉或经心尖置入原生二尖瓣，从而替代原生二尖瓣的生理功能；当正确置入时，该瓣膜可以提供足够的有效瓣口面积并完全消除 MR。

（一）概述

MR 介入治疗技术可以分为 TMVr、TMVR 与 TMVI 3 类。TMVr 技术诞生较早，在 MR 中的应用较为成熟，其代表技术经导管缘对缘修复术（transcatheter edge-to-edge repair，TEER）及 [以英文 mitral（二尖瓣）前 5 个字母与英文 clip（夹子）组合命名] 相应器械 MitraClip 在全球范围应用最广，并获指南推荐适用于外科高危的退行性 MR 和最佳药物治疗无效的功能性 MR 的治疗。TMVR 按照技术原理又可以分为下列几类：①经导管二尖瓣环成形术，包括直接瓣环成形术（代表产品：Cardioband）和间接瓣环成形术；②经导管二尖瓣人工腱索植入（代表产品：NeoChord）；③心室瓣环重构术（iCoapsys）。TMVI 包括瓣中瓣、环中瓣、自体环中瓣及自体瓣中瓣技术。前三项技术中，人工瓣环或钙化的瓣环能够发挥径向支撑作用，使用目前的介入性主动脉瓣膜可完成 TMVI。针对瓣环无明显钙化的自体 MR 患者（占二尖瓣病变患者的绝大多数）的自体瓣中瓣技术是真正意义上的 TMVI。虽然经导管二尖瓣技术产品繁多（＞ 50 种），但大多数均处于临床前阶段，部分产品进入临床试验后结果不佳故未再跟进。目前获得欧洲 CE 认证的技术产品有 MitraClip、Carrillon、Mitralign、Card ioband 及 NeoChord，而获得美国食品药品监督管理局（Food and Drug Administration，FDA）认证的仅有 MitraClip。MitraClip 也是目前唯一在全世界范围内得到广泛应用、商品化的二尖瓣介入治疗产品。

1. 经导管二尖瓣修复术式　MitraClip 迄今为止，全球已经开展 50 000 余例 MitraClip（Abbott，美国）手术，许多中心已经积累较多的手术经验。2012 年欧洲心脏瓣膜指南、2014 年美国心脏瓣膜病患者处理指南及 2017 年美国心脏瓣膜指南要点更新，将外科手术高危或禁忌 [胸外科医师学会（Society of Thoracic Surgeons，STS）评分＞ 8 分]、解剖合适、预期生存时间超过 1 年的症状性重度原发性 MR 纳入 MitraClip 适应证（Ⅱ b 类推荐，B 级证据水平）。

目前指南及美国 FDA 均建议 MitraClip 用于原发性 MR 的治疗，但越来越多的研究显示 MitraClip 用于功能性（继发性）MR 效果也是良好的。近期研究还显示，MitraClip 治疗三尖瓣反流（tricuspid regurgitation，TR）也是可行的，MitraClip 有望成为治疗 TR 的一种新方法。

2. Mitralign 系统　通过外周动脉将可调弯鞘管送达左心室，通过射频导丝穿刺二尖瓣瓣叶交界处瓣环到达左心房，沿射频导丝送入 2 个锚定垫片附着于瓣环上，通过收紧垫片间的细绳可以拉近垫片进而缩紧二尖瓣瓣环，必要时可以重复上述步骤，收紧多处瓣环。Mitralign 系统于 2016 年 2 月获得欧洲 CE 认证。Mitralign 治疗机制是瓣环环缩，对瓣叶或腱索损坏的 MR 无效，所以仅适用于继发性（功能性）MR。Mitralign 在治疗 TR 方面可能更具发展前景。近期，Mitralign 治疗 TR 的 SCOUT 研究发表，共入选 15 例 TR 患者，手术有效率为 80%，未出现严重手术并发症，随访 30d，患者 TR 明显减少，NYHA 心功能分级和 6min 步行距离均得到改善。

3. Cardioband 器械　是一种局部瓣膜成形环，通过静脉入路穿刺房间隔从左心房到达二尖瓣瓣环。术前应用计算机断层扫描（computed tomography，CT）评估瓣环尺寸，荧光镜检查指导传送导管。将该装置定位和放置于瓣环上，应用一系列可复位的螺丝将环形条带固定在瓣环处。放置完成后，在超声心动图的指导下，将二次校准工具穿过导线重新缩短环形条带从而缩小瓣环的周长。其治疗机制也是瓣环环缩，适用于继发性（功能性）MR。Cardioband 系统用于治疗 TR 也被证明是可行的。

4. NeoChord 人工腱索　原理是将人工腱索经心尖途径送入左心室，一端连接左心室心肌，另一端连接二尖瓣，形成人工腱索，从而改善 MR 程度，适用于二尖瓣脱垂 / 连枷患者。NeoChord 独立国际注册研究纳入 247 例重度 MR（≥ III 级）患者，均为二尖瓣脱垂 / 连枷，平均置入 4 个腱索。操作成功率为 97.6%，出院前手术有效率（MR ≤ II 级）为 87%，6 个月随访时手术有效率为 75%。目前数据显示，NeoChord 疗效较好，安全性也很高，相关并发症发生率很低。

5. 其他技术　经冠状静脉窦间接二尖瓣环成型的 Carillon 系统虽然很早就完成了初期临床研究（AMADEUS），并获得欧洲 CE 认证，但由于手术成功率较低、有压迫回旋支引起冠状动脉阻塞的风险，未在临床进一步推广。类似的 Monarc 系统虽然进行了 I 期临床试验（EVOLUTION I），但由于同样的问题未进一步推进。

6. 经导管二尖瓣置换术与置入术　由于大多数 MR 患者的二尖瓣瓣环无明显钙化，所以用于 TAVR 的瓣膜并不能用于 TMVR、TMVI。用于这些患者的自体瓣中瓣手术才是真正意义上的 TMVI，也是目前心血管介入治疗的研究热点之一。2012 年 6 月 12 日，丹麦哥本哈根 Rigshospitalet 大学附属医院完成了世界首例人体 TMVI，患者置入 CardiAQ 瓣膜（CardiAQ Valve Technologies 公司）。2014 年 3 月，首次置入 Fortis 瓣膜（Edwards Lifesciences 公司）的人体 TMVI 也获得成功。现约有 20 种 TMVR 用瓣膜正在研发中，其中 7 种已进入临床试验阶段。Abbott 公司的 Tendyne、Medtronic 公司的 Interpid、Neovasc 公司的 Tiara、Fortis 及 CardiAQ 这 5 种瓣膜较成熟且有早期临床研究结果。

就现有临床数据来看，TMVI 的效果并不尽如人意。在经导管心血管治疗（transcatheter cardiovascular therapeutics，TCT）2015 年会上公布的置入 Tendyne、Interpid、Tiara、Fortis 及 CardiAQ 瓣膜的患者术后 30d 死亡率为 25% ～ 38.5%。而在 TCT 2016 年会上公布的早期临床研究结果显示，CardiAQ 瓣膜置入患者术后 30d 死亡率高至 50%，Fortis 瓣膜置入患者术后 30d 死亡率也达 38%，这 2 种瓣膜的临床试验面临被暂停的可能。临床试验表现较好的是 Tendyne 瓣膜，不仅完成置入的患者例数最多，且手术成功率亦最高（93%），术后 30d 死亡率仅为 4%。相对于 TMVr，TMVR 面临更多的问题和挑战。原因在于二尖瓣复合体的解剖结构更为复杂，安全性也值得关注，TMVR 距广泛用于临床还有较长时间，且仍面临诸多挑战。瓣膜血栓、瓣膜支架的耐磨性、左心室流出道梗阻等均是颇具挑战性的难题。

7. 总结与展望　由于 MitraClip 具有很高的安全性、较好的临床疗效及较多的临床证据，目前在全世界范围内得到广泛的临床应用。但其临床证据仍有待进一步增强，适应证有待进一步拓宽。其他二尖瓣修复技术，如 Cardioband、NeoChord、Mitralign 得到初步临床研究支持，也是颇有发展前景的技术，但仍需要严格的大型临床试验证实。相对于 TMVr，TMVR 与 TMVI 虽然有效性较高，但安全性仍值得关注。此外，研究显示，二尖瓣修复更能保护患者左心室功能，二尖瓣修复的长期生存率高于二尖瓣置换；目前指南也指出，二尖瓣若能修复，宁选修复而非置换。这也是限制 TMVR 与 TMVI 发展的不利因素。然而，TMVR 与 TMVI 技术也在不断发展中，由于其有效率更高、复发率更低，在治疗功能性 MR 和缺血性 MR 方面可能更具优势，但距广泛用于临床仍有较长时间。

（二）经导管二尖瓣置换术适应证与禁忌证

1. 经导管二尖瓣置换术适应证　目前经导管二尖瓣置换术仍处在探索阶段，TMVR 适应证筛选困难，对患者解剖结构的要求很高，报道的筛查失败率为 60% ～ 89%。居高不下的筛选失败率跟复杂的二尖瓣结构不无关系。二尖瓣环呈马鞍形，形态立体且动态变化。不同于主动脉瓣狭窄，MR 常较少或没有瓣环钙化。这些因素通常使得装置不易锚定，难以实现有效密封，而增加器械栓塞和瓣周漏的风险。此外，二尖瓣的瓣下装置复杂，进一步增加了器械的操作难度。现有器械在可及尺寸、大小设计的进步是降低筛选失败率的关键。TMVR 基本上是运用于老年原发性 MR 人群且外科手术高危者。与传统治疗方式比较，TMVR 患者创伤小、术后恢复快，可以使失去手术机会的高危 MR 患者从中获益。患者选择上，TMVR 主要适用于被评估为再手术高风险、不能手术或经导管修复不太可能产生持久疗效的患者，即所谓"不可修复"的解剖类型。若有既往行主动脉瓣置换术史，应评估确保与 TMVR 假体无相互作用。外科二尖瓣置换术适应证如下：

（1）二尖瓣狭窄

1）强适应证：有症状（NYHA 功能分级Ⅲ～Ⅳ级）的中度、重度二尖瓣狭窄患者，下述情况有指征施行二尖瓣外科手术（尽可能施行修复术）：①没有施行经皮二尖瓣球囊成形术的能力；②尽管抗凝但是仍有左心房血栓，或伴随中、重度二尖瓣反流，禁忌施行经皮二尖瓣球囊成形术；③有一定手术风险的患者，瓣膜形态不适合经皮二尖瓣球囊成形术。有症状的中、重度二尖瓣狭窄的患者且出现中、重度二尖瓣反流的患者，应当施行二尖瓣置换手术，除非进行外科手术时可以施行瓣膜修复术。

2）有理由做二尖瓣置换术的情况：NYHA 心功能分级Ⅰ～Ⅱ级，重度二尖瓣狭窄并重度肺动脉高压（肺动脉收缩压＞ 60mmHg），且不适于做球囊成形或瓣膜修复术的患者。

3）有理由做二尖瓣外科整形术的情况：无症状、中至重度二尖瓣狭窄，且在接受足量的抗凝治疗后有再发的栓塞事件，并且要有适于外科整形的瓣膜形态。

（2）二尖瓣脱垂及反流

1）强适应证：①有症状的急性严重二尖瓣反流患者。②慢性严重二尖瓣反流和心功能 NYHA 分级Ⅱ、Ⅲ或Ⅳ级、没有严重的左心室功能不全的患者（严重左心室功能不全定义为射血分数＜ 30%）和（或）收缩期末期内径＞ 55mm 的患者。③没有症状的慢性严重二尖瓣反流、轻、中度左心室功能不全、射血分数 30% ～ 60% 和（或）收缩末期内径≥ 40mm 的患者。④需要外科手术的大多数严重慢性二尖瓣反流患者，建议进行二尖瓣修复术而不是二尖瓣置换术，患者应当到有二尖瓣修复经验的外科中心手术。

2）有理由做二尖瓣手术的情况：①无症状的慢性重度二尖瓣反流患者，有良好的心功能（EF ＞ 60% 和收缩末期内径＜ 40mm），在有经验的外科中心有＞ 90% 的可能性成功整形而没有残留的关闭不全。②无症状的慢性重度二尖瓣关闭不全患者，有新开始的心房颤动或肺动脉高压（休息时收缩压＞ 50mmHg 或运动时＞ 60mmHg）。③因为二尖瓣自身不正常引起的重度二尖瓣反流患者，NYHA 心功能分级Ⅲ～Ⅳ级，严重的左心室失功能（EF ＜ 30%，收缩末期内径＞ 55mm），而有很大可能整形成功者。

3）需要慎重考虑的二尖瓣手术的情况：①因严重的左心室失功能（EF ＜ 30%）引起的慢性严重的二尖瓣反流，虽然经过积极的抗心力衰竭治疗（包括双室起搏）而 NYHA 心功能分级持续Ⅲ～Ⅳ级。②单独的二尖瓣手术不适用于轻度或中度的二尖瓣反流患者。③二尖瓣手术不适用于无症状而且左心室功能良好（EF ＞ 60% 和收缩末期内径＜ 40mm）并高度怀疑整形手术可行性的患者。

2. 经导管二尖瓣置换术的禁忌证　合并其他瓣膜严重狭窄或反流、主动脉瓣机械瓣置换术后、左室射血分数＜ 30%、肺动脉收缩压＞ 70mmHg（1mmHg=0.133kPa）、严重右心功能障碍、严重冠状动脉狭窄需要血运重建、30d 内曾发生心肌梗死或脑卒中。

（三）TMVR 的操作方法及要点

1. 经心尖入径二尖瓣置换手术步骤　下面以 CardiAQ-Edward 经导管二尖瓣系统为例，简要介绍经导管二尖瓣置换术的手术步骤：手术在全身麻醉、经食管超声心动图和 X 线透视引导下进行。

（1）通过一个 4cm 的心尖小切口，经心尖入径送入经导管二尖瓣置换术的输送系统。

（2）在系统跨越二尖瓣之后，利用心室造影技术再次评估二尖瓣所在平面并调整系统超出乳头肌的高度。

（3）在经食管超声心动图的指引下，通过转动牵引轮释放左心室锚定装置，并开始捕捉瓣叶。

（4）人工瓣膜自我膨胀完成瓣叶捕捉。

（5）调整好人工瓣膜位置后，释放瓣膜。

（6）术后经造影及食管超声心动图证实瓣膜位置、功能，有无瓣膜中心性反流及瓣周漏等，撤出系统，缝合心尖部切口，完成手术。

2. 经房间隔途径经导管二尖瓣置换手术步骤（transseptal mitral valve replacement，TSMVR）　下面以 HighLife 经导管二尖瓣系统为例，简要介绍经房间隔途径经导管二尖瓣置换手术步骤：

建立血管入路、导丝成环、房间隔穿刺、固定环放置、人工瓣膜输送释放等（图23-1，彩图 5）。具体操作如下：

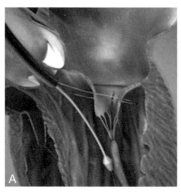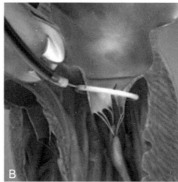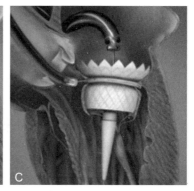

图 23-1　HighLife 经房间隔途径经导管二尖瓣置换术系统与关键手术步骤

A. 使用环形放置导管完成导丝绕环操作；B. 通过固定环输送器将固定环闭合置于二尖瓣瓣下；C. 穿刺房间隔后使用二尖瓣输送器输送与释放人工瓣膜

摘引自：陈飞，赵振刚，姚怡君，等. 经房间隔途径经导管二尖瓣置换术治疗严重二尖瓣反流的可行性和安全性 [J]. 中华医学杂志，2023，103（24）：1849-1854. DOI：10.3760/cma.j.cn112137-20221109-02359

（1）全身麻醉状态插入 TEE 探头后，建立右侧股静脉（用于房间隔穿刺和人工瓣膜输送释放）、左侧股动脉（用于导丝成环与固定环放置）及右侧桡动脉（置入 6F 猪尾巴导管，用于无冠窦窦底标记及必要时左心室造影）入路，股动静脉分别预置 2 个血管闭合器。

（2）左侧股动脉入路放置 18F 鞘，JR 4.0 导管用于跨瓣，0.035in J 形头交换导丝置于左心室引导环形放置导管（LPC）至主动脉瓣瓣环以下 8 ～ 10mm（DSA 三腔心工作体位下，参照无冠窦猪尾巴导管判断深度），推出 Tip 管约 20mm，回撤交换导丝至鞘管内，推出快速交换导管后测试与调整绕环导丝（400cm 0.032in 泰尔茂导丝）至正确方向。继而依序在一腔心（A2-A3-C2 瓣下绕环）、二腔心（C2-P3-P2-P1-C1 瓣下绕环）、三腔心（C1-A1-A2 瓣下绕环）工作体位下，边调整与推进导丝边跟进导丝推送杆，直至将导丝送入升主动脉。将导丝推送杆与快速交换导管依次撤入 LPC 鞘内，沿 Tip 管送入交换导丝并保留在心室内，回撤 LPC 至升主动脉。调整工作体位至左前斜 30°，推送 Tip 管至无冠窦窦底，撤走猪尾巴导管，推送圈套器导管送入圈套器抓捕绕环导丝。成功抓捕以后，在一腔心工作体位、3D-TEE 心室面观、TEE-Xplane 下，多次进行收紧操作（Cinching）确认导丝环是否靠近二尖瓣瓣环且与瓣下结构无缠绕。确认导丝环位置良好，抓捕绕环导丝至体外，两端平行对齐固定，回撤 LPC 与交换导丝。

（3）经右侧股静脉入路，在 TEE 引导下靠后下位置穿刺房间隔，穿刺高度 3.0 ～ 3.5cm，穿刺成功后将预塑弯 Safari 导丝送入左心房。

（4）将绕环导丝两端对齐送入固定环输送器（SDC），推送 SDC 跨瓣，三腔心工作体位下猪尾巴导管造影，确认与调整 SDC 深度，固定 SDC 位置。一腔心工作体位下，推出固定环，拉紧绕环导丝维持 5s 使其闭合成环，重复操作确保闭合稳固。DSA 与 TEE 检查确认固定环已闭合，回撤 SDC 至降主动脉。

（5）预扩右侧股静脉，置入 24F 鞘，四腔心体位下沿 Safari 导丝送入 8.5F Agilis 可调弯鞘，继而送入猪尾导管至左心房，更换 0.035in 交换导丝置于猪尾巴导管内，调整 Agilis 鞘与猪尾巴导管使其对准固定环中间，推送猪尾巴导管跨瓣，3D-TEE 确认其位于固定环内，推入左心室深处成袢，通过猪尾导管更换 Lunderquist 导丝至左心室，撤出猪尾巴导管。沿导丝推送 10mm 球囊导管至房间隔穿刺孔，缓慢充盈扩张，继而移动球囊至二尖瓣瓣环附近，通畅无阻力。撤出 24F 鞘，沿 Lunderquist 导丝送入二尖瓣输送器（TSDC），推送 TSDC 跨房间隔至左心室，定位胶囊使其腰部位于固定环以下，释放出人工二尖瓣流出端，回拉 TSDC 使得固定环位于人工瓣膜腰部且紧靠二尖瓣瓣环，保持张力快速释放流入端。释放完成后撤出 Lunderquist 导丝、TSDC、泰尔茂导丝及 SDC。右侧桡动脉猪尾巴导管再次进入左心室进行造影，评估人工瓣膜瓣周反流。TEE 评估人工瓣膜及固定环位置与形态，有无瓣口与瓣周反流以及左心室流出道压差与左心室流出道峰值压差。最后，闭合血管入路。

（代政学　马　路）

三、经导管肺动脉瓣置换术

经导管肺动脉瓣置换术（transcatheter pulmonary valve replacement，TPVR），又称经皮肺动脉瓣置入术（percutaneous pulmonary valve implantation，PPVI）是最早运用于临床的经皮瓣膜置换技术，主要用于右心室流出道（right ventricular outflow tract，RVOT）重建术后并发右心室流出道功能不全（right ventricular outflow tract dysfunction，RVOTD）的患者。2000 年即有临床成功运用的报道。伴有右心室流出道狭窄的先天性心脏病在行外科矫正术时需要对右心室流出道进行重建，国外术者多采用植入带瓣血管通道的方式，随着患者年龄增长，带瓣血管通道可能出现再狭窄和瓣膜反流。而国内多采用右心室流出道-肺动脉跨瓣补片术式，术后即会遗留肺动脉瓣反流（pulmonary regurgitation，PR）。长期严重的右心室流出道功能障碍会导致右心衰竭，甚至全心衰竭，明显缩短患者的生存期。因此，右心室流出道功能障碍合并有右心功能不全的患者需要干预治疗，主要方式包括外科肺动脉瓣置换术（surgical pulmonary valve replacement，SPVR）和 TPVR（即 PPVI）。

（一）概述

2018 年 AHA/ACC 成人先心病管理指南推荐法洛四联症（tetralogy of Fallot，TOF）矫正术后并发中度及以上肺动脉瓣反流的症状性患者（I 类），或无症状患者合并明显右心室扩大和收缩功能下降者（Ⅱa 类）进行外科或经导管肺动脉瓣置换。但其中并未给出首选何种术式的建议。此后有研究对比了 SPVR 和 TPVR 术后 30d、1 年和 3 年的临床结果，结果显示两者在死亡、心血管再入院、肺动脉瓣再介入率方面无明显差异，但 TPVR 术后

30d 的右心功能障碍发生率明显少于 SPVR，即使 TPVR 患者的术前基线心功能更差。可以看出，TPVR 较 SPVR 具有创伤小、恢复快及手术风险低的优点。2020 年 ESC 成人先心病管理指南建议有症状且合并严重肺动脉瓣反流和（或）至少中度右心室流出道梗阻的患者建议行 SPVR 或 TPVR（I 类），无症状且合并严重肺动脉瓣反流和（或）右心室流出道梗阻的患者当存在以下标准之一（客观的运动能力指标下降）：右心室进行性扩大至收缩末右心室容积指数 ≥ 80ml/m²，和（或）舒张末右室容积指数 ≥ 160ml/m²，和（或）三尖瓣反流进行性进展到至少中度；右心室收缩功能进行性减退；右心室流出道梗阻合并右心室收缩压 > 80mmHg）时应当考虑 SPVR 或 TPVR（Ⅱ a 类）。

（二）经皮肺动脉瓣置换术适应证与禁忌证

1. 适应证

（1）伴有右心室流出道狭窄的先心病外科矫治术后并发的中重度 PR。

（2）患者有右心室流出道功能障碍的相关症状，包括运动耐量下降、右心衰竭，或者患者无症状但有以下任一种情况：①中度以上功能性三尖瓣反流；②心脏磁共振成像测得的右心室舒张末期容积指数 ≥ 130ml/m²；③心脏磁共振成像测得的右室射血分数 < 45%；④ QRS 波宽度 ≥ 160 ms；⑤持续性房性或室性心律失常。

（3）解剖学上适合行 TPVR。

（4）年龄 ≥ 10 岁或体重 ≥ 25kg。

2. 禁忌证

（1）肺动脉高压（平均压 ≥ 25mmHg）。

（2）严重肺动脉或分支狭窄。

（3）解剖学评估不适合 TPVR，包括血管入径无法送入瓣膜或右心室流出道 - 肺动脉无法放置瓣膜，或者术前检查提示瓣膜支架有压迫冠状动脉可能。

（4）存在心导管的手术禁忌。

（三）操作方法及要点

1. 瓣膜选择　由于国外进行外科右心室流出道重建时多选择带瓣血管通道，国际上 TPVR 多采用球囊扩张式瓣膜，因存在带瓣血管通道的支撑，球扩式瓣膜容易锚定，仅部分流出道有扩张的患者需要预先置入球扩式支架以保证瓣膜支架的稳定性，或使用自膨胀瓣膜。

目前国外的 TPVR 球扩式瓣膜系统主要包括 Medtronic Melody 瓣膜和 Edwards Sapien 瓣膜，其中以 Medtronic Melody 瓣膜系统应用最多。Medtronic Melody 瓣膜是首款用于 TPVR 的瓣膜，由牛颈静脉瓣和铂铱合金支架构成（图 23-2），2006 年获得 CE 批准用于右心室流出道功能障碍患者，2017 年在美国 FDA 获批。其直径型号为 18 ～ 22mm。多中心的临床试验已证明其在有带瓣血管通道的患者中置入成功率可高达 99%，并且能有效改善右心室流出道功能障碍，获得非常优异的早期介入结果。从中期随访结果来看，5 年免于再介入率为 76% 左右，瓣膜支架断裂导致再狭窄是再介入的主要原因，预先置入球扩式支架可减少再介入率。但是，在无带瓣血管通道的肺动脉瓣反流患者中，Melody 瓣膜置入成功率仅 58%，主要原因在于过度扩张的右心室流出道。

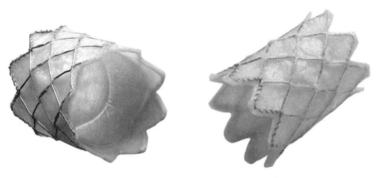

图 23-2　Medtronic Melody 瓣膜

图 23-2～图 23-5 摘自：陈莎莎，潘文志，周达新 . 经导管肺动脉瓣置换术之创新与进展 . 健康界，https：//www.cn-healthcare.com/articlewm/20210111/content-1179640.html

Edwards Sapien 瓣膜是第二款球囊扩张瓣膜，由牛心包瓣和镍钛合金支架构成（如图 23-3）。2006 年在美国进行首次人体置入，2010 年获得 CE 批准，其直径型号为 20～29mm。多中心回顾性观察性研究 Edwards SAPIEN XT 瓣膜的早期临床结果显示，在有或无带瓣血管通道的患者中总体置入成功率为 93.5%，术后 30d 患者右心室流出道功能障碍及临床心功能均得到显著改善。

COMPASSION 研究针对 Edwards Sapien 瓣膜用于有带瓣血管通道的患者，3 年随访结果显示，93.5% 的患者得到临床心功能改善，右心室流出道功能障碍较基线有明显改善，其中 91.1% 的患者达到轻度以下的肺动脉瓣反流，免于死亡、再介入和心内膜炎的比率分别为 98.4%、93.7% 和 97.1%，没有发生支架断裂的情况，其中 91% 的患者进行了预先支架置入。

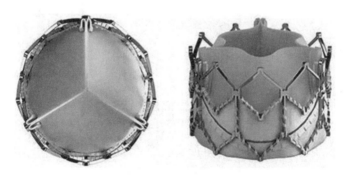

图 23-3　Edwards Sapien 瓣膜

目前国际上已有多款 TPVR 自膨胀瓣膜进入临床试验阶段，包括 Medtronic Harmony 瓣膜，韩国 SNU-TaeWoo Med 的 Pulsta Valve 瓣膜和 Edwards 公司 Alterra Adaptive Prestent 瓣膜及裸支架，如图 23-4。

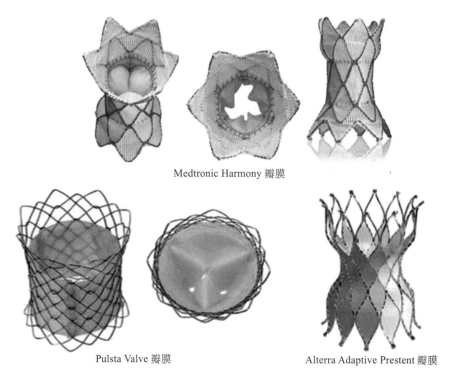

Medtronic Harmony 瓣膜

Pulsta Valve 瓣膜   Alterra Adaptive Prestent 瓣膜

图 23-4   自膨胀瓣膜：Medtronic Harmony 瓣膜、Pulsta Valve 瓣膜、Alterra Adaptive Prestent 瓣膜

　　国内 TOF 手术广泛使用右心室流出道 - 肺动脉跨瓣补片术式（＞ 85%），肺动脉瓣环内径大多＞ 26mm，远期出现右心室流出道瘤样扩张和 PR。这种情况下球囊扩张瓣膜往往不适用。针对右心室流出道扩张的患者，我国自主研发的自膨胀 TPVR 瓣膜系统，主要包括 Venus-P 瓣膜和 PT-Valve 瓣膜（图 23-5）。

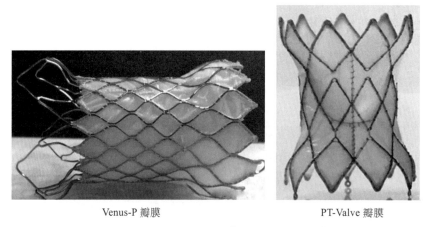

Venus-P 瓣膜   PT-Valve 瓣膜

图 23-5   Venus-P 瓣膜和 PT-Valve 瓣膜

　　Venus-P 瓣膜由猪心包瓣和镍钛合金支架构成，为独特的三段式设计：右心室流出道侧为覆膜的大花冠便于锚定，末端内收避免损伤邻近结构；中间体部圆柱形支架覆膜，预

防瓣周漏；左右肺动脉分叉端为不覆膜的大网格花冠，用于锚定但不影响左右肺动脉血流，同样支架末端内收设计不损伤肺动脉内壁。其腰部直径为 16～36mm，腰部长度为20mm、25mm、30mm、35mm。

PT-Valve 瓣膜系统瓣膜设计为哑铃形，两端膨大利于瓣膜锚定，中间收腰，降低冠状动脉压迫风险和减少腰部被迫压缩有利于瓣膜耐久性。目前结果显示手术成功率 100%，已随访的患者临床症状改善，瓣膜位置功能良好，未见狭窄及轻度以上的瓣膜或瓣周反流，暂无支架断裂等不良事件发生。

2. 操作要点　目前，国内各中心多使用自膨胀肺动脉瓣膜，故以国产自膨胀瓣膜为例，阐述 PPVI 手术的操作要点。

（1）一般准备：手术一般在全身麻醉下，数字减影血管造影（digital substraction angiography，DSA）及超声心动图指引下进行，可在心导管室或者杂交手术室进行。静脉全身麻醉后，建立有创动脉压力监测装置以监测血流动力学变化。常规消毒铺巾，分别穿刺并置入动脉鞘于左侧股动、静脉。穿刺右侧股静脉，可预先放置血管缝合装置，后置入动脉鞘。静脉注射适量肝素（建议 50U/kg）。

（2）术中评估：从右股静脉送入 MPA 导管，行右心导管检查。从左股静脉送入猪尾巴导管于右心室或肺动脉（pulmonary artery，PA）处，行造影观察 PR 情况以及 RVOT、PA 及其分支的走行，并测量 RVOT、PA、肺动脉瓣环内径及 RVOT、PA 长度。将超硬导丝导入 PA 远段（首选左 PA，次选右 PA），沿该导丝送入测量球囊导管至 RVOT-PA 处。经左股动脉将猪尾巴导管置入主动脉根部，将测量球囊打开使其固定在 PA 内，同时在主动脉根部给予多角度非选择性冠状动脉造影，观察冠状动脉与 PA 解剖的毗邻关系，显示不清楚时可行选择性冠状动脉造影。测定球囊的直径，观察球囊的形态，作为选择肺动脉瓣规格的参考依据。

RVOT 评估：取左侧位于右心室内造影，观察 RVOT 和左 PA 开口及走行。取右前斜位 30°～40° 加头位 25°～40° 行右心室造影，观察右 PA 的开口情况和位置。

应避免超硬导丝从三尖瓣腱索束丛内进入 PA，因此可试用猪尾巴导管从右心室旋转进入 PA。

（3）瓣膜释放：根据球囊测量结果、PA-CTA 和超声心动图测量结果综合考虑，并参考厂家推荐，选择合适瓣膜的型号，沿超硬导丝送入瓣膜输送系统。沿导丝将装配好的瓣膜送至 RVOT-PA 处，调整瓣膜至合适位置后开始释放瓣膜，此过程中可反复行 RVOT 造影确认瓣膜的位置并进行微调整，确保瓣膜处在合适位置。以瓣膜不堵塞左、右 PA 且不深入 RVOT 为佳。在确认瓣膜位置理想后，完全释放瓣膜，并退出输送系统。

有时输送鞘管从右心室进入 PA 困难，可在旋转推送输送导管的同时轻轻回撤导丝，有助于输送鞘管进入 PA。瓣膜展开应缓慢，有助于瓣膜支架充分展开和及时调整位置。瓣膜完全释放后回收输送系统前必须确认瓣膜和输送系统完全脱离。

（4）释放后评估：进行右心导管检查，评估右心系统压力。行 PA 造影评估置入肺动脉瓣的功能与瓣膜的位置。超声心动图评估置入肺动脉瓣的功能、瓣膜的位置及并发症情况。行非选择性或选择性冠状动脉造影评估冠状动脉的情况。拔除引导鞘管，缝合股静脉穿刺伤口（可用"8"字缝合法）。左股动脉穿刺点可用手工压迫止血或血管缝合器止血。

（5）术后处理及随访：术后静脉应用抗生素 3d，口服抗血小板药物 6 个月。建议术后第 1 个月、3 个月、6 个月、12 个月随访，此后每年 1 次随访，复查心脏超声、心电图，必要时行胸部 X 线检查，评估瓣膜支架和心脏的结构及功能。

（6）操作要点：常规右心室导管检查，同时穿刺动脉监测体循环压力，不同体位造影观察右心室流出道形态、狭窄部位、肺动脉主干及其主要分支的形态以明确带瓣膜支架置入成功的可能性、置入部位及选择合适的支架和输送系统。支架长度应该完全覆盖狭窄病变，此外应该明确除支架置入处外，有无其他狭窄病变，如果不能够同时处理可能影响支架置入效果。

操作 Judkins 右冠导管或气囊导管过三尖瓣依次达到右心室、肺动脉及其分支，经导管进入塑型的具有合适弯度的加硬钢丝以提供足够的支撑力，使用多功能造影导管测量右心室、右心室流出道、肺动脉压力，造影观察右心室流出道形态、肺动脉瓣反流程度，血管的钙化或者狭窄常可为支架定位提供很好的标记。将带瓣膜支架拉压成直径较小的圆桶状，套在输送球囊上，18～22F 扩张鞘扩张穿刺部位皮肤，X 线透视下将输送球囊系统经输送外鞘管送至流出道狭窄部位处，造影精确定位后固定输送球囊系统，后退输送鞘管外鞘使带瓣膜支架露出外鞘管，8～10atm 扩张球囊释放带瓣膜支架，保留导丝，小心回撤输送系统，撤出导丝。重复右心导管检查后完成手术。

（四）并发症及其防治

1. **冠状动脉受压迫**　冠状动脉受压迫是 PPVI 最严重的并发症之一，可导致患者术中出现死亡。迄今为止，文献上报道数例冠状动脉受压而发生堵塞。一般情况下，冠状动脉并不走行于主动脉、PA 之间，不会发生该并发症。但复杂先心病或者外科纠治手术后 RVOT 异常患者常合并冠状动脉发育异常或者 RVOT 与冠状动脉相对位置异常。术中应将测量球囊打开同时给予多角度行选择性或非选择性冠状动脉造影，观察冠状动脉与 PA 解剖的毗邻关系及冠状动脉是否受到球囊压迫，术后观察置入的瓣膜支架和冠状动脉毗邻关系。

2. **PA 严重损伤**　PPVI 术中需要加硬导丝将输送系统送至肺动脉瓣位置。由于加硬导丝较硬，可导致 PA 损伤（包括 PA 夹层、穿孔），继而引起肺出血或血胸。一旦出现 PA 夹层、穿孔，应评估损伤大小，可先予球囊扩张止血、胸腔引流，必要时可行覆膜支架置入以隔离破裂的 PA，严重患者可行外科手术修补。

3. **瓣膜移位**　一项荟萃分析显示，PPVI 术瓣膜移位发生率达 2.4%。多与瓣环测量不准确、瓣膜型号选择较小、RVOT 解剖不理想（呈锥体形）有关。术前准确测量、评估是避免瓣膜发生移位的关键。另外，在撤出输送系统过程中，也需要细心操作，确认输送系统和瓣膜已完全脱离，方可撤出输送系统，避免瓣膜牵拉移位。一旦发生该并发症，一般采取外科手术处理。

4. **支架断裂**　一般见于 Melody 瓣膜，荟萃分析显示其支架断裂发生率达 12.4%。采用预先置入固定支架技术后，该并发症发生率显著下降。其他瓣膜未见支架断裂的相关报道，但仍需警惕该并发症的发生。

5. RVOT 通道破裂　有荟萃分析显示，RVOT-PA 通道破裂发生率达 2.6%。多见于带瓣膜的血管通道患者、血管通道钙化及采用高压球囊扩张时，RVOT-PA 通道出现破裂。对于这些患者，球囊扩张时需谨慎。

6. PA 阻塞　荟萃分析显示，PA 阻塞发生率达 1.2%。手术时勿把瓣膜放置太高，可避免该并发症发生。

7. 感染性心内膜炎　PPVI 术后感染性心内膜炎问题越来越受重视。荟萃分析显示，PPVI 术后感染性心内膜炎发生率高达 4.9%，多发生于术后 9 个月内。术后应该严格按照人工瓣膜感染性心内膜炎预防指南的建议，预防性应用抗生素。一旦出现该并发症，先给予抗感染治疗，但多数患者需要行外科瓣膜置换术。

8. 人工瓣膜衰败　长期应用后，置入的人工瓣膜可出现衰败。但近期一项研究显示，在 7 年的观察随访中，Melody 瓣膜功能良好，为人工瓣膜的长久耐用性提供证据。一旦出现瓣膜衰败（狭窄或反流），可采取再次介入手术或外科瓣膜置换术进行干预。

9. 三尖瓣腱索损伤、断裂　手术操作时，输送系统、猪尾导管等可能会缠绕三尖瓣腱索，若操作过于粗暴，可导致三尖瓣腱索损伤、断裂，继而引起或加重三尖瓣反流。因此，手术操作应轻柔，遵循不进则退的操作原则。若感觉导管可能缠绕三尖瓣腱索难以继续前行，应该退回，重新再送入导管。

10. 吊床效应　吊床效应是指静脉壁从支架上分离导致支架内再狭窄。这种效应在早期 Melody 肺动脉置换系统研究中曾有报道，一旦发生则需要通过外科手术取出置换的瓣膜。但是改变了瓣膜设计之后，成功解决该类问题。新设计的瓣膜和支架之间沿着静脉壁全程缝合，之后未再有相关报道。

11. 经导管肺动脉瓣瓣中瓣置入技术（TPV-in-TPV）　TPVR 中、远期手术并发症主要包括感染性心内膜炎、人工瓣梗阻、支架断裂、瓣膜衰败，一部分患者 TPVR 术后需要再次介入治疗，包括球囊扩张、单纯裸支架置入和 TPV-in-TPV。Shabana Shahanavaz 等纳入 3 个前瞻性多中心研究中所有使用 Melody 瓣膜进行 TPVR 患者共 309 名，随访期间共 46 名患者进行了再介入治疗，其中所有患者均存在人工瓣膜再狭窄，15% 合并心内膜炎，59% 同时存在瓣膜支架断裂。再介入患者中的 17 例进行了单纯球囊扩张 [TPVR 后中位时间 4.9（4.0 ～ 6.0）年]，1 例进行了裸金属支架的置入（TPVR 后 4.4 年），还有 28 例进行了 TPV-in-TPV[TPVR 后中位时间 6.9（5.2 ～ 7.8）年]。对比单纯球囊扩张组和 TPV-in-TPV 组，二者均可较基线明显改善血流动力学参数（包括心超跨瓣平均压差，导管测得的右心室流出道峰值压差、右心室收缩压、右心室 / 主动脉压力比值），但二者术后即刻改善效果相当。再介入治疗后 4 年内免于再次介入治疗率为 60%，免于移植率为 83%。而进行 TPV-in-TPV 患者免于再介入治疗率明显较单纯球囊扩张的患者高（71% vs. 46% at 4years；P=0.027），说明虽然球囊扩张与 TPV-in-TPV 一样能使患者的即刻血流动力学改善，但 TPV-in-TPV 却可以更持久地缓解 RVOT 梗阻和 PR。

（五）TPVR 中的技术创新

在 TPVR 中，装载有瓣膜的输送系统无法跨瓣是导致手术失败最主要的原因，其发生率约 2%。造成跨瓣困难的因素主要包括：①右房室扩张、转位，路径迂曲；②右心室流入道与流出道成角；③右心室流出道钙化、局部狭窄；④输送系统 profile 大，整体较硬，通过性差；⑤钢丝轨道支撑力不足。

常用的解决方案包括：①寻找可深置导丝的肺动脉分支，通常首选左下肺动脉；②用最硬的导丝作为轨道支撑，通常首选 lunderquist 超硬导丝；③加强辅路支撑，拉直跨瓣路径，包括在辅路以另一超硬导丝和硬鞘支撑。

但是，经导管肺动脉瓣置换术仍存在诸多问题，如：①右心室解剖形态高度变异，要求置入支架形态个体化，三维磁共振成像可构建较为精确的右心室解剖图像，有助于设计适合右心室流出道大小、形态和功能的合适的支架。②生物瓣老化，金属疲劳支架寿命有限，除材料改良外，受"俄罗斯套娃"启发，可于现有支架内置入另外一瓣膜支架。③需要直径大于 18F 以上的输送系统，输送途径弯曲角度较大，目前不适用于低体重婴幼儿的治疗。在某些特殊案例中，常规方案无法解决跨瓣问题，葛均波、周达新等发明"支撑鞘与圈套导丝平行锚定技术"（Parallel Anchor-Supporting sheath and Snared wire，PASS）新的跨瓣技术，即经辅路的支撑鞘内送入圈套器，用圈套器套住主路钢丝轨道，稳稳抓住主路钢丝远端，使其不会因为输送系统前送阻力而回撤，丧失支撑力，让支撑鞘与被圈套的导丝形成一个锚定整体，提供最强的输送系统支撑力。无独有偶，2020 年 10 月 Nicola Maschietto 医师在 Catheter Cardiovasc Interv 杂志上发表了他使用圈套导丝技术（The snared wire technique，SWT）成功进行 TPVR 的经验。PASS 和 SWT 在核心技术上不谋而合。

随着 TPVR 在临床应用及证据的增多，指南已充分肯定其在右心室流出道重建术后并发右心室流出道功能不全（包括狭窄和反流）患者中的价值，成为解剖合适患者的首选治疗。中国患者群有右心室流出道瘤样扩张的独特解剖特征，国内自主研发的自膨胀瓣膜以其独特的设计适应于此类患者，前期临床试验在安全和有效性方面均获得良好的结果。但是，存在一定的远期瓣膜功能障碍发生率，TPV-in-TPV 可以更持久地缓解再发的右心室流出道梗阻和肺动脉瓣反流，可能是目前 TPVR 再介入治疗的首选。

（陈　斌　代政学　马　路）

四、经导管非径向支撑力依赖的介入三尖瓣置换术

经导管三尖瓣置换术（transcatheter tricuspid valve replacement，TTVR）是三尖瓣介入治疗中发展最快的领域之一。目前，国外在 TTVR 领域处于前沿的产品有 3 款：NaviGate、Intrepid 和 Evoque。2021 年欧洲瓣膜性心脏病患者管理指南建议，经验丰富的心脏瓣膜中心的心脏团队考虑将三尖瓣介入治疗用于有症状的、不能手术的、符合解剖条件的、预期有症状或预后能够改善的患者。这是指南首次对三尖瓣反流的介入治疗做出推荐。国产三尖瓣介入瓣膜（LuX-Valve）是经右心房植入介入三尖瓣自膨胀生物瓣膜，探索性试验结果良好，进入上市前临床试验。

（一）概述

LuX-Valve 系统是一种新型经导管人工三尖瓣瓣膜系统，其自膨式支架瓣膜以锚定在室间隔上的右心室锚定件和三尖瓣前叶夹持件固定瓣膜，不使用径向支撑力支撑瓣环。LuX-Valve 瓣膜作为我国自主原创的介入瓣膜置换装置，LuX-Valve 瓣膜具有极为独特的锚定装置，主要通过室间隔锚定装置和前瓣夹持装置固定瓣膜，因此是由自膨式镍钛合金支架、牛心包瓣叶、自适应涤纶防漏环、前瓣夹持装置及室间隔锚定装置组成（图 23-6）。操作时经心尖或颈静脉入路送至三尖瓣位置后，先固定前瓣，经超声等影像学技术评估瓣膜位置后，释放倒挂钩锚定室间隔。LuX-Valve Plus 是一种非径向支撑力的原位三尖瓣置换装置，也是 LuX-Valve 三尖瓣置换系统的第二代产品。相较于同类产品，LuX-Valve Plus 采用了全新的经血管输送系统（经颈静脉入路），对患者的身体损耗小，术后恢复快，可进一步降低手术风险。

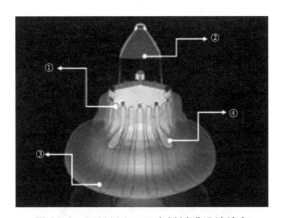

图 23-6　LuX-Valve 三尖瓣瓣膜设计特点

①牛心包瓣叶（JeniGal® 防钙化处理）；②镍钛形状记忆合金支架及瓣膜定位夹持键；③自适应涤纶防漏环；④室间隔定位锚定装置

图 23-6 和图 23-7、图 23-9 摘自：严道医声网 . 长海医院心血管外科创新团队携中国原创经导管三尖瓣置换系统 LuX-Valve. https：//www.drvoice.cn/v2/article/4653

（二）适应证及禁忌证

1. 适应证　接受合理药物治疗但仍存在重度及以上三尖瓣反流症状的患者。包括功能性三尖瓣反流，起搏器导线和慢性心房颤动等导致的三尖瓣反流。

2. 禁忌证　左室射血分数＜ 35%；存在未经治疗的严重冠状动脉疾病；三尖瓣环收缩期位移＜ 10mm；右心室面积变化分数＜ 20%；收缩期肺动脉压＞ 60mmHg；合并其他心脏瓣膜病变；右心先天发育不良；合并严重心、脑、肺部疾病及肝肾功能异常不能耐受手术；对比剂过敏。

（三）手术方法及操作要点

1. 经右心房径路　采用全身麻醉，右前胸小切口，经右心房径路，备体外循环。采用经食管超声心动图（transesophageal echocardiography，TEE）和 X 线透视引导。在没有二尖瓣人工瓣膜植入史的部分病例中，将 1 根冠状动脉导丝置于右冠状动脉以协助判断三尖瓣环平面。全身肝素化后用带毛毡片的 4-0 prolene 缝线在右心房缝双层荷包。在 TEE 和 X 线透视引导下，通过 LuX-Valve 心房输送系统（图 23-7）由右心房入路将 LuX-Valve 人工三尖瓣输送系统送至右心室（图 23-8，彩图 6）。TTVR 装置 LuX-Valve 见（图 23-8，彩图 6）。通过调整鞘管角度，确保输送器与三尖瓣环同轴。当输送器到达位置后，通过调整鞘管上一系列旋钮，依次释放室间隔锚定器、瓣膜和 2 个前瓣叶夹持键。在 TEE 和 X 线透视引导下，将夹持键正确定位到前瓣叶下，然后轻轻地回撤整个瓣膜输送系统，使夹持键钩住前瓣叶。释放心房盘片，再将室间隔锚定器展开，把锚定针扎入室间隔中进行固定（图 23-9，彩图 7）。最后，将输送器回撤取出，然后中和肝素，关闭心房切口和胸壁切口。

术中超声引导和监测，使用 TEE、TTE 对心脏解剖及器械可视化，协助术者选择手术入路，引导输送器通过三尖瓣口，引导人工瓣瓣架至正确位置，确认锚定件与室间隔贴合，即刻评价手术效果，了解有无手术并发症。

2. 经右侧颈静脉入路　经右侧颈静脉入路，于主动脉根部内放置猪尾巴导管，标记三尖瓣瓣环的位置。在经食管中段二维、三维上下腔静脉切面和 DSA 引导下，将 LuX-Valve Plus 输送系统送入至右心房中部，调整 LuX-Valve Plus 前侧两个类似"兔耳朵"的夹持键，使之从右心室侧贴近三尖瓣前叶，并向心房盘片的瓣环裙边靠拢，夹持三尖瓣前叶，限制三尖瓣前叶活动。在经食管超声和 DSA 的指引下逐步释放瓣膜，再调整室间隔侧锚定叶片，

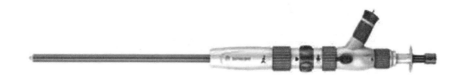

图 23-7　LuX-Valve 心房输送系统

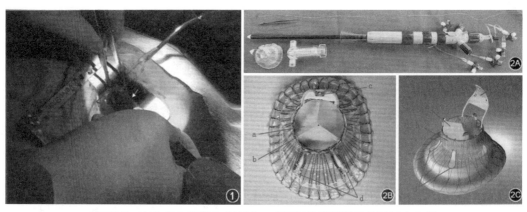

图 23-8　右心房入路将 LuX-Valve 人工三尖瓣输送系统送至右心室

摘自：宁小平，安朝，乔帆，等. 经导管介入三尖瓣置换装置 LuX-Valve 在重度三尖瓣反流治疗中的应用 [J]. 中华心血管病杂志，2021，49（5）：455-460. DOI：10.3760/cma.j.cn112148-20210125-00091

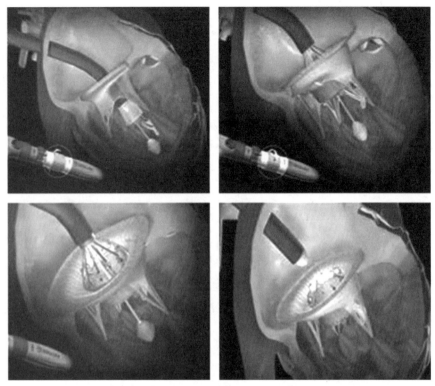

图 23-9　LuX 瓣膜释放流程

使锚定叶片贴近室间隔并攻入锚定器，进而完成置入撤出输送器。

（四）并发症的预防与处理

主要并发症包括：瓣膜锚定不良、传导阻滞、出血事件、瓣膜血栓、术后右心功能恶化等。

1. 瓣膜锚定不良　可能是由于选择了非最佳尺寸的 TTVR 瓣膜或操作时定位释放失败，将造成瓣周漏、瓣膜移位或栓塞、中转开胸干预等不良情况，仔细的多模态影像评估、病例筛选、术前规划和术中操作至关重要。

2. 传导阻滞　是由于房室结邻近三尖瓣隔瓣环，受到 TTVR 瓣膜直接压迫所致。置入起搏电极导线可能影响 TTVR 瓣膜功能，无导线起搏器有助于解决问题。

3. TTVR 相关出血事件　发生率为 8.3% ～ 13.0%，主要与器械入路相关，进一步降低输送系统尺寸有助于解决问题。

4. 瓣膜血栓　由于右心系统流速与压力远低于左心系统，瓣膜血栓风险明显更高，应优化术后抗血栓方案。

5. TTVR 术后右心功能恶化　可能出现在术前右心功能严重受损和（或）存在严重肺高压的患者，当反流量显著减少甚或消除以后，右心室后负荷增加，由于右心室对于压力变化更加敏感，可能出现右心衰竭或逆重构不显著，获益受限。多参数综合评估右心室收缩功能及肺循环血流动力学情况，严格筛选可能获益的患者，有助于避免术后右心功能恶化。

6. 术后肺部并发症（postoperative pulmonary complications，PPC）   包括呼吸衰竭、肺部感染、气胸、肺不张和胸腔积液，尽早积极主动采取干预措施可能对高危患者有益，这包括术前健康教育、呼吸肌训练、术中麻醉、气道管理及术后早期康复。

Lux-Valve 利用室间隔锚定键和自体瓣叶夹持实现目的，但是这些锚定机制的长期稳定性尚待验证，三尖瓣瓣环被动维持现有大小可能也不利于右心室逆重构。

（朱北星　代政学　马　路）

第四篇 心肌病的介入诊疗

第 24 章

梗阻性肥厚型心肌病的介入诊疗

梗阻性肥厚型心肌病（hypertrophic obstructive cardiomyopathy，HOCM）是一类因编码肌小节或肌原纤维的基因突变引发的以室间隔或心尖部心肌非对称性肥厚为主要表现的常染色体显性遗传性疾病；其发病率约为 0.2%，实际发病率可能高于这个数值；室间隔肥厚可伴或不伴二尖瓣前叶收缩期前向运动（SAM），使左心室射血受阻，从而在左心室流出道（主动脉瓣下）形成跨瓣压差，即左心室流出道压差（LVOTPG）。一般将静息或诱发时经超声多普勒测算的 LVOTPG ≥ 30mmHg（1mmHg=0.133kPa）定义为梗阻。只有20%～30% 的患者静息状态下 LVOTPG 升高达标，70% 的患者是在运动或药物诱发下才会出现 LVOTPG 升高，其中蹲起的诱发敏感性高于硝酸酯类药物。

一、梗阻性肥厚型心肌病非药物疗法及特点

目前 HOCM 的非药物治疗方法包括：①外科开胸直视下肥厚心肌切除术；②经导管冠状动脉室间隔酒精消融术（transcatheter alcohol septal ablation，TASA）；③房室顺序心脏起搏法；④经皮心肌内室间隔射频消融术（percutaneous intramyocardial septal radiofrequency ablation，PIMSRA）；⑤经皮心内膜室间隔射频消融术（percutaneous endocardial septum radiofrequency ablation，PESA），即在心内三维超声指导下经导管射频消融梗阻区的肥厚室间隔。

外科肥厚心肌切除术应用于 HOCM 的治疗已有半个世纪，至今仍是经典的治疗方式，患者远期功能改善最肯定，但手术创伤较大，术后有 19%～47% 的患者并发左束支阻滞，约 12% 的患者需置入永久心脏起搏器。

1995 年以后，逐渐开展的 TASA 为顾虑外科手术的患者提供了一个有效的微创治疗方法，且得到了很好的推广，但有 5%～15% 的患者因冠状动脉解剖限制不适合行 TASA，还有部分患者消融后有再发梗阻需转行外科手术。另外，TASA 术后有 37%～70% 的患者会发生右束支传导阻滞，15% 的患者需置入永久心脏起搏器，5%～6% 的患者因为顽固的不可消融性室性心动过速需植入埋藏式心脏复律除颤器。研究认为，TASA 术后的整体心血管事件发生率高于外科手术。

房室顺序起搏法一般选择合并房室传导阻滞伴晕厥的患者，目前未见为单纯晕厥的肥厚型心肌病患者置入心脏起搏器的报道。实际上，右心室心尖部起搏确实可以导致肥厚室间隔收缩滞后，从而在一定程度上解除左心室流出道梗阻。中国医学科学院阜外医院贾玉和等 20 年前曾调查过一组这样的患者，随访 3 年，LVOTPG 显著降低，晕厥完全消除，胸痛部分缓解。

二、梗阻性肥厚型心肌病的导管介入诊疗

经皮穿刺腔内室间隔心肌消融术（percutaneous transluminal septal myocardial ablation，PTSMA）是一种介入治疗手段，其原理是通过导管注入无水酒精，闭塞冠状动脉的间隔支，使其支配的肥厚室间隔心肌缺血、坏死、变薄、收缩力下降，使心室流出道梗阻消失或减轻，从而改善 HOCM 患者的临床症状。

PTSMA 首先于 1995 年由 Sigwart 在 *Lancet* 报道，由于创伤小、操作方便，这种技术现已在世界范围广泛开展。

（一）PTSMA 的发展及应用

1981 年 Waller 等报道 1 例 17 岁女性 HOCM 患者，13 年后发生室间隔心肌梗死，此后胸骨旁杂音消失，超声心动图显示室间隔厚度变薄（由 23mm 降至 15mm），左心室流出道（left ventricular outflow tract，LVOT）增宽。1983 年 Sigwart 等、1994 年 Gietzen 等发现用类似经皮冠状动脉腔内成形术（PTCA）选择性阻塞前降支发出的第一间隔支可缓解 HOCM 的 LVOT 梗阻。1995 年 Sigwart 报道应用 PTSMA 成功治疗 3 例 HOCM 患者，并随访 1 年，临床症状明显好转。之后，PTSMA 技术在世界各地开展，检索 PubMed，15 年（1995 年至 2010 年）内涉及室间隔酒精消融治疗的 HOCM 文献 700 余篇。

国内，1998 年赵林阳等首次报道应用 PTSMA 治疗 1 例 HOCM，随后辽宁省人民医院等近 30 家单位先后开展了此项技术，于 2001 年全国 PTSMA 总手术例数已达 150 例，居亚太地区之首。同年，由中华医学会中华心血管病杂志编辑委员会组织高润霖、李占全等专家共同制定了我国经皮经室间隔心肌消融术治疗的参考意见。经过 10 多年的历程，伴随 PTSMA 技术的提高，目前 PTSMA 已在 20 个省市自治区近百家医院开展。

（二）PTSMA 的疗效及安全性评价

德国 Seggewiss 等早期进行了当时世界最大样本 PTSMA（241 例）疗效及安全的观察，对比术前与术后 3 个月、1 年和 2 年的左心室流出道压力阶差（left ventricular outflow tract pressure gradient，LVOTPG）和心功能变化，结果显示 LVOTG 随着时间的推移进一步下降，心功能改善，运动时间及耐力也逐渐增加。Alam 等荟萃分析了 1996—2005 年已发表的 42 个研究，入选 PTSMA 患者 2959 例，随访观察 $1.5 \sim 43.2$（12.7 ± 0.3）个月。发现 PTSMA 可使 LVOTPG 持续下降，肥厚间隔变薄，HOCM 患者的症状和心功能改善，运动耐力提高。30d 平均病死率 1.5%，远期病死率 0.5%。其他并发症：心室颤动 2.2%，左前降支（LAD）闭塞 1.8%，三度房室传导阻滞（third degree atrioventricular block，三度 AVB）置入永久性起搏器 10.5%，心包积液 0.6%。2003 年 ACC/ESC"肥厚型心肌病专家共识"中比较分析了 PTSMA 与外科间隔心肌切除术（myocardial myectomy，MM）疗效及安全性，结果显示 PTSMA 可以改善 HOCM 患者的临床症状，降低 LVOTPG，是药物治疗难以改善症状的 HOCM 患者的一种有效的治疗方法。

2007 年德国 Seggewiss 等又报道了 PTSMA 的长期随访结果，对 100 例 PTSMA 患者

术后 3 个月、1 年和 8 年进行了随访发现心功能 NYHA 分级由术前 2.8 ± 0.6 降至 1.4 ± 0.6、1.5 ± 0.6 和 1.6 ± 0.7（$P<0.000\ 1$）。无创监测发现 LVOTPG 进行性降低，室间隔厚度减小，运动耐力提高。

2009 年 Alam 等荟萃分析了 5 项 PTSMA 与 MM 的对比研究，共观察了 351 例患者，其中 183 例为 PTSMA 患者，168 例为 MM 患者。PTSMA 组随访观察时间 $3.0\sim27.7$ 个月，MM 组 $3.0\sim45.6$ 个月。结果两组均可改善心功能，静息 LVOTG 均可下降至 <20mmHg（1mmHg=0.133kPa），但 MM 组较 PTSMA 组下降更明显（$P<0.001$）。住院死亡率两组间差异无统计学意义，但 PTSMA 组因三度 AVB 置入永久性起搏器者多于 MM 组（$P=0.04$）。2010 年 Agarwal 等荟萃分析了 12 项 PTSMA 与 MM 研究显示在近期及远期死亡率、心功能、室性心律失常和术后复发及二尖瓣反流等方面，两者间差异无统计学意义，但消融后发生右束支传导阻滞需置入永久起搏器的风险高于 MM，PTSMA 可使 LVOTPG 下降，但少于 MM。

2010 年，世界首家报道此项技术的英国皇家布鲁顿医院报道了最早接受 PTSMA 治疗的 12 例 HOCM 患者 10 年随访结果，发现 LVOTPG 下降维持超过 10 年。在 126 个月随访时，LVOTPG 由术前 70mmHg，降至中位数 3mmHg（$P<0.01$）。2 例患者接受了再次 PTSMA，2 例患者于术后 91 个月和 102 个月猝死，心功能 NYHA 分级在术前为 2.7 ± 0.6，术后 10 年随访降至 1（$P<0.01$），患者症状长期改善。此项具有历史意义的小队列研究证实 PTSMA 可长期改善 HOCM 患者的症状及血流动力学。

2010 年 Leonardi 等荟萃分析了 19 个 PTSMA 研究，涉及患者 2207 例，8 个 MM 研究，涉及患者 1887 例。发现两者术后全因死亡率和猝死率均降低，无差异。校正患者基线后，PTSMA 与 MM 比较，发生全因死亡和猝死的可能性更低。

2001 年国内报道了 26 例 PTSMA 治疗 HOCM 近期疗效观察，结果显示 PTSMA 能显著降低 LVOTPG，近期疗效可靠。2003 年国内报道了 119 例 PTSMA 术后 3.5 年的随访结果，术前与术后平均静息 LVOTPG 显著下降，LVOT 宽度增加，心功能提高。患者术后无频发室性期前收缩、短阵室性心动过速及其他恶性心律失常发生。我国 PTSMA 注册资料显示 2009 年 2 月至 2010 年 8 月全国 PTSMA 286 例，手术成功率达 82.9%，严重不良反应 1.4%，未见死亡报道。目前国内 PTSMA 术后即刻至 2 年的文献较多，$2\sim5$ 年随访的文献查有 9 篇，>5 年鲜见报道。现有资料显示 PTSMA 是一种非药物治疗 HOCM 有效安全的方法，与外科手术对比，两种治疗方法的死亡率与症状改善程度无明显差异。

（三）PTSMA 的适应证及禁忌证

1. PTSMA 适应证

《中国成人肥厚型心肌病诊断与治疗指南 2023》对 PTSMA 的适应证建议如下：

同时具备临床适应证至少一项、血流动力学适应证和形态学适应证的患者建议行 PTSMA，并建议在三级医疗中心由经验丰富的团队进行（Ⅰ，C）。

（1）临床适应证

1）经过规范药物治疗 3 个月静息或轻度活动后仍出现临床症状，或有严重不良反应，基础心率控制在 60 次 / 分左右，NYHA 心功能分级 Ⅲ / Ⅳ 级或加拿大心血管病学会（Canadian Cardiovascular Society，CCS）胸痛分级 Ⅲ 级；

2）尽管症状不严重，NYHA 心功能分级未达到 Ⅲ / Ⅳ 级，但有其他猝死的高危因素，或有运动诱发的晕厥；

3）外科室间隔切除术或植入带模式调节功能的双腔起搏器失败；

4）有增加外科手术危险的合并症的患者。

（2）血流动力学适应证：经胸超声心动图静息状态下 LVOTPG ≥ 50mmHg，或激发后 LVOTPG ≥ 70mmHg。

（3）形态学适应证

1）室间隔厚度≥ 15mm，梗阻位于室间隔基底段，且合并与收缩期二尖瓣前叶前向运动（SAM）征有关的左心室流出道及左心室中部压力阶差，排除乳头肌受累和二尖瓣叶过长；

2）冠状动脉造影有合适的间隔支，间隔支解剖形态适合介入操作。心肌声学造影可明确拟消融的间隔支为梗阻心肌提供血供，即消融靶血管。

2. PTSMA 禁忌证

《中国成人肥厚型心肌病诊断与治疗指南 2023》对 PTSMA 的禁忌证给出如下建议：

（1）非梗阻性 HCM。

（2）合并必须行心脏外科手术的疾病，如严重二尖瓣病变、冠状动脉多支病变等。

（3）无或仅有轻微临床症状，无其他高危因素的患者。

（4）不能确定靶间隔支或球囊在间隔支不能固定。

（5）室间隔厚度≥ 30mm，呈弥漫性增厚。

（6）终末期心力衰竭。

（7）年龄虽无限制，但原则上对年幼患者禁忌，高龄患者应慎重。

（8）已经存在左束支阻滞者。

权衡利弊后决定是否行 PTSMA 治疗。由于 PTSMA 术后右束支传导阻滞发生率高，术前已存在完全性左束支传导阻滞者多数会面临三度 AVB 并发症，需置入永久性心脏起搏器，所以行 PTSMA 要慎重。

（四）PTSMA 的操作方法及要点

术前准备同一般心血管病介入性治疗，常规行左、右冠状动脉造影。造影时，可以选择右前斜位和后前位加头位，充分显露基底部的间隔支动脉。拟消融的间隔支血管多数起源于 LAD，以近段、近中段为佳，一般不超过 LAD 中段，走行为前上至后下方向。造影结束后测定 LVOTPG：①单导管技术。用端孔导管在左心室与主动脉间连续测压，获得连续压力曲线，测量 LVOTPG；②双导管技术。经一通路送端孔导管于主动脉瓣上，经另一通路送猪尾巴形端孔导管置入左心室心尖部，同步测量主动脉根部及左心室腔内压力曲线，在无主动脉瓣疾病时，其压差即为 LVOTPG。

若静息 LVOTPG ＜ 50mmHg 时，需测量激发 LVOTPG。测量方法：①瓦氏动作。②期前收缩刺激法：建议采用固定联律间期单个期前收缩刺激，根据心率确定联律间期，RS1联律间期应在易损期外。也可用导管刺激产生单个室性期前收缩，测量室性期前收缩后第一个窦性心搏的 LVOTPG。为测量准确，间隔数分钟可重复操作。③药物刺激法：A. 多巴酚丁胺激发试验。以 $5\mu g/$（$min\cdot kg$）为起始剂量静脉泵入多巴酚丁胺，每隔 5min 增加 $5\mu g/$（$min\cdot kg$），最大剂量 $20\mu g/$（$min\cdot kg$）。每次剂量泵入 2min 后进行超声心动图或导管检查，LVOTPG > 70mmHg 为阳性。B. 异丙肾上腺素激发试验。2‰异丙肾上腺素静脉滴注，当心率增加 30% 以上时进行超声心动图或导管检查，LVOTPG > 70mmHg 为阳性。应注意，测量激发 LVOTPG 有潜在的风险，应用要慎重。

PTSMA 方法：置入临时起搏电极至右心室心尖部，调试临时起搏器工作良好，备用。肝素 50 ～ 100U/kg，使活化凝血时间（ACT）达到 250 ～ 300s，防止血栓形成。用左冠状动脉导引导管和置于左心室的猪尾巴导管持续监测 LVOTPG，送入 0.014in 导引导丝至拟消融的间隔支动脉，根据该间隔支血管粗细、大小选择合适直径、长度的 Over The Wire（OTW）球囊，沿导丝将其送至间隔支动脉近端。在选择球囊直径前，建议根据血压情况，先经导引导管向冠状动脉内注入硝酸甘油 100 ～ 200μg，以扩张冠状动脉，防止选择球囊直径偏小。加压扩张球囊封堵拟消融的间隔支动脉，通过球囊中心腔快速注射对比剂 1 ～ 3ml，行超选择性间隔支血管造影，了解局部血管供应区域，排除该间隔支至前降支或右冠状动脉的侧支循环。用生理盐水 5 ～ 10ml 经球囊中心腔清除对比剂后，建议尽可能采用心肌声学造影（myocardial contrast echocardiography，MCE）。经球囊中心腔快速注射心肌声学对比剂六氟化硫微泡（商品名：声诺维）1 ～ 2ml，在经胸超声心动图监测下完成 MCE，确定拟消融血管与肥厚梗阻区域的匹配关系，若 MCE 确定拟消融的间隔支动脉支配肥厚梗阻的基底部室间隔，即可确定为消融靶血管。另外，球囊封堵 10 ～ 15min 后，患者心脏听诊杂音明确减轻和导管测压 LVOTPG 下降，也是确定消融靶血管的一种方法。

在消融前，确保球囊在测试过程中没有移位，封堵压力无衰减，临时起搏工作良好。然后，为减轻患者胸痛，消融前 10 ～ 15min，静脉注射吗啡 5 ～ 10mg。并根据间隔支动脉及其支配供血区域的大小，初步判断无水酒精的用量。经球囊中心腔连续缓慢均速（0.5 ～ 1.0ml/min）注入 96% ～ 99% 的无水酒精 1 ～ 2ml（实际注射入间隔支的剂量）。若压差无变化，且无 AVB 发生，可适度增加酒精注入量，但须注意无水酒精用量越少越安全。注射酒精推力不宜太大，整个过程应在 X 线透视下进行，以防充盈的球囊弹出误将酒精注入 LAD。推注酒精时应避免回抽动作，以防球囊中心腔凝血。同时应严密观察患者的血压、LVOTPG 和心电图变化（心率、心律、ST-T 等）及胸痛的严重程度，注射过程中出现 AVB 或严重室性心律失常或血流动力学变化时应立即暂停注射。

消融成功终点：通常认为 LVOTPG 下降≥ 50%，或静息 LVOTPG < 30mmHg，是手术成功的标志。

术中如 LVOTPG 变化不满意，在无不良事件发生时，可在 MCE 指导下寻找其他间隔支动脉。消融结束后，不应立即撤出球囊，观察 5 ～ 10min，再将球囊减压至负压状态并保持在原位数分钟后，方可在 X 线透视下快速撤离体外。重复冠状动脉造影，可见消融的间隔支动脉完全闭塞，少部分可见残余血流。术后，于末次肝素后 2 ～ 4h，活化凝血时间

（ACT）＜ 180s，拔出动脉鞘管。术后 24 ～ 48h，根据临床情况酌情撤除临时起搏导管。

为了快速识别和治疗可能的并发症，消融术后应监护心电图、血压 24 ～ 48h。若术后出现三度 AVB 等异常情况，应延长心电图、血压监护及临时起搏电极保留时间。三度 AVB 长时间不恢复（术后 1 ～ 2 周），须置入 DDD 永久起搏器。

若 PTSMA 术后症状复发，LVOTPG 回升，可以考虑再次 PTSMA，但应在距第一次 PTSMA 3 个月后进行。

（五）PTSMA 的并发症及其处理

PTSMA 围术期死亡率为 1.0% ～ 1.4%，死因多为酒精溢漏、前降支夹层、急性乳头肌功能不全、顽固性心室颤动、心脏压塞、肺栓塞、泵衰竭及心脏传导阻滞。远期死亡率约 0.5%，死因为猝死、肺栓塞、心力衰竭及非心源性死亡。围术期并发症主要有 3 类：①心律失常。包括需置入永久起搏器的传导阻滞（8.3%）、左束支传导阻滞（6%）、右束支传导阻滞（46%）、心室颤动（2.2%）。②冠状动脉损伤与心肌梗死。包括冠状动脉夹层（1.8%）、冠状动脉痉挛（1.4%）、非靶消融部位心肌梗死或室间隔穿孔。③其他。如卒中（1.1%）、心脏压塞（0.6%）等。

1. 围术期心律失常　PTSMA 发生右束支传导阻滞可能无害，但发生左束支传导阻滞则有潜在风险，可能增加术后置入永久性心脏起搏器的概率。早期研究中，消融术后需置入永久心脏起搏器者高达 38%，现降至 10% 左右。这与以下危险因素有关：女性患者、弹丸式注射无水酒精、多支消融、术前存在左束支传导阻滞和一度 AVB。

MCE 有助于选定理想的间隔支，减少梗死面积，降低三度 AVB 的发生率，另外，缓慢注射无水酒精亦有助于减少起搏器的使用率。

2. 冠状动脉损伤与非靶消融部位心肌梗死　主要由于导丝操作不当及酒精溢漏导致。导丝操作造成冠状动脉损伤与夹层的防治同经皮冠状动脉介入治疗（PCI）术，建议选择末端柔软的导丝。

酒精溢漏主要见于酒精逆流前降支，轻者可诱发冠状动脉痉挛，重者可造成冠状动脉急性血栓形成导致急性闭塞，形成急性前壁心肌梗死，也可通过间隔支走行变异或侧支循环致使酒精流向非靶消融区域。虽然 MCE 可帮助确定消融区域，减少非靶消融部位心肌梗死，但仍有 20% 的患者在短暂血管堵塞后可诱发侧支循环开放，造成非靶消融部位心肌梗死或传导系统损伤。

为避免无水酒精逆流，OTW 球囊直径应略大于靶血管，保证球囊加压封堵彻底。若靶血管较粗，可分别消融靶血管的分支血管。准确定位 OTW 球囊于靶血管开口以远，通过球囊中心腔用力注射对比剂，未见对比剂逆流及球囊移位。持续 X 透视下缓慢注射无水酒精。注射结束后，球囊仍继续封堵 5 ～ 10min。

3. 心肌瘢痕诱导心律失常　与外科不同，PTSMA 术后可产生心肌瘢痕，造成室性心律失常和猝死的潜在风险。幸运的是，在长期随访中，这种担心并未转变成现实。文献报道 PTSMA 减少了因一级预防置入埋藏式心脏复律除颤器（implanable cardioverter defibrillator，ICD）的放电次数，这可能得益于 LVOTPG 和左心室肥厚的减轻。

（六）PTSMA 的现存问题及未来发展

PTSMA 是治疗难治性 HOCM 很好的方法，但存在需要探索的多个问题。

1. 猝死　PTSMA 可以改善 HOCM 患者的临床症状，但不是治疗心源性猝死的首选方法。对于具有恶性心律失常的 HOCM 患者需要做风险评估，进行猝死筛查。对于已发生猝死或猝死高发的 HOCM 患者应首选置入 ICD。目前预测 HOCM 患者发生猝死的主要危险因素如下：

（1）特发持续性室性心动过速。

（2）动态监护可见阵发性室性心动过速（3 次心率＞ 120 次 / 分）。

（3）有猝死或心搏骤停的家族史。

（4）既往有心搏骤停史。

（5）不明原因的晕厥（尤其是劳累性）。

（6）运动负荷试验异常（特别是低血压）。

（7）左心室室壁厚度＞ 30mm。

（8）高危的基因突变（*MYH7*、*MYBp3* 等）。

（9）LVOTPG ＞ 30mmHg（1mmHg=0.133kPa）。

（10）心房颤动。

（11）类晕厥。

（12）心尖部室壁瘤。

与心源性猝死的直接关系尚未得到很好的确认。

2. 手术指征　汇总分析国内外 PTSMA 手术指征，各国、各术者间不尽相同，选择 LVOTPG 值作为进行 PTSMA 的标准存在差异。任何治疗方法的疗效评估均以临床症状改善为标准，LVOTPG 不一定与临床症状相平行，故适应证中静息 LVOTPG 必须≥ 30mmHg 令人质疑。Gietzen 等的观察表明在静息 LVOTPG ＜ 30mmHg，激发后（111±45）mmHg（*n*=54）和静息 LVOTPG ≥ 30mmHg（*n*=95）的两组病例中，PTSMA 术后疗效无区别 [评估指标：室间隔厚度、心功能（NYHA 分级）、运动耐量、氧耗量、运动峰值心脏指数和负荷肺动脉压]。Robbins 和 Stinson 对静息 LVOTPG ＜ 20mmHg，Maron 对静息 LVOTPG ＜ 50mmHg 者行手术治疗表明，该类患者与术前 LVOTPG 较高的患者比较，同样获得了临床症状的明显改善。因此静息 LVOTPG ≥ 30mmHg 作为 PTSMA 的重要适应证之一，可能受到挑战。临床上，Lakkis 等选择静息 LVOTPG ＞ 30mmHg，或激发 LVOTPG ＞ 50mmHg 作为 PTSMA 的手术指征。而 Holmes、Sherrid 等和 2003 年 ACC/ESC "肥厚型心肌病专家共识"中主张静息或激发 LVOTPG ≥ 50mmHg 为 PTSMA 手术指征。也有部分学者采用静息或激发 LVOTPG ≥ 30mmHg，还有学者主张静息 LVOTPG ≥ 30mmHg，或激发 LVOTPG ≥ 60mmHg，作为 PTSMA 手术指征。我国"经皮经室间隔心肌消融术治疗的参考意见"中建议静息 LVOTPG ≥ 50mmHg，或激发≥ 70mmHg。国内文献报道有采用：①静息 LVOTPG ＞ 50mmHg，激发＞ 100mmHg；②静息 LVOTPG ≥ 30mmHg，激发≥ 50mmHg；③静息 LVOTPG ≥ 50mmHg，激发 LVOTPG ≥ 60mmHg 等多种标准，作为 PTSMA 的重要手术指征。

综上所述，LVOTPG 选择过低，会给患者增加不必要的手术风险和经济负担。LVOTPG 选择过高，使部分 HOCM 患者得不到及时治疗。中国指南根据国内外大多数研究者的意见将静息 LVOTPG ≥ 50mmHg，和（或）激发 LVOTPG ≥ 70mmHg 作为适应证选择的标准。

3. 靶血管的确定　正确选择梗阻相关的间隔支动脉，是 PTSMA 手术成功的关键。该间隔支动脉绝大多数起源于左前降支，但由于存在解剖的高度变异性，有时难以确定，故需要 MCE 帮助确认或校正靶血管，避免误消融损伤正常的心肌。Faber 等对 162 例肥厚型心肌病患者行 PTSMA，3 个月后随访发现 MCE 组较非 MCE 组 LVOTPG 下降更明显，前者并发症发生率显著低于后者。另外，间隔支血管与主血管成角，使得导丝很难进入，尽管已有报道磁导航技术可以克服这一困难，但因设备价格昂贵，难以广泛开展。目前，仍然需要寻求经济及安全性更好的方法提高 PTSMA 的成功率。

4. 酒精用量　PTSMA 的酒精用量主要取决两种指标，一个为消融成功终点，另一个为出现 AVB 等严重心律失常。现有多项研究显示随着 PTSMA 术后时间的延长，LVOTPG 进一步下降，所以有没有必要为追求达到消融终点值而在术中注入大量酒精？LVOTPG 下降 > 50% 作为判断手术成功指标是否合适？值得商榷。多个研究显示 PTSMA 并发症与酒精用量有关，Veselka 等证实低注射剂量（1ml）在大多数患者（室间隔厚度 < 31mm）仍然有效，酒精的剂量不是术后 LVOT 梗阻改善的一个独立预测因素。究竟多少剂量的酒精注入靶血管能产生最佳的室间隔梗死面积，获得最佳的临床及血流动力学效果，尚需进一步探索。

5. 栓塞介质的改进　应用弹簧圈、可吸收明胶海绵或聚乙烯乙醇泡沫颗粒封堵靶间隔支，替代无水酒精，摒弃了无水酒精的不足，是新的尝试。由于新方法入选样本量较少，确切疗效有待进一步观察。

（七）PTSMA 总结

PTSMA 是 HOCM 一种介入治疗方法，长期随访研究显示其可以改善患者的临床症状和心功能，提高生活质量。但因缺少与间隔心肌切除术的随机对照研究，且应用时间短，还有很多问题有待于深入研究。由于 PTSMA 技术要求高，且具有一定的损伤性，所以要求术者要经过培训，严格遵从适应证、禁忌证，慎重对待 PTSMA。

三、梗阻性肥厚型心肌病的射频消融术

经皮心肌内室间隔射频消融术（percutaneous intramyocardial septal radiofrequency ablation，PIMSRA）是由我国学者独创的一种术式，采用射频能量消融，其消融部位是心内膜下的心肌层，范围是不加选择性的全室间隔消融。

（一）梗阻性肥厚型心肌病射频消融概述

据报道，15 例 HOCM 患者（其中 5 例合并晕厥）行 PIMSRA 后随访 6 个月时，LVOTPG 显著降低，晕厥消失，效果很肯定。但该术式是在超声指导下经皮从左心室心尖部直接穿刺并将特制消融针刺入肥厚室间隔内消融，术前需选择避开心尖部有较大冠状动脉的患者，

由于消融功率高（最高 100W）、消融时间长（平均 60min），消融过程中需要监测避免损伤左前降支，但损伤间隔支可以接受，这也是该术式在一定程度上类似化学消融的部分。因此，该术式术前必须严格筛选患者，术中、术后也需与心脏外科紧密合作，无论硬件、软件条件都堪比外科手术，操作要求比较高，学习曲线也要长，推广普及难度较大。

2005 年，Emmel 等报道了 3 例 HOCM 患儿在 X 线指导下首次应用盐水灌注导管进行消融治疗。2011 年，Lawrenz 等发表了首项该领域的较大样本（共 19 例 HOCM 患者）研究，其中 10 例从室间隔右侧消融，9 例从室间隔左侧消融，两种方式下 LVOTPG 降低幅度差别不大；MRI 提示，室间隔消融深度普遍在 2mm 左右，4 例患者因发生房室传导阻滞而置入心脏起搏器。同年，Sreeram 等发表了 32 例 HOCM 患儿进行消融治疗的结果，其中 1 例死亡，为术后 LVOTPG 升高、矛盾运动加强所致。2013 年，Riedlbauchová 等首次报道采用心腔内超声导管结合 CARTO 三维标测系统消融治疗 1 例 HOCM 患者。2016 年，Cooper 等首次报道采用心腔内三维超声导管（SoundStar）结合 CARTO 专用软件（CartoSound）特异性消融 4 例 HOCM 患者 SAM 区的室间隔，结果发现，静息时 LVOTPG 由术前（64.2±50.6）mmHg 降至（12.3±2.5）mmHg，诱发状态下 LVOTPG 由术前（93.5±30.9）mmHg 降至（23.3±8.3）mmHg。可见，目前的 PESA 术式是近几年才在国际上渐趋成熟的。

（二）操作方法及要点

自 2017 年起，贾玉和等选择不宜行 TASA 又不愿接受外科手术的部分患者开始进行探索。该团队在《中国循环杂志》发表 12 例 HOCM 合并晕厥患者行 PESA 的小样本研究结果，尽管他们仅报道了术后 3 个月的随访资料，但实际上最长随访时间已超过 2 年，因此有必要对其结果进行分析和总结。PESA 的核心技术是先通过心腔内三维超声导管描记出真正的室间隔梗阻区（图 24-1，彩图 8A 绿线描记处，彩图 8B、彩图 8C 中褐色区域），

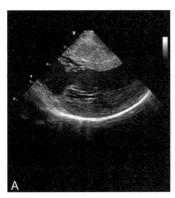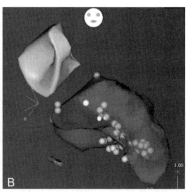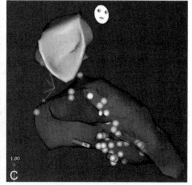

图 24-1　经皮心肌内室间隔射频消融术心腔内超声导管描记和消融导管标测结果示例

A. 心腔内超声导管显示的肥厚室间隔梗阻区（绿线描记）；B、C. 心腔内三维超声导管描记的左室心腔（绿壳图）和梗阻区（褐色），消融导管标测的 His 束（黄点），左束支（蓝点），分支（白点和浅蓝点）。消融点位于梗阻区下方（粉色点）远离分支电位和 His 束

摘自：华伟，楚建民，唐闽，等. 在心内三维超声指导下经皮心内膜室间隔射频消融术治疗梗阻性肥厚型心肌病 [J]. 中国循环杂志，2020，35（7）：634-637

这是该术式的精华部分。与 PIMSRA 全室间隔肌层消融不同的是，PESA 只精准消融室间隔梗阻区，因此梗阻区的定位是关键。曾有国内专家在 TASA 术中利用常规经胸超声心动图通过评价消融后室间隔梗阻区的运动功能来评估消融的准确度，这是可行的。但这种方法在 PESA 射频消融室间隔梗阻区时却不可行，因为经胸超声心动图无法将扫描过的扇面像心腔内超声导管利用专业软件 CartoSound 那样整合成一个三维结构图。

在左心室三维超声结构和室间隔梗阻区被构建并标记好后，再通过主动脉逆行或穿刺房间隔途径将消融导管送入左心室。用导管描记出左心室内的传导束，包括希氏束、左束支及分支、浦肯野纤维。这是 PESA 术式的精彩之处。无论是外科切除术还是 TASA，在操作中完全不能监测到传导束的瞬时功能状态，而在 PESA 术中，可将室间隔梗阻区和传导束位点清楚地显示在界面上，每一个消融位点与希氏束 - 分支 - 浦肯野纤维之间的距离都可以测量，因此能最大限度地保护心脏传导束不受损伤。这是 PESA 术式优于外科切除术和 TASA 的主要方面。在贾玉和团队此次报道的研究中，12 例患者在术后 3 个月直至 2 年多的随访中没有出现传导束受损的并发症，初步说明 PESA 术式是安全的。

尽管都是采用射频能量消融，PIMSRA 是不加选择地进行全室间隔消融，而 PESA 主要在室间隔梗阻区进行射频消融，其解除梗阻的机制也与外科切除手术、TASA、PIMSRA 仅将室间隔变薄不一样，主要认为是：消融时会使梗阻区肥厚的室间隔短期内水肿，心内膜下心肌顿抑，LVOTPG 降低，达到设定的 LVOTPG 下降 ≥ 50% 的消融终点；中期（术后 1 ~ 3 个月）消融区开始瘢痕化，局部激动延迟，同时局部收缩强度减低，应力方向也发生改变，使得左心室流出道梗阻得以缓解；远期（术后 3 个月后）消融区逐渐萎缩，据既往文献报道，会萎缩 2 ~ 4mm，从而使左心室流出道梗阻缓解效应得以维持和保持。这些综合因素最终使 LVOTPG 降低，梗阻解除。

（三）效果评价

在这些术式中，外科切除术在降低 LVOTPG 方面的效果最好，远期效果也最肯定，TASA 次之，PIMSRA 与 TASA 接近，PESA 最弱。但是，症状缓解与 LVOTPG 降低幅度并不能完全等同，尤其是 LVOTPG 降低到一定程度后，症状缓解与 LVOTPG 数值的进一步降低并不同步。在此次贾玉和等的报道中，12 例 HOCM 患者 PESA 术后即刻 LVOTPG 降低幅度 ≥ 50%，但术后 3 个月复查时普遍又有所回升，LVOTPG 仅降低 36% 左右。尽管该研究中 PESA 术后 LVOTPG 降低幅度明显小于上述其他术式，甚至不如其他文献报道中同类术式对 LVOTPG 的降低效果，但患者的症状缓解是比较明显的，尤其梗阻相关性晕厥和先兆晕厥的缓解率达到了 100%。就这一点来说，PESA 的有效性不逊于外科切除术、TASA 和 PIMSRA。PESA 能以最小的消融损伤来达到缓解梗阻的目的，更主要的是，它能与电生理技术相结合，在消融过程中能实时监测心率和房室传导，最大限度地避免术后房室传导阻滞的发生，这是其优于其他术式最主要的方面，因此受到广大年轻患者的信赖。

（四）室间隔射频消融术的总结和整体评估

1. 适应证广　该方法适宜人群广泛，几乎没有年龄限制，不受冠状动脉解剖限制（TASA

和 PIMSRA 受限），也不受肾功能限制，无须在外科手术室进行，普通导管室即可完成。如果不采用术中导管测压，完全可实现零射线操作和消融，这更适用于小儿、孕妇或其他对 X 线敏感的患者。适应证广是其一大优势。

2. 禁忌证　首先，由于乳头肌肥大形成的左心室流出道梗阻患者不宜行 PESA。在贾玉和等的报道中，1 例患者经胸超声心动图未准确描述肥厚梗阻的确切部位和成因，术中心内超声导管检查才发现梗阻区是由于肥大的乳头肌塞满左心室腔中远部所致，该患者消融获益不大，术后 1 个月即复发心力衰竭，经再次住院治疗后缓解。当然，该类患者也不宜行外科切除术和 TASA。另外，由于患者术后需静卧 12h，故要求其术前左室射血分数 ≥ 50%。UCG：左心室流出道静息或诱发跨瓣压差 ≥ 50mmHg。

3. 消融路径选择　对于梗阻区位于左心室中段及远段的患者，消融导管经房间隔穿刺进入左心室，导管的稳定性和操控性最佳；对于基底部梗阻，如果不合并 SAM，穿房间隔途径也是很好的，如果合并 SAM，穿房间隔途径导管很难避开二尖瓣前叶，会推动二尖瓣前叶一起贴向室间隔，部分患者会出现左心室流出道梗阻加重而在术中晕厥。对于这部分患者，应选择经股动脉逆行消融肥厚室间隔。

4. 临床效果　术后随访，许多患者的 LVOTPG 较刚消融结束时有不同程度回升，但都没有回升到术前水平，临床症状也持续改善，尤其是晕厥和先兆晕厥症状在消融后得到了完全缓解，晕厥解除率达 100%。至于能否有效缓解或消除气促、胸痛、心悸等其他症状，还需要进一步选择相应的患者消融治疗后进行随访观察才能明确。

5. 围术期注意事项　术后早期消融区会出现严重水肿，可能会加重左心室流出道梗阻，引起围术期 LVOTPG 升高，所以消融结束时要常规给予地塞米松或其他糖皮质激素以遏制水肿，同时要留置右心室心尖部临时备用起搏，这样一旦患者在病房出现左心室流出道梗阻加重时有应急处置手段。

总之，对于合并晕厥的 HOCM 患者，在心内超声指导下行 PESA 是一种比较安全、有效、微创、适应证广泛的新治疗手段。由于目前接受该手术治疗的患者例数尚少，观察时间尚短，因此还需进一步积累经验。

（王　朋　马　路）

第25章

扩张型心肌病的介入诊疗

扩张型心肌病（dilated cardiomyopathy，DCM）是最常见的心肌病类型，主要特征是左心室或双心室心腔扩大和收缩功能障碍，产生充血性心力衰竭，常伴有心律失常。

DCM 的年发病率为 5/10 万～ 8/10 万，并有不断增高的趋势，男性多于女性（2.5∶1），平均发病年龄约 40 岁。在美国约 1/4 的心力衰竭由 DCM 引起。患者的临床表现轻重不一，许多有症状的患者其病情多为进行性恶化，有 10%～ 15% 患者在一年内出现心力衰竭症状。据估计典型伴有心力衰竭的患者人群，其年死亡率为 11%～ 13%。少数新发 DCM 的患者能自发地缓解。

一、扩张型心肌病概述

（一）发病原因

该病代表了多种尚未明确的有害因子引起心肌损伤的共同表现形式，其病因仍不明确。目前认为可能有以下 3 种基本损伤机制。

1. *家族性和基因因素*　有 25%～ 30% 的 DCM 患者携带遗传获得的致病基因，多数家族性的病例均为常染色体显性遗传，家族性 DCM 可能是编码细胞骨架、细胞核膜或收缩蛋白（包括索蛋白、肌联蛋白和肌钙蛋白 T）的基因发生突变引起。

2. *病毒性及其他细胞毒损伤*　对一些具有 DCM 临床症状的患者进行心内膜活检提示有炎症性心肌炎的证据，有假说认为亚临床的病毒性心肌炎启动了自身免疫反应并最终发展成为 DCM。其他支持的依据有存在较高滴度的病毒抗体，病毒特异性 RNA，"特发性"DCM 患者体内发现明显病毒颗粒。聚合酶链反应确认部分心肌病患者的心肌内存在病毒的残余成分。

3. *免疫异常*　DCM 患者体内能发现包括体液免疫和细胞免疫在内的自身免疫异常，与人白细胞抗原（HLA）Ⅱ类分子（尤其是 DR4）相关，提示免疫调节异常可能是 DCM 的病因之一。

（二）病理学和组织学

扩张型心肌病 4 个心腔均增大及扩张，心室较心房扩张更为明显，心腔扩张较轻者，心室壁稍增厚，病变发展，扩张加重，心室壁相对变薄，心室壁厚度正常或稍增厚。心脏瓣膜一般正常，心腔内血栓尤其位于心尖部的血栓并不罕见。光学显微镜下可见间质及血管周围广泛纤维化，累及左心室心内膜下层尤其多见。偶可见较小范围的坏死及细胞浸润，心肌细胞大小差异明显，部分心肌肥大，部分心肌萎缩。

（三）临床表现

患者早期可无症状，本病起病缓慢，临床症状逐渐进展，主要表现为左心衰竭，由心排血量减少导致的疲劳及其乏力较为常见。最初在劳动或劳累后呼吸急促（气促），以后在轻度活动或休息时也有气促，或有夜间阵发性气促。右心衰竭症状出现较迟较隐秘，尤其提示预后不佳。心律失常、血栓栓塞、猝死是常见症状，可以发生在疾病的任何阶段。

（四）体格检查

体格检查常发现不同程度心脏扩大及充血性心力衰竭的体征。体循环动脉压一般正常或偏低，脉压减小，反映心排血量降低。出现右心衰竭时颈静脉可怒张，晚期可出现外周水肿及腹水。

心前区视诊可发现左心室搏动，心尖冲动位置常向外侧移位，反映左心室扩大。听诊可闻及收缩期前奔马律，一般出现在显著的充血性心力衰竭症状之前。一旦出现心脏失代偿，心总会出现室性奔马律。收缩中期杂音常见，多由于二尖瓣反流、三尖瓣反流引起。

（五）辅助检查

1. 心电图　R 波振幅异常，少数病例有病理性 Q 波、ST 段降低及 T 波倒置。心律失常以室性心律失常、心房颤动、房室传导阻滞及左束支传导阻滞多见。

2. X 线检查　两心影扩大，心胸比大于 0.5，肺淤血征。

3. 超声心动图　心尖四腔可见心脏增大而以左心室扩大为显著，左心室室壁运动弥漫性减弱；如有附壁血栓则多发生在左心室心尖部；多合并有二尖瓣和三尖瓣反流。测定射血分数和左心室内径缩短率可反映心室收缩功能。室壁运动节段性异常需要与缺血性心肌病鉴别，将超声心动图检查与多巴酚丁胺负荷试验相结合有助于鉴别。

4. 冠状动脉造影检查　存在胸痛的 DCM 患者需要做冠状动脉造影或冠状动脉 CTA 检查，有助于与冠心病鉴别。左心室造影提示心室腔扩大，可见整体性的室壁运动减弱。

5. 心内膜心肌活检　心肌细胞肥大、变性、间质纤维化等，对扩张型心肌病诊断无特异性，但有助于与特异性心肌疾病和急性心肌炎鉴别诊断。用心内膜活检标本进行多聚酶链式反应或原位杂交，有助于感染病因诊断；或进行特异性细胞异常的基因分析。

6. 放射性核素显像　可有效鉴别缺血性或非缺血性原因引起的心力衰竭，可测定心室腔大小、室壁运动异常及射血分数。随着超声心动图技术的成熟及广泛推广，此技术已不常规应用。

7. 血清免疫学检查　以分离的心肌天然蛋白或者合成肽作抗原，用酶联免疫吸附试验检测抗 L- 型钙通道抗体、抗 ADP/ATP 载体抗体、抗 β_1 受体抗体、抗 M_2 胆碱能受体抗体、抗肌球蛋白重链抗体，有助于扩张型心肌病的免疫学病因诊断。

8. 外周血病毒检测　RT-PCR 检测肠病毒 RNA，检测 Cox B-IgM、CMV-IgM、腺病毒 -IgM 有助于发现本病与病毒感染的关系，为本病病因学提供新的依据。

（六）诊断与鉴别诊断

1. **通过病史及辅助检查**　若能够明确病因，应当注明病因诊断，如特发性、家族性/遗传性、病毒和（或）免疫性、酒精/中毒性。

2. **超声心动图检测**　左心室或双心室扩大和心室收缩功能受损，超声心动图检测左心室舒张期末内径大于 5cm（女）～ 5.5cm（男），左室射血分数低于 40%，室壁运动弥漫性减弱。患者的心功能分级参照美国纽约心功能分级。

3. **扩张型心肌病的病程**　根据中国扩张型心肌病多中心临床试验资料，将扩张型心肌病的病程分为 3 个阶段：①无心力衰竭期，体检可以正常，X 线检查心脏可以轻度增大，心电图有非特异性改变，超声心动图测量左心室舒张末期内径为 5 ～ 6.5cm，射血分数为 40% ～ 50%。②心力衰竭期，主要有极度疲劳、乏力、气促、心悸等症状，舒张早期奔马律，超声心动图测量左心室舒张末期内径为 6 ～ 7.5cm，射血分数为 30% ～ 40%。③心力衰竭晚期，肝大，水肿，腹水等心力衰竭表现，心力衰竭进行性加重短期内死亡，超声心动图测量左心室舒张末期内径大于 7.5cm，射血分数低于 30%。

（七）疾病治疗

1. **处理原则**

（1）有效的控制心力衰竭和心律失常，缓解免疫介导心肌损害，提高扩张型心肌病患者的生活质量和生存率。

（2）晚期可进行心脏移植。

2. **心力衰竭的常规治疗**

（1）血管紧张素转化酶抑制剂（ACEI）：可以改善心力衰竭时血流动力学变化，还能改善心力衰竭时神经激素异常激活，从而保护心肌。常用药物包括卡托普利、培哚普利、贝那普利等，同时使用利尿剂者应注意低血压反应。不能耐受 ACEI 改用血管紧张素拮抗剂（ARB）治疗，如坎地沙坦及缬沙坦。

（2）β受体阻滞剂：可以改善心力衰竭时神经激素机制的过度激活，同时可以抑制抗 β_1 受体抗体介导心肌损害。心力衰竭患者水潴留改善后开始应用 β 受体阻滞剂，适用于心率快、室性心律失常，抗 β_1 受体抗体阳性的患者。常用药物包括美托洛尔缓释片或平片从 6.25mg 每日 2 次开始，每 2 周剂量加倍，逐渐增加到 25 ～ 100mg，每日 2 次。卡维地洛从 6.25mg，每日 2 次开始，每 2 周剂量加倍，逐渐增加到 25mg，每日 2 次。

（3）螺内酯：可以抑制心肌纤维化和改善心力衰竭患者预后。剂量：10 ～ 20mg/d，每日 1 次。肾功能损害、血钾升高者不宜使用。

（4）利尿剂：呋塞米 20 ～ 40mg 口服，每日 1 次，间断利尿，同时补充钾镁和适当的钠盐饮食。

（5）正性肌力药：洋地黄剂量宜偏小，地高辛基本剂量为 0.125mg/d。非洋地黄类正性肌力药如多巴胺及多巴酚丁胺，在病情危重期间短期应用 3 ～ 7d，改善患者症状，度过危重期。

3. **中药治疗**　黄芪：有抗病毒、调节免疫作用。鉴于肠病毒 RNA 对扩张型心肌病患者心肌持续感染，可用黄芪治疗扩张型心肌病。

4. **改善心肌代谢**　辅酶 Q_{10} 参与氧化磷酸化及能量的生成过程，并有抗氧自由基及膜稳定作用。

5. **栓塞、猝死的防治**

（1）预防栓塞：阿司匹林 75～100mg/d，华法林 1.5～3mg/d 根据 INR 1.8～2.5 调节剂量，防止附壁血栓形成，预防栓塞。

（2）预防猝死：主要是控制诱发室性心律失常的可逆性因素。①纠正心力衰竭，降低室壁张力；②纠正低钾低镁；③改善神经激素功能紊乱，选用血管紧张素转化酶抑制剂和美托洛尔；④避免药物因素如洋地黄、利尿剂的毒副作用；⑤胺碘酮有效控制心律失常，对预防猝死有一定作用。

6. **介入治疗**

（1）心脏起搏治疗与再同步化治疗：对少数伴有缓慢心律失常的 DCM 患者，尤其合并恶性心律失常而药物干预者，置入心脏起搏器是必要的。心脏再同步化治疗（CRT）使左心室游离壁和室间隔重新同步收缩，提高左心室收缩效率从而提高心脏功能。1990 年 Hochleiymer 等首次报道应用双腔起搏器治疗 DCM 患者难治性心力衰竭取得明显疗效（症状好转、LVEF 增高、心胸比缩小、因心力衰竭入院率降低等），对于存在左右心室显著不同步的心力衰竭患者，CRT 可恢复正常的左右心室及心室内的同步激动，增加心排血量，改善心功能。国内也相继应用双腔或三腔起搏器，运用双室起搏、希氏束起搏（HBP）、左束支区域起搏治疗 DCM 心力衰竭。但目前仍然认为，起搏治疗只是 DCM 心力衰竭内科治疗的辅助疗法而非替代疗法，其长期疗效更有待进一步观察。由于 DCM 患者心室壁变薄，安装 CRT 电极前先进行 UCG 评价。

（2）左心室辅助装置治疗：左心室辅助装置（LVAD）治疗：部分患者尽管采用了最佳治疗方案仍发展至心力衰竭晚期，在等待心脏移植期间可考虑使用 LVAD 进行短期过渡治疗（Ⅱa 类推荐，B 级证据）。

（3）置入型心脏复律除颤器：置入型心脏复律除颤器（ICD）：可用于心力衰竭患者猝死的一级预防和二级预防。

1）一级预防：经过≥3 个月的优化药物治疗后仍有心力衰竭症状、LVEF≤35% 且预计生存期＞1 年（Ⅰ，B）。

2）二级预防：对于曾发生室性心律失常伴血流动力学不稳定且预期生存期＞1 年的（Ⅰ，A）。

二、介入诊疗的适应证与禁忌证

（一）CRT 适应证

中华医学会心电生理和起搏分会 CRT 工作组于 2006 年基于 ACC/AHA/ESC 指南，结合我国的情况，制定了我国的 CRT 治疗的适应证并于 2013 年进行了修订。2021 年中华医学会心电生理和起搏分会及中国医师协会心律学专业委员会在《心脏再同步治疗慢性心力衰竭的建议（2013 年修订版）》基础上，结合国内外指南及我国在希浦系统领域的开创性工作，发布《心脏再同步治疗慢性心力衰竭的中国专家共识（2021 年修订版）》，提出我国 CRT 适应证建议如下：

1. **Ⅰ 类适应证**

（1）窦性心律、LBBB，QRS 时限 ≥ 150ms，尽管接受指南推荐的优化药物治疗，但 LVEF ≤ 35% 的症状性心力衰竭（心衰）患者，推荐置入有 / 无 ICD 功能的 CRT。（证据级别：A）

（2）符合常规起搏适应证，预计心室起搏比例 > 40%，LVEF < 40% 的收缩功能下降的心衰患者，不论心房颤动与否，推荐置入 CRT。（证据级别：A）

2. **Ⅱ a 类适应证**

（1）窦性心律、LBBB，QRS 时限 130 ~ 149ms，尽管接受指南推荐的优化药物治疗，但 LVEF ≤ 35% 的症状性心衰患者，推荐置入有 / 无 ICD 功能的 CRT。（证据级别：B）

（2）窦性心律、非 LBBB，QRS 时限 ≥ 150ms，尽管接受指南推荐的优化药物治疗，但 LVEF ≤ 35% 的症状性心衰患者，应该置入有 / 无 ICD 功能的 CRT。（证据级别：B）

（3）心房颤动、QRS ≥ 130ms，尽管接受指南推荐的优化药物治疗，但 LVEF ≤ 35% 的症状性心衰患者，若能保证双心室起搏或今后选择恢复窦性心律的治疗策略，应该置入有 / 无 ICD 功能的 CRT。（证据级别：B）

（4）既往已经置入传统起搏器或者 ICD 的心室起搏比例 > 40% 患者，若心功能恶化 LVEF ≤ 35%，可以考虑升级到 CRT。（证据级别：B）

3. **Ⅱ b 类适应证**　窦性心律、非 LBBB，130ms ≤ QRS 时限 < 150ms，尽管接受指南推荐的优化药物治疗，但 LVEF ≤ 35% 的症状性心衰患者，可以考虑置入有 / 无 ICD 功能的 CRT。（证据级别：B）

（二）CRT 禁忌证

《心脏再同步治疗慢性心力衰竭的中国专家共识（2021 年修订版）》，提出 CRT 的 Ⅲ 类适应证，即禁忌证：QRS 时限 < 130ms，且无右心室起搏适应证的患者。（证据级别：A）

三、操作方法及要点

（一）双心室起搏

目前 CRT 置入中，左心室电极一般置入冠状静脉中，冠状静脉主要有以下分支：心中静脉、心后静脉、后侧静脉、侧静脉、心大静脉、前侧静脉。置入不同的静脉必然起搏心脏的不同位置，从而导致左心室起搏心电图的不同。再加上不同的患者心脏基础心电传导的差异，都导致左心室起搏心电图变化较大。研究发现，大部分患者存在 V_1 导联 R/S ≥ 1、Ⅰ 导联 R/S ≤ 1 及 Ⅰ 导联 Q 波，但仍有少数患者不符合上述规律，尤其是电极植入心中静脉，其左心室起搏图形变异较大。

（二）希氏束起搏及左束支起搏

1. 希氏束起搏（HBP）　近年来希氏束起搏在国内逐步推广应用于临床，其心电图和动态心电图表现，在不明为希氏束起搏的前提下很容易造成误诊和漏诊。因此学习和熟悉其心电图特征对于诊断希氏束起搏尤为重要。希氏束起搏的 QRS 形态和间期与自身 QRS 波群是一致的，窄 QRS 波群前有固定间期的起搏脉冲是希氏束起搏的心电图表现特征。

2. 左束支起搏（LBBP）　自 2017 年黄伟剑教授团队报道左束支起搏方式以来，对于其克服了诸多希氏束起搏的不足，激起了学界对生理性起搏的兴趣和信心。正确理解和识别 LBBP 的心电图变化是手术成功的关键。

根据近年来相关研究报道，LBBP 表现为以下心电图特点：①呈现 RBBB 形态的特征性起搏图形，即 V_1 及 aVR 导联均可见特征性"M"或"rSR"表现；② aVR 可呈 Qr，R 波不宽，未见明显切迹；③ I、V_5、V_6 导联的 S 波增宽及切迹均不明显；④ ST 段和 T 波的改变无明显的规律性；⑤右束支传导阻滞患者仅 V_1 导联呈特征性表现。

但研究也指出，依靠心电图的特征性"M"或"rSR"改变判断起搏位点有局限性。且目前对于 LBBP 的定义不够准确，尤其是左束支区域范围宽广，不同部位的起搏，心电图表现也不尽相同，尚需要更大样本的研究观察，探索 LBBP 的心电图特点，以求达到对患者更精准的治疗。

（三）CRT 所需设备和条件

1. 介入手术室的设备　要求开展 CRT 的医院必须拥有达到无菌手术要求、能实施冠状动脉造影和心内电生理检查的心导管室。必要设备包括：性能优良的 X 线数字摄影系统，多导生理记录仪，心电图监测仪，氧饱和度监测仪，除颤仪及临时起搏系统等。备齐各种急救药品，最好具备心外科技术支持。

2. 人员配备　实施 CRT 手术需要术者（应具备熟练掌握置入双腔起搏器技术，并具有丰富的临床经验）1 名、助手 1～2 名、巡回护士 1 名、台下监测医师 1 名、放射线技师 1 名。

（四）术前准备

术前向患者介绍手术概况，使患者尽可能保持好的心理和心功能状态，签署知情同意书。完成必要的血液及其他辅助检查，仔细评估患者的心功能及全身状态是否能耐受手术。加强抗心力衰竭、心律失常、调整水和电解质平衡等治疗，保证患者能平卧至少 1d。手术当日酌情给予强心、利尿及镇静等药物，并监测静脉压及留置导尿。

（五）手术步骤

1. 患者准备　患者呈仰卧位，建立心电、呼吸、血压、氧饱和度监测并建立静脉通路。此后按普通起搏器常规操作完成手术视野的消毒、铺巾。

2. 麻醉　除非有禁忌证，所有患者均可用局部麻醉，必要时可给予适量的镇静药，对于儿童、不合作者、CRT-D 置入过程中测试除颤阈值（Defibrate Test，DFT 测试）的时候及其他某些特殊情况应给予全身麻醉。

3. 完成静脉穿刺途径及囊袋制作　1% 利多卡因局部麻醉下行左锁骨下静脉穿刺（或左头静脉分离术、左腋静脉穿刺术），插入导引钢丝并透视确认导丝远端已到达下腔静脉。一般分别穿刺 2 次（或 3 次），分别送入 2 根（或 3 根）导丝。上述过程失败可酌情改行右侧相对应的静脉入路，特殊情况下亦可选择颈内静脉入路。穿刺成功后，钝性分离皮下组织制作起搏器囊袋。

4. 电极导线的置入　电极导线植入的顺序一般来说先置入左心室电极导线，成功后再置入右心房及右心室电极导线。

（1）左心室电极导线植入方法的选择：目前最常用的方法是经冠状静脉窦（CS）将左心室电极导线植入至心脏靶静脉，成功率达 90% 以上。如果上述方法失败，可酌情考虑以下两种方法：①开胸或借助胸腔镜将左心室电极导线缝合在左心室心外膜上，但此操作创伤大，需外科医师帮助。②行房间隔穿刺，将左心室螺旋电极导线固定在左心室内膜，此操作风险较大，血栓发生率高，涉及术后抗凝等一系列问题，目前还在研究阶段尚未达到临床广泛应用。

（2）经 CS 置入左心室电极导线

1）CS 插管：CS 插管是通过特殊设计的左心室电极导线输送系统来完成，取左前斜或右前斜位，在透视下先将 CS 电生理标测导管（最好可调控头端弯度）作为指引导管送入 CS，确认导管在 CS 后，再将 CS 长鞘沿电生理标测导管送入 CS 中远段。长鞘送入 CS 口时，在透视下沿长鞘注入少量对比剂，确认长鞘已在血管真腔内，方可再继续送入长鞘。若 CS 开口位置变异，不能找到 CS 开口时，可行冠状动脉造影，延长拍片时间，观察冠状静脉回流，以确定 CS 开口，并可预知冠状静脉分支的情况。

2）冠状静脉窦造影：检查并确认静脉造影系统完好，体外进行造影球囊的充气及放气测试。先将 0.014in PTCA 导丝经 CS 长鞘送入 CS 远端，再沿导丝将静脉造影球囊导管送入 CS 长鞘远端 2 ～ 3cm，透视下证实球囊完全置于 CS 长鞘外 1cm 以上。撤出 PTCA 导丝，透视下推注对比剂 2 ～ 3ml "冒烟"，确认长鞘和造影导管在 CS 内（不在血管夹层、心包腔或其他异常结构内）。首次将造影球囊导管定位应在 CS 的中远段，根据 "冒烟" 影像提示的 CS 内径，球囊充气可选择 1ml 或 1.5ml，快速充盈球囊并在透视下确认球囊 "亮泡" 出现且位置正确后，经端孔快速注入对比剂 5 ～ 10ml，摄影充分显示冠状静脉分支，回抽球囊内气体。必要时变换投照角度和体位重复造影，满意后撤除球囊造影导管。

3）选择靶静脉及置入左心室电极导线靶血管首选为侧后静脉、侧静脉或术前超声提示心脏收缩延迟区所对应的心脏静脉，其次是心中静脉，心大静脉一般不予选择。左心室电极导线的直径一般在 4 ～ 7F，需参照造影结果选择粗细、弯度、硬度与靶血管匹配的左心室电极导线型号，导线过粗难以植入靶静脉，导线过细在静脉内不易固定，导致起搏阈值增高和容易脱位。

将左心室电极导线经长鞘插入至 CS 内，可直接沿 CS 推送和旋转电极导线使其进入靶静脉的远端，亦可经 PTCA 导丝送入电极导线。先将 PTCA 导丝送入靶静脉的远端，再沿 PTCA 导丝送入电极导线至靶静脉的远端，尽量选择电极导线固定良好的位置。左心室电极导线的起搏参数为阈值≤ 2.5V，阻抗 300 ～ 1000Ω，R 波振幅≥ 5.0 mV，10V 起搏不引起膈肌跳动。不建议为追求更好的阈值等参数而将电极导线置入对纠正收缩不同步作用不佳的心大静脉等区域。

（3）右心房 / 右心室电极导线及脉冲发生器的置入：按普通双腔起搏器的方式将右心房、右心室起搏电极导线植入右心耳、右心室心尖部（或右心室间隔部）。在 X 线透视监视下，借助轨道刀切开冠状窦长外鞘尾端，一只手固定刀片和电极导线，另一只手匀速撤除长鞘。若用可撕开的冠状窦长外鞘，需一人固定电极导线，另一人边回撤边撕开冠状窦长鞘。将 3 根电极导线分别正确地插入相应的脉冲发生器插孔内，紧固螺丝，将脉冲发生器放入囊袋内。置入 CRT-D 的患者需测试右心室除颤电极导线的 DFT 测试，其方法同 ICD。永久性房颤患者不需要置入右心房电极导线，将脉冲发生器的心房电极导线插孔用专用栓子封堵，并将起搏器程控为 VVI/VVIR 模式（双心室）。

四、CRT 并发症的预防及处理

CRT 的并发症大多与常规起搏器的并发症类似，本章以介绍 CRT 独特的并发症为主。

（一）术中并发症

1. 与导线有关的并发症

（1）左心室起搏导线置入未成功：目前报道的左心室导线置入失败率在 5% ～ 13%。影响左心室起搏导线置入成功的因素有：① CRT 患者心腔显著扩张，解剖位置改变，使得冠状窦口定位困难。②存在于冠状静脉窦口处的静脉瓣将大大增加冠状静脉窦的插管难度。③最佳起搏位点的左心室静脉分支变异（细小、弯曲、钙化狭窄）或缺如。④靶静脉区心肌坏死或瘢痕导致起搏参数不佳。⑤不能耐受的膈肌跳动，若起搏电压很低即出现膈肌跳动，建议更换起搏部位。

（2）冠状静脉夹层、心肌穿孔、心脏压塞：文献报道的冠状静脉夹层的发生率为 2% ～ 4%。导致冠状静脉夹层及心肌穿孔的因素主要有以下几个方面。①血管条件不佳。因为 CRT 患者心脏显著扩张，常伴随冠状静脉窦的扩张和变形及窦口解剖位置改变。此外，静脉壁菲薄无弹性也会增加操作风险。②器械（导线输送系统及电极导线）选择不当。如长鞘头端的弧度不适宜，电极导线的质地偏硬、过粗大等。③术者判定失误及操作不熟练。一般的夹层仅表现为对比剂在局部潴留，密切观察病情无进展后可继续完成手术。如果夹层已严重影响冠状静脉窦血液回流，表现为对比剂在局部严重潴留，并向心包腔内弥散，应及时终止手术并采取相应措施。一旦发生心脏压塞症状要及时处理，立即进行心包穿刺和引流，必要时用外科方法处理并发症。

2. 急性左心衰竭及严重室性心律失常   CRT 术中的急性左心衰竭及严重室性心律失常的发生率明显高于普通起搏器手术，发生原因主要有：①术前心力衰竭纠治不满意。②术前和（或）术中用抗心力衰竭药物不到位。③手术麻醉和镇静不充分。④术中患者高度紧张焦虑、手术时间过长、输液过多过快、受到憋尿、闷热、疼痛不良刺激等。⑤操作不熟练，导线过度刺激瓣膜或心肌。术中应严密监护，规范操作，尽量缩短手术时间。患者一旦发生急性左心衰竭或严重室性心律失常，立即积极采取抢救措施，待症状缓解后方可继续完成手术。若上述抢救措施未能缓解症状，应该终止手术。

（二）术后并发症

1. **左心室电极导线脱位**　电极脱位也是心脏置入装置术后主要的并发症之一。20 世纪 80 年代，电极的脱位率高达 15%。随着医学科技及起搏器工艺技术的发展，电极脱位的发生率逐渐降低。研究发现，近年来电极脱位率发生反跳，主要因素可能是双极导线使用率的增加，双极导线的物理性能要逊于单极导线，粗而硬，电极脱位率高。有文献报道，主动固定螺旋电极不易脱位，对传导系统纤维化、心腔扩大、肌小梁扁平等高脱位风险的情况可能存在优势。但是，一方面主动固定螺旋电极更容易造成心肌的局部损伤，而且其操作过程较普通电极要更困难。

国外文献报道左心室电极导线脱位发生率约 5%，国内报道为 1.7% ～ 4.4%。主要因为起搏导线选择不当（血管粗大而导线过细，血管细小而导线放置分支开口处），定位不满意，术后患者过早下床活动或剧烈咳嗽等，少数患者因心脏静脉特殊难以固定电极导线。电极导线脱位的主要表现是起搏或起搏阈值增高，阻抗降低或起搏失夺获。若患者术后突然心力衰竭加重，需明确双心室起搏是否良好，必要时进行 X 线检查，明确是否有完全脱位或微脱位。完全脱位者，只能再次手术方可复位导线；微脱位可通过调整起搏输出的方法解决。

预防电极脱位的发生，应该做到以下几点：①术前应行心脏 B 超以了解心脏各腔室的大小及心室壁运动能力。②对于起搏器电极导线的固定应选择理想的位置，并测试各项参数达到理想的标准，对于做锁骨下静脉穿刺的患者，尤其要保证导线与组织的牢固结扎，必须做起搏器悬吊孔与皮下组织的牢固缝合。尤其是对于老年、肥胖的患者，以免起搏器由于重力下坠使起搏器囊袋变成隧道，牵拉引起电极的脱位。③术后应指导患者绝对卧床，虽然有报道称电极的脱位与术后早期下床无明显相关性，但安全起见，仍是要求患者术后卧床 2 ～ 3d。术后第 1 天及第 7 天或临出院应行胸部 X 线片检查以了解电极导线的位置，术后应常规使用程控仪检查并适当调整起搏器功能状态。④随访了解心脏起搏器工作状态时，不仅仅要测试起搏器的各项参数，还必须进行 X 线下的电极位置的确认。如经心电图、胸部 X 线片、起搏器程控检查，考虑存在电极脱位，应及时在 X 线下行手术复位。

2. **膈肌刺激**　国外文献报道膈肌刺激的发生率为 1.6% ～ 3%，国内报道为 1.7% ～ 6.7%。主要临床表现为随起搏出现的呃逆或腹肌抽动。当导线位于心侧静脉或后侧静脉末端，特别是在左心室起搏阈值相对较高需较高起搏输出电压时，极易发生膈神经刺激。如果术后出现膈肌刺激，应行 X 线胸片检查和起搏器程控，了解导线位置是否在原位，如果导线发生了较大的移位，则应手术调整导线位置；如未移位或微移位，则可通过降低输出电压或程控起搏极性为双极起搏的方法来解决。

3. **慢性阈值增高**　慢性起搏阈值增高常见于左心室导线，除外导线脱位后可将起搏输出能量提高，以保证 100% 夺获心肌。但输出电压过高，可导致电池提前耗竭，因此，在权衡利弊后可重新置入左心室电极导线。

4. 交叉感知　CRT 置入后由于房室间或左右心室间心电和（或）起搏信号可导致交叉感知，其原因有各种快速房性心律失常、过强的起搏信号、过高的感知灵敏度设定、过长的 AV 间期设定和频发室性期前收缩等。交叉感知可能导致某一心腔的起搏脉冲被抑制，使起搏器部分或完全失去同步功能。交叉感知的心电图表现为双心室起搏图形消失或变为单侧起搏图形等，其处理为程控降低过感知电极导线的感知灵敏度、将感知极性改为双极、适当延长空白期或 AV 间期等，以上处理可纠正大部分交叉感知现象。

5. 对比剂肾病　CRT 置入时需要注射对比剂进行冠状静脉造影，从而增加了肾功能不全的发生率。预防措施：①术前测算肌酐清除率，肌酐清除率< 30ml/min，慎用或不用对比剂。②对术前血肌酐增高的患者，应选择等渗非离子型对比剂，术中尽量减少对比剂的应用，必要时将对比剂稀释后应用，此类患者不宜追求影像的完美。③术后监测血肌酐，对血肌酐增高者可给予水化及利尿等治疗。

总之，CRT 置入操作复杂，技术难度大，而且心力衰竭患者病情重，器械置入的并发症相对较多。因此，要求术前严格掌握适应证，并做好充分的准备工作。术者必须有丰富的器械置入经验，术中规范操作及严密观察，以减少并发症的发生。

6. 囊袋并发症　囊袋出血与血肿是心脏起搏器置入术的常见并发症，也是起搏器术后囊袋发生感染的主要原因。老年患者、术前未停用抗血小板药物、过度消瘦、过早活动、术者技术欠佳等各方面因素，均可导致囊袋出血继而出现血肿。临床上患者多表现为局部剧烈疼痛、肿胀感，触诊可有波动感。若囊袋出血、血肿未能很好地预防及妥善处理，会大大增加囊袋感染的概率。术前应充分评估患者自身凝血功能及血小板计数，平时需服用抗血小板药物的患者，应在术前 1 周停用此种药物；术者在术中应尽量操作细致，避免组织损伤，若发现出血应及时进行止血，对于存在弥漫性渗血者，可使用电凝刀或局部加适量的凝血酶；术后患者应卧床休息，并用沙袋压迫 4 ～ 6h，术中出血较多或患者自身凝血功能较差应适当延长压迫时间。

囊袋感染是心脏起搏器置入术后较严重的并发症，多与机体免疫力低下、囊袋大小与脉冲发生器不匹配、局部组织条件差、术中或术后出现出血及血肿等有关。囊袋感染不仅增加了患者的痛苦及医疗费用，同时在不同程度上增加了死亡率，所以应当做好术前、术中及术后的预防感染工作，一旦发生感染后应妥善处理。术前应做好患者手术相关区域皮肤的消毒工作，导管室、手术人员自身的消毒管理同样重要。在术前 0.5 ～ 1h，应给予患者静脉滴注预防性抗生素 1 次；术中应严格遵守无菌操作规则，尽量减少出血量并充分止血；术后应再次应用预防性抗生素 1 次，如术中出血较多、患者自身免疫力较差等感染概率较大时，可持续静脉滴入预防性抗生素 3 ～ 4d。一旦发生囊袋感染，共识推荐的处理方法是尽早完全移除所有装置，于对侧重新置入新的起搏器等装置，同时加强抗感染治疗。

（三）锁骨下挤压综合征

起搏器置入并发锁骨下挤压综合征是起搏导线经锁骨下静脉穿刺置入，穿过锁骨和第 1 肋骨间隙时受周围结构的压迫、扭曲，导线断裂（包括导体部分断裂、导体完全断裂和绝缘层破损）致感知、起搏或除颤功能障碍，使原有症状复发，甚至猝死的一类临床综合征。

　　心电图特点：除在患者胸部 X 线片可见电极导线明确受压或断裂外，患者起搏心电图可能存在着明确的起搏或感知功能障碍。

　　其他并发症包括气胸、心肌穿孔、感染性心内膜炎、动力性肠梗阻、静脉血栓或狭窄、某些心电并发症、心功能不全等。最近的研究表明，进行心脏置入装置置换术的并发症发生率要显著高于首次置入心脏装置；年平均置入心脏装置量小于 750 例及个人年平均实施心脏置入装置手术量小于 50 例的并发症发生率，都要高于那些高例数的医疗中心或个人。

（许艳辉　马　路）

第五篇

结构性心脏病心律失常与心力衰竭的介入诊疗

第26章

结构性心脏病心律失常的介入诊疗

结构性心脏病的快速心律失常，特别是心房内折返性心动过速（intraatrial reentrant tachycardia，IART）是先天性心脏病（先心病）矫治术后常见的临床问题，会导致血流动力学障碍甚至死亡等严重的术后并发症，显著增加了外科术后病死率和致残率。

一、结构性心脏病快速心律失常的介入诊疗

（一）先心病术后 IART 的流行病学

据国外资料统计，先心病术后 25% 的患者会发生 IART。虽然很多种先心病术后都会发生 IART，但在心房被显著改造的手术术后则更加常见，尤其是 Mustard 术、Senning 术和 Fontan 术。Mustard 和 Senning 术后 IART 的发生率为 10% ~ 30%，Fontan 术后随访 5 年，IART 的发生率为 20% ~ 37%；随访 12 年，IART 的发生率为 50%。

近年来，术后 IART 的发生率呈增加趋势。与以下因素有关：其一，先心病是临床上常见病，其发病率为（8 ~ 10）/1000，外科手术是根治或改善先心病的主要治疗方法；其二，医学技术水平的提高延长了先心病患者的生存时间，发生术后心律失常的概率相应增多；其三，随着社会的进步，经济的发展，医保政策的利好，更多的先心病患者有条件接受手术治疗，人群中术后 IART 的总发生率上升；其四，先心病外科技术的进步要求开展分期手术或更多的心房内手术，增加了心房外科切口的数量和复杂程度，导致折返环更加复杂。接受分期手术的患者术后 IART 的发生率会显著提高。

（二）危险因素

引起 IART 发生的危险因素很复杂，可能包括：①多个手术切口造成的心房瘢痕、缝合距离长及心包瘢痕；②心房容积和压力增高导致的房壁肥厚和高张力，最终引起心房扩张和心房心肌病，导致引发和维持心房扑动（房扑）和其他房性心动过速；③先天性因素造成的心房结构异常；④ IART 的发生与窦房结功能减退及心动过缓相关的心房不应期（refractoriness）的改变有关。Bharati 和 Lev 等在先心病术后（至少 6 周）死亡患者的尸检中发现弥散性心内膜纤维弹性组织增生，无论接受何种手术都有这种现象，甚至在手术没有涉及的心腔也存在这种现象。他们认为这是因为心房壁的外科缝线导致了淋巴回流受阻。Bernhard 和 Gjin 等在先心病术后 IART 的射频消融研究中也发现，在远离外科切口的位置，不断扩大的纤维性变替代了正常的心肌组织，并认为心房压力升高是重要的产生因素。

目前大多数学者都认为，对于心房的外科干预越多，发生术后 IART 的风险越高。心房外科切口的数目和复杂程度、外科缝合对心房造成的缝线负担（suture load）都会产生折返性心动过速所依赖的心房基质（substrate），从而增加心律失常的风险。反之，如果手术的心房内操作较少，那么术后 IART 的发生率就比较低。例如，Mark 等研究发现，较经典的 Fontan 术，全腔静脉 - 肺动脉吻合术直接吻合腔静脉和肺动脉，减少了心房内操作，也减少了术后 IART 的发生率。

（三）IART 的机制

先心病术后的房内折返性心动过速包括两个部分：折返环涉及典型房扑峡部（下腔静脉口 - 三尖瓣环之间的峡部）的心动过速和折返环远离典型房扑峡部的心动过速，在后一类 IART 中心房切口参与折返的证据充足，因此 Kalman 于 1996 年提出了"切口折返"（incisional reentrant）的概念，用来专指折返环位于心房瘢痕之间或心房切口和房室沟之间（即在两个解剖界限之间）"峡部"的折返性心动过速。David P 认为，"切口折返"的概念应该仅指拖带标测证实典型房扑峡部没有构成折返环的情况，并建议使用"术后峡部依赖性房扑"（isthmus-dependent atrial flutter，IDAF）的概念来专指典型房扑峡部参与折返环的术后心动过速。目前在大多数文献中，狭义的 IART 是指"切口折返"，而广义的 IART 应该是以上两种情况的总和及并未被心内电生理检查分类的情况。峡部依赖性房扑可以发生在心脏正常的患者及外科矫治术后的先心病患者。有学者将先心病外科术后发生的峡部依赖性房扑依然称为"峡部依赖性房扑"，而将围绕瘢痕者称为"房内折返性心动过速"，即 IART。Akar 报道两者可以同时存在，Joseph G 研究了 16 例术后 IART，发现切口折返和 IDAF 同时存在于 44% 的患者，单独切口折返的患者为 37%，而单独 IDAF 的患者为 19%，而目前外科术后的房内折返性心动过速通常是围绕瘢痕的大折返性心动过速。

传统观念认为，IART 折返环必定是大折返环，最小的折返环也要以房间隔缺损补片或下腔静脉作为折返环中心。John 等的研究发现，在右心房游离壁仅有小的局灶区域具有拖带表现。这说明在某些情况下，小的折返环也会导致慢性术后心动过速，这和消融右心房治疗局灶性房颤的报道是相一致的。

目前普遍认为，先心病术后 IART 是激动在心房内围绕着手术切口瘢痕和（或）其他的解剖传导屏障（anatomical conduction barriers）区形成的大折返，例如手术中各种插管造成的瘢痕、为了闭合缺损而使用的补片、大静脉的开口、房室环，形成了环路的缓慢传导区（即峡部），这些解剖传导屏障保护折返激动在缓慢传导区内不受其他部位电激动的影响，从而使折返持续下去，形成了 IART 发生的基质，如心房游离壁部位的 IART，其折返环的缓慢传导区位于瘢痕和下腔静脉之间的峡部，激动在经过该峡部后，沿瘢痕一侧激动上传，至另一侧下传，再经过峡部形成折返。间隔部缺损修补患者，其缓慢传导区（峡部）可以位于补片和三尖瓣环之间。如果激动经过峡部后部分围绕瘢痕，另一部分围绕下腔静脉 - 三尖瓣峡部，即形成所谓"8 字形折返"。

临床研究描述了 IART 折返环的"慢传导区域"，即"关键性峡部"。慢传导区可以使心房其他部位脱离不应期，从而形成折返的持续，对于维持 IART 具有重要意义；慢传导区（峡部）也是射频消融的"靶区域"。Brett 强调了拖带标测寻找慢传导区对于成功治疗 IART 的重要性。Joseph G. 通过研究证实了上述观点，而且证实右心房外侧区域参与了绝大多数 IART 折返环。然而，在 IART 的动物实验中，人们发现解剖阻滞形成的"保护区（protected zones）"对于维持折返性心动过速具有更大的作用。

体表心电图上，IDAF 或 IART 可以分别表现为典型房扑或不典型房扑，因此目前普遍认为，体表心电图并不能很好判断术后房性心律失常的类型，但对于心律失常的定位有一定的帮助。两者同时存在时既可以表现为典型房扑也可以表现为不典型房扑。因此，单凭体表心电图形态不能评估是 IART 还是 IDAF。对于 IART 机制的深入探讨需要依赖于心内电生理检查。

（四）IART 的治疗

对于 IART 的治疗，分为转复窦律和控制心室率 2 种治疗策略，与房颤等其他复杂的房性心律失常一样，临床医师需要权衡 2 种治疗策略的利弊。目前，对于先心病术后 IART 的治疗，绝大多数学者倾向于转复窦律的治疗策略。临床考虑 3 个方面：① IART 会显著增加病死率和致残率；②在某些患者中，心率轻微的升高就会造成患者不能耐受的血流动力学改变；③与房颤相似，慢性 IART 与心房血栓形成有关。因此，主张转复窦律策略。

先心病术后 IART 的治疗是一项充满挑战的工作。潜在的先天性缺陷及外科手术都是造成诱发 IART 的心房基质，并且诱发不稳定的血流动力学状态，结果不仅会加重心动过速的症状，而且增加抗心律失常治疗的困难。

1.抗心律失常药物治疗　Coumel P 于 1984 年报道了普罗帕酮对室上性心动过速的疗效。口服普罗帕酮 900mg，每天 1 次，随访 6.6 个月，与奎尼丁、β 受体阻滞剂和胺碘酮的疗效相比较。在 32 例室上性心律失常中，9 例迷走神经依赖性房性心动过速，普罗帕酮不如奎尼丁或胺碘酮敏感。8 例肾上腺素依赖型房性心动过速，普罗帕酮比 β 受体阻滞剂或胺碘酮更敏感。对于 12 例不能分类的房性心动过速，普罗帕酮的敏感性居中。对于 3 例耐药的交界区心动过速，普罗帕酮可以改善症状。

Garson 于 1985 年报道了一组抗心律失常药物治疗 380 例青少年房扑的研究。在研究病例中，73% 为先心病矫治术后的患者。药物治疗的总有效率为 58%。胺碘酮、地高辛和奎尼丁合用的有效率为 53%，单独使用地高辛的有效率为 44%，单独使用普萘洛尔的有效率为 21%。随访 6.5 年，49% 的病例没有房扑，34% 的病例仍有房扑，17% 的病例因各种原因死亡。

Figa 于 1994 年评估了在婴幼儿静脉使用胺碘酮的疗效和安全性。其中 18 例为室上性心动过速，12 例为室性心动过速，18 例为先心病术后发生的心律失常。静脉使用胺碘酮对于 94% 的病例有效，疗效平均持续 1d，平均有效剂量为 9.5mg/（kg·min），平均治疗 5d。58% 发生无须停药的副作用。在与普罗帕酮合用时出现心电图明显的改变。先心病术后患者使用胺碘酮可能会因为心动过缓而置入起搏器。

Paul 于 1994 年提出，胺碘酮对于婴幼儿自主性或折返性室上性心动过速及难治性房扑效果好，但是副作用明显。因致心律失常作用明显，在给予负荷剂量时需要住院观察。

其他药物对于 IART 的疗效罕有报道。大多数抗心律失常药物的副作用显著，甚至包括危及生命的致心律失常作用。很多药物会加重窦房结功能失常、影响心室功能。以上情况限制了抗心律失常药物在 IART 治疗中的应用，尤其在没有起搏器的情况下。从而有学者认为，仅在个别危重的情况下才考虑使用抗心律失常药物治疗 IART。

2. 抗心动过速起搏治疗　Case 等于 1990 年报道 1 例先天性房扑患者，抗心律失常药物疗效不佳，置入抗心动过速起搏器取得较好的临床效果。

Fukushige 等于 1991 年报道 6 例先心病术后室上性心律失常（其中 1 例为 IART）置入抗心动过速起搏器，随访 31 个月，其中 2 例效果满意，4 例仍然需要药物治疗。

目前普遍认为，由于起搏治疗的成功依赖于精确的心房感知功能，但是，在先心病术后，因为心房本身的解剖和电生理异常及手术修复的心房补片，精确的心房感知是难以达到的，所以抗心动过速起搏治疗先心病术后 IART 的效果有限。

而且，快速心房起搏可以引发房颤或者使原有的心动过速进一步加速，造成更加严重的血流动力学不稳定。并且，先心病术后患者置入起搏器时起搏导线难以固定，而且这项操作本身也有发生并发症的风险。另外，抗心律失常起搏并不能减少，相反还有可能增加心律失常性猝死的风险，Rhodes 曾于 1995 年报道 1 例 Mustard 术后接受抗心动过速起搏治疗后发生猝死的病例。还有一些先心病患者，由于先天发育畸形或手术造成了静脉回流路径改变而不能置入心内膜起搏导线，即需要行心外膜起搏。以上因素均限制了起搏治疗在 IART 中的应用。

3. IART 的射频消融治疗　无论是抗心律失常药物治疗还是抗心动过速起搏都不能改变 IART 所依赖的心房基质（atrial substrate）。绝大多数患者在接受治疗后心动过速仍然会复发。近年来，导管射频消融技术已经广泛应用于各种类型的心律失常的治疗，在很多情况下，它可以治愈心律失常而不是抑制其发生，因此，导管射频消融技术已用于治疗 IART，尤其是三维标测技术临床推广应用以来，更是 IART 的首选治疗方法。

（1）IART 的折返环部位：WAnne 研究发现，先心病术后 IART 的折返环绝大多数都位于右侧，而在获得性心脏病的人群中，绝大多数的心律失常都是左侧的。先心病手术切口位于右心房，从心耳到下腔静脉之间的斜切口形成了界嵴和三尖瓣环之间的传导阻滞线，这就形成了一个以界嵴为后界、以三尖瓣环为前界的围绕切口的折返环。切口的传导阻滞线也可以作为三尖瓣周围折返环（房扑折返环）的后界。

Mustard 术的犬模型动物实验也证实，绝大多数折返环涉及右心房游离壁，如果心房切口延长到三尖瓣环就可以终止心动过速。与此相似，改良的 Fontan 术的犬模型提示，折返环涉及外侧通道的缝合线。

Etienne 通过 20 例术后 IART 的消融研究，确定了 3 种主要的右心房折返环：①围绕心房外侧切口瘢痕或与之相关的外侧壁折返环；②围绕房间隔补片的间隔折返环；③涉及三尖瓣环和下腔静脉之间的峡部的典型房扑折返环。在这组病例中，左心房大折返环很少见。

与正常结构心脏的典型房扑不同，IART 的折返环因每个病例中心脏先天解剖结构和接受手术的不同而变化多样。不仅如此，心包炎症引起心房纤维化、心房压力的长期增高导致心房的不应期（refractoriness）改变、窦房结功能失调和传导缓慢等因素都在 IART 的发生中发挥作用，造成多个折返环可以同时存在，治疗更加困难，在 Fontan 术后尤为常见。Anne W 认为，Fontan 术后 IART 折返环有 2 个多发区域：切口周围、心房和肺动脉吻合处。因为每个折返环至少使用一个独立的传导通道（isolated channel），潜在的折返环数目和独立的通道数目明显相关。Nakagawa 等认为，房间隔缺损和法洛四联症矫治术后的"独立通道"数目较少，因此单一 IART 折返环多见。Fontan 术后心房内存在多个独立通道，因此就有多个 IART 折返环。

（2）IART 的消融

1）消融部位：Joseph 认为，先心病术后房性心动过速的射频消融位点（即慢传导区）主要由缝线位置决定。理想状态下，缝线位置就是阻滞线的位置，消融此区域可以消除心动过速的折返环。多数房间隔缺损修补术后的 IART 折返环涉及心房切口瘢痕：在右心房侧壁的慢传导区和下腔静脉之间消融可以终止折返。Baker 等报道消融 IART 折返环的成功率为 13/14 例（93%）。有针对性地对右心房侧壁和三尖瓣环 - 下腔静脉峡部进行标测，可以发现绝大多数折返环和减少操作时间。Nakagawa 等提出，在心房手术后，右心房游离壁的瘢痕区可能存在横向传导通路（conduction channel），也可作为射频消融的靶部位。

Fontan 术后成功消融的位点经常涉及 Fontan 吻合处。与其他先心病术后患者的消融位置不同，Fontan 术后 IART 折返环经常位于右心房侧壁或前壁，只有一小部分位于三尖瓣环和（或）下腔静脉区域。Joseph 在 4 位 Fontan 术后 IART 患者中，2 个折返环涉及右心房切口处，一个折返环位于心房 - 肺动脉吻合区域，另一个三尖瓣闭锁病例具有逆钟向折返环，位于取代三尖瓣环存在的肌性底部。

IART 的另一个重要的消融部位是下腔静脉 - 三尖瓣环峡部。David P 等强调典型房扑的峡部在 IART 消融中的作用，通过对一组 19 例术后 IART 患者的射频消融的研究，认为在很多先心病术后的患者中，心房瘢痕和典型房扑峡部都构成了 IART 折返环的一部分，消融典型房扑的峡部可以达到满意的成功率。同时，当典型房扑折返环并不构成 IART 折返环的一部分，而右心房其他部位作为消融目标时，消融的效果相对较差。发现很大一部分本来会被误判为"切口折返环"的患者，其实其 IART 折返环涉及典型房扑峡部。虽然很多 IART 不具有房扑的表现，但是如果房扑峡部构成 IART 折返环的一部分，就可以用消融房扑的方法来治疗 IART。研究认为，正是因为房扑峡部容易被消融，所以很有必要评估术后 IART 患者中房扑峡部是否参与折返，以期选择准确的消融靶点达到满意的疗效。

对于多个折返环同时存在的情况，原则上是尽可能消融全部的折返环，但有时十分困难。Brett 等的研究中只消融了所有观测到的折返环中的 55%，然而复发率却只有 14%（2例 /14 例）。可能的原因有：第一，所有没有进行消融的心动过速都是在急性电生理检查时发生的，可能是没有临床意义的非特异性发现；第二，Frame 等在房扑的犬模型中发现，一个折返环可以有相反两个方向的激动穿过，因此消融一个折返环可以中断两个心动过速；第三，一个共同的峡部组织可以参与多个折返环，消融了共同的峡部就可以中断所有折返环。

根据既往经验，可以使用房扑峡部的双向阻滞与否来判断典型房扑的消融是否成功。David 的研究发现，房扑峡部参与折返的 IART 消融后产生双向阻滞也是获得长期成功的标志。但是，在不涉及房扑峡部的 IART 中，人们还没有发现类似判断标准。

2）疗效、成功率和复发率：文献显示，IART 射频消融的短期成功率为 77% ~ 81%，中、长期复发率为 27% ~ 52%。

在复发的病例中，大多数是新发折返环导致的，小部分是基于相同的折返环。目前多数学者认为，射频消融治疗先心病术后 IART 获得长期治愈的概率强烈依赖于最初发现的折返环数目。在第一次射频消融过程中发现的折返环数目越多，术后复发的可能性越大。在"成功消融"后基于相同折返环的复发病例中，关键部位是位于下腔静脉和三尖瓣环之间的"后峡部"（占 62%，Mustard/Senning 术后更为常见），以及右心房切口和下腔静脉口之间的区域（右心房长切口时，占 49%）。

3）影响 IART 消融效果的因素：射频消融治疗 IART 想达到满意的治疗效果，除了准确定位消融靶点以外，同样重要的还有射频能量能产生足够的损伤。除非关键峡部很窄，否则单个消融损伤不能产生横穿整个峡部的足够永久的传导阻滞。Brett 建议用射频能量制造横穿整个峡部的非传导性阻滞到左心房的自然边界，能够达到更加满意的效果。目前临床上就是使用紧挨一起的逐个射频能量损伤而形成一条阻滞线。有学者认为，使用低温冷冻消融在易损区制造预防性损伤也是值得的。

（五）IART 的电生理标测方法

1. 常规电生理标测方法　需要在 X 线透视下置入心房多根多极电生理导管来识别外科瘢痕和补片区域（这些区域无电活动），识别与传导障碍有关的碎裂电位区域，利用拖带技术来寻找折返环的关键部位或峡部，以确定射频消融的靶点。

拖带标测已被用于很多心动过速的标测，包括 IART。在确定折返环方面，拖带标测是一项强有力的技术。Stevenson 和 Khan 等于 1993 年即把起搏标测（拖带标测）应用于室性心动过速的射频消融中。1995 年，Triedman 等把这项技术用于 IART，试图确定慢传导区，以作为消融的靶点。

在心动过速时，利用多导管同时记录的方法进行最初的标测，比较每一点较体表 P 波的提前程度，利用 8F 大头导管进行仔细的心房标测，特别是接近外科手术的瘢痕区域，如房间隔修补或 Fontan 管道或者是切割的瘢痕。此前很重要的一项工作是仔细了解外科矫治手术过程和先天性心脏病的缺损部位。此外，手术前的超声心动图检查也很重要。

拖带标测的目的是利用拖带标测技术来证明缓慢传导区为心动过速折返环的关键性部位。首先以较心动过速周长短 10 ~ 50ms 周长的刺激在高位右心房进行显性拖带，仔细分析 12 导联心电图的 P 波变化。如果 P 波不清楚，可以利用心内激动顺序来观察融合波是否存在。如果靶点图较体表 P 波提前，并且在拖带时相互之间关系保持不变，则认为是可能的靶点。在局部旋转导管进行起搏以明确是否有隐匿性拖带，并且确定该点是否位于折返环上。为了减少递减性传导可能导致的刺激时间或起搏后间期延长，利用最长的起搏周期进行拖带分析。

（1）有关拖带标测的一些概念

1）显性拖带（entrainment with manifest fusion）：以固定频率起搏时，体表心电图表现为固定性的融合，而以递增性刺激时表现为进行性的融合，导致融合的原因是因为部分激动来自于刺激部位，部分激动来自于刺激经过的缓慢传导区。

2）隐匿性拖带（entrainment with concealed fusion）：体表心电图无融合性的表现，在刺激信号和 P 波之间有一定的延长，因为起搏位于折返环的峡部。所有的激动来自于折返环缓慢传导区的出口，如同心动过速本身一样。

3）起搏后间期（post pacing interval，PPI）：起搏电极上最后一个起搏刺激信号所引起的局部电位，到终止起搏后第 1 个自发的局部电位的时间。

4）心动过速周长（tachycardia cycle length，TCL）：在第 1 个 PP 后 3 个心动过速周长的平均值。

5）刺激时间（stimulus time）：从刺激信号至随后的隐匿性拖带 P 波的时间。这个时间相当于从缓慢传导区前传至出口的时间。

6）激动时间（activation time，AT）：心动过速时自起搏部位记录的心电图至其后的 P 波的时间。

7）关键性峡部（critical isthmus sites）：具有如下特点。存在隐置性拖带，PPI-TCL 和 ST-AT ≤ 30ms。基于室速拖带的研究又将具有上述特点的部位分为 3 组：① AT/TCL ≥ 60% 为折返环入口；② AT/TCL ≤ 30% 为折返环出口；③ AT/TCL 介于 30% ～ 60% 之间为缓慢传导区的中心。

8）旁观者（bystander sites）：能进行隐匿性拖带而 PPI-TCL 和 ST-AT > 30ms。

9）外环部位（outer loop sites）：显性拖带而 PPI-TCL ≤ 30ms。

10）碎裂电位（split potentials）：中间有等电位线的分离的电位。

（2）关键性峡部的特点和解剖障碍区的特点：在隐匿性拖带的部位，仔细标测缓慢传导区的入口、出口和旁观者区域。围绕峡部保护区的传导解剖障碍区进行仔细地判别。①解剖和外科手术瘢痕（如上腔静脉、下腔静脉、三尖瓣环和 Fontan 管道）。②应用碎裂电位、拖带技术证明碎裂电位在传导障碍区的两侧明显地分离。当导管移动同时伴有隐匿性拖带消失时，表明导管正在从传导障碍区移向传导区。③记录到低电压或无电活动区为瘢痕性区域、房间隔缺损补片（atrial septal patch）、心房板障（atrial baffle）、Fontan 管道（Fontan conduit）、右心房补片，当导管移动记录到高大电位时，认为是这些区域的边缘。

射频消融放电只在拖带基础上符合缓慢传导区的峡部进行。消融线尽可能在两个传导区之间形成"桥状"消融线。对于隐匿性拖带有两个以上区域者，首先在认为是最窄者或大头电极最容易到达的部位进行消融。消融放电不是在某一点进行，而是尽可能在两者之间形成消融线；采用逐点顺序消融或者拖动导管的方法。在消融终止心动过速后再次诱发心动过速。如果在放电时终止 AT 并且不再诱发，认为射频消融成功。

一系列研究报道了射频消融治疗先心病术后 IART 的临床疗效。所有报道的成功病例都是消融了维持折返环所必需的心房传导的"缓慢区"。有些文献强调应该同时考虑解剖和电生理因素，要求行射频消融的医师详细掌握心房手术的细节，同时使用拖带起搏技术详细地标测折返环。1995 年 Triedman 等使用拖带标测的方法治疗 IART，终止心动过速的成功率为 80%，消融了不同解剖部位的 77% 的折返环。虽然早期结果令人满意，但是对于这些病例的进一步随访显示，2 年复发率达到 50%，仅稍好于传统治疗方法。

虽然传统的拖带标测方法，包括对心内和表面记录的评估，使我们能够确定折返环的关键部位，而且当其应用于普通房扑等其他类型心律失常的射频消融时的效果满意，但是当其应用于 IART 病例时却有不少缺陷。

第一，不管在狭窄的峡部还是在比较宽的路径，折返环内的位点上 PPI-TCL 的差别很短。例如，在典型房扑，在三尖瓣环和下腔静脉之间形成了一个相对窄的峡部，在这里消融很有效。右心房的外侧壁通常是折返环的比较宽的路径，很难用消融阻断。一旦这个位点被确定在折返环内，拖带时心房激动的改变（融合）是判断该区域是否一个狭窄峡部的标准。然而这种融合在体表心电图上不容易观察到，因为 P 波振幅小，且易被起搏信号和 QRS 波影响。回顾性研究发现，只有 60% 的射频部位的融合程度可以被确定。因此，除了 PPI，解剖结构对于引导消融也很重要，尤其是狭窄的折返环路径。

第二，当多个折返环同时存在时，拖带起搏会使心动过速由一个环路转移至另一个环路。如果术者没有及时发现折返环已经改变，标测结果会混乱和矛盾。在使用射频电流消融的时候折返环也会改变，可能是因为某一个折返环的传导阻滞或变慢。在这种情况发生时，这个部位的拖带会显示旁观电位（bystander potential）。此时如果放弃该部位的消融而去处理其他折返环，该部位所导致的心动过速会复发。有文献建议应该完全处理完一个部位的折返环再去处理另外一个。

第三，在某些折返环位点，起搏过程中的递减性传导（decremental conduction）会延长起搏后间期，从而导致假阴性结果。潜在的远场电位（far-field potential）也会减少拖带标测的准确性。

第四，不能确定导管的位置和解剖障碍（anatomic barriers）之间的准确关系，因为在荧光显像下是看不见解剖障碍的。

第五，人工电流（electrical artifact）常和表面 P 波混杂，使其很难从隐藏的拖带中明确鉴别出来。有限的进入部位（access site）限制了多个记录电极的应用，不能评估多个部位的心内激动顺序，复杂的解剖情况更增加了准确标测 IART 环的难度。

第六，由于在荧光显像下不能直接观察到解剖障碍（anatomical barriers），从而导管不能精确定位于这些部位。在操作中，若无心内超声等其他的显像方法，操作者是无法确定导管的稳定性和与靶部位的接触情况的。

第七，这个传统的方法通常耗费时间长，需要患者（绝大多数是年轻人）接受大剂量的放射线照射。研究显示，使用低振幅碎裂电描记（low-amplitude fractionated electrograms）和拖带标测确定慢传导区域的方法，平均操作时间是 8.8h，接受射线时间为 52.6～80min。Joseph 使用这种方法的平均时间为（130±73）min。

上述诸方面使得传统的拖带标测和寻找碎裂电位的方法在 IART 的射频消融中变得烦琐而耗时，甚至在某些折返环路复杂的病例中失败。治疗效果不能满意。因此，需要探索其他标测方法，或者将拖带标测与其他标测方法相结合，以期获得更满意的疗效。

2. 使用网篮状电极导管进行标测 早在 1993 年,Jenkins 等就第一次应用了网篮状电极导管。之后的很多临床试验中,网篮状电极导管被用来标测房性和室性心动过速。2000年,Bernhard 和 Gjin 等报道,对于先心病术后的房性心动过速,多极网篮状导管可以准确标测并指导消融。25 例先心病术后 IART 的人群中使用多极网篮状导管进行消融标测,短期成功率达到 91%,与其他类型房性心动过速消融的成功率相当。其中,在 40% 的病例中发现了多个折返环,多个同时记录电极及等时线标测(isochronal maps)显示了相对广泛的慢传导区。认为使用网篮状导管来标测和指导消融先心病术后 IART 至少有 3 个优点。

第一,多个同步记录电极对于标测多个折返环有很大好处。而且,多个记录电极支持和方便拖带标测。拖带标测对于那些体表心电图 P 波很难辨识的患者有优势。

第二,多个记录电极及软件帮助的激动标测可以快速确定碎裂电位和慢传导区,并进一步用拖带标测进行分析,从而确定消融部位。

第三,根据现有的电生理标准,多个稳定的电极排列(splines)是一个可以信赖的方法来确认线性消融的彻底性。

3. Hallo 导管标测 W Anne 和 Rensburg 等报道,使用 Hallo 导管技术可以快速标测折返环并获得满意的消融效果。研究使用了放置于三尖瓣环的 20 极的导管。在心动过速时,在心腔内旋转 Hallo 导管,从心房前壁至侧壁再至后壁。旋转导管的同时寻找双电位的部位,在此部位再稍做旋转可以改变激动波的方向,并导致电活动图的分离,认为是沿着瘢痕的传导阻滞区。然后在此附近利用拖带标测确定消融靶点。在 Hallo 导管的激动标测显示右心房激动时间小于整个心动过速周期的 50% 和(或)拖带标测显示起搏后长间歇(>40ms)的情况下,进一步进行左心房标测。此方法可以快速确定瘢痕位置、折返环和慢传导区及通过狭窄峡部的传导。45 例术后 IART,随访 24 个月,近期成功率为 94%,远期复发率为 29%。

楚建民等报道 11 例心脏外科术后的房性心动过速患者,使用 Hallo 导管标测、射频消融的效果。共诱发出 12 种房性心动过速。8 例 9 种心动过速时 Hallo 电极记录到右心房游离壁的低电压区,其心房波较冠状静脉窦电极早,初步判定为瘢痕相关的 IART。其中 7 种心动过速为顺时针方向激动,2 种为逆时针方向激动(左前斜 45°)。3 例为典型的峡部依赖性房扑,均为顺时针方向激动。11 例 IART 的平均放电次数为(5±4)次,射频消融心动过速的即刻成功率为 11/12(91.7%),随访(17±6)个月,复发率为 1/11(9.1%)。

4. LocaLisa 标测 Mirella 等于 2001 年报道了使用 LocaLisa 标测治疗先心病术后 IART 的效果。LocaLisa 标测系统有 3 对皮肤电极,通过 3 个垂直方向将微弱的电流通过胸腔,在不同方向电流频率不同。当电流到达体内器官 - 心脏时,电压会递减。对每个导管的电信号进行分析计算,测量每个频率成分的电压,每个电活动区域的强度就能自动计算出来。每个导管在三维空间的位置是通过与心内参考电极相比较(电压 / 相应的面积)而确定的。标准电压用来测量体外施加的电流区域,这样便于术中选择和更换导管。体外施加电压对心内电图无影响。心脏收缩引起的周期变化可以通过连续的、精确的导管定位来校正。

碎裂电位、连续性电极上激动时间分离或者无电活动区域为瘢痕。通过影像并结合心内电图记录确定解剖障碍区(如上腔静脉、下腔静脉、三尖瓣环和冠状静脉窦),两者均可在 LocaLisa 图像上显示，通过旋转可以使二者在计算机显示其不同的体位。通过拖带技术来寻找隐匿性拖带的证据，一旦确定峡部即可以进行试消融。再次放电可以在 LocaLisa 图像上进行标测，有利于寻找残存的传导区域，并进行进一步消融。

8 例患者使用 LocaLisa 标测，平均放射线照射时间为（28.4±13.8）min，早期消融全部成功。随访 20 个月，没有复发病例。

5. 三维标测方法　目前临床中应用最广泛的标测方法。由于复杂先天性心脏病外科手术造成的缝线和瘢痕较多，且复杂先天性心脏病患者心脏结构发生明显改变，常规标测方法难以确定传导障碍区（如瘢痕和解剖腔）的位置及折返环的部位。需要三维标测，目前常用的三维电解剖标测方法有 Carto 系统标测和 Ensite 系统标测。

（1）CARTO 标测系统：一个电极板放置于患者背部，作为空间参考电极。一根 10 极冠状静脉窦电极作为激动时间的参考电极。

1）单大头建模与标测法：应用 7F 大头电极进行采点和标测。所有患者的采点和标测均在自发的或诱发的心动过速下进行。一般取 30～60 点建立心房的三维立体图。无电活动或者电压＜0.05mV 定义为瘢痕或者补片（如果与外科术后报告相一致），在三维电图上以灰色区域表示；双电位定义为分离的电活动，中间有 20ms 的等电位线。围绕上腔静脉、下腔静脉的双电位区域或者房间隔区域者认为是缝线区域；电压＜0.5mV，位于右心房或者间隔区域者认为是心房补片。除了进行颜色激动时间标测，等时标测慢传导区，同时进行电压标测，如果双极电压≤0.4mV 用红色表示，≥0.5mV 用粉色表示。然后在传导障碍区之间进行拖带标测，确定折返环的峡部。如果该部位为隐匿性拖带，即进行试消融。

2）多极电极导管建模与标测：CARTO 系统可以对扩大的、结构异常的心房进行详细的心内膜标测，将心内膜的激动顺序数据和心电描记电压与心腔的空间几何相结合，更精确地定位解剖传导障碍，显示三维空间的激动顺序，并确定 IART 的关键峡部。三维电解剖标测可以得到心腔的几何空间和解剖阻碍及瘢痕区的准确位置。可以更好地确定宽路径，详细标记射频损伤，便于切断这些路径。此外，还可以确定狭窄的峡部，在这些部位消融比阻断折返环的其他宽传导径路更加容易获得成功。而单独使用拖带标测不能发现折返环的狭窄峡部。有助于提供个体化的消融治疗方案，并可以评估消融造成传导阻滞的效果。三维电解剖标测消融 IART 的成功率和单独使用拖带标测的成功率相当。

1998 年，Nakagawa 和 Dorostkar 等已经开始使用三维电解剖标测和消融治疗先心病术后 IART。

（2）EnSite 3000 标测系统：采用非接触标测方法，通过 1 个心动周期即可重现三维立体等电势图。非接触导管技术是 EnSite3000 的核心。导管直径 9F，顶端为 64 个电极的电极阵，在电极阵的上方与下方各有一个环状电极 E1 和 E2，用于和消融导管形成回路。在导管中部距离球囊 16cm 处有一环状电极作为网状电极的参考电极。消融导管处于不同位置，则与 E1、E2 之间的交变电场的角度发生变化，在消融过程中非接触导管随时可以检测到消融导管的空间位置，并为其导航。

常规电生理标测方法通常操作费时，需要患者长时间暴露于 X 射线下，而通常 IART 患者都比较年轻，因此对患者不利。CARTO 系统可以显著减少患者暴露于放射线的时间，甚至可以减少所需导管的数目。

6. 局部激动标测   Brett 入选 14 例先心病术后 IART 患者,使用局部激动标测(focused activation mapping)确定心房瘢痕,以射频能量切断在两个非传导区域之间的传导性组织构成的关键峡部。早期成功率为 93%,临床复发 6 例(46%),经再次消融后,随访(7.5±5.3)个月,无复发率为 86%。认为提高远期成功率不必非要确定"慢传导区",也不需要使用详细的拖带标测来确定关键峡部。只有与临床表现出来的心律失常相符合的心动过速才需要消融。

7. 标测方法的选择   目前普遍认为,在先心病术后 IART 的射频消融治疗中,传统的标测方法仍然具有实际应用价值。对于房间隔缺损和法洛四联症等相对简单的、独立传导路径数目少的先心病矫正手术后的病例,经济的传统标测手段足以快速的确认有限的潜在通道。传统的标测手段还会减少接受射线时间。

对于 Fontan 和动脉调转术等复杂先心病矫正手术后 IART 的病例,使用 CARTO 和 Ensite 等电解剖标测可能更加有利。在这类病例中,每个独立的通道都应该消融以预防复发。

(六)IART 的复发和预防

鉴于先心病术后 IART 与手术方式关系密切,很多学者提出可以通过改进外科技术来预防术后 IART 的发生。Gandhi 等通过犬模型的研究发现,如果缝线沿着界嵴走行则房扑的发生率提高。目前已有证据证实,手术中避免损伤界嵴并将心房切口延长至下腔静脉可以减少术后 IART 的发生率。

David 和 George 提出手术中在典型房扑峡部做一个损伤可以预防术后 IART,并建议应该合理规划心房切口避免在腔静脉之间成为一个稳定的线性阻滞。外科切口应该和心房的非传导性边界(下腔静脉、上腔静脉、肺静脉、瓣环)相连,这样可以减少术后 IART 的发生率。

房内折返性心动过速高发于先天性心脏病矫正手术后,随着先天性心脏病手术治疗的普及和手术方式的复杂化,其发病率还将进一步上升。先心病术后 IART 的发生与心房内的手术瘢痕形成等诸多因素相关。目前人们已经对其电生理特征具有一定的认识。抗心律失常药物和抗心律失常起搏对于先心病术后 IART 的治疗不满意甚至还有许多禁忌。目前射频消融治疗先心病术后 IART 的疗效令人鼓舞,仍在探索各种的标测和消融方法。随着人们对于先心病术后 IART 电生理特征的进一步认识,射频消融技术的进一步提高,以及外科手术方法的改进,先心病术后 IART 的预后必将进一步改善。

(杨玉恒   马 路)

二、结构性心脏病的起搏治疗原则

心脏起搏器在结构性心脏病的治疗中有着非常重要的作用,例如扩张型心肌病致命性心律失常的 ICD 治疗、结构性心脏病心力衰竭的 CRT 治疗及心脏调搏,终止结构性心脏病药物治疗无效或需反复使用电复律的心动过速等，相关内容在有关章节有所介绍，本章节重点讨论心脏起搏器在结构性心脏病、特别是先天性心脏病心律失常的治疗原则。

（一）临时心脏起搏器的临床应用

临时起搏器可用于治疗和预防心室率过缓，也可用临时起搏器做心脏调搏，终止药物治疗无效或需反复使用电复律的心动过速，多用于终止室性心动过速。临时心脏起搏是涉及高危心律失常救治的一项必要技能。

1. 临床应用指征　临时心脏起搏的指征尚无统一意见，大多数基于临床的经验而不是严格的临床研究。通常永久起搏适应证都是急诊临时心脏起搏的潜在指征，主要包括有症状或有血流动力学异常的心动过缓，如二度Ⅱ型房室传导阻滞、三度房室传导阻滞、窦房结功能不全或窦性停搏等，也可用于对快速心律失常的超速抑制。

（1）急性三度或高度房室传导阻滞时可以保证安全。

（2）急性窦房结功能障碍及心房静止。

（3）室性心动过速（室速）需较大剂量或联合应用抗心律失常药。给予心室临时起搏可以避免用药后出现的窦性心动过缓或高度房室传导阻滞造成的心室率过缓。

（4）室速伴有或可疑伴有窦房结起搏功能障碍，或房室交接区传导功能障碍，用抗心律失常药物或电复律以前，给予心室临时起搏。

（5）心脏外科手术后或心肌炎造成的交接区心动过速，常规使用抗心律失常药物疗效常不满意。用药前给予心室起搏可以避免用药后可能出现的窦缓或房室传导阻滞引起心室率过缓。

（6）利用临时起搏器做心室调搏，可以终止折返运动引起的室速。用于治疗 Q-T 间期延长引起的尖端扭转型室速，特别是间歇依赖性室速。

（7）先天性三度房室传导阻滞患儿，发生了严重感染，需做较大的外科手术或心血管造影。

（8）置入永久性起搏器前，先给予临时起搏可以保证操作过程中的安全。

（9）二度房室传导阻滞、双束支传导阻滞、一度房室传导阻滞伴有双束支传导阻滞需要置入起搏器，但应密切观察。

（10）心搏骤停：在心肺复苏中，对于心室静止的患者，在不影响心肺复苏的前提下，可以考虑床旁临时心脏起搏。对于心搏骤停患者，快速、持续高质量的胸外按压、及时除颤和呼吸支持是首要任务。不建议因临时心脏起搏妨碍其他心肺复苏方法。然而，临时心脏起搏可能争取到额外时间为其他治疗提供机会，在此种情况下发生并发症的概率极低，因此，依然可以考虑在心室静止时予以临时心脏起搏。

2. 操作方法　临时心脏起搏的方法很多：①经食管；②经胸壁；③右心室腔内；④右心室表面。经食管起搏，只能起搏心房，有二度以上房室传导阻滞者不适用。经胸壁起搏是现代心肺复苏的重要方法，具有非侵入性，安置快捷，可在短时间内使心律失常、心搏骤停患者获得心脏起搏、心脏复苏的机会；但会引起疼痛不适，适合在特别紧急的情况下使用，因为不如经静脉起搏稳定可靠，且清醒患者常需要镇静、镇痛，因此目前在国内应用并不广泛，主要作为经静脉起搏的桥接治疗，因患儿难以耐受，只能短时间使用，儿科很少应用。内科起搏多使用右心室腔内起搏，右心室表面起搏用于心脏外科手术中。尽管右心室心尖部起搏由于电激活序列与生理激活序列不同，容易诱发心室机械不同步，增加二尖瓣和三尖瓣反流，从而影响心室收缩功能，但床旁临时心脏起搏器一般作为急救措施使用，使用时间罕有超过 2 周，并不会引起心功能的快速退化。心室起搏时房室收缩不协调，虽然对心脏的排血能力有一定影响，但可以满足急症治疗的需要。

通常使用的起搏形式是心室按需起搏，即 VVI 型起搏。置入起搏器前应尽量纠正可能存在的循环衰竭及电解质紊乱。如心室率过缓静脉注射阿托品 0.02 ～ 0.025mg/kg，无效时可静脉输入异丙肾上腺素 0.02 ～ 0.05μg/（kg·min）。剂量过大可使患儿烦躁，血压下降、诱发室速及心室颤动（室颤）。

（1）术前用药：皮下注射吗啡 0.1 ～ 0.2mg/kg 或肌内注射哌替啶 1 ～ 2mg/kg 及异丙嗪 0.3 ～ 0.6mg/kg，使患儿安静，患儿手术中用氯胺酮 1 ～ 2mg/kg。

（2）局部麻醉：用 0.5% 利多卡因局部麻醉后穿刺颈内静脉、锁骨下静脉或股静脉，插入 5 ～ 6F 双极起搏导管，在 X 线透视下将导管送至右心尖，进一步推送导管，使导管在心腔内形成一定张力，电极紧贴心肌。

（3）心电图胸导联测定及心腔内电图，QRS 波应呈 rS 型，振幅 ≥ 4mV，ST 段轻度弓背上抬。

（4）测定起搏阈值：阈值应 < 1 ～ 2V，起搏电压是起搏阈值 2 ～ 3 倍。感知电压为心腔内 QRS 波电压的 50% 左右，常为 2 ～ 3mV。根据年龄及病情决定起搏频率，年龄小、循环衰竭重者频率应较高，常用起搏频率 70 ～ 120 次 / 分。调节感知电压，避免竞争心律。

（5）固定起搏器位置：将体表多余的起搏导管盘成圈状，用缝线固定在穿刺点附近，用敷料遮盖。起搏器可置于患儿腋部、腰部或大腿部，也可悬挂于床旁，避免因患儿移动而牵拉起搏导管。

（6）排除一些治疗方法：在没有 X 线透视的条件下，用二维超声心动图导引，使用漂浮起搏导管经右颈内静脉或锁骨下静脉将导管送至右心室中部，这种方法耗费时间，难以得到理想的起搏位置，儿科很少使用。

（7）注意事项：心脏外科手术时，如损伤或可能损伤了窦房结或房室传导束，可在右心室表面心外膜用缝线固定两根特制的起搏电极，与电极相连的导线穿过胸壁至体表与起搏器相连。

（8）急救准备：应用临时起搏器做超速心室起搏可以终止折返运动引起的室速。起搏间期较室速的 R-R 间期短 30 ～ 50ms，连续起搏 5 ～ 10s 突然停止起搏可以终止室速。如无效可以缩短起搏间期或延长起搏间期。需要注意的是，长时间快速心室起搏可以造成循环衰竭及室颤，应做好电除颤及循环衰竭急救的准备。

对于某些 Q-T 延长引起的尖端扭转型室速，特别是间歇依赖性室速，给予频率较快的心室起搏，可以避免室速反复发作，给进一步治疗争取时间。常用起搏频率为婴儿 150 次 / 分，儿童 120 次 / 分，根据效果加以调节。

3. 安装临时起搏器的注意事项　根据病情及时调节起搏频率，观察心电监护，调节起搏电压及感知电压，保证起搏有效，避免竞争心律。每日根据 12 导联心电图可以了解病情变化及判断是否有电极移位，必要时胸部 X 线检查，以确定电极的位置。如移位导致起搏失败，可在对侧重新穿刺插管。随窦房结起搏功能和房室束传导功能的恢复，逐步减少起搏频率，最后使起搏器处于待命状态。密切观察心电监护，动态心电图的变化，只有确定可以停止起搏时才能拔出起搏导管。如临时起搏 2 周以后上述功能仍未充分恢复，应考虑永久起搏。

急性病毒性心肌炎引起的三度房室传导阻滞、交接区性心动过速及室速，心脏手术造成的交接区性心动过速，常可在治疗后数天至数周后消失。

4. 临时心脏起搏的并发症防治　床旁经静脉临时心脏起搏的并发症主要包括穿刺相关并发症和导线相关并发症两类，超声引导操作、尽可能缩短临时起搏时间是减少患者并发症的关键。

经静脉临时心脏起搏总体安全，但应警惕其不常见却致命的并发症，其并发症大致可分为两类，即穿刺相关并发症和导线相关并发症。穿刺相关并发症主要包括穿刺部位出血、感染、血管损伤、血栓形成、气胸等，建议超声引导下行深静脉穿刺置管。导线相关并发症包括起搏导线置入右心室内可能会促发室性心律失常；最常见的严重并发症是电极脱位导致起搏与感知不良，其次起搏导线置入心室壁偶尔可导致心室穿孔，在极少情况下可能会导致心脏压塞。并发症的发生与留置临时心脏起搏导线时间较长（> 48h）相关。因此，应在尽可能短的时间内使用经静脉临时心脏起搏，以防止并发症的发生。

（二）永久心脏起搏器的临床应用

过去几十年起搏技术发展迅速，起搏脉冲发生器变小，起搏电极导线变细。虽然没有专门针对儿童的起搏装置，但以上技术的发展使起搏装置可以更加安全有效地应用于儿科群体。越来越多的缓慢性心律失常儿童患者接受了起搏治疗，其生存率及生活质量明显提高。由于起搏技术的改进及装置的小型化，更为重要的是由于对心律失常的形成机制、发生、发展和置入装置的进一步认识，使小儿心律失常的治疗手段扩大，许多小儿缓慢性和快速性心律失常可应用起搏器和（或）除颤装置来治疗。

小儿与成人在心脏起搏器的概念及基础理论大致相似，不同之处在于小儿涉及生长发育、体格较小、所患心脏疾病不同，而且存在着不同的精神、心理与社会问题。小儿起搏有与成人起搏不同的特殊性，包括心脏起搏的指征、起搏系统的选择、置入技术、体外程控、随访及小儿心脏起搏的一些特殊问题。

1. 小儿永久起搏器置入的适应证

（1）症状性心动过缓。

（2）反复发生的心动过缓 - 心动过速综合征。

（3）先天性房室传导阻滞。儿科患者起搏器置入最常见的适应证为先天性完全性房室传导阻滞（congenital complete atrioventricular block，CCAVB）或获得性完全性房室传导阻滞：如心肌炎、先天性心脏病外科手术、介入封堵术和射频消融等手术并发症，以及窦房结功能障碍（sinus node dysfunction，SND）。SND 安置起搏器的推荐级别及证据水平见表 26-1。SND 是指由于持续的心动过缓或心脏停搏而出现的与生理不适宜的心房节律。

应充分考虑心动过缓与相关临床症状及年龄之间的关系，来评估是否需要置入心脏永久起搏器。对于有症状的 SND 患者，一般建议以心房起搏治疗为主而不是单纯心室起搏。合并房室传导阻滞者，应置入双腔起搏器，低龄、低体重者酌情选择单腔心室起搏。

表 26-1 SND 患儿安置起搏器的推荐级别及证据水平

推荐级别	推荐	证据水平
Ⅰ	SND 患儿出现与年龄不匹配的心动过缓的症状	B-NR
Ⅱa	①合并先天性心脏病的 SND 患儿出现心动过缓症状或出现血流动力学障碍，清醒状态心室率＜ 40 次 / 分，或者心脏停搏＞ 3s	C-EO
	② SND 患儿合并房性快速性心律失常，经用射频消融等方法治疗无效，抗心律失常药物治疗不能耐受	C-EO
Ⅱb	合并先天性心脏病的 SND 儿童无心动过缓症状，清醒状态时心室率＜ 40 次 / 分，或者心脏停搏＞ 3s	C-EO
Ⅲ	有症状但是可逆的 SND 患者	C-EO

注：推荐级别：Ⅰ. 获益＞风险，应进行 / 建议进行干预 / 治疗；Ⅱa. 获益＞风险，进行该干预 / 治疗是合理的；Ⅱb. 获益≥风险，可以考虑手术 / 治疗 / 效果不确定；Ⅲ. 风险≥获益，不应执行 / 无帮助 / 可能有害的干预
证据水平：B-NR. 来自非随机研究、观察研究或注册研究的证据；C-EO. 一致的专家建议

CCAVB 安置起搏器的推荐级别及证据水平见表 26-2。对于 CCAVB 的新生儿和婴儿，平均心室率可以为起搏器置入决策提供客观依据，但决定起搏治疗时机时尚需考虑患儿如出生体重、心功能和并发症等因素。起搏器是否需要置入需依据全天心率变化范围，而不是单纯某一时间点的心率情况。

在＞ 1 岁的儿童，永久起搏器置入主要适合于那些具有临床症状者。对于无症状的 CCAVB 儿童或青少年，应仔细评价其平均心率、是否存在心脏停搏、是否合并结构性心脏病、Q-T 间期及运动耐力。有研究发现置入起搏器可提高无症状性 CCAVB 患者远期生存率并预防晕厥的发生。有研究显示约 66% 的 CCAVB 儿童在出生后 1 年内置入心脏起搏器，90% 的患者在 20 岁之前已置入心脏起搏器。未置入心脏起搏器的 CCAVB 患者在其 40 ～ 50 岁阶段可发生左心功能不全和二尖瓣关闭不全并进行性加重，导致心血管事件死亡率升高。

表 26-2 CCAVB 患儿安置心脏起搏器的推荐级别及证据水平

推荐级别	推荐	证据水平
Ⅰ	①有心动过缓症状的 CCAVB 患儿	B-NR
	②＜ 3 个月婴儿，平均心室率＜ 55 次 / 分，＞ 3 个月婴儿期平均心室率＜ 50 次 / 分，心室率长间歇或者合并变时性功能不全，或者合并先天性心脏病时平均心室率＜ 70 次 / 分	C-LD
	③ CCAVB 出现宽 QRS 波逸搏节律、复杂心室逸搏，或者心功能不全	B-NR
Ⅱa	＞ 1 岁无症状的 CCAVB，平均心室率≤ 50 次 / 分或心室率长间歇	B-NR

注：推荐级别：Ⅰ. 获益＞风险，应进行 / 建议进行干预 / 治疗；Ⅱa. 获益＞风险，进行该干预 / 治疗是合理的
证据水平：B-NR. 来自非随机研究、观察研究或注册研究的证据； C-LD. 来自非常有限的观察研究或病例系列报告证据

（4）外科和（或）获得性高度房室传导阻滞（二度Ⅱ型和三度房室传导阻滞）：①房室传导阻滞（非手术原因）。非手术原因的房室传导阻滞患儿安置起搏器的推荐级别及证据水平见表 26-3。年长儿非手术原因的房室传导阻滞可能为先天性、炎症、浸润性疾病或为特发性。基于对临床症状和风险 / 收益比等方面的考虑，对于心室率可接受、窄 QRS 波形态且心功能正常的青少年特发性高度房室传导阻滞，起搏器置入指征同 CCAVB，可考虑置入永久性起搏器。②房室传导阻滞（手术原因）。手术原因的房室传导阻滞患儿安置起搏器的推荐级别及证据水平见表 26-4。先天性心脏病外科术后发生房室传导阻滞发生率为 3% ～ 8%，儿童射频消融房室传导阻滞的发生率为 0.56% ～ 0.89%，有 1% ～ 3% 的患者因术后发生持续性的房室传导阻滞不能恢复需要置入起搏器。先天性心脏病外科术后出现持续性风险，一旦发生晕厥或近乎晕厥须尽快置入起搏器。

房室传导阻滞且未接受起搏治疗者预后较差。在先天性心脏病外科术后出现暂时性房室传导阻滞的后期恢复人群中，> 85% 的患者于术后 7d 内房室传导恢复正常，> 95% 的患者术后 10d 内房室传导恢复正常。术后出现房室传导阻滞后恢复正常房室传导者多数预后较好，但有部分患者日后会再次出现晚发的完全性房室传导阻滞，其再发时间可能为术后数月甚至数十年。少数研究表明一些外科术后出现短暂的高二度或三度房室传导阻滞的患者，术前心电图没有双束支阻滞表现，术后心电图表现为双束支阻滞，日后存在晚发性房室传导阻滞或心源性猝死的风险，一旦发生晕厥或近乎晕厥需尽快置入起搏器。

表 26-3　房室传导阻滞（非手术原因）患儿安置心脏起搏器的推荐级别及证据水平

推荐级别	推荐	证据水平
Ⅰ	①高二度房室传导阻滞或三度房室传导阻滞（持续或间歇性）患儿存在症状性心动过缓、心室功能障碍、低心排血量或与之相关的晕厥症状	C-LD
	②有症状的、非可逆性的特发性进展性的二度或三度房室传导阻滞	C-LD
Ⅱa	非可逆因素，运动后出现高二度或三度房室传导阻滞的患者	C-LD
Ⅱb	间歇性高二度或三度房室传导阻滞（非可逆性）且伴有其他原因无法解释的轻微症状的患者	C-LD
Ⅲ	①无症状的一度房室传导阻滞或二度莫氏Ⅰ型	C-LD
	②可逆原因导致急性房室传导阻滞而恢复正常者	C-LD

注：推荐级别：Ⅰ. 获益＞风险，应进行 / 建议进行干预 / 治疗；Ⅱa. 获益＞风险，进行该干预 / 治疗是合理的；Ⅱb. 获益≥风险，可以考虑手术 / 治疗 / 效果不确定；Ⅲ. 风险≥获益，不应执行 / 无帮助 / 可能有害的干预
证据水平：C-LD. 来自非常有限的观察研究或病例系列报告证据

表 26-4　房室传导阻滞（手术原因）患儿安置心脏起搏器的推荐级别及证据水平

推荐级别	推荐	证据水平
Ⅰ	①心脏手术后持续至少 7 ～ 10d 没有恢复的高二度或三度房室传导阻滞	B-NR
	②迟发性高二度或三度房室传导阻滞，尤其是既往有术后短暂房室传导阻滞病史	C-LD

续表

推荐级别	推荐	证据水平
Ⅱb	术后短暂三度房室传导阻滞，恢复后遗留双束支传导阻滞；双分支阻滞伴一度房室传导阻滞或一过性完全性房室传导阻滞	C-EO

注：推荐级别：Ⅰ.获益＞风险，应进行/建议进行干预/治疗；Ⅱb.获益≥风险，可以考虑手术/治疗/效果不确定

证据水平：B-NR.来自非随机研究、观察研究或注册研究的证据；C-LD.来自非常有限的观察研究或病例系列报告证据；C-EO.一致的专家建议

神经介导的心源性晕厥患儿安置心脏起搏器的推荐级别及证据水平见表 26-5。神经 - 心脏系统介导的晕厥多为自限性疾病，通常不需要置入起搏器。但反复发作的晕厥可严重影响患者的生活质量。晕厥可带来外伤，特别是心脏抑制的反射性晕厥患者上述问题更为明显。对于非手术治疗效果不佳的患者，置入起搏器有助于治疗严重的心动过缓或心脏停搏。起搏治疗需结合临床实际情况，应明确晕厥与心动过缓或心脏停搏事件相关。直立倾斜试验及置入式心电事件监控器（ICM）有助于明确心律失常事件与晕厥的关系。

表 26-5　神经介导的心源性晕厥患儿安置心脏起搏器的推荐级别及证据水平

推荐级别	推荐	证据水平
Ⅱa	严重反复的屏气发作，心电图监测记录到心脏抑制反应，伴有晕厥、缺氧后抽搐和其他心动过缓相关的严重症状	B-NR
Ⅱb	①药物治疗失败、反复发作的症状性神经介导的心源性晕厥，记录到自发性心动过缓或心脏停搏	C-LD
	②伴有严重症状性发作性心动过缓，经抗癫痫药物治疗后未能改善的癫痫患者	C-LD
Ⅲ	① 仅于直立倾斜试验诱发的神经介导的心脏抑制型心源性晕厥	C-EO
	② 以低血压为主要或重要症状的神经介导性晕厥	C-EO

注：推荐级别：Ⅱa.获益＞风险，进行该干预/治疗是合理的；Ⅱb.获益≥风险，可以考虑手术/治疗/效果不确定；Ⅲ.风险≥获益，不应执行/无帮助/可能有害的干预

证据水平：B-NR.来自非随机研究、观察研究或注册研究的证据；C-LD.来自非常有限的观察研究或病例系列报告证据；C-EO.一致的专家建议

（5）先天性心脏病心脏外科手术后发生心动过缓，这些患儿的起搏指征主要取决于症状而不是绝对的心率标准。

（6）心动过缓的诊断标准因年龄而异，同样的心率在婴儿还达不到心动过缓的诊断标准，而对于先天性心脏病的新生儿可能是起搏的指征。

（7）一些无症状的心律失常患儿经心脏起搏治疗后效果良好。

（8）CCAVB 而无先天性结构心脏病的新生儿，心室率≤55 次/分应接受永久心脏起搏。

（9）伴先天性心脏病或呼吸窘迫的新生儿心室率≤70 次/分也应接受起搏器置入。

（10）宽 QRS 逸搏节律是起搏器置入的指征。

（11）在年龄较大的小儿，有报道心室率≤ 40 次 / 分或宽 QRS 逸搏节律可导致晕厥或猝死，睡眠时心率≤ 30 次 / 分及心室率长间歇 > 4s 是永久起搏的指征。

（12）先天性完全性房室传导阻滞的患儿出现逸搏灶传出阻滞的表现，如 R-R 间期 2 或 3 倍于基本逸搏周期，可能预示有晕厥或猝死可能。

（13）外科获得性房室传导阻滞（莫氏Ⅱ型房室传导阻滞、固定 2∶1 或完全性房室传导阻滞），如持续超过术后 7～ 10d 或推迟至术后 3 周，是永久起搏的指征。

遗传性心律失常患儿安置心脏起搏器的推荐级别及证据水平见表 26-6。关于起搏器应用于各种遗传性心律失常作为辅助治疗，尚无明确定论。目前多数研究基于长 QT 综合征（LQTS）患者。在某些高危 LQTS 患者中，永久性起搏器置入有助于减少与心动过缓或心脏停搏依赖的室性心律失常的负荷（称为短 - 长 - 短现象）。有研究显示 Q-T 间期延长导致功能性房室 2∶1 传导阻滞的婴儿，置入起搏器联合其他治疗临床获益明显，且无猝死病例出现。有报道在部分猝死高危的 LQTS 患者，心房起搏频率的设置高于自身窦性心律，可缩短 Q-T 间期并降低反复晕厥事件发生的比例。当遗传性心律失常患者存在 SND 和（或）房室传导阻滞时，或应用抗心律失常药物治疗后出现 SND 和（或）房室传导阻滞时，可考虑置入起搏器。对于继发性遗传性心律失常或 *Lamin* 基因突变所致心肌病出现心房静止的患者，心房失夺获发生率高，不建议单腔心房起搏。

表 26-6　遗传性心律失常患儿安置心脏起搏器的推荐级别及证据水平

推荐级别	推荐	证据水平
Ⅰ	有临床意义的长间歇依赖性 VT 的遗传性心律失常患儿，推荐永久起搏器的置入，或考虑选择 ICD 置入	C-LD
Ⅱ b	①永久性起搏器置入可作为 LQTS 伴功能性 2∶1 房室传导阻滞患者的辅助治疗	C-LD
	② LQTS 或其他遗传性心律失常患者伴有症状的心动过缓，永久性起搏器置入可作为辅助治疗	C-LD
Ⅲ	心房静止的患者由于心房失夺获率高，行单腔心房起搏	C-EO

注：VT. 室性心动过速。推荐级别：Ⅰ. 获益 > 风险，应进行 / 建议进行干预 / 治疗；Ⅱ b. 获益≥风险，可以考虑手术 / 治疗 / 效果不确定；Ⅲ. 风险≥获益，不应执行 / 无帮助 / 可能有害的干预

证据水平：C-LD. 来自非常有限的观察研究或病例系列报告证据；C-EO. 一致的专家建议

2.ACC/AHA 小儿及青少年永久起搏的特殊指征

（1）Ⅰ类推荐：绝对适应证

1）高度房室传导阻滞伴症状性心动过缓、充血性心力衰竭或低心排血量（C 级）；

2）窦房结功能障碍伴症状性心动过缓，心动过缓的定义依据患儿的年龄及预期心率（B 级）；

3）术后高度房室传导阻滞无缓解趋势或持续至少术后 7d（B、C 级）；

4）先天性三度房室传导阻滞伴宽 QRS 逸搏节律或心室功能异常（B 级）；

5）先天性三度房室传导阻滞婴儿心室率 < 50～ 55 次 / 分或伴先天性心脏病心室率 <

70 次 / 分（B、C 级）；

6）持续性间歇依赖性室速伴或不伴 Q-T 间期延长，对此起搏的疗效已充分证明（B 级）。

（2）Ⅱ类推荐：相对适应证

1）心动过缓 - 心动过速综合征需洋地黄以外的长期抗心律失常药物治疗（C 级）；

2）1 岁以上的先天性三度房室传导阻滞患儿平均心率＜ 50 次 / 分或有特发的心室率长间歇，其持续时间是基本心动周期的 2 ～ 3 倍（B 级）；

3）长 QT 间期综合征伴 2∶1 房室传导阻滞或三度房室传导阻滞（B 级）；

4）具无症状性窦缓的复杂性先天性心脏病患儿静息心率＜ 35 次 / 分或心室率间歇＞ 3s（C 级）；

5）一过性术后三度房室传导阻滞转为窦性节律，但仍伴双束支传导阻滞（C 级）；

6）先天性房室传导阻滞的无症状新生儿、小儿或青少年具可接受的心率、窄 QRS 波群和正常的心室功能（C 级）；

7）无症状性窦性心动过缓的先天性心脏病青少年，其静息心率＜ 35 次 / 分或心室率间歇＞ 3s（C 级）。

（3）Ⅲ类推荐：非适应证

1）一过性术后房室传导阻滞 7d 内转为正常房室传导（B 级）；

2）无症状性术后双束支传导阻滞，伴或不伴一度房室传导阻滞（B 级）；

3）无症状伴文氏型房室传导阻滞（C 级）；

4）无症状性窦性心动过缓的青少年，其最长 R-R 间期＜ 3s，最低心率＞ 40 次 / 分（C 级）。

3. 儿童起搏器置入路径和模式的选择　具有起搏指征的患儿，需选择最恰当的起搏发生器、起搏方式和起搏电极等，决定因素包括心律失常的电生理特征、心脏的结构和功能、患儿的年龄和体重、起搏器需刺激（或感知）的时间百分率及需要的电池寿命的长短。起搏系统的目的是尽可能多地模拟正常传导系统及改善患儿的总体血流动力学。

（1）置入路径的选择：心脏起搏电极导线可经静脉心内膜途径和经胸心外膜途径置入。在年长儿和青少年中，通常采用心内膜途径置入电极导线。低龄婴幼儿是否置入心内膜电极导线仍存在争议。儿童起搏治疗周期长，需要终身起搏。起搏器更换升级及电极导线拔除有赖于静脉血管的通畅。采用心内膜置入途径容易引起晚期穿刺静脉血管狭窄或闭塞，但是心外膜电极导线随儿童生长易出现电极导线断裂等故障。尽管诸多研究表明在婴幼儿置入心内膜电极导线技术上是可行的，但没有被普遍认可，多数中心选择置入心外膜电极导线，但心内膜电极导线置入往往能达到更好的远期效果，因此这部分儿童置入路径的选择还取决于术者的经验。存在心内分流的患儿置入心内膜起搏电极导线可增加体循环栓塞的风险。一项多中心平均随访 11.8 年的回顾性研究存在心内分流患儿置入起搏器发生血栓事件的概率，显示置入心内膜电极导线是血栓事件发生的独立危险因素。因此如果有可能，在置入心内膜电极导线前或者置入心内膜电极导线的同时解除心内分流。否则应考虑置入心外膜电极导线。如果合并先天性心脏病的患儿没有静脉途径进入心脏，或单心室患儿，需要置入心外膜电极导线。

（2）儿童起搏部位：儿科患者起搏周期长，起搏比例高，是起搏综合征发生的高危人群，因此一开始就选择最优的起搏部位可以最大程度地减少心室失同步的发生。研究显示长期右心室心尖部起搏可损伤左心室功能，导致起搏器综合征，其发生率为 6% ～ 13.4%。近年来希浦系统起搏越来越受关注，能较好地维持心功能稳定。已有报道左束支区域起搏可安全有效地应用于儿科患者，能获得较窄的起搏 QRS 波时限及维持稳定的较低起搏阈值。儿童存在室间隔较成人薄及生长发育的特殊性，儿童左束支起搏发生穿孔或远期脱位的风险是否高于成人，目前尚缺乏临床循证医学证据，有待增加样本规模及随访时间评估其远期疗效。

对于心外膜起搏部位研究显示，对比右心室心尖部和右心室游离壁起搏，左心室起搏对心功能可起到更好的保护作用，并可逆转因右心室起搏所致的心功能损伤。

（3）起搏模式选择：在低龄儿完全性房室传导阻滞患儿中房室顺序起搏的优势不明显或根本不存在优势，置入 VVIR 模式的单腔起搏器更为合理，可待生长发育后升级为双腔起搏器。在合并先天性心脏病和（或）体循环心室功能障碍的儿童中首次置入心外膜起搏器时应考虑置入双腔起搏器。在房室传导功能正常的 SND 患儿无须心室起搏，可置入 AAIR 或 AAI 的单腔起搏器维持适当的心率。儿科患者起搏器置入路径、起搏方式和心室起搏电极导线位置推荐见表 26-7。

表 26-7　儿科患者起搏器置入路径、起搏方式和心室起搏电极导线位置的推荐

体重 /kg	途径	起搏模式	心室电极导线位置
< 10	心外膜	VVIR	左心室心尖部 / 游离壁
	心内膜 - 特定情况下	VVIR	右心室中间隔 / 希浦系统区域
10 ～ 20	心外膜	VVIR	左心室心尖部 / 游离壁
	心内膜	VVIR 或 DDD（R）- 特定的血流动力学要求	右心室中间隔 / 希浦系统区域
> 20	心内膜	DDD（R）	右心室中间隔 / 希浦系统区域
	心外膜 - 特定情况下	VVIR 或 DDD（R）	左心室心尖部或游离壁 - 取决于外科手术置入的简易程度

4. 置入技术

（1）心外膜起搏电极导线的置入：①左心室心外膜电极导线置入：经左侧肋间腋前线开胸，于心包膈神经前（避开膈神经）切开心包，心室电极导线固定于左心室心外膜表面光滑无血管部位，测定起搏参数包括阈值、阻抗和感知。如置入双腔起搏器，心外膜心房电极导线固定于左心耳。于左腹部季肋下皮下制作与起搏器大小相当的囊袋，左胸皮下制作隧道，起搏电极导线远端通过隧道送至起搏器囊袋内连接起搏脉冲发生器，并固定于囊袋中。②新生儿：可行剑突下切口，起搏电极导线固定于右心室流出道近间隔处，起搏脉冲发生器置于腹部皮下囊袋中。③在其他心脏手术时同时进行。

（2）心内膜电极导线的置入：最好的途径是经腋静脉，可减小或避免经锁骨下静脉入

路时电极导线在骨缝间摩擦发生电极导线受损或者断裂的风险。置入心内膜电极导线应在右心房内预留一定的长度以备患儿生长发育所需。电极导线进入血管的起始部位要用缝线固定以防止脱位。

（3）囊袋位置选择：囊袋一般位于左锁骨下区，皮下组织与胸大肌前筋膜之间。在低龄儿或皮下组织薄的患者，起搏脉冲发生器往往置于胸大肌下，可减少囊袋张力避免感染风险，以及达到更好的美容效果。但是，起搏脉冲发生器置于胸大肌下，组织增生粘连会较严重，为今后起搏器更换升级增加了难度。

5. 儿童起搏器置入的并发症　心外膜起搏器置入术和心脏外科手术一样，可能出现如出血、心包切开术后综合征等并发症。但术后出现心脏缩窄的可能性较小。虽然目前应用的为类固醇洗脱心外膜电极导线，但远期阈值增高及电极导线断裂仍时有发生，由此可导致起搏功能障碍。

经静脉置入心内膜电极导线的并发症包括：电极导线移位，囊袋血肿或出血，气胸，心脏穿孔，心脏压塞，装置相关感染，静脉血栓。儿童并发症发生的比例可能高于成人。

一项研究表明在 3 岁以上的儿童置入心内膜起搏器，穿刺静脉发生闭塞或狭窄的风险可高达 25%，因此，在低龄儿中经静脉心内膜途径置入起搏器尚没有明确的适应证。患儿即使发生血管闭塞，由于侧支循环的形成不会出现明显的症状。但为今后起搏器升级或电极导线拔除造成困难。儿童最主要的并发症是起搏系统感染，发生率为 1% ~ 8%。4.9% 为浅层感染，通过应用抗生素可治愈。2.3% 为囊袋深层组织感染，需要通过移除整个起搏装置治愈感染。

一项多中心回顾性队列研究显示，64 例存在心内分流的患儿置入了心内膜起搏器，平均随访 11.8 年，其中 10 例（15.6%）发生血栓事件。

6. 置入式电复律除颤器在儿科的应用　首先由于置入式电复律除颤器（ICD）技术的发展，包括经静脉电极导管系统的出现及装置体积的小型化（由最初的 235g 缩小至不足 100g），其次是由于抗心律失常药物对患有威胁生命的心律失常患者应谨慎使用，目前一般认为儿童及年轻患者 ICD 的指征为：

（1）心搏骤停复苏者、其基础心律失常不明或无可靠的治疗手段（如肥厚型心肌病或特发性室颤复苏患者，在电生理测试时不能诱发室性心律失常）。

（2）反复发作的症状性室速有猝死危险，并对抗心律失常药不耐受的患者（如法洛四联症修补术后患者反复发生室速，应用胺碘酮已出现肺部毒性表现）。

（3）有心血管疾病但无症状，且有明显的猝死家族史者（如患先天性长 Q-T 间期综合征或肥厚型心肌病的猝死患者的同胞或子女）。在此情况下，ICD 的置入是为了猝死的"一级"预防，但此指征目前尚有争议。

对于儿童及年轻患者置入 ICD 前需考虑装置的性能、置入位置、电极导管类型及生活方式等。置入 ICD 前应进行电生理测试，以确定室性心律失常是否可以诱发及对分级治疗的反应。因此，装置的选择和程控应依患者的基础心律失常特性而定。

ICD 如果要像起搏器一样可安置于胸部，则其体积必须减小。目前的 ICD 已较原先小型化，这主要是使用了双相电击（biphasic shocks），因而与单相电击比较降低了除颤所需要的能量，随着电池及电容器技术的发展，装置有望更趋小型化，因这些部件占整个 ICD 的体积达 2/3 之多。

（马　路）

三、结构性心脏病心房颤动的射频消融及左心耳封堵

心房颤动（atrial fibrillation，AF，简称房颤）是临床最常见的心律失常之一，是引起缺血性脑卒中的重要原因。房颤治疗的主要目标之一是预防脑卒中。

常用的治疗方法包括抗凝治疗和非药物抗血栓治疗。抗凝治疗是房颤治疗预防脑卒中的基石。国内应用的抗凝药物主要是华法林，由于不同个体的有效剂量变异幅度较大、抗凝作用易受多种食物和药物的影响，因此在用药过程中需要频繁监测凝血功能及国际标准化比值（international normalized ratio，INR）并根据 INR 及时调整药物剂量，并且出血并发症的发生率高，患者依从性差，临床应用受到限制。国外文献报道，脑卒中高风险患者接受抗凝治疗比例＜ 50%；应用华法林者常规监测 INR 的比例＜ 60%；4 年后持续治疗患者比例＜ 40%；抗凝治疗期间若因手术或大量出血而要停药，血栓栓塞风险将明显增加。新型口服抗凝药物价格较高，疗效等同于和（或）优于华法林，不需要监测凝血指标，但出血并发症仍不能避免。射频消融术（radiofrequency catheter ablation，RFCA）是对症状性房颤药物治疗无效情况下的推荐治疗方法，目前仍不能确定 RFCA 和房颤相关的血栓栓塞并发症的降低有关联。指南在对于房颤的管理上，推荐房颤患者在 RFCA 后应继续口服抗凝药物治疗至少 3 个月，而是否持久性口服抗凝治疗应基于患者个体脑卒中风险决定（Ⅱa 推荐，C 级证据），显而易见，对于脑卒中高风险患者即使 RFCA 后，口服抗凝药仍不推荐终止使用。

AF 可致左心耳（left atrial appendage，LAA）内血栓形成，而血栓脱落可致血栓栓塞性疾病。Framingham 研究表明，AF 与卒中事件有显著相关性。长期口服抗凝药物是预防栓塞的主要方法，但因其存在一定的出血风险，受药物、食物等因素影响较多，患者长期服药依从性较差，临床应用受限。外科切除 LAA 可以降低卒中风险。

（一）左心耳与心房颤动引起的脑栓塞

1909 年，Welch 发现与心房颤动（房颤）与脑栓塞有关且栓子多来自左心耳。1969 年，Aberg 在对 642 例死亡患者的回顾性分析中发现，约 90% 的血栓起源于 LAA。这一观点也在 1996 年得到了 Blackshear 等研究的证实。2001 年 Madden 手术切除了 2 例患者的 LAA，以预防卒中复发，引起了临床医师对干预 LAA 的关注。以上研究明确了 LAA 对 AF 患者罹患卒中的意义。

（二）左心耳解剖与卒中

左心耳（left atrial appendage，LAA）是沿左心房（left atrium，LA）前侧壁向前下延伸的狭长、弯曲的盲端结构。LAA 是胚胎时期原始 LA 的残余，大致在胚胎发育 8 周左右原始 LA 出现肺静脉开口时形成。胚胎时期的 LA 主要由原始肺静脉及其分支融合而成。

在原始肺静脉插入 LA 的过程中，LA 内膜的血管壁成分逐渐增多，而冠状静脉窦来源的心肌成分逐渐缩小并包绕原始 LA。胚胎形成 6 周后，原始 LA 壁出现 2 个肺静脉开口；第 8 周原始 LA 扩展把肺静脉根部及其左、右分支并入 LA，LA 有了 4 条肺静脉，此部分成为 LA 的光滑部，而被包绕原始 LA 则分割成为 LAA。LAA 位于 LV 上方，肺动脉及升主动脉左侧，左上肺静脉和二尖瓣环之间，多呈狭长、弯曲的管状盲端，形态变异较大，容积为 0.77 ～ 19.20ml，长 16 ～ 51mm，开口直径最小 5 ～ 27mm，最大 10 ～ 40mm，70% 的 LAA 主轴明显弯曲或呈螺旋状。与发育成熟的 LA 不同，LAA 内壁附有丰富的梳状肌及肌小梁，97% 的梳状肌直径大于 1mm；耳缘有锯齿状切迹，呈分叶状，80% 具有多个分叶。LAA 接受回旋支或右冠状动脉房室结支血液供应，受交感神经和迷走神经纤维支配。根据 CT/MRI 检查，可将 LAA 解剖形态分为 4 种（图 26-1，彩图 9）："仙人掌"形、"鸡翅"形、"风向袋"形、"菜花"形；"鸡翅"形 LAA 的患者卒中风险最低，"菜花"形则有最高的卒中发生率。LAA 解剖形态与房颤卒中的发生有密切关系。

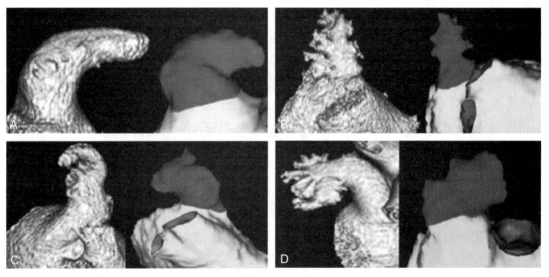

图 26-1　心脏 CT（左侧）/CMR（右侧）显示 LAA 的解剖形态

A."鸡翅"形 LAA；B."仙人掌"形 LAA；C."风向袋"形 LAA；D."菜花"形 LAA；LAA. 左心耳
摘自：林逸贤，王静 . 左心耳解剖结构和影像学特征 [J]. 中国实用内科杂志，2015，35（12）：980

（三）左心耳封堵术（LAAC）的发展历程

2007 年，Pilot 研究评估了左心耳封堵（left atrial appendage closure，LAAC）对于卒中预防的可行性，初步表明 LAA 置入装置是安全的。为比较 LAAC 与华法林抗凝治疗的有效性及安全性设计了 PROTECT AF 研究，该研究是涉及 59 家欧美中心的大型随机对照研究，随机入组 707 例华法林耐受患者，4 年随访结果表明：WATCHMAN 封堵器进行左心耳封堵的主要有效性终点皆优于华法林，尤其能减少心血管全因死亡率、出血性卒中事件及致残性卒中事件发生率，但其围术期并发症发生率为 8.7%。2011 年，CAP 研究进一步证明了 LAAC 的安全性，其使围术期并发症发生率下降至 4.1%。2013 年发布的 ASAP

研究入选了华法林禁忌证患者，旨在证明不使用短期华法林抗凝而进行 LAAC 的安全性及有效性。该研究结果表明，在华法林禁忌证非瓣膜性 AF 患者中置入 WATCHMAN LAA 封堵器可使卒中风险降低 77%。2015 年，PREVAIL 研究（一项随机对照研究）涉及 41 家美国中心，入选 461 例患者，其中有 18 家中心没有置入封堵器经验，新术者比例为 50%，置入封堵器成功率为 95%，围术期并发症为 4.2%。随访 5 年结果显示，致残或致命性卒中发生率降低 55%，出血性卒中发生率降低 80%；与长期华法林治疗相比，非手术相关大出血降低 52%，全因死亡率降低 27%。2013 年，EWOLUTION 研究入选 1020 例患者，涉及包括俄罗斯及中东国家 47 家中心，结果显示置入装置成功率为 98.5%，围术期不良事件发生率仅 2.8%，其中绝大多数患者（60%）术后接受双联抗血小板治疗。该研究基于 EWOLUTION 注册研究观察可靠临床结果，更新了 WATCHAMAN 用药策略：①对于能够接受短期抗凝治疗的患者，可进行 45d 抗凝治疗，3 个月双联抗血小板治疗，1 年阿司匹林治疗；②对于能够接受短期抗凝治疗的患者，亦可选择直接 3 个月抗凝治疗，1 年阿司匹林治疗后可停药；③对于抗凝禁忌患者，可进行 3 个月双联抗血小板治疗，1 年阿司匹林治疗。

（四）LAAC 术前的影像学评估

目前常用的 LAAC 影像学评估手段包括经胸超声心动图（trans thoracic echocardiography，TTE）、经食管超声心动图（trans esophageal echocardiography，TEE）、多层螺旋 CT（multi-detector CT，MDCT）、心腔内超声（intracardiac echocardiography，ICE）、数字减影血管造影（digital subtraction angiography，DSA）。

1.TTE　二维及三维 TTE 在术前可提供左心房、左心室大小及功能参数，排除瓣膜相关 AF、左心室血栓、合并需要手术干预或长期抗凝治疗的瓣膜病史；TTE 大动脉短轴、四腔切面图像在术中可用于指导房间隔穿刺的定位，评估术中、术后有无急性或亚急性心包积液等并发症的发生。

2. TEE

（1）术前评估：应在术前 24 h 内完成，多角度（0°、45°、90°、135°）探查 LAA 形态、结构，精确定量测量 LAA 的深度、开口，排除 LAA 内血栓形成。

（2）术中、术后检查：术中 TEE 引导房间隔穿刺；监测封堵器释放过程；观测封堵位置（position），检查封堵器的锚定（anchor）、封堵器稳定性，测量封堵器的大小及压缩比，检查封堵器周围是否存在残余分流，测定残余分流的直径，检查封堵器对周围结构（如二尖瓣）的影响、是否存在心包积液、心脏压塞等并发症。

（3）术后复查：术后 45d、6 个月、12 个月随访复查 TEE，观察封堵器械是否稳定、有无器械相关血栓、封堵器边缘残余分流及左心功能变化。

TTE 和 TEE 对 LAAC 有效性和安全性的保障具有非常重要的作用。

3. MDCT

（1）术前评估：三维重建后的 MDCT 图像可清晰显示不同心动周期 LAA 及周围结构的解剖形态、结构。术前 MDCT 可对房间隔穿刺位点、封堵器释放最佳轴向进行预测。该影像学检查下，LAA 开口周长可作为预测实际选择封堵器种类和型号的参考指标。

MDCT 是需要对比剂的无创式检测，但部分 AF 患者发生 LAA 功能不全后，对比剂无法在舒张期完全充盈至 LAA 远端，进而可能引起 LAA 参数测量误差；同时 MDCT 对血栓的检测特异性稍劣于 TEE，对区别 LAA 内肥大梳状肌与血栓的能力较差。目前，MDCT 尚无法在手术中实时监测。对于不能耐受 TEE 的患者，可考虑该检查方法。

（2）术后随访：对于不能耐受 TEE 的患者，可用 MDCT 进行术后随访，但是 MDCT 对于内皮化程度的识别仍无法代替 TEE。

4. ICE   ICE 可以在右心房、冠状窦口、心大静脉远端、右心室流出道评估 LAA 结构，排除 LAA 内血栓。在术中通过房间隔进入左心房，可在局部麻醉下全程指导 LAAC。由于 ICE 对细微结构的高分辨率，其对血栓、LAA 内梳状肌的鉴别更优于 TEE。ICE 在术中指引并监测 LAA 封堵器输送、释放的作用与 TEE 相似，低辐射下可在术中评估器械位置是否合适（与左上肺静脉、二尖瓣等周围组织结构的关系）、封堵器压缩比、残余漏大小及有无心包积液等并发症。在左心房的常规位置左侧肺静脉、右侧肺静脉口外进行至少两个垂直轴向的扫描。ICE 可以作为 TEE 无法耐受患者的术中替代监测和评估技术。但由于其价格比较昂贵，且操作比较烦琐，目前仅有少数中心在应用。

5. DSA   目前仍建议在全身麻醉下由 TEE 实时监测结合 X 线透视引导下进行标准的经导管 LAAC。由于常用的 TEE 切面方位为 30°～ 45° 及 120°～ 135°（显示 LAA 及封堵器的最佳切面），其右前斜（right anterior oblique，RAO）30° ＋头（cranial，CRA）20° 及 RAO 30° ＋足（caudal，CAU）20°，LAA 造影也常用于观察封堵器边缘是否存在残余漏及有无露肩。目前国内多家中心在术前 TEE 明确左心房内无血栓的前提下，已成功尝试仅 X 线透视指导下完成经导管 LAAC。然而，该术式尚无大规模的临床随机对照研究。

（五）LAAC 适应证及禁忌证

1. LAAC 适应证   CHA$_2$DS$_2$-VASc 评分≥ 2 分的非瓣膜性 AF 患者，同时具有以下情况之一：①不适合长期规范抗凝治疗；②长期规范抗凝治疗的基础上仍发生卒中或栓塞；③ HAS-BLED 评分≥ 3 分；④需要合并应用抗血小板药物治疗；⑤不愿意长期抗凝治疗。

2. 禁忌证   ①左心房内径＞ 65mm；② TEE 发现 LAA 内血栓或重度自发显影；③严重的二尖瓣瓣膜疾病或中大量心包积液；④低危卒中风险（CHA$_2$DS$_2$-VASc 评分≤ 1 分）；⑤凝血功能障碍；⑥近期活动性出血患者；⑦除 AF 外同时合并其他需要继续华法林抗凝疾病的患者；⑧需要接受外科开胸手术者。

（六）规范化的 LAAC 流程

1. 塞式封堵

（1）以 WATCHMAN 封堵器为例，介绍规范化的 LAAC 流程。

1）第一步，封堵器输送：①输送鞘管到达目标点（猪尾巴导管保护下）；②撤出猪尾巴导管；③检查输送鞘管入路局部有无出血；④插入封堵器内鞘；⑤缓慢推送封堵器；⑥封堵器末端标记环与内鞘管的远端标记环对齐（双环相平）。

2）第二步，封堵器展开：①固定输送内鞘；②回撤外鞘；③外鞘、内鞘相扣；④固定输送钢缆；⑤回撤外鞘；⑥保持封堵器稳定；⑦展开封堵器。

3）第三步，释放前评估：①造影观察封堵器位置；② TEE 扫视封堵器；③测量 0°、45°、90°、135°的压缩比；④牵拉试验。

4）第四步，PASS 原则评估：①符合 PASS 原则，释放封堵器；②不符合 PASS 原则，半回收、全回收封堵器，调位置或更换封堵器，或终止手术。所谓 PASS 原则，即 Position（位置）：封堵器最大直径平面刚好在或稍远于 LAA 开口平面（图 26-9）；Anchor（锚定）：倒刺组织，使器械位置稳定；Size（大小）：封堵器相对于原直径压缩 8%～20%（表 26-8）；Seal（封堵）：器械覆盖开口平面，LAA 所有分叶都被封堵。

5）第五步，封堵器释放后评估：①造影观察封堵器位置；② TEE 扫视封堵器；③测量 0°、45°、90°、135°的压缩比；④评估有无心包积液。

（2）塞式封堵操作方法及要点

1）手术器械：穿刺针、动脉鞘管（6F、8F），房间隔穿刺鞘管、房间隔穿刺针，0.035in（1in=2.45cm）"J"形加硬导丝，5F 或 6F 猪尾巴造影导管，密封生理盐水袋 - 滴注器 / 无菌线（用来排气、导流等），三联三通导管，环柄注射器，心电监护装置，压力记录器，压力延长管，50ml 螺口注射器（封堵器冲洗排气），心包穿刺包，WATCHMAN 输送系统（单弯、双弯、前弯，图 26-2A），WATCHMAN 封堵器（型号有 21mm、24mm、27mm、30mm、33mm 5 种封堵器，适合绝大多数的 LAAC 治疗，图 26-2B）。

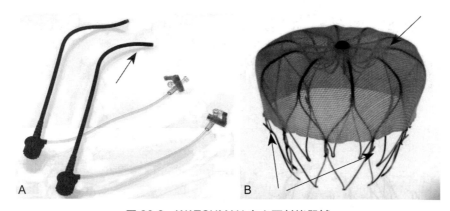

图 26-2 WATCHMAN 左心耳封堵器械

A. WATCHMAN 输送系统的外导引鞘管为 14F（4.7mm），内径 12F，依据其前端形态分为单弯、双弯、前弯，大多数患者可使用双弯完成，其工作长度为 75cm；B. WATCHMAN 封堵器，依据其底部直径有 21mm、24mm、27mm、30mm、33mm 5 种型号，其轮廓形状适合大多数的左心耳封堵术治疗

图 26-2～图 26-5 摘自：中国医师协会心血管内科医师分会结构性心脏病专业委员会 . 中国经导管左心耳封堵术临床路径专家共识 [J]. 中国介入心脏病学杂志，2019，27（12）：664

2）术前 LAA 评估：查看患者心包的基线情况，以备与术后对照。LAAC 术前，除无法实施 TEE 的患者外都应该接受 TEE 检查，了解 LAA 的大小、形态、内部是否有血栓形成。至少应从 0°、45°、90°、135° 4 个角度来评估 LAA 开口直径、深度、形态（图 26-3）。根据 LAA 的大小预估合适的封堵器。合适的封堵器应是 LAAC 后封堵器稳定，不

会产生封堵器移位，封堵器周围的残余分流小于5mm或无残余分流。通常封堵器应大于LAA直径2～6mm，LAAC后压缩比应在8%～20%（表26-8）。

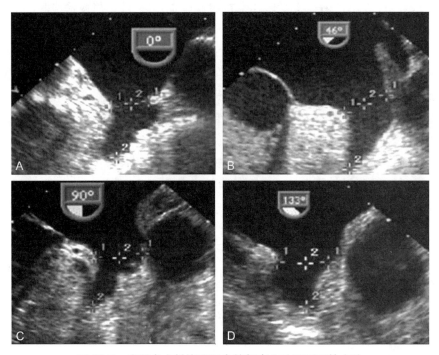

图26-3 应用塞式封堵器经食管超声心动图测量的方法

A. 0°，B. 46°，C. 90°，均以左回旋支为基线到左上肺静脉脊部远端2cm以内作为测量开口（标记为1的测量线），深度为着陆区中点至左心耳的远端（标记为2的测量线）；D. 133°以左心耳颈部平行于回旋支处到左心耳外侧壁作为测量开口（标记为1的测量线），深度为着陆区中点至左心耳的远端（标记为2的测量线）

表26-8 封堵器型号推荐尺寸

左心耳最大开口（mm）	器械尺寸（mm）
17～19	21
20～22	24
23～25	27
26～28	30
29～31	33

3）手术过程：患者入院后建议确保抗凝桥接，如果术前已接受规范化抗凝（包括新型口服抗凝药、低分子肝素等），建议规范抗凝至术前1d，手术当日早上停服。若有抗凝禁忌等原因，可考虑入院后采用双联抗血小板治疗（若无禁忌则建议阿司匹林、氯吡格雷，若不能服用阿司匹林者，可改为吲哚布芬或西洛他唑）至术前1d，手术当日早上停服。LAAC在全身麻醉或深度镇静下进行。

①房间隔穿刺：房间隔穿刺点的选择对于 LAAC 至关重要。合适的穿刺点使得输送鞘管在房间隔到 LAA 之间有足够的操作空间，能够轻松地调整输送鞘管封堵轴向。穿刺位点通常选择房间隔靠中下或中后部。穿刺鞘管、输送鞘管在左心房、LAA 的移动及调整应在猪尾巴导管或"J"形导丝的保护下进行（图 26-4）。

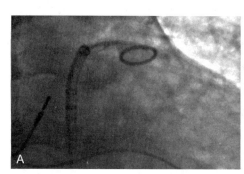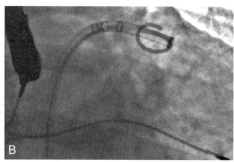

图 26-4　在经食管超声心动图和造影指引下缓慢推进输送导管

A. 稳定猪尾巴导管；B. 转动输送鞘，顺着猪尾巴导管缓慢推送鞘管，到达左心耳末端前可静推对比剂明确鞘管位置

②导引鞘管定位：WATCHMAN 输送系统的导引鞘管外径为 14F、内径 12F，依据其前端形态分为单弯、双弯、前弯，大多数患者可使用双弯完成；导引鞘管的工作长度为 75cm，鞘管远端依次有 4 个标记环，距离顶端标记环长度依次为 21mm、27mm、33mm，顶端标记环外侧的鞘管有 5mm 柔软的部位（图 26-5）。标记环可作为标尺，用来测量 LAA 的大小，也可以指引外导引鞘管放置的深度。

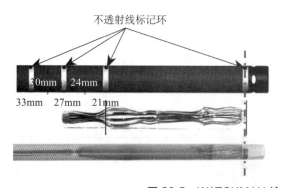

导引鞘标记环	预装器械长度
21mm	20.2mm
24mm	22.9mm
27mm	26.5mm
30mm	29.4mm
33mm	31.5mm

图 26-5　WATCHMAN 输送系统的外导引鞘管外径

③术中 LAA 的观察及测量：在 LAAC 前必须对 LAA 的形态、开口直径、LAA 深度等有全面了解，通常采用造影、TEE 或 ICE 进行检测。造影一般取 RAO 30°＋ CAU 20°进行检测；少数患者 LAA 位置变异，必要时可加 RAO 30°＋ CRA 20°、RAO 45°＋ CAU 20°、RAO 15°＋ CAU 20°或 RAO 60°＋ CAU 20°。LAA 显示清楚后，对 X 线和手术台进行锁定。TEE 检查时，应从 0°～ 135°对 LAA 进行扫视、测量，同时观察是否有血栓形成；在 TEE 和 X 线透视引导下，将输送鞘管送至 LAA 内。逆时针旋转鞘时，

外导引鞘管的弯头会向上、向前移动；顺时针旋转鞘时，外导引弯头会向后、向下移动。

　　④封堵器的装载：WATCHMAN 封堵器预装在一个透明的输送内鞘管内，在 LAAC前，应对封堵器排气，检查输送钢缆与输送器是否连接紧密。在体外检查、排气时，不能将封堵器推送到输送管外，将封堵器与内鞘管的远端标记环对齐（图 26-6）。标记环外有5mm 安全空间，即封堵器在 LAA 内展开后，封堵器的远端与 LAA 壁有一定的安全空间。

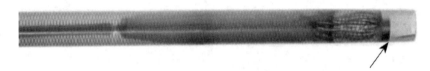

图 26-6　WATCHMAN 封堵器预装时封堵器与内鞘管的远端标记环对齐（箭头所示）

图 26-6～图 26-9 摘自：中国医师协会心血管内科医师分会结构性心脏病专业委员会. 中国经导管左心耳封堵术临床路径专家共识 [J]. 中国介入心脏病学杂志，2019，27（12）：665

　　将检查好、排气后、预装好封堵器的输送系统的内鞘管缓慢送入输送系统的外鞘管内，在推送过程中，应持续推注肝素生理盐水，防止气体进入输送系统内；将封堵器内鞘管远端标记环与系统外鞘管的远端标记环对齐，固定内鞘管，回撤外鞘管与内鞘管咬合，然后完全固定输送系统，使整个输送系统不能往前推进；固定封堵器的输送钢缆，缓慢回撤输送系统的鞘管，使封堵器在 LAA 内由远端至近端缓慢逐渐展开，至完全打开封堵器（图 26-7）。在展开封堵器过程中，要确保封堵器远端未发生前移，禁止向前推送封堵器（图 26-8）。

　　⑤封堵器释放：封堵器释放前必须满足所有释放条件，即"PASS"原则。位置（Position）：封堵器最大直径平面刚好在或稍远于 LAA 开口平面（图 26-9，彩图 10）；锚定（Anchor）：倒刺组织，使器械位置稳定；大小（Size）：封堵器相对于原直径压缩 8%～20%（表 26-9）；封堵（Seal）：器械覆盖开口平面，LAA 所有分叶都被封堵。PASS 原则的核心是：封堵器稳定，不会发生移位，完全封堵 LAA，没有残余分流或残余分流小于5mm。如果器械释放满足以上 4 个条件，将封堵器输送外鞘轻轻向前送至封堵器底部，逆

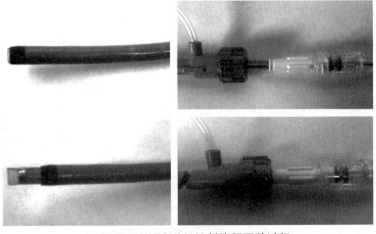

图 26-7　WATCHMAN 封堵器预装过程

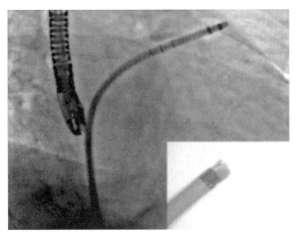

图 26-8　WATCHMAN 封堵器展开时确保封堵器远端无前移

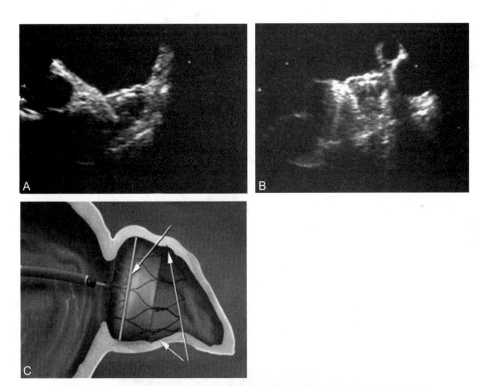

图 26-9　封堵器释放前，最大直径平面刚好在或稍远于左心耳开口平面

A. 超声显示封堵器最大直径平面刚好在左心耳开口平面；B. 超声显示封堵器最大直径平面稍远于左心耳开口平面；C. 封堵器最大直径平面稍远于左心耳开口平面

表 26-9　封堵器释放条件，封堵器相对于原直径压缩 8% ～ 20%　　　　（单位：mm）

封堵器直径	最大压缩直径（20%）	最小压缩直径（8%）
21	16.8	19.3
24	19.2	22.1

续表

封堵器直径	最大压缩直径（20%）	最小压缩直径（8%）
27	21.6	24.8
30	24.0	27.6
33	26.4	30.4

时针旋转近端手柄 3 ～ 5 圈，释放封堵器。如果达不到释放条件，应分析原因，调整封堵器的位置或封堵器的型号。a.封堵器的位置：过深（图 26-10A），靠近 LAA 开口部位的分叶未能完全封堵，此时仍然存在血栓形成的风险；过浅（图 26-10B），封堵器突出在左心房内，封堵器的压缩比过低，导致封堵器不稳定而易移位。b.封堵器是否锚定：封堵器稳定性测试，轻轻牵拉释放把手，然后松开，观察封堵器位置是否移位、改变，如果封堵器回复到原来位置，提示封堵器位置稳定，反之，提示封堵器锚定不牢固，封堵器可能移位，器械需要被回收。c.封堵器的压缩比：用 TEE 从不同角度测量封堵器底部直径，计算其压缩比（图 26-11），确定封堵器保持一定的压缩（压缩比应为 8% ～ 20%），即封堵器对

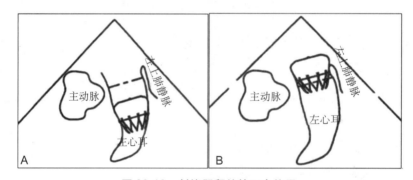

图 26-10　封堵器释放的不良位置

A.封堵器放置位置过深；B.封堵器放置位置过浅

图 26-10 ～图 26-13 摘自：中国医师协会心血管内科医师分会结构性心脏病专业委员会.中国经导管左心耳封堵术临床路径专家共识 [J].中国介入心脏病学杂志，2019，27（12）：666

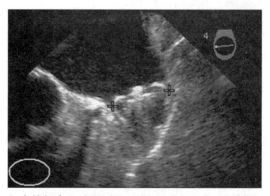

图 26-11　经食管超声心动图测量 WATCHMAN 左心耳封堵器的压缩比

LAA 有一定的径向张力。d. 封堵器是否封堵完全：观察封堵器周围有无残余分流，如果有残余分流，应对其进行分析，确保残余分流小于 5mm；如果残余分流大于 5mm，应通过封堵器位置调整或更换封堵器来确保残余分流小于 5mm（图 26-12，彩图 11）。在调整 LAAC 过程中不能够推送封堵器，避免无意地拉扯封堵器，预防心耳破裂、心脏压塞。调整后仍然达不到释放条件时，应放弃封堵。可以通过部分、全部回收封堵器来重置封堵器。

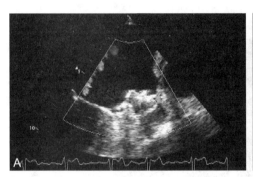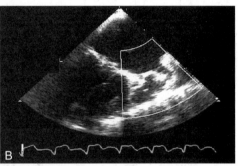

图 26-12　经食管超声心动图发现左心耳封堵器周围残余分流及封堵器评估

2. 盖式封堵

（1）以 LAmbre 封堵器为例，介绍规范化 LAAC 流程。

1）第一步：①输送鞘管到标志线（猪尾巴导管保护下）；②撤出猪尾巴导管；③检查输送鞘管入路局部有无出血；④连接封堵器、装载器；⑤缓慢推送封堵器。

2）第二步：①封堵器接近末端；②缓慢推注对比剂；③确认输送鞘管位置正确；④确认输送鞘管内无气体。

3）第三步：①在标志线外锚定区内；②缓慢送出封堵器；③打开并推送至锚定区；④固定输送钢缆，回撤输送鞘管，打开密闭盘。

4）第四步：①造影观察封堵器位置；② TEE 扫视封堵器；③测量 0°、45°、90°、135° 的压缩比，检查器械周围漏（PDL），封堵器与周围组织关系；④牵拉试验。

5）第五步：①符合 COST 原则释放封堵器；②不符合 COST 原则回收封堵器，调位置或更换封堵器，或终止手术。所谓 COST 原则即，C（Circumflex artery）：固定盘展开在左回旋支外侧；O（Open）：固定盘充分展开，使盘脚的末端与连接在密封盘和固定盘之间的显影标志在一条线上；S（Sealing）：密封盘达到最佳密封（残余漏 ≤ 3mm）；T（Tug test）：固定盘稳固，通过牵拉测试确认。

6）第六步：①释放封堵器；②造影观察封堵器位置；③ TEE 扫视封堵器；④测量 0°、45°、90°、135° 的压缩比，检查器械周围漏（PDL），封堵器与周围组织关系；⑤评估有无心包积液。

（2）盖式封堵操作方法及要点

1）手术器械：6F 动脉鞘，穿刺针、动脉鞘管（6F、8F），房间隔穿刺鞘管、房间隔穿刺针，0.035in "J" 形加硬导丝，5F 或 6F 猪尾巴导管，密封生理盐水袋 - 滴注器 / 无菌线（用来排气、导流等），三联三通导管，环柄注射器，心电监护装置，压力记录器，压力延长管，

50ml 螺口注射器（封堵器冲洗排气），心包穿刺包，LAmbre 封堵器，LAmbre 输送系统，肝素化盐水托盘，10 号缝合线，14F 可调弯鞘，异物钳，带食管探头超声设备，DSA 设备。

2）术前 LAA 评估：查看患者心包的基线情况，以备和术后对照。通过 TEE 或者 CT 扫描来排除 LAA 内有血栓的情况；TEE 测量 LAA 大小：从 0°、45°、90°、135° 测量 LAA 开口大小、锚定区大小（心耳开口往深 1cm 处），检查观察 LAA 与左心房、房间隔位置关系（图 26-13，彩图 12），预估 LAA 形态、封堵位置、封堵器尺寸。

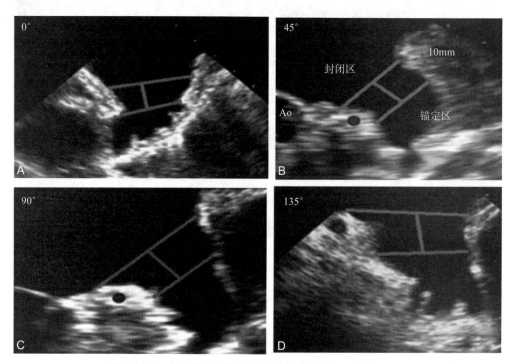

图 26-13　应用盖式封堵器经食管超声心动图测量的方法

A. 0°；B. 45°；C. 90° 以华法林嵴顶端至房室沟的连线为封闭区，封闭线往左心耳深处平移 10 ～ 14mm 所测量径线为锚定区，锚定区的位置要求必须在左回旋支外侧；D. 135° 以华法林嵴顶端至左心耳口部外侧 3 ～ 4mm 处为封闭线，往左心耳深处平移 10 ～ 14mm 所测量径线为锚定区

3）手术过程：患者入院后建议确保抗凝桥接，如果术前已接受规范化抗凝（包括新型口服抗凝药、低分子肝素等），建议规范抗凝至术前 1d，手术当日早上停服。若有抗凝禁忌等原因，可考虑入院后采用双联抗血小板治疗（若无禁忌则建议阿司匹林、氯吡格雷，若不能服用阿司匹林者，可改为吲哚布芬或西洛他唑）至术前 1d，手术当日早上停服。LAAC 在全身麻醉或深度镇静下进行。

①术中 LAA 测量及封堵器的选择：a. 房间隔穿刺成功后，在加硬导丝的导引下，将输送鞘管送入左心房，将猪尾巴导管沿导丝经输送鞘送至左心房内，旋转前送猪尾巴导管，进入 LAA。猪尾巴导管放入 LAA 深处，输送鞘沿猪尾巴导管到达 LAA 口部位置。b. 分别选择 RAO 30°＋ CRA 20°、RAO 30°＋ CAU 20° 角度，同时向鞘管和猪尾巴导管注射对比剂进行 LAA 造影（图 26-14，彩图 13），并测量 LAA 口部及锚定区最大径。c. 根

据测量结果选择封堵器大小，采用造影下最大测量直径。一般情况下，选择比锚定区大 2 ～ 6mm 的封堵器；若开口部直径比锚定区大 10mm 及以上，则考虑选择异形封堵器（固定盘小，封堵盘大）。

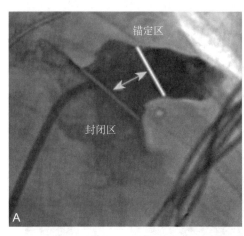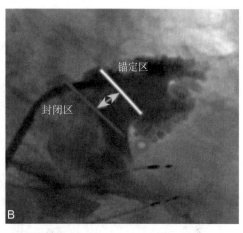

图 26-14　左心耳封堵术中左心耳的测量

左心耳封堵术中造影测量左心耳大小，以华法林嵴顶端至左心耳解剖开口和二尖瓣环连线的中点为封闭区，往左心耳深处平移 10 ～ 14mm 为锚定区，锚定区必须位于心耳侧。A. 右前斜 30°＋头 20°；B. 右前斜 30°＋足 20°

图 26-14 ～图 26-16 摘自：中国医师协会心血管内科医师分会结构性心脏病专业委员会 . 中国经导管左心耳封堵术临床路径专家共识 [J]. 中国介入心脏病学杂志，2019，27（12）：667

　　②封堵器的装载：将封堵器连接至输送钢缆并收入装载器中，使用 50ml 注射器冲洗 2 ～ 3 次并充分排气，然后通过三联三通连接高压生理盐水袋并保持高压盐水生理冲洗；然后连接输送鞘，连接过程中应确保无气泡进入输送鞘内、体内；推动输送钢缆，将封堵器送至鞘管末端（图 26-15，彩图 14）。LAAC 中推送钢缆，在开口部参考线远端、锚定区的近端打开固定盘，缓慢推送固定盘至锚定远端、左回旋支的外侧；回撤输送鞘同时推送输送钢缆，打开密封盘，初步完成 LAA 的封堵。

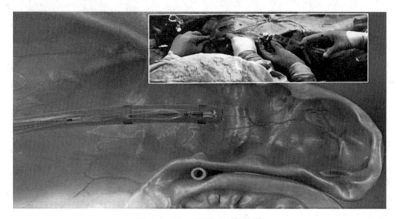

图 26-15　封堵器的装载

③封堵器的释放：在封堵器释放之前必须对封堵器的稳定性、封堵效果、对周围组织（二尖瓣功能、左上肺静脉、心包）的影响进行评估。一般通过X线、造影、超声心动图进行综合评估，可在X线下进行牵拉试验；造影评估残余分流情况；TEE检测器械周围漏（peri-device leakage，PDL），封堵器对二尖瓣、左上肺静脉影响，是否有心包积液。封堵器在释放前应符合COST原则（图26-16，彩图15）。C（Circumflex artery）：固定盘展开在左回旋支外侧；O（Open）：固定盘充分展开，使盘脚的末端与连接在密封盘和固定盘之间的显影标志在一条线上；S（Sealing）：密封盘达到最佳密封（残余漏≤3mm）；T（Tug test）：固定盘稳固，通过牵拉测试确认。通过验证，确认封堵器稳定、封堵效果好、对周围组织无影响后，将输送鞘管送至密闭盘下方，逆时针旋转输送钢缆，释放封堵器。

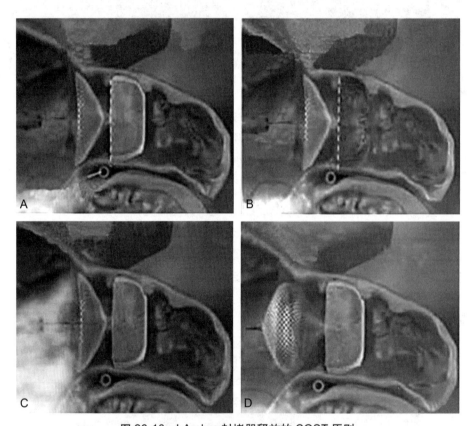

图26-16 LAmbre封堵器释放的COST原则

A.固定盘在左回旋支（Circumflex artery）后面展开；B.固定盘充分展开（Open），固定盘脚的末端与连接在密封盘和固定盘之间的显影标志在一条线上；C.密封盘达到最佳的密封（Sealing，残余漏≤3mm）；D.封堵器稳固，通过牵拉测试（Tug test）确认

（七）LAAC围术期管理

1. 术后综合评估　对LAAC患者应行围术期管理、术后并发症管理、术后中长期随访及采取远期康复措施。在术后应根据麻醉方式及入路情况酌情于重症加强护理病房中转，条件允许者进入普通病房进行循环容量、神经系统、感染、呼吸系统、消化系统等综合管理，

并给予相应治疗。完成患者综合评估，包括运动功能评估、关节活动度评估、肌张力评估、感知功能评估、言语及吞咽评估、日常生活能力评估、认知评估，个体化制订院内早期运动康复计划及出院时间规划。结果良好平稳的患者可于术后 1～2d 出院，出院前应进行心电图和 TTE 检查。术后 6～12 周、6 个月及 1 年完成门诊随访，包括相应的生化及影像学检查。及时纠治并发症，合理用药，依据病情和门诊康复治疗情况制订长期家庭康复计划。

2. 抗血栓方案　LAAC 术前，须行 TEE 检查排除左心房及 LAA 血栓。对于长期口服华法林的患者，术前应调整华法林剂量，使国际标准化比值（international normalized ratio，INR）< 2.0。目前推荐 LAAC 术中抗凝使用普通肝素，维持术中（房间隔穿刺后至整个置入过程结束）活化凝血时间（activated coagulation time，ACT）大于 250s。存在普通肝素使用禁忌时，可选择使用比伐芦定。

LAAC 术后最佳抗血栓方案尚不明确，建议根据患者意愿、评估出血风险及卒中风险选择抗凝方案。建议术后予华法林抗凝，同时给予低分子肝素协同抗凝，直至 INR 达 2.0。服用华法林至少 45d，维持 INR 值 2～3。术后 45d 经 TEE 评估封堵成功（完全封堵或残余分流 < 5mm）时，停用华法林，改用双联抗血小板治疗（阿司匹林＋氯吡格雷）至 6 个月后停用氯吡格雷，长期服用阿司匹林治疗；如果术后 45d 随访时，封堵不成功，则继续服用华法林。

新型口服抗凝药在 LAAC 后血栓栓塞预防的疗效与华法林相仿，且可减少术后出血事件发生，使用前应综合考虑患者年龄、肾功能、既往出血史等。

对于不耐受口服抗凝药的患者，术后予双联抗血小板治疗（阿司匹林＋氯吡格雷）6 个月，之后长期服用阿司匹林。AF 射频消融、LAAC"一站式"患者，抗凝方案依据射频消融的抗凝时间而定。对于有栓塞性疾病史的患者，其术后抗凝方案需个体化制订。

（八）LAAC 常见并发症及处理

LAAC 相关主要手术并发症在实践中相对较少（1%～2%），但一旦发生会造成一定的伤残率和死亡率，所以 LAAC 术者必须对以下潜在的并发症有充分的了解，并对其做好相应的预防及处理措施。

1. 心包积液及心脏压塞　心包积液是 LAAC 中常见的并发症，积液量大时可致心脏压塞，需心包穿刺减压，严重时需外科开胸止血。2009 年 PROTECTAF 研究表明，需要干涉的心包积液患者约占所研究患者的 4.3%。CAP2 研究结果表明，心包积液及心脏压塞的概率分别约 1.9% 及 1.3%。封堵器输送过程中，输送鞘必须沿着猪尾巴导管慢慢推进，过程需要非常谨慎小心。对于心包积液的早期识别很重要，心包穿刺设备需要提前准备好且做好外科开胸手术的准备。

2. 封堵器移位　封堵器释放后可从 LAA 封堵处移位至左心房、左心室、主动脉，可能与封堵器选择不当、LAA 过大有关。已有研究报道，器械脱落栓塞的概率约 0.25%。封堵器移位于左心室、主动脉、左心房的概率分别为 43%、43% 和 14%。详细评估 LAA 大小和轴向有助于选择合适封堵器，降低封堵器移位的风险。

封堵器移位后能否经导管取出，取决于移位的位置及术者的手术经验。移位至左心房、主动脉内的封堵器，大多可经导管取出；移位至左心室，并固定在左心室的封堵器，建议外科开胸取出。通过严格遵守封堵器的释放原则，如 PASS 原则、COST 原则等，可最大限度降低封堵器移位的发生率。

3. 手术相关卒中 大多数与空气栓塞有关，发病率通常低于 0.5%，多可逆。在 PROTECT AF 研究中，因空气栓塞导致的卒中事件约 1%（463 例中有 5 例）。LAAC 过程中严格的冲管排气可以降低卒中的发生率；全身麻醉、插管正压通气也可以减少空气栓塞的发生；通过注射生理盐水维持平均左心房压大于 10mmHg（1mmHg=0.133kPa）是防止空气栓塞的另一种有效的方法；成功穿刺房间隔后，撤离穿刺针及扩张鞘时需动作缓慢且稳定。万一出现了空气栓塞，需要患者保持仰卧，给予 100% 的氧气吸入，可以给予高压氧治疗。

4. 血栓形成 术中在器械表面、左心房内出现血栓，可能与肝素化不完全、操作时间长、缺乏肝素冲洗导管有关。一般认为，在将器械送入左心房之前，ACT 必须达到 250s 以上，且每 20min 需要监测 1 次。TEE 有助于早期识别血栓形成，若术中发现 LAA 或心腔内血栓形成，立即停止手术，随访 ACT，必要时增加肝素。

封堵器械相关血栓（device-related thrombus，DRT）通常无症状，随访时经 TEE 发现。在 PROTECT AF 研究中，DRT 发生率为 4.2%，其中 0.3% 患者发生卒中。对 DRT 患者须加强抗凝药物的使用至少 6 周。

5. 器械周围漏（PDL） 由于 LAA 形态不规则，部分患者可发生 PDL。至于多大的 PDL 是可接受的，目前没有达成共识。在 PROTECT AF 和 PREVAIL 研究中，小于 5mm 的 PDL 不影响封堵的效果。但也有些学者认为小于 3mm 才是可接受的。

PDL 处理办法包括继续抗凝治疗及第 2 次封堵，封堵器可选择房间隔缺损封堵器、卵圆孔未闭封堵器等。

6. 其他的并发症 ①穿刺点出血、血肿、假性动脉瘤形成、感染及深静脉血栓形成；②食管损伤；③气道损伤、呼吸机相关肺炎；④心包炎；⑤心律失常。

（九）"一站式"介入治疗及极简式 LAAC

1. "一站式"介入治疗 AF 治疗的核心是预防动脉栓塞疾病。射频消融可改善部分 AF 患者症状，但术后存在一定的复发率，部分患者仍需要长期口服抗凝药物预防卒中。具备射频消融适应证、CHA$_2$DS$_2$-VASc 评分 ≥ 2 分的 AF 患者，如果存在长期口服抗凝治疗禁忌证，或不愿接受口服抗凝治疗，或正规抗凝治疗期间仍有缺血性卒中发生，或抗凝治疗出血风险高（HAS-BLED 评分 ≥ 3 分），建议行"一站式"治疗。

"一站式"介入治疗是一次同时行射频消融和 LAAC 两个手术。射频消融可改善 AF 患者症状，LAAC 可降低卒中和出血等不良事件的发生率。"一站式"手术可减少股静脉和房间隔穿刺次数，减少相应并发症，减少患者住院次数，节省医疗费用。

多项研究显示，"一站式"介入治疗是可行且安全的。一项大规模国际多中心前瞻性研究显示，"一站式"手术 LAA 完全封堵率为 98.9%，术后 30d 并发症包括心包积液（1.5%）、轻微卒中（0.3%），无死亡事件发生。术后随访 35 个月，患者卒中年发生率为 0.9%。

"一站式"介入治疗有先射频消融后 LAAC 和先 LAAC 后射频消融两种策略。先射频消融会造成左上肺静脉和 LAA 之间嵴部水肿，影响封堵器的贴靠，或致新发残余分流。先 LAAC 操作不当有 LAA 封堵器移位甚至脱落的风险，其中某些"盖子型"的封堵器可能会遮挡嵴部而影响嵴部的消融。目前尚无随机对照试验比较这两种策略的优劣。

2. 极简式 LAAC 目前国际上倡导在静脉麻醉下行经导管 LAAC，国内部分中心在累积实战经验后已逐步开始进行局部麻醉下的经皮 LAAC。建议各中心早期开展时，选择全身麻醉，经验累积后可根据 LAA 形态、大小、轴向等尝试局部麻醉 / 镇静麻醉。

（1）术前护理：术前根据医嘱完善血常规、尿常规、便常规、出凝血功能、肝肾功能等生化检查、TEE、冠状动脉 CT 等相关检查。向患者介绍手术目的、方法及注意事项，减轻患者紧张心理，取得配合。术前按医嘱停用口服抗凝药改用皮下注射低分子肝素。术前 8～10h 禁食、禁水。手术当日做好皮肤准备，建立静脉通路。需静脉麻醉者按麻醉医师医嘱给予术前用药，并严密观察患者有无不良反应，遵医嘱导尿。导管室护士于术前应完善 LAAC 器械准备。

（2）术中协作：手术前 1 天清点器械，完善器械准备。手术当日备好手术台，协助消毒、铺巾，贴好电极及除颤贴片，连接血流动力学及心电监测设备，准备相关手术器械。术中协助观察患者生命体征。

（3）术后护理：全面了解患者手术情况，术中出现异常者，配合医师做好相应处理。密切监测生命体征、意识状况，有变化时及时记录。静脉麻醉患者遵医嘱禁食、禁水，2～4h 后开始给予少量流质，无呛咳则给予半流质饮食，卧床期间少食甜食、牛奶、豆浆等胀气食物，少量多餐，不宜过饱。观察患者伤口情况、术侧肢体皮色、皮温及动脉搏动情况。按医嘱进行术侧肢体制动，制动期间嘱患者趾端活动，预防血栓形成。落实导管护理，保证各导管妥善固定、通畅、有效。密切观察患者有无疼痛主诉，选择合理工具进行疼痛评分，采取有效措施缓解疼痛。加强病情观察，早期发现各类并发症，如：心脏压塞、心包积液、穿刺部位出血或血肿、封堵器移位、手术相关卒中、血栓形成、PDL、感染、食管损伤等。做好水化护理，术后鼓励患者适量饮水，促进对比剂排出，关注肾功能及肌酐的变化，预防对比剂肾病。遵医嘱抗凝治疗，防止围术期血栓。

（4）康复运动：患者卧床制动期间，护士需鼓励和指导患者进行小范围的主动和被动运动，如：活动足趾、足背屈伸运动等预防深静脉血栓，并鼓励患者咳嗽和进行呼吸训练；制动解除后，逐渐抬高床头直至坐位，并进行上、下肢肌力训练、抗阻力运动等，再逐步过渡至床边坐位训练、床边站位训练、病房内步行。护士应保障患者院内康复运动期间的安全。患者出院后的康复运动应在咨询心脏康复科医师后进行。

（5）出院指导：护士应指导患者出院后的安全用药，并定期门诊随访。尤其要告知患者在出现胸闷气促症状加重、静息状态下心率 / 心律异常、血压低于或高于正常值、全身皮肤大片瘀斑、牙龈持续出血、大小便颜色加深、头痛、头晕、恶心呕吐、肢体偏瘫或感知觉障碍等情况应立即就诊。

（杨玉恒 马 路）

第 27 章

结构性心脏病心力衰竭的介入诊疗

心力衰竭是 21 世纪心血管病发病率最高、致死率最高的一种很重要的疾病。各种心脏病的终末期均可能发生电学及解剖学的重塑，而使结构发生明显变化，很多患者即使得到标准的最佳药物治疗，也无法阻止心力衰竭的进展，甚至不能改善症状。而介入治疗方法除了我们熟悉的置入式心律转复除颤器（ICD）、心脏再同步化治疗（CRT），左束支起搏、心脏收缩调节器（CCM）等均已经成为心力衰竭治疗的重要手段。近年来，对晚期心力衰竭的治疗，包括房间隔造口术，可以改善患者的症状，经皮二尖瓣、主动脉瓣、三尖瓣的处理，如 TAVI 的使用等，都取得了长足的进步。左心室辅助装置（LVAD）在临床的应用，如：短期的左心室辅助治疗，主动脉内球囊反搏泵（IABP）、体外膜氧合（ECMO）、内置有连续非搏动的轴流式阿基米德螺旋泵的导管（Impella）及经皮连续血流离心体外辅助装置（TandemHeart）等；中长期辅助 -LVAD（俗称：人工心脏）的应用也已经进入到临床应用中。在我国 LVAD 也已经逐渐成为最热门的治疗晚期、终末期心力衰竭的方法之一。一些治疗方法在有关章节已经介绍，本章重点讨论左心室减容术、心房分流术及经导管心室辅助装置。

一、左心室减容术

充血性心力衰竭（CHF）是导致死亡的主要原因之一，全球有超过 15 000 000 名患者。预计随着人口老龄化的加剧，发病率也会随之增加。目前，治疗心力衰竭的大多数方法是药物治疗、由心脏病专家决定的双心室起搏置入术或外科手术。虽然根据全球数据，10 年存活率约为 60%，但为有指征的患者进行心脏移植仍是金标准手术。然而，由于供体库的限制，心脏移植在流行病学上仍然是微不足道的。最近的研究已经证明了改变左心室几何形状、创建解剖分流来减压左心房，以及调节下腔静脉和肾血流的设备的安全性和有效性。然而，评估临床结果的关键大型试验仍在进行中。

（一）概述

左心室重构是一个复杂的动态过程，是缺血性和非缺血性心肌病（ICM）的标志。心脏损伤导致负荷条件的改变，导致心肌细胞伸长和左心室扩张。这导致了左心室容积的增加，这在最初是适应性的，但根据 Laplace's 定律，最终导致室壁张力的增加，左心室功能恶化。左心室功能下降是由于压力 - 容积关系右移和左心室收缩能力下降所致。先前的研究已经证明左心室重构参数，如射血分数（EF）、舒张末期容积（EVD）和收缩末期容积（ESV）长期结局相关，包括死亡率。因此，EF 降低的 HF（HFrEF）管理的主要目标是减弱甚至逆转自然渐进的重塑过程。

为了实现这一目标，已经探索了 2 种基本的治疗方法：主要依赖于生物机制的治疗方法和主要依赖于物理机制的治疗方法。这些实体之间的区别有助于对治疗方式进行分类，但在临床上，这种区别往往是模糊的，因为实现长期疗效依赖于两种机制的结合。主要依靠生物手段来预防和逆转重构介导的后负荷、前负荷和神经激素激活的变化。这主要包括遵循指南的指导性药物治疗（GDMT）和心脏再同步化治疗（CRT）。尽管采取了这些干预措施，许多患者仍然表现为有症状的心力衰竭并伴有进行性左心室扩张。通过直接改变心肌容积、心室大小和（或）几何形状，物理上逆转心室重塑的治疗可能有助于弥补这一治疗空白。

左心室成形术最初是在外科手术中尝试的，并在外科治疗缺血性心力衰竭（STITCH）试验中进行正式评估。STITCH 试验随机分配 1000 例缺血性心肌病（ICM）和 LVEF < 35% 的患者，接受冠状动脉旁路移植术（CABG）合并或不合并手术心室重建（SVR），其主要终点为 48 个月死亡率和住院率。然而，与单纯 CABG 组的 6% 相比，SVR 组的左心室收缩末期指数（LVESVi）仅下降了 19%。一项对 LVESVi < 70ml/m^2 的患者的术后分析表明，与 CABG 和 SVR 相比，单独 CABG 具有显著的生存获益。这强调了一种观点，即简单地缩小心脏并不能保证改善结果。这可能取决于多种因素，包括功能失调性心肌减少的类型、大小减少的程度和远端心肌重塑的程度。最近对 SVR 术后 6 个月的 3D 斑点跟踪超声心动图的分析显示了远端心肌反向重构的概念，动脉瘤 / 瘢痕切除后基底段显示心肌纤维缩短改善，提示远端心肌在促进左心室整体功能恢复中发挥重要作用。尽管外科左心室重建面临挑战，但 HFrEF 患者经皮左心室重建仍有相当大的前景。

（二）主要术式

1. AccuCinc 心室修复系统　2022 年 7 月 13 日，美国食品药品监督管理局（FDA）授予 AccuCinch 心室修复系统突破性设备认证。目前正在 CORCINCH-HF 关键临床试验中进行评估，AccuCinch 系统旨在为有症状的射血分数降低（HFrEF）的心力衰竭患者提供一种微创治疗选择。

AccuCinch 心室修复系统包括导管为基础的系统通过股动脉和逆行主动脉入路进入左心室，将 AccuCinch 植入物放置到左心室的内壁，在不缠绕二尖瓣下装置的情况下，预先设计的跟踪导管环绕左心室基底部，形成束带，最终固定在二尖瓣环下 1 ～ 2cm 的左心室基底部心肌上。然后用电缆连接锚将其收紧并锁定到位（图 27-1，彩图 16）。一旦 AccuCinch 系统收紧，左心室体积就会缩小，心室壁应力减弱，心脏壁得到支撑和加强。

AccuCinch 直接针对左心室扩张和功能障碍进行治疗，采用经皮经股动脉入路。导管通过主动脉瓣引导至左心室，将柔性植入物连接到左心室的内壁，然后用电缆连接锚将其收紧并锁定到位。收紧后，左心室会减小，心室壁应力会减弱，心脏壁得到支持和加强。此前，多数二尖瓣反流介入治疗主要采用经心尖和经房间隔路径。经心尖入路操作简单，学习曲线短，更易获取输送鞘管操作的最佳位置，但患者预后较差。相比而言，经股动脉入路侵入性低、创伤小，患者的耐受性更佳。而且，与经导管二尖瓣夹和人工二尖瓣瓣环

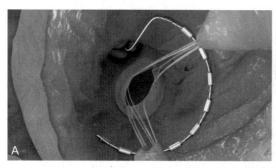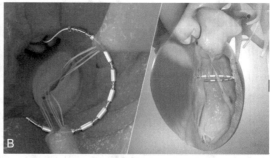

图 27-1　AccuCinch 心室修复系统

A. 左心室壁基底部锚定收紧前；B. 左心室壁基底部锚定收紧后

摘自：Spilias N，Howard TM，Anthonycm，et al. Transcatheter left ventriculoplasty[J]. EuroIntervention，2023，18（17）：1399-1407. doi：10.4244/EIJ-D-22-00544

不同，AccuCinch 没有对二尖瓣进行拉扯、缝合，保留了二尖瓣的自然结构，是一种损伤小、风险小的治疗方案。

CORCINCH-HF 是一项前瞻性、多中心、随机化临床研究，旨在研究 AccuCinch 治疗有症状的射血分数降低的心力衰竭（HFrEF）患者的安全性和有效性，将在全球多达 80 个中心招收 400 名患者，研究结果将用于向 FDA 提交上市前批准（PMA）。

该研究拥有独特的设计，将在前 250 名试验患者达到 6 个月的随访后，对 PMA 提交的安全性和临床疗效进行初步分析，然后在整个患者群体达到 12 个月的随访后进行第二次分析。

2. 恢复心肌锚定系统　BioVentrixRevivent TC 系统提供了一种微创策略，用于心力衰竭患者伴有左心室顶端前瘢痕和（或）室壁瘤的左心室重建。设计理念类似于外科心室反向重构或重建，不同的是它在跳动的心脏上使用钛锚对。该项技术实为杂交手术，被称为微创心室增强（less invasive ventricular enhancement，LIVE），手术包括一个内部铰接锚钉（经导管颈静脉通路）安置在心室远端室间隔的右心室一侧，以及一个外部锁定锚钉安置在左心室心外膜表面（通过侧开胸）。使用系绳将两个锚钉拉向彼此，直到实现充分接触。将无功能的瘢痕组织折叠锚钉在一起，使健康和有功能的心肌形成新的心腔（图 27-2，彩图 17）。左心室腔半径的减小降低了心肌壁应力，从而使远端肌节的收缩功能更有效。也称之为微创左心室折叠减容术，这种混合导管手术是在全身麻醉下，在 X 线透视和超声心动图引导下，在无泵状态下通过小型开胸手术（4cm）进行的。多数患者需要 2 ～ 4 个锚定装置即可以做到较为完全的左心室重建。这一杂交手术方式与传统的外科左心室重建相比较，无须心脏停跳和体外循环支持，无须大切口开胸和心室切开，从而显著减小了手术创伤、缩短了手术时间和平均住院日。一项包含 86 例患者的 Ⅱ 期研究数据显示 LVEF、LV 容积、生活质量和功能状态均有改善。目前有 2 个正在进行的临床试验来评估临床终点。REVIVE-HF 随机对照试验目前正在欧洲进行（临床研究注册编号：NCT03845127），而美国 LIVE （ALIVE）研究是在美国和英国进行的一项前瞻性、多中心、非随机、双臂关键试验（临床研究注册编号：NCT02931240）。

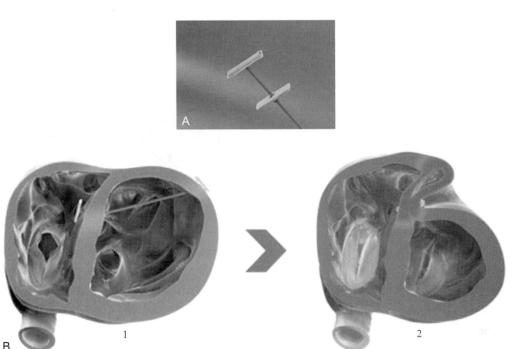

图 27-2　使用一对聚酯纤维外套的钛锚钉的杂交左心室重建术

A. 铰接锚钉安置在心室远端室间隔的右心室一侧，用一个系绳将其与置在左心室心外膜表面可滑动锁定锚钉连接；B. 锚钉拉向彼此前（1）和锚钉拉紧后（2）：铰接锚钉安置在右心室间隔部瘢痕处，可滑动的锁定锚钉安置在心外膜表面

摘自：Biffi M，Loforte A，Folesani G，et al. Hybrid transcatheter left ventricular reconstruction for the treatment of ischemic cardiomyopathy[J].Cardiovasc Diagn Ther，2021，11（1）：183-192. doi：10.21037/cdt-20-265

BioVentrixRevivent TC 系统旨在支持微创手术，以治疗射血分数降低（HFrEF）和广泛左心室瘢痕的缺血性心力衰竭患者的左心室扩张，这些患者对指南指导的药物治疗反应欠佳。该手术被称为微创心室增强（LIVE）®疗法，利用心肌微锚置入物重建扩张的左心室，以产生更有效的腔室。2023 年 1 月 24 日，FDA 宣布：同意扩大 BioVentrix® Revivent TC 系统用于治疗缺血性心力衰竭的准入计划。

适宜人群，目前是符合心功能（NYHA Ⅲ～Ⅳ级），既往心肌梗死（90d 或更长时间）伴瘢痕（缺血性）；室间隔、心尖和（或）前外侧区收缩功能障碍＞50%；必须伴有左心室扩张或室壁瘤；存活心肌需要符合植入的基本要求。

3. 乳头肌悬带　Cardiac Success 开发了 V-sling（V 形悬带）乳头肌修复装置以改善 HFrEF 患者的结局。V 形悬带是一种经导管心室修复装置，通过经主动脉逆行通道插入左心室的可操作鞘，它从主动脉进入左心室，被植入二尖瓣乳头肌周围，悬带将心室扩张后错位而远离的乳头肌拉近（图 27-3，彩图 18），纠正乳头肌的错位，从而缓解二尖瓣小叶幕，减小心室尺寸，使心腔恢复圆锥形，即所谓"V 形"。该方法是基于目前正在临床试验中评估的外科乳头肌"约束"手术（临床研究注册编号：NCT04475315）的理念。认为左心室扩张、乳头肌错位是造成左心衰的主要原因之一，如果能够通过同时缩小左心室并且纠正乳头肌错位，是能够明显提高患者生活质量，并有可能让患者恢复正常生活。一种完全专用的经导管设备自 2022 年开始在欧盟和以色列进行首次人体早期可行性评估。

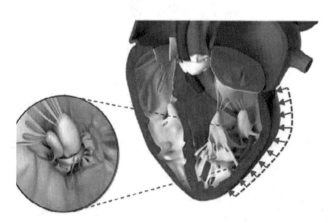

图 27-3　V-sling 从主动脉插入左心室，吊索将两个乳头肌收紧"锁扣"在一起

摘自：Spilias N，Howard TM，Anthonycm，et al. Transcatheter left ventriculoplasty[J]. EuroIntervention，2023，18（17）：1399-1407. doi：10.4244/EIJ-D-22-00544

V-sling 是一种经导管穿过乳头肌基底并拉近乳头肌的"约束"索带，从而直接减小左心室大小，改善心室功能并纠正二尖瓣装置的几何形状。乳头肌索带已被许多外科医师成功应用多年，外科手术通常与缺血性心脏病和重度二尖瓣反流患者的 CABG 和瓣环成形术同时进行。已发表的结果令人鼓舞。然而，该手术迄今仅限于体外循环心脏直视手术（Hvass，2003）（Lamelas，2013）。因此，尽管手术成功，但发病率和死亡率偏高。而 V-Sling 的独特优势是恢复左心室的圆锥形（V 形），消除乳头肌错位，可调节植入物的尺寸，优化左心室修复，安全的无锚植入物，无心内膜穿透，不会影响未来的干预。

4. 心脏阻尼器装置　心脏阻尼器装置（球囊 - 左心室减容术）目前正在开发中。它是由一个记忆形状的材料覆盖一层超弹性隔膜的球囊，置入左心室顶端。该阻尼器的外形是柔软可变的，并随着心脏周期顺应心室壁的形状变化而改变自己的形状，从舒张期的相对平坦到收缩期的向上指向的弹性运动。这种装置形状的改变，以及左心室容积的减少，旨在增加心排血量。心脏阻尼器的安全性和血流动力学影响的体内试验正在进行中。

对于心力衰竭早期患者可以通过药物治疗（如 ACE 抑制剂、ARB 或 β 受体阻滞剂）有效提高生活质量。但是当心功能恶化到 NYHA Ⅲ～Ⅳ级时，单纯药物可能已无法缓解心力衰竭症状，病情会继续快速恶化。最终除了心脏移植以及接受心室辅助装置（VAD）或全人工心脏（TAH）治疗外，没有其他有效方法。而 VAD 和 TAH 价格昂贵、手术创伤很大、设备需要外接电池，不仅影响患者生活质量，而且不良事件发生率高，美敦力的 HVAD 于 2021 年 6 月退市，即因很多患者死于设备置入带来的并发症。面对数以百万计的心力衰竭患者的诉求，一种新型的可置入球囊 -Heart Damper（心脏阻尼器），通过填充左心室并随着心脏一起跳动，从而协助心脏泵出更多血液（图 27-4）。

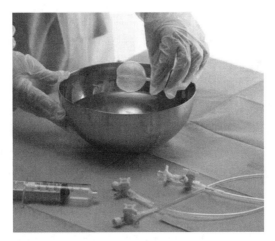

图 27-4　可置入球囊 -Heart Damper

图 27-4 和图 27-5 摘自：CCI 心血管医生创新俱乐部 . 产业速递 | Heart Damper：球囊 - 左室减容术拯救心衰 . 健康界，2022，11，01 16：54. https：//www.cn-healthcare.com/articlewm/20221101/content-1459205.html

Heart Damper 是一种采用高度创新的超弹性和形状记忆材料制成的球囊，具有出色的生物相容性。Heart Damper 经股静脉房间隔置入，置入后能够增加射血分数并减少了左心室的体积。Heart Damper 能够随着心脏收缩舒张，不断改变形状（图 27-5，彩图 19）。Heart Damper 是一个无外接电源器械，无须像 VAD 或 TAH 一样外接电源，避免了很多问题。相对于上一代降落伞产品，Heart Damper 的球囊结构无疑是一种巨大升级。

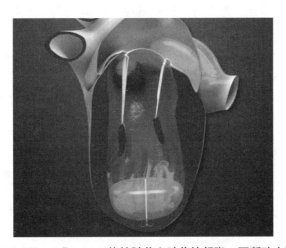

图 27-5　Heart Damper 能够随着心脏收缩舒张，不断改变形状

5. 经导管左心室分区术　PARACHUTE 系统由一个自膨胀的框架，一个不透水膜和一个非创伤性伞足构成。将伞状封堵器送至置入部位，通过头端的球囊打开置入装置，使置入装置的金属支架锚定于附着部位，实现室壁瘤和左心室正常心肌的分区。

PARACHUTE 多项临床研究结果显示可明显减少左心室舒张末、收缩末容积指数。国内于 2013 年 10 月北京大学第一医院霍勇教授成功开展了我国首例经皮左心室重建术，目前国内共完成 70 余例。厦门大学附属心血管病医院于 2015 年至 2019 年共完成 25 例患者的 PARACHUTE 成功置入（另 1 例患者在置入过程中尚未释放器械患者胸闷不适，立即取出，无并发症发生），术后随访 3 年。其中 1 例 91 岁高龄患者在术后 40 天左右因严重肺部感染引发多器官功能衰竭死亡；2 例患者（分别为术后 256 天和术后 352 天）在院外发生不明原因猝死；2 例患者在随访过程中发现伞体与伞足交界处发生断裂但患者无不适症状；3 例患者在术后 1 年左右发现伞部附着血栓但无脑梗死等栓塞事件发生，经抗凝治疗血栓溶解。其余患者无严重并发症发生，术后患者的 NYHA 心功能分级较前明显改善、6min 步行试验和左室射血分数较术前明显好转。

二、心房分流术

射血分数保留的心力衰竭（HFpEF）患者临床症状主要是由于肺毛细血管楔压（pulmonary capillary wedge pressure，PCWP）及左心房压（left atrial pressure，LAP）升高（即左心房超负荷）导致的肺血管床淤血，PCWP 升高程度也与其临床症状、远期死亡率及预后呈正相关。对比正常人群，HFpEF 患者在静息或负荷状态下 PCWP 均可显著升高，且 PCWP 升高与最大耗氧量降低呈现明显的正相关，后者是反映运动耐量的定量指标，可以作为心力衰竭患者预后的独立预测因素。这些临床证据验证了 HFpEF 患者往往表现为左心房超负荷和肺淤血，继而导致运动耐量下降。因此，如何降低患者左心系统压力成为一个潜在的有效治疗 HFpEF 的靶点。

早期的临床实践证实，鲁登巴赫综合征（二尖瓣狭窄合并房间隔缺损）患者相较于单纯二尖瓣狭窄患者临床症状出现更晚，程度更轻，机制在于房间隔缺损所致的分流能够降低 LAP，从而减轻临床症状。相比左心系统，右心系统对容量负荷有着更好的耐受性，能作为潜在容器承担左心容量超负荷。当左心舒张功能障碍导致的左心房超负荷时通过制造一定程度稳定可控的左向右心内分流，可以有效降低 LAP，将失代偿的容量超负荷转为代偿性，并且不显著降低左心室排血容量需求。因此机制，目前新兴的房间隔分流器（interatrial shunt device）应运而生。

（一）房间隔分流器设计要求及理论依据

使用房间隔分流器目的是降低 HFpEF 左心房超负荷，从而改善患者临床症状、运动耐量及预后。Søndergaard 等采用计算机模拟方式仿真心脏血管弹性模型，并参考真实 HFpEF 患者心脏静息及负荷状态血流动力学变化进行参数预设置，分析房间隔分流对血流动力学状态的影响，结果提示：成人 HFpEF 患者房间隔分流器的理想直径为 8 ~ 9mm（面积 0.5 ~ 0.6cm²），静息 LAP 可有效降低 30%、运动时 LAP 可降低 40%（PCWP 在静息及负荷状态分别降低 3mmHg 和 11mmHg，1mmHg=0.133kPa），左向右压力梯度保持在 2 ~ 5mmHg，其预测体肺分流量（Qp/Qs）处于 1.3 ~ 1.4。既往大量的临床实践表明，左向右分流性先天性心脏病（先心病）Qp/Qs < 1.5 不会导致右心衰竭和肺动脉高压，而分流本身仅造成约 10% 的心排血量降低，安全性良好。该研究从机制上初步证实了房间隔分流器对于治疗 HFpEF 的可行性、最优大小及相关血流动力学参数。基于这项研究，房间

隔分流器设计应满足以下要求：①器械操作技术安全可靠，极低的手术失败率和并发症（如心脏压塞、器械脱落栓塞、器械血栓形成等）发生率；②分流器有足够的腰部径向支撑力，保证稳定持续的左向右分流；③分流孔径和分流量大小精准，可控可调，有更换和选择余地，使得孔径、分流量、分流速度和 LAP 降幅达到目标范围（不导致反常栓塞、不导致右心系统超负荷和右心功能恶化、不明显降低心排血量）；④装置有良好的解剖适应性和表面内皮化覆盖程度，尽可能低的器械相关血栓发生率；⑤远期通畅率是长期有效性的关键，需尽可能低的远期狭窄闭塞发生率，鉴于孔径减小是必然过程，分流孔的再干预能力也应考虑；⑥良好的组织相容性，尽可能少的植入材料、使用可吸收材料或者达到介入无置入等未来考量目标。

（二）适应证及禁忌证

由于在全世界范围内房间隔分流器使用较少，相关研究证据不充分，技术仍处于起步探索阶段，建议对患者适应证进行严格把控。

1. **适应证**　参考 REDUCELAP-HF Ⅱ 等相关研究及临床经验，建议在符合以下条件 HFpEF 人群中行房间隔分流器置入的探索研究：①经过充分药物治疗仍有症状的慢性左心衰竭患者，过去 12 个月有因心力衰竭的入院治疗史；②血清脑钠肽（BNP）或 N 末端 B 型脑钠肽前体（NT-proBNP）升高（窦性心律患者 BNP > 70pg/ml，房颤患者 > 200pg/ml，或者窦性心律患者 NT-proBNP > 200pg/ml，房颤患者 > 600pg/ml）；③左室射血分数 ≥ 40%；④静息或运动负荷状态下心导管测量 PCWP 或 LAP ≥右心房压。

2. **禁忌证**　①难治性终末期心力衰竭（Stage D）、等待心脏移植的患者；②未有效控制基础病因，首选治疗是常规手术的病症，如冠心病多支病变、原发性心脏瓣膜病、缩窄性心包炎等；③合并明确的右心功能衰竭，如淤血肝、反复下肢水肿或多浆膜腔积液，或影像学提示右心室直径 > 左心室、三尖瓣环收缩期运动幅度 < 12mm、右心室面积变化分数 < 25% 等，或静息状态下右心房压力 > 14mmHg；④合并毛细血管前性肺动脉高压或肺动脉收缩压 > 70mmHg；⑤未经治疗干预的有明确猝死高危因素者（如左心室直径 > 8.0cm、左室射血分数 < 20%、完全性左束支传导阻滞、未控制的反复室性心动过速、左心室流出道梗阻、阿 - 斯综合征史等）；⑥解剖异常导致手术无法完成或解剖上不适合手术。

（三）置入手术的规范流程

1. **手术建议**　一般手术建议在局部麻醉下或联合强化静脉麻醉下进行。经食管超声心动图检查或心腔内超声是术后重要的评估手段，故建议术前 6h 禁食、禁水。

2. **血流动力学评估**　根据目前的临床证据，有创血流动力学指标是房间隔分流器置入手术的主要适应证，在决定置入前详尽而规范的右心导管检查是筛选手术适应证、保证手术效果的主要决定因素。同时推荐在手术前后均进行系统的血流动力学评估，以确定适合于患者病情的最佳孔径。

3. **心导管检查**　行右心导管检查，或联合左心导管检查，压力值需获取右心房压、右心室压、肺动脉压、PCWP、LAP、左心室压、主动脉压、LVEDP 等，并根据血气分析结果或者血流动力学监测仪测量全肺阻力、肺血管阻力、体循环阻力、肺循环血流量、体循环血流量、心指数、Qp/Qs、体肺阻力比值等，根据测量结果评估手术方案。

4. **房间隔穿刺及预扩**　房间隔穿刺通常选择房间隔中央、卵圆窝最薄弱处，对于自身有卵圆孔未闭者也可考虑经卵圆孔未闭置入。由于房间隔组织的弹性回缩或不规则裂口的复原，应避免穿刺房间隔较厚的肌肉区。器械置入前通常需对局部进行充分的预扩张，这是能否达到目标造口孔径的关键。一般选择和拟使用房间隔分流器尺寸相当或加大 2mm 的球囊（国外产品使用的是导管输送系统进行预扩张），必要时可进行房间隔拉口操作或使用刻痕及切割球囊。

5. **房间隔分流器的选择**　根据术前病情及血流动力学测定结果选择合适规格的房间隔分流器。由于国人体型普遍小于西方人，心力衰竭病因分布不同，常合并一定程度右心功能不全，故需个性化选择装置型号，根据置入后结果评估是否达到目标或最佳孔径。目前建议的分流器型号选择依据包括：患者体重及体重指数大小、症状轻重及 LAP 升高程度、左心房 - 右心房压差大小、右心功能不全程度，以及置入后 LAP 和左心房 - 右心房压差下降幅度、Qp/Qs 大小等。理想的分流孔径应使得 LAP 降低至少 30%、Qp/Qs 控制在 1.2 ～ 1.4，并维持左向右压力梯度至少 2 ～ 5mmHg，这是保证患者孔径长期通畅、尽可能减少右心衰竭和反常栓塞出现的关键。

6. **分流器的输送与释放**　沿预塑形的加硬导丝送入输送鞘管及已装载并充分排气的房间隔分流器，控制输送鞘释放分流器于房间隔两侧，即刻超声确认房间隔分流器置入位置及分流效果。置入后测量分流孔径，并进行心导管检查，根据导管测量结果评估是否达到理想或目标孔径，孔径偏小者可酌情进行球囊后扩张或回收更换为更大型号房间隔分流器，孔径偏大者可选择更换小型号房间隔分流器。

7. **术后药物治疗**　目前对于房间隔分流器置入后抗血栓策略尚无指南或共识文件。结合心力衰竭患者病因、临床特点及以往房间隔缺损及卵圆孔未闭封堵器实践经验，建议术后给予阿司匹林单抗血小板至少维持 12 个月，对于存在需要抗凝者，建议口服抗凝药至少维持 12 个月。

（四）临床应用的循证医学证据

目前房间隔分流器在全球范围内处于临床研究阶段，已有 3 个产品（IASD、V-Wave、AFR）获得了 CE 认证，美国食品药品监督管理局（FDA）审批的两项关键性随机平行双盲对照研究 REDUCE LAP-HF Ⅱ（IASD, HFpEF+HFmrEF）、RELIEVE-HF 研究（V-Wave, HFpEF+HFrEF）已于 2017 年先后启动，其结果令人期待。HFrEF 人群中应用的早期探索性研究也在各产品中同步进行。临床应用效果的上市后研究 REDUCE LAP-HF Ⅲ 和 AFteRRegistryFollow-up Study 已启动。现有已进入临床阶段的房间隔分流器见表 27-1。

表 27-1　现有已进入临床阶段的房间隔分流器

器械	生产商	孔径	输送鞘	产品结构特点
Tnter Atrial Shunt Device	Corvia Medical	8mm	16F	内扣圆盘切割支架
Ventura	V-Wave Ltd.	5.1mm	14F	沙漏状覆膜支架
Atrial Flow Regulator	Occlutech	8mm、10mm	12～14F	编织双盘网塞
No Yasystem	Dinova Medical	可调 4～10mm	14F	支架扩张射频挛缩，无置入
Transcatheter Atrial Shunt System	Edwards Lifesciences	7mm	14F	颈静脉入径"H"形支架
D-Shant	Vickor Medical	4～10mm	7～8F	强化支撑，可回收、可二次干预编织网塞

从目前研究报道结果看，房间隔分流器通过有效造口分流带来的左心房减压效果，表现为静息时和（或）运动时 PCWP 降低（或 LAP 降低，或 PCWP- 中心静脉压压力梯度降低），从而使肺淤血改善，患者活动耐量增加，临床心功能评价改善［包括美国纽约心脏病协会（NYHA）心功能分级、6min 步行距离、明尼苏达生活质量评分、堪萨斯心肌病调查问卷等］，近期效果确切。随访时间最长（3 年）的单臂研究显示患者在运动时 PCWP、血流动力学指标、临床心功能状态持续改善。

HFpEF 和 HFmrEF 方面，综合几项研究结果发现，患者在实施房间隔分流术后左心排血量升高。除了因为设计理念问题已经淘汰的含有单向生物瓣膜第一代 V-Wave 之外，其他各种房间隔分流器械的临床研究中未发现分流孔径明显变窄或闭塞的报道。其他几款器械包括 AFR、V-WaveVentura、Transcatheter Atrial Shunt System 等在其早期探索性研究中均同时纳入了 HFpEF 和 HFrEF 患者，研究结果与 IASD 类似，但部分产品可能由于操作的复杂性或解剖适应性，手术成功率稍低，同时也出现了包括心脏压塞在内的手术并发症，以及因为纳入适应证较宽等原因导致相对偏高的死亡率。考虑到房间隔分流器的作用机制和潜在效果，其对于各种不同类型、不同严重程度、不同危险因素和合并症的心力衰竭患者的长期疗效，仍需更多研究不断探索。此外，心房分流技术在国内心力衰竭人群中最佳适应证和最佳孔径选择的探索上也需进一步明确。由于心力衰竭类型、心力衰竭和肺血管病进展快慢上，东西方人群就可能存在差异，包括体型和肺血管阻力的评估上可能也存在不同的界值（cutoff 值），因此需要更多符合中国人群特点的严谨的临床研究才能推动这一领域不断发展。新的医学技术的发生、发展和进步总有波折，如卵圆孔未闭、左心耳封堵、二尖瓣钳夹（MitraClip）、肾动脉去神经化等同样经历了前期临床研究的阵痛期，从早期阴性结果到最终被临床所认可。在经过适应证日益严格的筛选后，层层推进的临床研究才能逐步证实这一技术的最终受益人群。

（五）介入无置入的心房分流器

Alleviant 心房分流器系统是一种经导管介入技术，通过股静脉进入右心房，再通过穿刺房间隔进入到左心房，从而通过短脉冲射频能量在房间隔建立一个开口，建立血液从左心房向右心房分流的通道，目的是减少左心房内的多余压力，改善患者血流动力学状况，从而缓解心力衰竭症状。与其他心房分流器械相比，其无须开胸手术或留下永久性的心脏植入物，降低了相关的风险，如器械表面血栓形成、器械栓塞等，亦可避免后续其他可能的介入手术禁忌（图 27-6，彩图 20）。

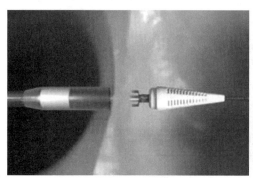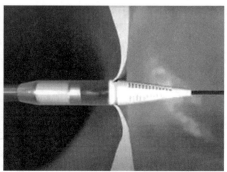

图 27-6   Alleviant 心房分流器系统

摘自：平行线资本 . 深度 | 心衰赛道百家争鸣，到底是心血管蓝海还是红海？搜狐网，2023.11.28. http：//news.sohu.com/a/739425947_121843125

Alleviant 系统于 2022 年 11 月获得了 FDA 的器械临床研究豁免（IDE），在 2022 年心血管造影和介入学会（SCAI）2022 年科学会议上，Alleviant Medical 公布了其心房分流器临床研究数据。本项研究有 31 名患者接受了 3 个月的随访，15 名患者接受了 6 个月的随访。结果表明所有手术都很成功，没有发生与设备相关的不良事件；平均分流尺寸为（7.1±0.9）mm（TEE）；平均运动峰值 PCWP 从基线到一个月有所下降；该公司的全球关键性试验 ALLAY-HF 是一项全球前瞻性、多中心、随机、假设性对照、双盲、适应性试验。该试验将评估 Alleviant 系统在射血分数保留（HFpEF）和轻度降低（HFmrEF）的慢性心力衰竭患者中的安全性和有效性，这些患者在接受医疗治疗后仍然有症状。该试验将在全球选定的地点招募 400 ～ 700 名患者。

三、经导管心室辅助装置

2013 年美国心脏联合会（American Heart Association，AHA）机械循环支持（mechanical circulatory support，MCS）推荐意见中 MCS 的治疗目的包括：心脏功能恢复的过渡（bridge to recovery，BTR）、心脏移植的过渡（bridge to transplant therapy，BTT）和最终治疗（destination therapy，DT）。MCS 主要包括主动脉球囊反搏（intra-aortic balloon pump，IABP）、体外膜氧合器（extracorporeal membrane oxygenation，ECMO）、经皮心室

辅助装置（percutaneous ventricular assist device，pVAD）和全心人工心脏（total artificial heart，TAH）等。传统治疗中，正性肌力药物和升压药物是血流动力学不稳定和心源性休克患者的一线治疗方法，然而尚无足够证据显示这些药物能让患者受益。近年来，MCS 通过支持循环系统，纠正血流动力学紊乱，改善组织灌注，为等待心肌或心脏功能恢复或为后续进一步治疗赢得时间，已广泛应用于重症心脏领域。

MCS 也称机械循环辅助，是一种生命支持技术，在 20 世纪 50 年代首先被应用于临床，经过 60 年的发展，现在已经成为心脏急性事件及终末期心力衰竭（心衰）等患者的重要"桥梁"治疗。经皮机械循环辅助（percutaneous mechanical circulatory support，pMCS）是 MCS 的重要技术之一，近年来发展迅速。根据体外生命支持组织（extracorporeal life support organization，ELSO）年度数据，截至 2019 年全球已有 112 231 名患者接受了体外生命支持（extracorporeal life support，ECLS），其中接受 MCS 的患者大部分采用 pMCS。近年来，随着复杂、高危心血管疾病介入治疗的广泛开展，pMCS 在心血管疾病介入治疗中的应用也逐渐受到重视。

近年来，pMCS 在我国的应用快速发展，能够开展 pMCS 的中心数量和手术例数逐年增长，技术也在逐渐完善。pMCS 的分类方式较多，按照血流搏出方式可以分为搏动泵及非搏动泵（包括轴流泵、滚压泵、离心泵），按照辅助心脏部位可以分为左心室辅助、右心室辅助、双心室辅助和全心辅助。目前临床常用的 pMCS 装置主要有 IABP、ECMO、Impella、TandemHeart 及右心辅助装置，如 Impella RP 和 Tandem 经皮右心室辅助装置。心源性休克合并急性心肌梗死可表现为可变的、动态的左心室衰竭、右心室衰竭（RV）和呼吸衰竭。不同的 MCS 平台对这 3 个器官功能障碍轴的支持程度不同。合理选择 MCS 装置能提高心源性休克患者治疗的有效率和成功率。

（一）主动脉球囊反搏泵（IABP）

1. 工作原理 IABP 是一种搏动泵辅助装置，其原理是通过主动脉内球囊与心动周期同步地充气及放气，达到循环辅助作用。其血流动力学效应：在心室舒张早期，主动脉瓣关闭后瞬间球囊立即充气，可提高舒张压，增加大脑、冠状动脉、肾脏及外周的血流灌注；在等容收缩期末，主动脉瓣开放的瞬间快速排空球囊，产生"空穴"效应，进而降低心脏后负荷及室壁张力，并减少心肌氧耗。IABP 可增加心排血量（cardiac output，CO）10% ~ 20%，血流动力学效果肯定。局限性在于 IABP 的工作必须依赖于心脏自身收缩及稳定的心脏节律，而不能主动辅助心脏做功；且辅助力度有限，对合并严重左心衰竭或持续性快速型心律失常患者效果欠佳。

2. 适应证 急性心肌梗死（acute myocardial infarction，AMI）合并严重心力衰竭或心源性休克（cardiogenic shock，CS）；AMI 机械并发症，如乳头肌功能失调或断裂、室间隔穿孔等；难治性心绞痛；高危经皮冠状动脉介入治疗（percutaneous coronary intervention，PCI）围术期支持；心脏移植前过渡等。

3. 禁忌证 中、重度主动脉瓣关闭不全，主动脉窦瘤破裂，主动脉疾病如主动脉夹层、主动脉瘤和主动脉外伤，外周血管疾病如髂动脉严重狭窄，心脏停搏、心室颤动，严重出血倾向和出血性疾病，严重贫血，不可逆的脑损害、脑出血急性期等。

4. 临床应用　IABP 是我国目前应用最为广泛的 pMCS。2012 年之前的国内外指南对 IABP 的推荐级别均为 I 类推荐，但是 IABP-SHOCK Ⅱ 研究结果显示，合并 CS 的 AMI 患者常规使用 IABP 并不能降低 30 天病死率，也不能降低 1 年和 6 年的全因病死率。因此，美国心脏病学会（American College of Cardiology，ACC）/ 美国心脏协会（American Heart Association，AHA）急性 ST 段抬高型心肌梗死（ST segment elevation myocardial infarction，STEMI）指南将 IABP 的推荐级别降低为 Ⅱa 类，欧洲心脏病学会（European Society of Cardiology，ESC）和中华医学会心血管病学分会的急性 STEMI 管理指南将 IABP 推荐级别降为 Ⅱb 类，仅推荐在药物治疗效果不好的 CS、AMI 合并急性二尖瓣反流、室间隔穿孔等机械并发症的情况下考虑应用。

在高危 PCI 围术期辅助方面，应用 IABP 的循证医学证据尚不充分。英国的 BCIS-1 研究是一项前瞻性、开放、多中心和随机对照试验，旨在评价 PCI 前常规置入 IABP 能否减少合并严重左心衰及冠状动脉多支病变患者的主要不良心脑血管事件（major adverse cardiac and cerebrovascular events，MACCE）。结果显示，常规使用 IABP 辅助的 PCI 组与必要时使用 IABP 组比较，患者住院期间的 MACCE 发生率及死亡率差异无统计学意义。但随访 51 个月后发现，常规 IABP 辅助的 PCI 治疗组全因死亡率相对下降 34%。CRISP AMI 研究是一项观察发病 6h 内不合并 CS 的前壁 AMI 患者，在直接 PCI 之前常规置入 IABP 能否缩小心肌梗死面积的研究。结果显示，在直接 PCI 前常规置入 IABP 未显著减小梗死面积。综上所述，目前研究结果不支持对所有合并严重左心室功能障碍和多支冠状动脉病变的 AMI 患者在 PCI 前常规置入 IABP。在临床决策过程中，应根据临床实践，结合患者的临床情况、冠状动脉病变的特点及功能状态，筛选出高危 PCI 人群，并合理选择 IABP 置入时机，从而更大程度地改善高危 PCI 患者的临床结局。

5. IABP 的主要并发症及处理

（1）血小板减少：血小板减少的原因有，IABP 球囊表面形成血栓，血小板过度消耗；球囊充气和放气造成血小板机械性破坏；此外，HIT 及感染诱导的骨髓抑制也是常见原因之一。IABP 在使用过程中出现的血小板减少往往是轻度的，而且并不导致患者的大出血和增加住院期间的死亡率，但仍需要密切监测患者血小板数量及功能。

（2）出血：有穿刺部位出血、腹膜后出血、大动脉破裂出血及全身出血。出血可能与以下机制有关：①机体凝血功能紊乱；②抗凝药物使用；③穿刺点血栓形成缓慢或血栓碎裂；④鞘管与穿刺口血管嵌合不良。术前和术后监测血常规和凝血功能情况对预防出血的发生至关重要。术后穿刺部位应适当加压包扎，密切观察穿刺部位有无渗血情况。若出现大出血，必要时可行外科或介入止血。

（3）下肢动脉缺血：主要原因包括动脉斑块脱落、导管阻断血流、血栓形成、动脉损伤、抗凝治疗不当及 IABP 停搏时间过长等。选择合适的球囊导管、采用无鞘球囊置入、规范化的抗凝等措施可减少下肢缺血的发生。反搏期间应密切观察下肢颜色、温度及足背动脉搏动，如出现下肢缺血征象应及时处理，必要时撤除 IABP。

（4）血管并发症：IABP 相关血管并发症主要有假性动脉瘤、动静脉瘘及血管夹层。

在 DSA 指导下进行 IABP 置入，术中精细操作，可以减少血管并发症的发生。

（5）球囊位置不当或破裂：球囊位置过高或者过低可能影响锁骨下动脉、颈动脉、腹腔干或肾动脉的供血。IABP 辅助期间，应定期检查胸部 X 线片以确定导管位置。当发现管腔内有血液应考虑球囊破裂，及时拔出并更换球囊。

（6）感染：是常见并发症。为减少感染的发生，IABP 置入时应严格无菌操作，伤口应定期更换敷料。出现感染者应寻找感染部位及病原学的证据，并进行针对性抗菌治疗。

（二）体外膜氧合器（ECMO）

1. **工作原理**　ECMO 主要有两种工作模式：静脉 - 静脉 ECMO（veno-veno extracorporeal membrane oxygenation，VV-ECMO）和静脉 - 动脉 ECMO（veno-arterial extracorporeal membrane oxygenation，VA-ECMO）。VV-ECMO 适用于仅需要呼吸支持的患者，VA-ECMO 可同时进行呼吸和循环支持。VA-ECMO 的工作原理是通过离心泵将静脉血从体内引出，在体外经膜式氧合器进行气体交换成为动脉血后再回输入动脉，从而达到完全或部分替代心脏和（或）肺的功能。其血流动力学效应包括：通过引出静脉血，达到降低左、右心室前负荷的作用；同时将血回输至动脉后，可提高平均动脉压（mean artery pressure，MAP），维持外周循环。但是由于动脉侧回流是平流，存在增加左心室后负荷和心肌氧耗的风险。

2. **适应证**　ECMO 适合各种原因导致的心力衰竭合并呼吸衰竭患者，也适用于心搏骤停（cardiac arrest，CA）患者抢救时的治疗。ECMO 的其他适应证包括：心脏术后低心排综合征（low cardiac output syndrome，LCOS）、暴发性心肌炎（fulminant myocarditis，FM）、难治性恶性心律失常、围生期心肌病（peripartum cardimyopathy，PPCM）、急性大面积肺栓塞、高危 PCI、急性右心衰竭，心肺复苏术（cardiopulmonary resuscitation，CPR）及心脏移植前过渡等。

3. **禁忌证**　终末期恶性肿瘤、严重出血性疾病或存在抗凝禁忌证、严重神经系统疾病、严重免疫抑制状态、不可逆的多脏器功能衰竭、不能接受血制品患者、终末期心脏疾病但不适合移植、急性主动脉夹层、主动脉瘤，主动脉瓣中、重度关闭不全等。

4. **临床应用**　由于 ECMO 操作相对简便，在我国应用逐年增多。目前应用较多的是 CS，特别是 AMI、FM、心脏术后 LCOS 等原因导致的休克。一项研究显示，ECMO 治疗 CS 存活率为 49%，其他一些回顾性研究也显示，ECMO 辅助可降低患者的死亡率，但目前还没有专门针对 ECMO 的大型随机对照试验。此外，在心搏骤停患者心肺复苏时应用 ECMO（E-CPR）方面，ELSO 登记的数据显示，成人心搏骤停患者 E-CPR 的出院存活率可达 27%。CS 患者应用 ECMO 的循证医学证据有限，目前多个指南均不推荐常规使用，仅在常规治疗效果欠佳时考虑应用。

5. **ECMO 的主要并发症及处理**

（1）出血或血栓：出血部位包括穿刺部位和全身性出血。出血原因主要与肝素化、机器的长期转流消耗体内凝血物质、操作损伤等因素有关。合理应用肝素，使 ACT 维持在 $180 \sim 200s$，血小板计数维持在 $> 50 \times 10^9/L$ 是减少出血或血栓并发症的主要措施。ECMO 运行期间监测各项凝血指标，及时补充血小板及相应的凝血物质也是降低出血及血栓风险的重要措施。另外，采用肝素涂层管道，能在一定程度上减少管路中的血栓形成。

（2）溶血：与泵头内血栓形成、管路扭折、静脉引流负压过高、长时间流量过大等有关。一般情况下 ECMO 导致溶血程度较轻。严重溶血时需更换或撤离 ECMO 系统。

（3）肢体缺血、坏死：ECMO 运行过程中出现肢体缺血坏死的后果往往较为严重，甚至需要截肢。其原因有患者存在动脉粥样硬化、导管选择型号不匹配或者肢体动脉血栓形成等。股动脉穿刺置管患者中较为常见。其防治措施有：①根据血管超声结果选择合适的血管，有条件可以进行超声引导穿刺；②选择合适型号的导管，保持适当的抗凝强度，也从灌注导管泵入肝素，减少血栓发生；③必要时可在肢体远端预防性置入灌注导管以保证供血；④加强肢体血供的观察，定期检查下肢动、静脉彩超和远端肢体氧饱和度情况。

（4）Harlequin 综合征：又称"南北综合征"，表现为上半身发绀，而下半身红润。多发生于股动脉途径的 VA-ECMO 模式。其机制是：ECMO 回流的逆向血液与心脏泵出的前向血液之间存在一个平面，当平面位于降主动脉时，如果患者又存在呼吸衰竭，就会出现主要由心脏泵出血液供应的上半身氧合低，发绀，而由 ECMO 供血的下半身氧合正常，颜色红润。解决的主要方法包括：①将动脉回流导管的位置上移，或改为中心动脉插管。②更改模式。如循环功能已恢复，可改为 VV-ECMO；或在颈内静脉增加一根供血管，改为 V-A-V-ECMO 模式。③减少心脏射血，增加 ECMO 逆向血流。

（5）感染：在 ECMO 支持治疗期间，由于体温管理，发热易被掩盖。临床上须密切监测感染征象。防治措施包括严格无菌操作、保证患者营养供给、在层流病房监护、尽早脱离呼吸机及 ECMO，必要时预防性使用抗生素。

（6）机械并发症。随着 ECMO 技术的改进和完善，机械并发症已逐渐减少。常见的有血浆渗漏及氧合器氧合不良。血浆渗漏主要与氧合器类型、跨膜压差、辅助流量等有关。氧合器氧合不良则主要与氧合器内血栓形成有关。对于长期 ECMO 转流者，应定期检测跨膜压，一旦出现氧合器氧合不良或血浆渗漏，应及早更换氧合器。

（三）内置微型轴流泵导管（Impella）

1. **工作原理** Impella 系统是一种左心室 - 主动脉型轴流式辅助装置，是全球唯一获 FDA 认证的介入式人工心脏。有 Impella 2.5、Impella CP、Impella 5.0/LD、Impella 5.5、Impella RP 等型号，其工作原理是：经股动脉途径将一个内置微型轴流泵（Impella）的导管送至左心室，流入口位于左心室流出道，流出口则位于主动脉内；轴流泵运转时能把血液从左心室端流入口抽吸出，再通过主动脉端流出口回输至主动脉，即达到心脏辅助的作用。血流动力学效应：Impella 装置的轴流泵能提供主动前向血流，从而增加 CO；轴流泵泵出的血液直接来自左心室，可直接降低左心室压力和容量，减少心室做功，降低心肌氧耗。此外，主动脉前向血流的增加和心室壁张力的降低也可增加冠状动脉血流，改善心肌灌注。前 4 种是以主动脉瓣逆行的方式直接从左心室泵血；Impella RP 则是通过下腔静脉插入肺动脉为右心系统提供血流动力学支持。

2. **适应证** 常规治疗效果欠佳的急性心肌炎、合并休克的心肌病如 PPCM 等、顽固性心力衰竭、AMI 所致的 CS、高危 PCI 围术期支持等。

3. 禁忌证　主动脉瓣或左心室血栓；室间隔缺损；主动脉夹层、主动脉窦瘤破裂；严重外周血管疾病。主动脉瓣狭窄或反流不是绝对禁忌证，但应权衡利弊后谨慎使用。

4. 临床应用　Impella 的随机临床试验较少。Seyfarthet 等的研究显示，在 AMI 合并 CS 患者中，Impella 增加心脏指数（cardiac index，CI）较 IABP 更显著，但未降低机械通气患者 30d 死亡率。另一项关于 Impella 2.5 装置的观察性研究结果显示，高危 PCI 围术期使用 Impella 2.5 系统是安全的，血运重建成功率高达 90%，30d 主要不良心血管事件发生率为 8%，6 个月和 12 个月的存活率分别为 91% 和 88%。

PROTECT Ⅱ 研究是大规模单中心对照试验，旨在比较 Impella 与 IABP 在非急诊高危 PCI 的安全性和有效性，共入选 452 例 3 支冠状动脉血管病变或无保护左主干病变合并严重心力衰竭的患者，结果显示，Impella 组血流动力学指标较 IABP 组改善更显著，但 30d 的主要不良心脑血管事件（MACCE）发生率无显著差异。

2023 年 4 月，Impella 5.5 心脏泵因泄漏清洗液进行部分召回。2023 年 6 月，FDA 收到 4 起死亡报告，对 Impella RP Flex 心脏泵又启动了召回。2023 年 7 月，收到 27 例相关并发症的投诉，有 25 例患者进行了 TAVR 手术，当 Impella 的旋转叶轮与 TAVR 植入物发生碰撞后，可能使心脏泵部件断裂，导致受损的 Impella 装置内血液流失，同时断裂后的碎片可能扩散到患者血液中形成栓塞，再次被 FDA 确认为一级召回。2024 年，因存在安全风险，FDA 共收到 Impella 导致 129 例重伤病例报告，其中包括 49 例死亡报告。当地时间 3 月 30 日，美国食品药品监督管理局（FDA）对强生公司旗下的 Abiomed 公司的 Impella 系列介入式心脏泵产品启动了一级召回，即最高级别的警报。这次召回是因为该产品在手术过程中可能会刺穿心脏左心室壁，导致严重不良后果，包括左心室穿孔、游离壁破裂、高血压、血流不足，甚至死亡。此次召回的产品包括 Impella 2.5、Impella CP、带 SmartAssist 功能的 Impella CP、Impella 5.0、带 SmartAssist 功能的 Impella 5.5、Impella LD 等，涉及时间范围为 2021 年 10 月至 2023 年 10 月间投入使用的产品。FDA 也强调，这次的产品召回只是产品修正，并不意味着下架。强生公司在全球范围内回收 6 个型号的 Impella 心脏泵。但这不会阻碍人工心脏领域的产品研发，召回所做的是进行技术修正与改良，而非全盘否定这一设备的设计与功能。阿比奥梅德公司生产的 Impella2.5 心脏泵曾于 2013 年引进我国，但 2017 年注册到期后并未重新注册。目前，我国并无 Impella 相关产品获批。

5.Impella 系统的主要并发症及处理　Impella 系统在辅助期间溶血的发生率较高，前 24 h 内可高达 5% ～ 10%。主要与血流高速运行所产生的剪切力对红细胞的直接破坏有关。另外，导管在心腔内位置不佳也可能导致溶血，此时可调低转速，在超声指导下调整导管的位置。若调整后溶血仍持续存在，急性肾功能不全的风险将增加，应考虑撤离 Impella 系统。

（四）经皮连续血流离心体外辅助装置（TandemHeart）

TandemHeart 推出了一种独一无二的跨间隔插管，通过平衡两个关键因素，提供了一种独特的循环支持方法，从而打造了临时循环支持设备市场：①用于终末器官灌注的强大泵；②用于左心室减压和休息的左心房跨间隔插管。在所有可供选择的循环支持方案中，只有 TandemHeart 为器官提供稳定的含氧血液供应,同时对左心室进行减压以减少心脏的工作。长达 14d 的支持。

1. 工作原理   TandemHeart 系统是一种短期左心房 - 主动脉型辅助装置,其工作原理是通过房间隔穿刺,将导管放置至左心房,轴流泵将血液从左心房抽吸出来后,再回输至主动脉,达到心脏辅助的作用。TandemHeart 系统可通过抽吸左心房血液而减轻左心室的前负荷,同时也可通过血液回输到动脉而达到循环辅助作用。

2. 临床应用   在一项小型开放标签的研究中,将 33 例发病 24h 内的 CS 患者随机分配至 IABP 或 TandemHeart 辅助治疗组,比较两组后发现,TandemHeart 辅助治疗组的 CI 增加、肺毛细血管楔压(pulmonary capillary wedge pressure,PCWP)降低更为显著,但两组间严重不良事件或 30 天死亡率无差异。该研究样本量偏少,因此无法得出明确的结论。另一项研究入选了 54 例高风险 PCI 围术期使用 TandemHeart 进行循环辅助的患者,其中 64% 患者是左主干和多支血管病变。结果显示,PCI 手术成功率高达 97%,患者 6 个月生存率为 87%。目前该技术尚未在我国开展。

(五)经皮主动脉内夹带反搏泵(Aortix)

Aortix ™是一种 6mm 的经皮主动脉内夹带反搏泵(intra-aortic entrainment pump,IAEP),是一种经皮机械循环支持(pMCS)设备,用于治疗病情严重无法单独用药的心力衰竭患者。Aortix 为一套连续流导管系统,其微型旋转泵位于镍钛支柱系统内。Aortix 通过 18F 输送导管经股动脉入路,置入降主动脉横膈水平,主动脉内的血流进入泵中,该泵会对血流加速,泵内加速血流通过夹带泵外血流,进而增加整体血流下行速度,影响肾动脉灌注。在临床前研究中,该泵可提供约 3.5L/min 的流量支持,最高可达 5L/min。该装置除了能直接增加肾动脉血流外,也可降低近心端主动脉阻力、增加远心端主动脉流量,进而降低左心室后负荷,改善心排血量。Aortix 对患者心排血量、尿量均有明显改善,用于治疗心肾综合征的急性失代偿性心力衰竭。

在一项针对急性失代偿性心力衰竭(ADHF)和肾功能恶化(即心肾综合征,CRS)入院患者的试点研究中,使用其 Aortix 经皮机械循环支持(pMCS)设备能够快速减容。这些患者对现有的药物治疗没有反应,在使用 Aortix 泵治疗 30d 后,肾功能、心脏功能和患者报告的气喘评估都有明显改善。CRS 试验研究的结果在 2023 年波士顿举行的技术与心力衰竭治疗(THT)会议的后期临床科学会议上公布。心肾综合征(CRS)是一种复杂的疾病,包括心脏、肾脏和神经荷尔蒙成分,影响着美国所有 ADHF 患者的 40%,并以两位数的速度增长。在 CRS 中,潜在的心力衰竭导致流向肾脏的血液减少,这导致肾脏清除体内多余液体的效率降低。这可能导致下肢和腹部肿胀、充血、呼吸急促和疲劳等症状,使患者难以从事日常活动。对于持续充血的 CRS 缺乏有效的治疗方案,对于那些经过 96h 最佳药物治疗后仍有临床充血并出院的患者,30d 内心力衰竭再住院或死亡率高达 25%。

CRS 试点研究在美国和澳大利亚的 10 个中心治疗了 18 名患者。统计学上的重要观察包括:快速充血,患者平均排出 10.7L 多余的液体。填充压(中心静脉压和肺毛细血管压)下降超过 33%。根据 eGFR 测量,30d 后肾功能改善了 29%。根据心力衰竭的一个重要生物标志物（NT-proBNP）测量，心脏功能在 30d 时中位数提高了 34%。在 30d 内，呼吸急促的症状减少了 46%。

Aortix 泵通过经皮导管手术被放置在降胸主动脉内，对患者进行了平均 4.6d 的治疗，以同时减轻心脏负荷和休息，增加肾脏的灌注。该创新设计采用在主动脉内放置，利用流体夹带来泵送血液，提供生理上自然的治疗。由于 Aortix 系统可以在 45min 内置入，并在治疗结束后 15min 内取出，因此该系统的使用很容易与实践相结合。操作该设备不需要液体清洗或昂贵的控制台。

（六）右心辅助装置

右心室 pMCS 主要有 Impella RP 和 Tandem pRVAD（经皮右心室辅助装置 Tandem）装置。2 个装置工作原理相似，都是将右心房血引出后，回输到肺动脉而达到右心室辅助作用。RPECOVER RIGHT 研究是一项评价 Impella RP 有效性及安全性的前瞻性、多中心研究，其结果显示，难治性右心衰竭患者 Impella RP 辅助后 30 天生存率 73.3%。目前该技术尚未在我国应用。

Impella RP 心脏泵提供临时，循环支持进展的右心衰的患者。它是 FDA 批准的唯一一种心脏泵，适用于心肌梗死、心脏移植或心内直视手术后发生急性右心衰或失代偿的患者心室辅助装置。提供大于 4L/min 的流量，最多支持 14d。

所谓人工心脏的概念即涵盖左心室辅助装置或右心辅助装置、Smart 辅助装置、全人工心脏等方面。早在 2000 年之前，我国就进行了一些有关左心室辅助泵方面的工作，例如，广东省人民医院心血管病研究所研制的气动左心辅助装置气动隔膜泵（罗叶泵），在阜外医院，医院为患者安装 Novacor 泵作为一个中长期的辅助。但早期 Novacor 泵体积较大，应用不便。

目前国内左心室辅助装置的研发进步很大，主要以磁悬浮的左心室辅助装置为主。国内 4 款磁悬浮泵（苏州同心泵、泰达"火箭心"、深圳核心泵、重庆"永仁心"）均已完成临床试验，取得了很好的治疗效果，同时均已经上市。在上市相关临床试验中，患者安装左心室辅助泵，可起到阶段性辅助作用。有些患者安装 6 个月至 1 年后拆泵，可达到完全心脏康复的结果。更多的一部分患者是将左心室辅助泵作为桥梁，转向心脏移植。还有部分患者终身带泵。

目前，我们在人工心脏的植入当中取得的成绩非常显著。两年死亡率方面，左心室辅助泵基本与心脏移植一致。随着现在心脏移植供体资源短缺，左心室辅助装置必将会成为未来心力衰竭治疗最重要的利器，未来必然对终末期患者起到非常好的支持生命、改善生活的作用。

（张天龙　马　路）